John Charnley

Die konservative Therapie der Extremitätenfrakturen

Ihre wissenschaftlichen Grundlagen und ihre Technik

Übersetzung und Bearbeitung der 3. englischen Auflage von
Dr. med. Rudolf Bimler

Mit 209 Abbildungen

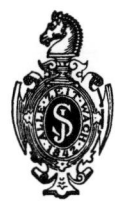

Springer-Verlag Berlin · Heidelberg · New York 1968

Titel der englischen Originalausgabe: The Closed Treatment of Common Fractures by JOHN CHARNLEY, B. Sc., M. B., F. R. C. S., Orthopaedic Surgeon, Manchester Royal Infirmary; Orthopaedic Surgeon, The Park Hospital, Davyhulme; Orthopaedic Surgeon, Wrightington Hospital; Honorary Lecturer in Orthopaedics, Manchester University; Late Hunterian Professor, Royal College of Surgeons. Third Edition (Reprint) 1963. E. & S. Livingstone Ltd. Edinburgh and London

Anschrift des Autors: JOHN CHARNLEY, D. Sc., F. R. C. S.
Consultant Orthopaedic Surgeon and Director of Hip Surgery, Wrightington Hospital, Centre for Hip Surgery, Near Wigan/England

Anschrift des Übersetzers: Dr. med. RUDOLF BIMLER
Berufsgenossenschaftliches Unfallkrankenhaus, 6 Frankfurt a.M., Friedberger Landstraße 430

ISBN 978-3-642-49446-8   ISBN 978-3-642-49725-4 (eBook)
DOI 10.1007/978-3-642-49725-4

Alle Rechte vorbehalten. Kein Teil dieses Buches darf ohne schriftliche Genehmigung des Springer-Verlages übersetzt oder in irgendeiner Form vervielfältigt werden. © der deutschen Ausgabe: Springer-Verlag Berlin - Heidelberg 1968. Library of Congress Catalog Card Number 67-23563.
Softcover reprint of the hardcover 1st edition 1968
Die Wiedergabe von Gebrauchsnamen, Handelsnamen, Warenbezeichnungen usw. in diesem Werk berechtigt auch ohne besondere Kennzeichnung nicht zu der Annahme, daß solche Namen im Sinn der Warenzeichen- und Markenschutzgesetzgebung als frei zu betrachten wären und daher von jedermann benutzt werden dürften

Titel-Nr. 1437

Geleitwort

Ein Buch wie das vorliegende, das die konservative Behandlung der Frakturen so konsequent befürwortet und in den notwendigen Einzelheiten beschreibt, ist in der heutigen Zeit besonders nötig, weil die Freude über neue und erfolgreiche operative Behandlungsverfahren für vielerlei Knochenbrüche den kritischen Blick der Unfallchirurgen in mancher Beziehung getrübt hat. Die Ausführungen von CHARNLEY bestechen in ihrer Klarheit, und so reiht sich das Buch bekannten Werken über die Knochenbruchbehandlung, die in deutscher Sprache erschienen sind und ebenfalls den konservativen Verfahren einen großen Raum geben, als wesentliche Bereicherung an die Seite. Das Buch soll nach CHARNLEYs einleitenden Worten „sowohl ein Vademecum für den Anfänger, als auch eine interessante Abhandlung für den erfahrenen Chirurgen sein". Das schwierige Ziel, dem der Verfasser mit diesen Worten zustrebt, hat er ohne Zweifel voll und ganz erreicht. Jeder Unfallchirurg sollte sich die altbekannten Grundsätze der Frakturbehandlung in der ausgezeichneten Darstellung CHARNLEYs ins Gedächnis zurückrufen und manche seiner neuen Gedankengänge aufgreifen, wobei das Kapitel über die Frakturenbehandlung ohne Gipsverband ebenso wie die Beschreibungen der Gipsverbandtechniken dem Leser besonders empfohlen werden. Die Ausführungen CHARNLEYs, die uns hier in einer flüssigen Übersetzung und in bester Ausstattung vorliegen, fordern zu einer kritischen Auseinandersetzung mit der heutigen operationsfreudigen Einstellung heraus, und das kann für die konservativen wie für die operativen Behandlungsverfahren und letztlich also für den Verletzten nur von Vorteil sein.

Frankfurt a. M., im Dezember 1967 Professor Dr. HERBERT JUNGHANNS

Vorwort des Übersetzers

Bei der Suche nach Möglichkeiten, die durch die Knochenbruchbehandlung entstehenden Immobilisationsschäden auf ein Mindestmaß herabzusetzen, zeigte sich, daß in den britischen Unfallkrankenhäusern der funktionellen Frakturbehandlung im Rahmen der konservativen Gesamttherapie ein wesentlich größerer Raum zugemessen wird als bei uns üblich. Das führte auf die Arbeiten des englischen Meisters der Knochenchirurgie JOHN CHARNLEY, der bei uns bisher dadurch bekannt war, daß er die callusfreie, unter Druck beschleunigte Heilung der spongiösen Knochen erforscht und den Weg zur modernen funktionellen Hüftgelenk-Ersatzplastik erschlossen hat.

In seiner hier vorliegenden modernen Beschreibung einer klassischen Methode geht CHARNLEY immer vom Grundsätzlichen aus und formt dabei neue Gedankengänge. So schafft er z. B. den Begriff "hinge" (wörtlich übersetzt Angel oder Gelenk), der in dieser Buchausgabe „Weichteilzügel" genannt wird, da er das Fragment in die richtige Stellung leitet und "callus pathway", hier als Callusleitweg bezeichnet.

Die Übersetzung soll den Ärzten im deutschen Sprachraum die wertvollen Hinweise CHARNLEYs zur technisch-praktischen Durchführung einer rationellen konservativen Bruchbehandlung erschließen und außerdem als theoretische Ergänzung zu der „Technik der Knochenbruchbehandlung" von LORENZ BÖHLER dienen.

Da CHARNLEYs Behandlungsmethode in vielen Punkten von der auf dem Kontinent üblichen abweicht, wurde der deutschen Ausgabe ein Therapie-Indikationsverzeichnis in Form von Strichzeichnungen beigefügt, um eine schnellere Orientierung zu ermöglichen. In Fußnoten wurde außerdem, mit Einverständnis des Verfassers, auf die Fortschritte in der Knochenbruchbehandlung hingewiesen.

Frankfurt a. M., im Dezember 1967   RUDOLF BIMLER

Vorwort zur dritten englischen Auflage

Auch in der vorliegenden dritten Auflage habe ich versucht, ein Buch über die konservative Frakturbehandlung zu schreiben, das sowohl ein Vademecum für den Anfänger als auch eine interessante Abhandlung für den erfahrenen Chirurgen sein soll. Ich bitte zu berücksichtigen, daß diese zwei Ziele schwer zu vereinen sind und daß es leichter gewesen wäre, eine einfache Anleitung für den Anfänger zu schreiben und meine Gedanken über die Natur der Knochenbruchheilung einer gesonderten Monographie vorzubehalten. Ich bin aber der Ansicht, daß die jungen Chirurgen gleich zu Beginn ihrer Ausbildung dazu angeleitet werden sollten, systematisch klinische Beobachtungen zu machen und alte Überlieferungen anzuzweifeln. Sehr viel Grundsätzliches in der Frakturheilung harrt noch der Klärung. Dazu müssen klinische Erfahrungen aus Operationssaal und Ambulanz genau und logisch durchdacht werden.

Man neigt zu der Ansicht, daß ernsthafte Forschung heutzutage nur im Laboratorium betrieben werden kann und daß Erkenntnisse, die aus folgerichtigem Durchdenken klinischer Gegebenheiten gewonnen werden, mit den großen Klinikern der Vergangenheit ihr Ende gefunden haben. Bei ihren Beobachtungen verließen sich die alten Kliniker auf Auge und Tastsinn. Diese Fähigkeiten waren um so mehr entwickelt, als es noch keine Röntgenstrahlen und Laboratoriumsversuche gab. Obgleich der klinische Scharfsinn dieser alten Ärzte den unsrigen übertraf, wurde er oft durch eine Portion Gutgläubigkeit fehlgeleitet, eine Tatsache, die man in anderer Form auch bei den heutigen Klinikern antrifft. In der Vergangenheit erlag der klinische Philosoph Täuschungen, die aus alten Überlieferungen herrührten, während heute die Möglichkeit eines Irrtums in dem allzu großen Vertrauen liegt, das man Spezialforschungsapparaturen, wie z. B. dem Elektronenmikroskop, entgegenbringt. Wir dürfen nie vergessen, daß Sehen und Fühlen zusammen mit gesundem Menschenverstand erst zum Höhepunkt ärztlicher Kunst führen. Als Beispiel dafür verweise ich auf den kürzlichen Fehlschlag mit Knochenleim-Versuchen, den man hätte voraussehen können, wenn die Wichtigkeit der Blutzufuhr für den Heilungsprozeß der Fraktur berücksichtigt worden wäre. Allein durch theoretische Beweisführung hätte man zu diesen Schlüssen kommen können, ohne erst Versuche am Menschen anzustellen.

Wie in der zweiten Auflage hat mir das Kapitel über die Tibiaschaftfraktur sehr große Schwierigkeiten bereitet. Es gibt viele Tibiafrakturen, für die die konservative Behandlung allein nicht ausreicht und bei denen nach anfänglich guter Stellung eine erneute Verschiebung der Bruchstücke eintritt. Ich empfehle daher, in ausgewählten Fällen die konservative Behandlung durch einen Rush-Pin zu ergänzen, und ich habe versucht, meine Gründe zu erklären, weshalb ich mich für diese an und für sich unvollkommene Art der Fixierung entschieden habe.

Manchester, 1961   JOHN CHARNLEY

Vorwort zur ersten englischen Auflage

Dieses Buch ist in erster Linie für den diensthabenden Unfallarzt geschrieben. In England wird diese Stelle gewöhnlich von jungen Ärzten eingenommen, die aus verständlichen Gründen zwar theoretisches Wissen, aber nur geringe praktische Erfahrung besitzen. Obgleich diese Ärzte durchaus mit den modernen Lehrbüchern der Frakturbehandlung vertraut sein können, sind sie häufig nicht in der Lage, einfache Brüche exakt einzurichten. Ich glaube, man muß das darauf zurückführen, daß in vielen großen Lehrbüchern die Behandlungstechnik einfacher Frakturen verhältnismäßig kurz dargestellt wird. Ein wichtiger Punkt, von dem oft der volle Erfolg einer Einrichtung abhängt, kann übersehen werden, wenn er nur in einem einzigen Satz erwähnt wird. Die volle Bedeutung vieler Gedanken in Standardlehrbüchern wird oft erst verstanden, wenn man sie zu einem späteren Zeitpunkt wieder liest, nachdem man bereits praktische Erfahrung in der Einrichtung von Frakturen besitzt.

In dem vorliegenden Buch habe ich mich daher bemüht, in allen Einzelheiten das zu beschreiben, was ich für die wesentlichen Punkte bei der geschlossenen Einrichtung der einfachen Frakturen halte, und zwar jeweils so ausführlich, wie es ihrer Wichtigkeit entspricht. Ich habe nicht beabsichtigt, ein erschöpfendes Lehrbuch zu schreiben, sondern habe verschiedene charakteristische Merkmale, die bei der Einrichtung bestimmter Frakturen immer wieder, man könnte sagen, grundsätzlich auftreten, besonders hervorgehoben in der Hoffnung, daß der Anfänger auf diese Weise lernen möge, sie erfolgreich auch bei nicht alltäglichen Fällen anzuwenden.

Es ist verhältnismäßig leicht, mit geschlossenen Einrichtungsmethoden ideale Ergebnisse zu erzielen, *wenn die Verletzung frisch ist*. Daher ist es besonders wichtig, daß der diensttuende Arzt das nötige Können besitzt, damit er den Vorteil, sofort an Ort und Stelle zu sein, wenn der Patient eingeliefert wird, voll ausnutzt.

Der eine oder andere mag von Natur aus für die erforderlichen Handgriffe besonders begabt sein; es ist aber unwahrscheinlich, daß nicht jeder sich durch gewissenhaftes Streben die gleichen Fertigkeiten aneignen könnte. Wesentliche Schwierigkeiten bei der geschlossenen Einrichtung sind größtenteils darauf zurückzuführen, daß der Chirurg keine klare Vorstellung von dem hat, was er tun muß. Unter diesen Umständen werden oft eine Reihe von Handgriffen automatisch ausgeführt, und dann wird eine Röntgenaufnahme gemacht, um zu sehen, „ob der Bruch steht". Ist die Stellung dann nicht gut, ist der Arzt ratlos. *Er weiß nicht, was er tun soll, weil er aus seinem ersten Versuch nichts gelernt hat.* In den folgenden Kapiteln habe ich mich bemüht, für den Chirurgen besonders einprägsame Bilder zu schaffen. Zugegeben, manche dieser Bilder sind eher symbolisch, als daß sie die Wirklichkeit wiedergeben. Und doch haben sie mir geholfen, meine eigenen Ergebnisse zu verbessern. Diejenigen, die gleiche Wege beschreiten wollen, können dann, von diesen Grundlagen ausgehend, sich ihre eigenen Vorstellungen schaffen.

Es sollte das Ziel eines gut arbeitenden Unfallarztes sein, *sich auf sein Tastgefühl verlassen zu können, unabhängig vom Röntgenbild.* Diese Fähigkeit kann man mit einiger Sicherheit für die Luxationsfraktur im oberen Sprunggelenk, die suprakondyläre Oberschenkel- und Oberarmfraktur und die Bennettsche Fraktur erwerben. Im Gegensatz zu der allgemein bestehenden Ansicht ist die operative Behandlung von Brüchen viel einfacher als die nicht-operative. Bei der Operation ist der Knochenbruch für jeden sichtbar, und die erforderlichen Maßnahmen können somit ganz klar erkannt werden. Doch widmen heutige Lehrbücher oft viele Kapitel der ins einzelne gehenden Beschreibung dieser selbstverständlichen Tatsachen.

Ein weiterer Anlaß, dieses Buch zu schreiben, das ursprünglich nur als Leitfaden für die jungen Unfallärzte gedacht war, ergab sich nach meinem letzten Besuch in den Vereinigten Staaten. Als britischem Besucher wurde mir klar, daß das Interesse an der operativen Behandlung von Knochenbrüchen das Interesse an der nicht-operativen zu verdrängen droht, ausgenommen dort natürlich, wo die offene Methode sowieso unmöglich ist. Ein Hauptgrund für diesen unterschiedlichen Standpunkt ist in der anscheinenden Wirtschaftlichkeit zu suchen. Daher wurde jede Methode bevorzugt, die dazu geeignet schien, die Dauer des Krankenhausaufenthaltes eines Patienten zu verkürzen. Außerdem schien mir, daß die Entwicklung zur offenen Knochenbruchbehandlung in den USA und in Kanada auch darin ihre Ursachen haben könnte, daß gute, operative Behandlungsweisen ungerechterweise mit schlechten, geschlossenen Verfahren verglichen wurden. Aber der Anschein wissenschaftlicher Präzision wird den Verfechter der geschlossenen Methode nicht vom Gegenteil überzeugen können und ihn die bösen Begleiterscheinungen nicht übersehen lassen, die mit den operativen Eingriffen in bezug auf die Unterbrechung der Blutzufuhr für die einzelnen Knochenfragmente und die normale Callusbildung verbunden sind. Aus diesem Grunde ist *hier der Versuch gemacht worden, die nicht-operative Methode besonders hervorzuheben und zu zeigen, daß die Einrichtung und geschlossene Behandlung von Frakturen keineswegs eine rohe und unsichere Methode ist, sondern mit wissenschaftlichem Geist erfüllt werden kann.*

Um die konservative Methode jeder anderen gleichwertig zur Seite zu stellen, ist es zuerst einmal notwendig, daß das Interesse an der Vervollkommnung der Gipstechnik wieder geweckt wird. Dazu wird es nötig sein, daß der Chirurg hierin eine regelrechte Lehrzeit durchmacht.

In dem Kapitel, das ich der Femur-Fraktur gewidmet habe, habe ich die Thomas-Methode so dargelegt, wie ich sie in den letzten sieben Jahren angewandt habe. Für viele mag dieses Kapitel lediglich von historischem Interesse sein, da es zeigt, bis zu welchem Grade sich eine Methode, die von H. O. THOMAS im Jahre 1860 angewandt wurde, bis zum Jahre 1949 entwickelt hat. Für mich aber ist diese Methode von äußerster Wichtigkeit. Auch wenn sie heute nicht mehr allgemein angewandt wird, so zeigt sie doch gewisse Prinzipien in der Frakturbehandlung auf, die — wenn auch nicht so offensichtlich — auch für andere Körperabschnitte angewandt werden können. Aus diesem Grunde sollte die genannte Methode in jeden Ausbildungsplan unbedingt mit hineingenommen werden.

Manchester, 1950 JOHN CHARNLEY

Geleitwort zur englischen Auflage

von

Sir Harry Platt

Professor der orthopädischen Chirurgie, Universität Manchester

Die Behandlung von Knochenbrüchen mit und ohne Verschiebungen ist eine der ältesten Formen der chirurgischen Handfertigkeiten. Noch in der heutigen Unfallheilkunde ist der Einfluß vieler Grundbegriffe und Verfahren zu spüren, wie sie von Hippokrates in seinem Originalwerk klar in allen Einzelheit dargelegt werden. So lehrte Hippokrates die Wichtigkeit der frühen Einrichtung des verformten Bruches und den Wert dauernden Zuges als ein Mittel, die richtige Stellung des gebrochenen Gliedes zu wahren. Aber jeder junge Chirurg, der erstmalig der Verantwortung gegenübergestellt wird, Brüche einzurichten, muß sich seinerseits trotz dieses uralten, theoretischen Wissens erst einmal ein eigenes Gefühl in seiner Handgeschicklichkeit erwerben, gewöhnlich durch Versuche, aber auch durch Irrtümer. In seiner anregenden Abhandlung hat Herr CHARNLEY sich bemüht, einige der noch dunklen Punkte in der Technik der Frakturbehandlung aufzuhellen. Und es ist ihm gelungen, durch Worte und klare Beispiele in lebendiger Form eine Reihe von Sinnbildern zu schaffen, gewissermaßen ein Nachschlagewerk, mit Hilfe dessen der junge Chirurg ein „Fingerspitzengefühl" für den Bruch bekommt, d. h., hat er zunächst den anatomischen Charakter einer Verschiebung kennengelernt, dann wird sich nach einer geschickt ausgeführten Brucheinrichtung jenes sichere „klinische Gefühl" einstellen für ein präzises Korrigieren der Fehlstellung. Dieses Buch enthält als wesentliche Bestandteile Herrn CHARNLEYs eigene Beobachtungen über die Entstehung und Vermeidung der Gelenksteife, seine bekannte und geniale Arbeit über die Entwicklung und den Gebrauch der Gehschiene im Straßenschuh und — von nicht geringerer Bedeutung — ein wichtiges Kapitel mit kritischen Betrachtungen über die verschiedenen, modernen Gipstechniken.

Obgleich der Autor sich in erster Linie an den jungen Unfallarzt wendet, enthält diese wissenschaftliche Abhandlung doch viele Anregungen für den erfahrenen Extremitäten-Chirurgen, seine alten Vorurteile zu überprüfen.

HARRY PLATT

Inhaltsverzeichnis

Kapitel I

Konservative versus operative Methoden der Bruchbehandlung 1
  Die Natur der Knochenbruchheilung 2
    Die Vereinigung von spongiösem Knochen. 5
    Die Vereinigung der Röhrenknochen 10
    Die funktionelle Bedeutung des Periostes. 14
    Überreichlicher Callus und unstabile Fixierung 15
    Die Aufgabe der Fixation bei der Frakturheilung 18
    Ruhigstellung und Schnelligkeit der knöchernen Heilung. 20
    Einrichtung 21
    Durch Operation verstärkte Ischämie an den Knochenenden 21
    Drahtumschlingung 23
    Die Frakturheilung als örtlicher Prozeß 26
    Wundinfektion und Periost 27
    Anatomische Erklärung der Blutleere an den Knochenenden 28
    Der Druck bei der Frakturheilung. 29
    Die Größe der anfänglichen Verschiebung in Beziehung zur knöchernen Heilung 30
    Extension und Distraktion in der Frakturbehandlung 32
    Bindegewebige Septen als Callusleitweg 34
    Primäre Knochenverpflanzung bei der Knochenbruchbehandlung 35
    Blutzufuhr und Frakturheilung 36
    Gegenüberstellung konservativer und operativer Behandlung 37
    Aufgeschobene Operation bei Frakturen 40

Kapitel II

Technik der konservativen Behandlung 42
  Fraktur und die Funktion des „Weichteil-Zügels" 43
  Extension 46
  Klassifizierung der Frakturen nach der Fixations-Technik 48
  Gepolsterter und ungepolsterter Gipsverband 51
  Die spät einsetzende Deformierung 54

Kapitel III

Die Gelenkbeweglichkeit bei konservativen Methoden 58
  Die Fixation der Gelenke im Gipsverband 59
Knieversteifung nach Frakturen des Oberschenkelschaftes 60
  Vergleich der intraartikulären und extraartikulären Knieversteifung nach Oberschenkelfraktur 61
Heilungsgeschwindigkeit und Wiederherstellung der Kniebeweglichkeit 63
  Eine Hypothese der Gelenkbeweglichkeit 65
Das Gesetz der geschlossenen Behandlung 67

Gelenksteife nach Gelenkverletzungen 67
    Ist die operative Wiederherstellung der Gelenkkonturen wesentlich? 68
    Gibt es Fälle, bei denen die Gelenkmobilisierung schädlich sein kann? 71
Beispiele von Frakturen mit Gelenkbeteiligung. 73
    Fersenbeinbrüche 73
    Brüche des Speichenkopfes 74
    Spät-Beeinflussung des Ellenbogengelenkes nach Frakturen des Speichenkopfes 76

Kapitel IV

Die Frakturbehandlung ohne Gipsverband 78
    Die Grundlagen der Frakturbehandlung ohne Fixation 79
        Falsche Auffassungen von der Gipsfixation:
            1. daß die Fragmente ohne Schienung beweglich sind 79
            2. daß eine Gipsschiene die Beweglichkeit der Fraktur verhindert 80
            3. daß die Verschiebung ohne Schienung sich vermehrt 82
            4. daß der Gipsverband die Heilung beschleunigt 82
            5. daß das Endergebnis mit Gipsverband-Behandlung besser ist als ohne sie . 83
    Fälle, die für eine Behandlung ohne Gipsverband geeignet sind 84
    Positive Indikationen für Gipsfixationen 84
    Der Druckverband 85

Kapitel V

Die Technik des Gipsverbandes 86
    Gepolsterte und ungepolsterte Gipsverbände 86
        Der „schlecht gepolsterte" Gipsverband 86
        Der ungepolsterte Gipsverband 87
        Der gepolsterte Gipsverband 87
        Gleichmäßige Dickenlage von einem Ende zum anderen 91
        Schnell trocknender und langsam trocknender Gips 91
    Die drei Phasen beim Anlegen eines Gipsverbandes. 92
        1. Untersuchung und probeweises Einrichten 93
        2. Anlegen des Gipsverbandes 93
        3. Einrichten und Halten 93
    Gebrauch der Gliedmaße im Gipsverband 94
    Fehler beim Anlegen des gepolsterten Gipsverbandes 94
        Der gefensterte Gipsverband 95

Kapitel VI

Oberarm-Schaftbrüche 97
    Armtragetuch oder Kragen mit Handgelenkschlinge 98
    Splitter- oder lange Schrägbrüche des Oberarms 99
    Querbrüche oder kurze Schrägbrüche 100
    Die Technik der Einrichtung 100
        Weiterbehandlung 101
    Lähmung des Speichennervs 102

Kapitel VII

Suprakondylärer Oberarmbruch bei Kindern 103
    Anatomie der Bruchstelle 103
        Die Verschiebung nach hinten 103
        Die Verschiebung zur Seite 105
        Drehverschiebung 107

Einrichtungstechnik 107
    Korrektion der Seitenverschiebung 107
    Ausgleich der hinteren Verschiebung 108
    Klinische Prüfung der Einrichtung 109
    Kritik des Zuges bei suprakondylären Frakturen 109
    Durchblutungsstörungen 110
    Umformung verschobener suprakondylärer Frakturen 111
    Überkorrektur der suprakondylären Fraktur 112

Kapitel VIII

Frakturen des Radius und der Ulna 113
    Technik der geschlossenen Einrichtung 115
        Nachteile der Einrichtung in Horizontallage 115
        Die vertikale Einrichtungstechnik 116
        Späte Abwinkelung bei Grünholzfrakturen des Radius 120
        Spätere Korrektur der Deformierung bei Kindern 122
        Frakturen des unteren Radiusdrittels 123

Kapitel IX

Der Speichenbasisbruch 124
    Anatomie des Speichenbasisbruches 124
        Mechanische Analogie 125
    Einrichtungstechnik 126
        Schritt 1: Lösen des Bruches 126
        Schritt 2: Einrichten 127
        Schritt 3: Fixieren der Fraktur durch Pronation 127
        Anlegen des Gipsverbandes 128
        Die Gipslongette 129
        Bewertung des Einrichtungsergebnisses durch die Röntgenaufnahme 130
    Die Resektion des unteren Ellenendes 131
    Die zukünftige Entwicklung der Behandlung des Speichenbasisbruches 133
        Ein klinisches Experiment 134
        Aufgeschobene Einrichtung des Speichenbruches 136
        Der umgekehrte Speichenbasisbruch 136

Kapitel X

Die Bennettsche Fraktur 139
    Anatomie dieser Fraktur 139
        Mechanismen der Einrichtung und Fixation 139
        Mechanische Analogie 140
    Technik 141
        Ein verbreiteter Irrtum 143
        Nachbehandlung 144
        Die nicht eingerichtete Bennettsche Fraktur 144

Kapitel XI

Fingerbrüche 145
    Anatomie dieser Fraktur 145
        Mechanik der Behandlung 145
        Schienen 146
        Lineare Ausrichtung 146
        Ruhigstellung 147

Gipstechnik 148
    Ein Hinweis zur Bewertung des Röntgenbildes 151
    Die Nachbehandlung 153

Kapitel XII

Pertrochantäre Brüche des Schenkelhalses 154
    Die Extension nach RUSSEL 154
        Die Bedeutung des Knochenzuges 155
    Die Technik 155
        Weiterbehandlung 157

Kapitel XIII

Schaftbrüche des Oberschenkels 159
    Deformierung 162
    Vergleich des mechanischen Ablaufs verschiedener konservativer Methoden 163
    Die Thomas-Methode 166
        Ausgleich der Abwinkelung nach hinten 168
        Der Gewichtsausgleich bei der Thomas-Schiene 170
        Die Thomas-Schiene 170
        Die Lagerung 171
        Das Polster 171
        Der fixierte Knochenzug 171
        Das Aufhängen der Schiene 174
        Vergleich mit der Braunschen Schiene 175
        Einzelheiten der Einrichtung 175
        Mißerfolg beim Einrichten einer Querfraktur 177
        Das Abspreizen der Schiene 178
        Die Beobachtung des Schienenringes 178
        Übungen nach dem Einrichten 179
        Das Entfernen der Schiene 180
        Die Wiederherstellung der Kniebewegung 181
        Der Stützapparat 181
        Ergebnisse 182
    Zusammenfassung der Thomas-Methode 185
        Vergleich des Kirschner-Drahtes und des Steinmann-Stiftes 185
        Oberschenkelfrakturen, die durch Verbrennung oder Hautschäden kompliziert
          sind 187
        Oberschenkelbrüche mit gleichzeitigem Schienbeinbruch 187
        Oberschenkelschaftbrüche bei Kindern 187

Kapitel XIV

Brüche der Oberschenkel- und Schienbeinkondylen 188
    Gewichtszug und frühe Kniemobilisierung 189
    Die Technik 193
    Zusammenfassung der Technik 194
    Indikationen zur operativen Behandlung 195

Kapitel XV

Tibiaschaftbrüche 196
    Die konservative Behandlung und die Phemister-Knochenverpflanzung 199
    Die Wahl der Behandlungsart 200
    Querfrakturen der Tibia 204

Das „Schmetterling"- oder dreieckförmige Bruchstück (Biegungskeil) 206
Schrägfrakturen der Tibia mit intakter Fibula 207
Spiralbrüche 208
Die Unzuverlässigkeit der Querschraube 209
Doppelbruch der Tibia 210
Kosmetische Faktoren der konservativen Behandlung 212
Die Technik der konservativen Behandlung 214
  1. Einfache Gipsfixation 214
    Keilförmiges Spalten des Gipses 218
  2. Instabile Brüche und konservative Behandlung 219
    Intramedulläre Fixierung 220
    Offene Tibiafrakturen 220
    Der Knochenzug 222
    Einzelheiten der Technik. McKee-Methode 222
    Weiterbehandlung nach dem Einrichten 224
    Anlegen des endgültigen Gipsverbandes 224
    Besondere Einzelheiten 225
    Die häufigsten Ursachen der Mißerfolge 226
    Vergleich des Knochenzuges am Fersenbein und an der Tibia 228
    Tibiafrakturen mit gleichzeitiger Oberschenkelfraktur 229
Die Knochenverpflanzung bei der verzögerten Heilung der Tibia 230
    Technik 234

Kapitel XVI

Die Luxationsfraktur des Fußgelenkes 238
  Die Anatomie der Luxationsfraktur im Fußgelenk 238
    Ausnutzung der Schwerkraft bei der Einrichtung 239
    Das Ausschalten der Schwerkraft 242
  Das Anlegen des Gipsverbandes 242
    Der gepolsterte Gipsverband 243
  Drei verbreitete Fehlerquellen bei der Einrichtung der Luxationsfraktur des Fußgelenks 243
  Zu beachten ist:
    1. Der Fuß muß im rechten Winkel zum Unterschenkel gehalten werden . . . 243
    2. Das Zusammendrücken der Malleolengabel 245
    3. Die Rotation 247
    Die Furcht vor der Überkorrektur 247
  Das Fußgelenk im Röntgenbild 248
    1. Die Aufsichtsaufnahme 248
    2. Das Seitenbild 249
  Der Dreipunkt-Gipsverband 251
    Die Behandlung nach dem Einrichten 251
    Knochenzug bei der Luxationsfraktur des Fußgelenkes 251
  Kritik der operativen Behandlung 252
    Das Abgleiten aus der eingerichteten Stellung 254

Schlußwort 256

Indikationsverzeichnis 257

Namen- und Sachverzeichnis 259

Kapitel I

Konservative versus operative Methoden der Bruchbehandlung

Schon vor 50 Jahren hat A. LANE seine *Operative Behandlung der Frakturen* veröffentlicht. Aber wir können immer noch nicht konservative und operative Methoden vom Gesichtspunkt der Grundlagenforschung her vergleichen, da uns die wahre Natur der Bruchheilung bis jetzt noch unbekannt ist. Das Beste, was wir tun können, ist, klinische Ergebnisse einander gegenüberzustellen. Da es aber zahlreiche variierende Faktoren wie Knochensplitterung, Entzündungen, unterschiedliche Operationstechnik, Fragen der Durchblutung, Schweregrad der Fraktur, verschiedene Begutachter etc. gibt, sinkt die Reihe von ein- oder zweihundert Fällen, die für den einzelnen Therapeuten eine große Anzahl darstellen, schnell zu statistischer Bedeutungslosigkeit herab. Versuche, die Bedingungen der Bruchheilung durch den Tierversuch zu erforschen, haben nichts Wesentliches ergeben, wenn man damit vergleicht, was wir auf dem „schweren Weg" gelernt haben, indem wir Operationstechniken am menschlichen Patienten entwickelten.

Die Nachfolger von LANE und SHERMANN glaubten, daß die Fehlschläge der operativen inneren Fixation endgültig durch verbesserte Technik vermieden werden könnten. Wir wissen heute, daß innere Schienen wahrhaft ungeheuren Kräften ausgesetzt sind und durch Ermüdung versagen können. Verbesserte Metallplatten und Schrauben haben die mechanischen Fehlschläge, die häufig eintraten, als Techniken nach Art der Zimmerleute benutzt wurden, vermindert, aber nicht beseitigt.

Trotz verbesserter Materialtechnik tritt die verzögerte Knochenbruchheilung nach der inneren Fixation immer noch auf. Unmittelbar nach jeder Art von innerer Fixation beginnt ein Wettlauf mit der Zeit: Die Überbrückung des Frakturspaltes durch knöcherne Vereinigung wird gestört durch die Tendenz der mechanischen Fixation, sich zu lockern als Folge häufiger Rüttelbewegungen, die während der zwei oder drei Monate des Heilverlaufes auftreten. Wenn die Knochenheilung den Bruch überbrückt hat, ehe sich die innere Fixation lockert, ist alles in Ordnung. Verzögert sich aber die knöcherne Heilung, so wird entweder das Metall ermüden und brechen (Abb. 1) oder das Fixationsmaterial wird sich verbiegen (Abb. 2). Es ist müßig zu behaupten, diese Fehlschläge seien nur Ergebnisse einer ungenügenden Fixation oder hätten durch bessere Technik vermieden werden können. In beiden abgebildeten Fällen waren die Chirurgen mit der Stabilität der Fixation zum Zeitpunkt der Operation zufrieden. Man sollte deswegen nicht der mangelhaften Fixierung

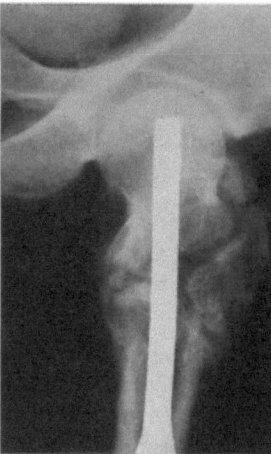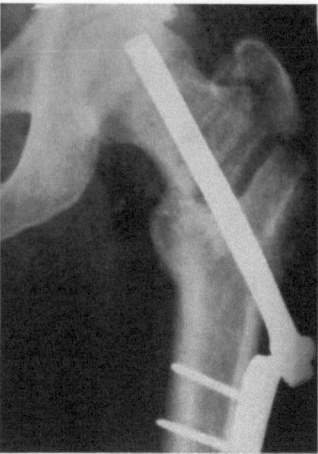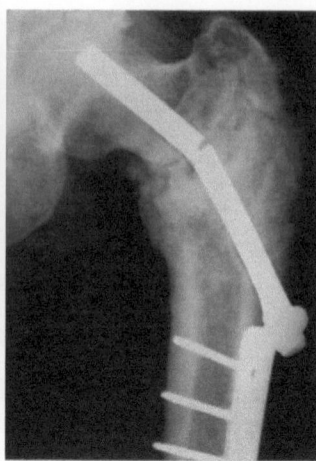

Abb. 1. Ermüdungsfraktur eines Nagels 10 Monate nach der Operation. Trotz richtiger Übertragung des Körpergewichtes klaffte der Bruchspalt weiter. Dieser Bruch im spongiösen Knochen erfordert Kompression, nicht Distraktion. Die von selbst eintretende Ausfüllung eines Bruchspaltes im spongiösen Knochen geht nur langsam vor sich

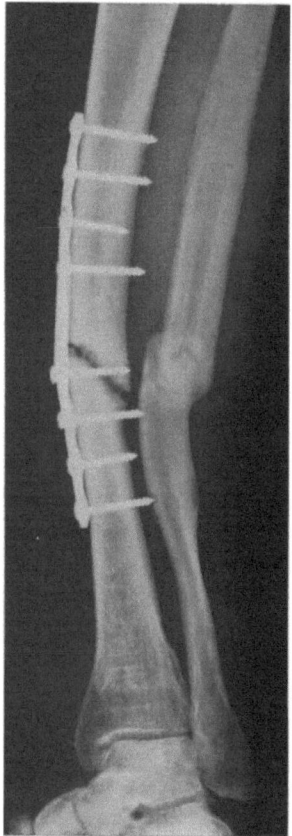

die Schuld geben; der Fehler liegt im Versagen der Knochenneubildung, die den Bruchspalt überbrücken soll, solange man eine Stabilität des Fixationsmaterials erwarten kann. In dieser Monographie wird gezeigt werden, daß bei der offenen Osteosynthese die Periostentblößung der Röhrenknochen oder die Verhinderung des Kontaktes der Bruchstücke, besonders beim spongiösen Knochen, die Gefahr der künstlichen Unterdrückung der Knochenheilung bedeutet. Dies hat das Lockerwerden oder den Bruch des Fixationsmaterials zur Folge, bevor die knöcherne Vereinigung erfolgen kann.

Es soll versucht werden, den biologischen Hintergrund der Frakturheilung und die vorherrschende Rolle der Blutzufuhr für die Knochenbruchheilung herauszustellen.

Die Natur der Knochenbruchheilung

Die Entwicklung konservativer oder operativer Methoden setzt die Kenntnis der Knochenbruchheilung voraus. Ich glaube, daß grundlegende Unterschiede zwischen der Heilung eines

Abb. 2. Mißerfolg beim Überbrücken des Bruchspaltes. Stabile Fixation wurde bei der Erstoperation erzielt. Anfangs war kein bedeutender Spalt zwischen den Knochenenden vorhanden

spongiösen Knochens gegenüber der eines Röhrenknochens bestehen und werde sie deshalb getrennt beschreiben. Gewisse Schwierigkeiten der Terminologie machen es notwendig, einige histologische Begriffe genau zu definieren, ehe die Heilmethoden beschrieben werden können.

Definition

Man muß wissen, was mit den Ausdrücken *Geflechtknochen* und *lamellärer Knochen* gemeint ist, da die Begriffe in der Literatur durcheinandergehen, obgleich beide Gewebsformen an sich genau unterscheidbar sind.

Der *Callus-Geflechtknochen* ist „provisorisches" also „nicht endgültiges" Knochengewebe. Er wird schnell gebildet und ist im Mikroskop oft schon 3 bis 4 Tage nach dem Eintreten der Fraktur erkennbar. Histologisch sind die Osteocyten in ihm ziemlich unregelmäßig verteilt wie Rosinen im Kuchen. Er wird Geflechtknochen genannt, weil die Kollagenfasern, die sich durch die Knochensubstanz ziehen, in einem unregelmäßigen Netzwerk angeordnet sind. Genau genommen entspricht dieses Bild mehr dem eines Filzes als dem eines Geflechtes (Abb. 3). Der Geflechtknochen ist im wesentlichen ein vergängliches Gewebe, das später resorbiert und ersetzt wird. Er ist ein Hilfsmittel der knöchernen Vereinigung und entwickelt sich in spindelzelligem, fibrösen Gewebe als Vorläufer des tragenden Knochens. Die Knochengrundsubstanz sieht man zuerst als eine amorphe Zwischensubstanz zwischen Fasern und Spindelzellen (Abb. 4). Sie färbt sich mit Eosin intensiver als die Zwischensubstanz der Umgebung. Mit der sich vermehrenden Knochengrundsubstanz K schwellen auch die Spindelzellen und werden zu Osteocyten „o". Dieser Vorgang ist überaus zweckmäßig bei der Überbrückung eines Bruchspaltes, da das Spindelzellengewebe wegen seiner Elastizität den Zusammenhang aufrechterhalten kann, auch wenn eine geringe Bewegung stattfindet. Es ist leicht zu

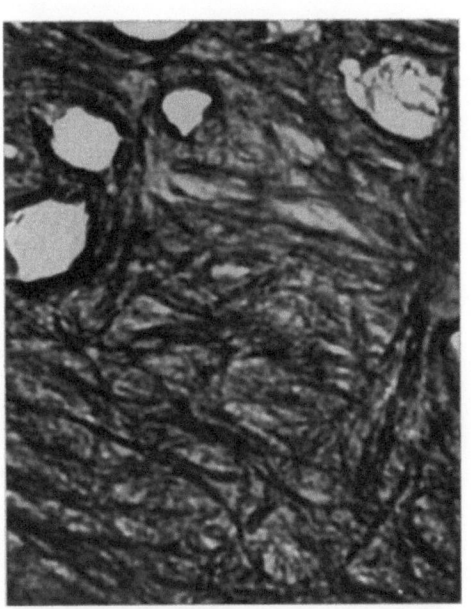

Abb. 3. Unregelmäßige Anordnung der Fasern im Geflechtknochen, aus dem der erste Callus besteht (*Schnittpräparat von Prof.* S. L. BAKER, 550fach vergrößert)

erkennen, wie die Knochengrundsubstanz durch Kalkaufnahme erhärtet und so die Gewebe unbeweglich macht, mit denen sie verbunden ist.

Der *Lamelläre Knochen* ist dagegen der dauerhafte Knochen der reifen Spongiosa und der Corticalis der langen Röhrenknochen. Er ist in regelmäßigen Schichten angeordnet (Abb. 5), und die Osteocyten streben nach regelmäßiger Verteilung zwischen den Schichten (ähnlich einem Sandwich, nicht einem

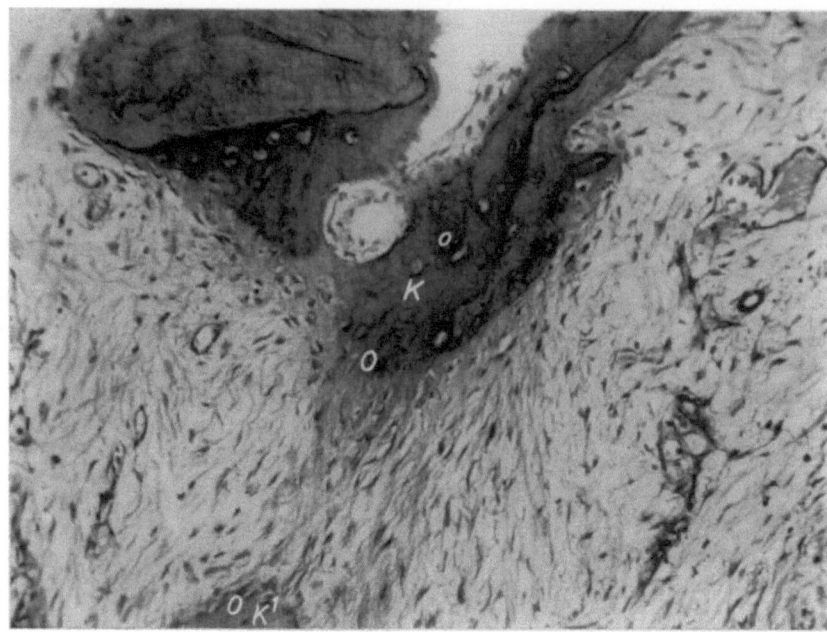

Abb. 4. Beginn fibröser Bälkchenbildung, zusammengesetzt aus collagenen Fasern mit dazwischenliegender amorpher Intercellularsubstanz. Die Fasern laufen von einem Fragment eines reifen spongiösen Knochenbälkchens (K) zum andern (K¹) und kreuzen die Arthrodeselinie. Die Intercellularsubstanz erkennt man als dunkle Zone, die lotrecht durch die Mitte des Bildes läuft, O = Osteocyten

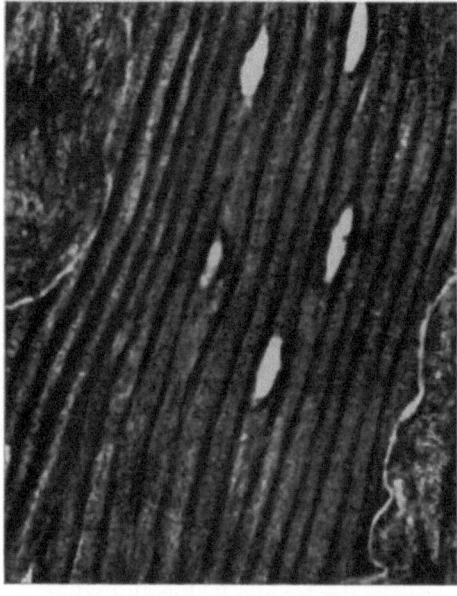

Abb. 5. Lamellärer, in regelmäßigen Schichten angeordneter Knochen. So ist reifes Knochengewebe aufgebaut, sowohl in der Corticalis als auch in der Spongiosa (*Schnittpräparat von Prof.* S. L. BAKER, 980fach vergrößert)

Kuchen). Die Faserstruktur jeder Schicht ist nicht ein unregelmäßiges Filzwerk wie bei dem Geflechtknochen, sondern hat eine parallele Anordnung, wobei in jeder Schicht die Richtung der Fasern die Richtung der Nachbarschichten in einem bestimmten Winkel kreuzt, um so ein sperrholzähnliches Gewebe von sehr großer Festigkeit zu bilden. Natürlich braucht diese komplizierte Struktur Zeit für eine solche Ablagerung, anders als die hastige Bildung von Geflechtknochen. In dieser Beziehung gibt es ein anderes grundlegendes Unterscheidungsmerkmal für den Prozeß der Ablagerung von lamellärem Knochen, verglichen mit dem Geflechtknochen: Der letztere bildet nämlich hierfür ein solides Fachwerk, auf dem die erste Schicht von „lamellärem Knochen" abgelagert wird, bevor er seine weiteren zahlreichen Schichten aufbauen kann. Der lamelläre Knochen kann nicht in faserigem Gewebe abgelagert werden und kann deshalb auch nicht einen nur von faserigem Gewebe überspannten und sich bewegenden Spalt überbrücken. Das solide Netzwerk, auf dem lamellärer Knochen normalerweise abgelagert wird, ist der Callus aus Geflechtknochen, der ein vorläufiges Baugerüst geformt hat. Er wird abgebaut, wenn der lamelläre Knochen eine angemessene Stärke erreicht hat. Später, und über eine lange Zeitspanne hin, werden die ersten Lagen des lamellären Knochens wieder durch Osteoklasten abgebaut, und neuer Schichtknochen wird auf Nachbarschichten abgelagert, um das Bauwerk der Knochenbälkchen den Kräften anzupassen, die auf sie einwirken, entsprechend dem Wolffschen Transformationsgesetz.

Die Vereinigung von spongiösem Knochen

Die Arthrodese des Kniegelenkes ist eine wertvolle Studienquelle menschlichen histologischen Materials, an dem die Heilung von spongiösem Knochen erforscht werden konnte, was in Einzelheiten an anderer Stelle beschrieben wurde (CHARNLEY u. BAKER, 1952; CHARNLEY, 1953).

Die meiner Meinung nach bedeutendste Beobachtung bei der Heilung von Frakturen in spongiösem Knochen wurde bei einer Untersuchung am lebenden Menschen vorgenommen, 4 Wochen nach der Arthrodese eines Kniegelenkes. In diesem besonderen Fall war die Kontaktfläche der spongiösen Knochenenden, die durch die Resektion der Gelenkenden mit der Säge entstanden war, durch keilförmige Gestaltung des einen Knochenendes probeweise auf einen ganz schmalen Streifen verringert worden (Abb. 6). Das Knie war 4 Wochen nach der Operation unter Kompression fest verheilt. Seine Histologie und das vergrößerte Röntgenbild des lebenden Knochens sind in Abb. 7 gezeigt. Es ist auf den ersten Blick zu erkennen,

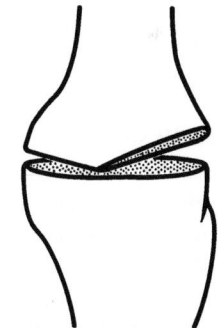

Abb. 6. Formgebung aufeinanderstoßender Oberflächen bei der Kniearthrodese, wie im Text beschrieben

daß eine sehr zufriedenstellende Vereinigung am Punkt der innigsten Berührung stattgefunden hat. Aber wichtig für die Knochenbruchbehandlung ist die Tatsache, daß *auf den Schnittflächen, die sich nicht berührt hatten, kein Callus zu sehen ist*. Dies ist besonders gut im vergrößerten Röntgenbild zu erkennen. Die histologische Untersuchung der angeschnittenen Bälkchen an den gegenüberliegenden Flächen des Bruchspaltes zeigt kaum eine Spur der Zelltätigkeit, wie sie der Bildung von Geflechtknochen in menschlichen Probeexcisionspräparaten voranzugehen pflegt. Diese Beobachtung, bestätigt durch die Befunde anderer histologischer Präparate, war für mich eine beachtliche Überraschung. Ich hatte gelernt, daß spongiöser Knochen eine Substanz mit hoher Erneuerungskraft sei und daß leere Räume zwischen spongiösen Oberflächen (wie z. B. in einer Fuß-Immobilisationsoperation) schnell mit neuem Knochen

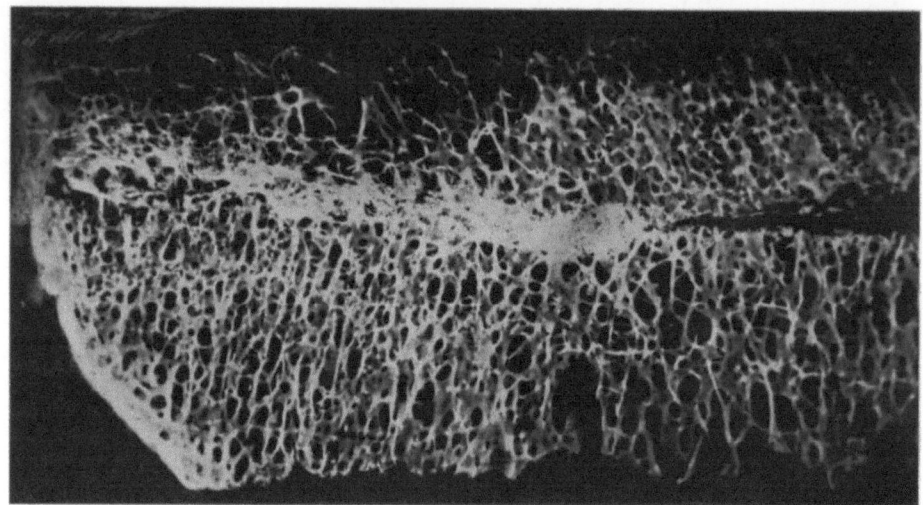

Abb. 7. Längsschnitt aus der Mitte des „Experimentum crucis". Die mikroradiologische Aufnahme des 1 mm dicken, nicht entkalkten Schnittes. Man beachte die Dichte des neuen Knochens, die am stärksten an der Stelle des größten Druckes ist und nach hinten zu entsprechend dem Druckabfall abnimmt. Beachte das Fehlen von Callus in der Spalte, in der kein Druck herrscht und das Fehlen neuen Knochens auf den Schnittflächen der Spalte, in der ebenfalls kein Druck vorhanden und damit kein Anreiz für die Osteogenese gegeben ist. Der Probeschnitt erfolgte nach 4 Wochen (Vergrößerung etwa 4fach)

ausgefüllt würden. Heute glaube ich, daß spongiöser Knochen selbst bei guter Blutzufuhr tatsächlich nur eine sehr beschränkte osteogene Aktivität besitzt. Spongiöser Knochen kann sehr schnell knöchern zusammenwachsen, aber nur an Punkten direkter Berührung. Wo spongiöse Flächen keinen Kontakt haben, wird der Bruchspalt durch die langsame Ausbreitung des an den Berührungspunkten gebildeten Callus ausgefüllt. Mit anderen Worten: Eine geschnittene Oberfläche von spongiösen Knochen, selbst mit erhaltener Blutzufuhr, bringt keinen Callus hervor, wie es z. B. die Corticalis des Femur tut. Die Bälkchen von spongiösem Knochen, der an einen mit Blut gefüllten Zwischenraum grenzt, werden den Callus-Geflechtknochen höchstens in einer Dicke von 1 oder 2 Zellen produzieren. Ich werde auf diesen Punkt bei der Beschreibung der Heilung des Schaftes langer Röhrenknochen zurückkommen. Ich bin der Ansicht, *der Ausdruck „Callus" sollte für das voluminöse, raumfüllende, oft Zwischenraum überbrückende Gewebe von Geflechtknochen reserviert bleiben, das, wie ich glaube, nur im Periost und Endost der Röhrenknochen gebildet wird.*

Der Unterschied in der Frakturheilung von spongiösem Knochen und der Corticalis eines Röhrenknochens wird gut in Abb. 8A und 8B gezeigt. Das völlige Fehlen von äußerem Callus bei einer Fraktur des unteren Femurendes (Abb 8A) geht mit einer frühzeitigen Heilung einher; der 70 Jahre alte Patient belastete das Bein 3 Monate nach dem Unfall mit einer Kniebeweglichkeit von 90°. Trotzdem ist im Röntgenbild kein Anzeichen von äußerem Callus vorhanden. Im Gegensatz dazu ist die Bildung von äußerem einhüllenden Callus bei einem Oberschenkelschaftbruch gut zu sehen (Abb. 8B).

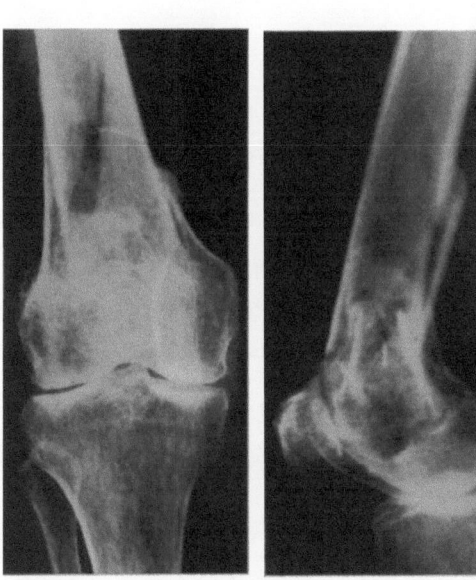
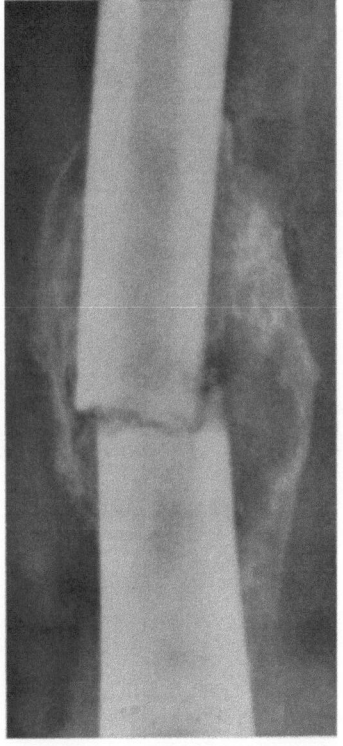

Abb. 8A   Abb. 8B

Abb. 8A. Fraktur des *spongiösen Knochens* am Ende eines langen Röhrenknochens. Man beachte, daß ein äußerer periostaler Callus kaum vorhanden ist trotz klinischer Heilung nach 3 Monaten

Abb. 8B. Fraktur der *Corticalis* in der Mitte eines muskelbedeckten langen Röhrenknochens (Femurschaft). Beachte die reichliche umhüllende Callusbildung durch das Periost. Beachte, daß der Periostcallus von der Knochenoberfläche eine kurze Strecke entfernt vom Fragmentende entspringt. Daran kann man die Ischämie der Fragmentenden erkennen

Dieser Mangel an Callusbildung beim spongiösen Knochen erklärt die Neigung zum späteren Kollaps der Fragmente während der Heilung spongiöser Knochenfrakturen, die auseinandergezogen worden waren. Dabei bleibt nach der Einrichtung eines Trümmerbruches an der Speichenbasis ein Hohlraum, so daß ein gewisser Grad von Kollaps der Knochennarbe im Verlauf der konservativen Behandlung nicht zu vermeiden ist. Dasselbe wird oft bei lateralen und pertrochantären Schenkelhalsbrüchen beobachtet. Wenn sie in Coxa-valga-Stellung übermäßig extendiert worden sind, und diese Stellung durch Gewichtszug aufrechterhalten worden ist, brechen sie oft zusammen, *sogar noch 3 Monate nach Entfernung des Zuges.* Hier wird die knöcherne Heilung verzögert, weil der Bruchspalt klaffte (Abb. 9 und 10). Wenn wir eine schnelle und feste Knochenheilung erreichen wollen, müssen wir also in erster Linie

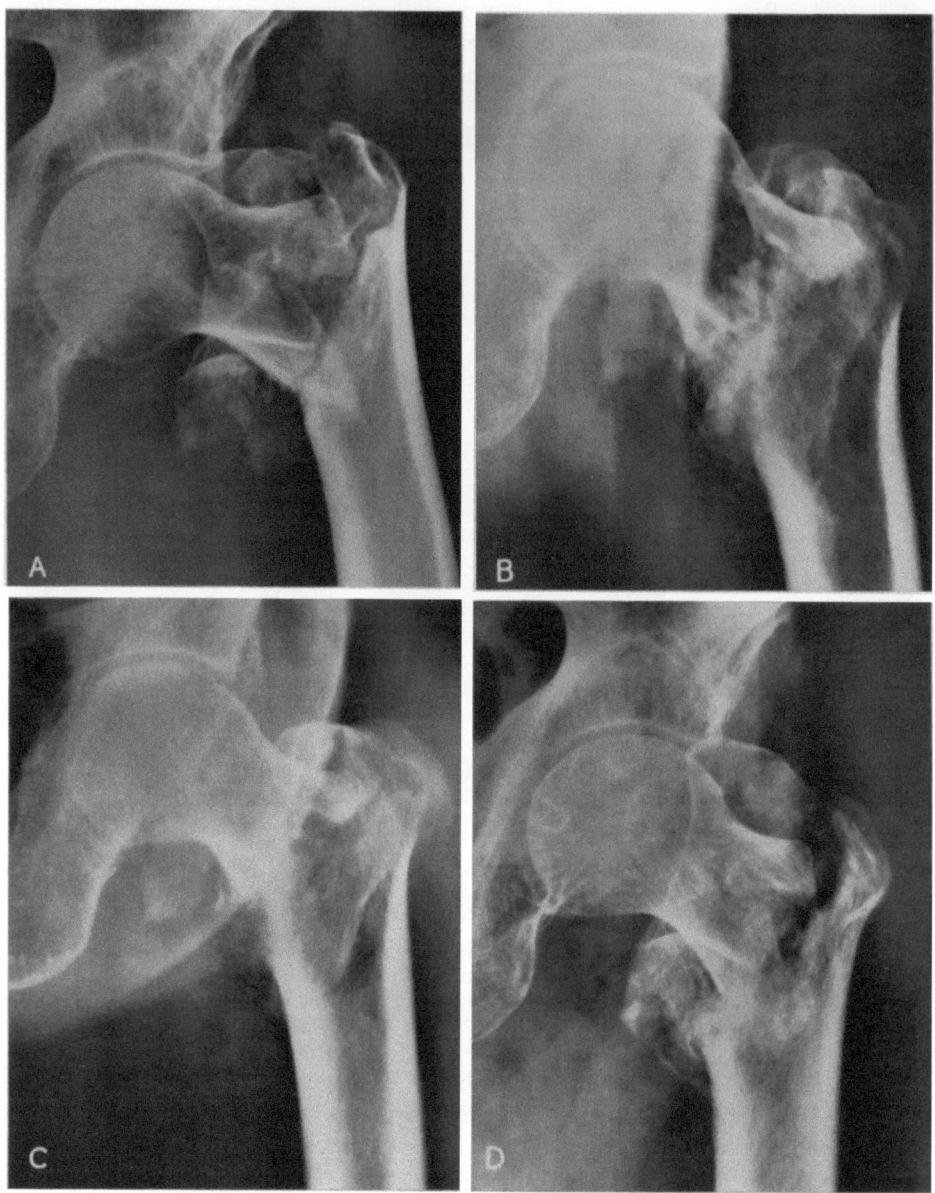

Abb. 9 A—D. Pertrochantäre Fraktur bei einem 71 Jahre alten Patienten, der 3 Monate mit Dauerzug behandelt wurde: A, anfängliche Verformung, B, Zustand nach einwöchiger Extension, C, Fragmentstellung nach 3 Monaten, gerade bevor die verminderte Zugkraft und Extension endgültig entfernt wurden. D, Stellung nach 4 Monaten, als der Bruch klinisch verheilt erschien. (Der Patient starb plötzlich an einer Embolie kurz nach dieser Aufnahme)

einen einwandfreien Kontakt aller Bruchstücke künstlich hervorrufen, soweit spongiöser Knochen dabei beteiligt ist. Wenn leere Höhlen innerhalb der Knochenbruchstücke durch übermäßig enthusiastische Einrichtung mit Überziehen zurückgelassen werden, besteht die Gefahr der *unvollkommenen knöchernen Heilung, gerade im spongiösen Knochen*, von dem man früher irrtümlicherweise angenommen hatte, daß er gut Knochen bilde, und daß es bei ihm keine verzögerte Heilung gäbe. Ein ziemlich außergewöhnliches Beispiel dafür ist in dem schon gezeigten lateralen Schenkelhalsbruch in Abb. 1 (S. 2) zu sehen. Die Fraktur ereignete sich bei einem kräftigen 50jährigen Seemann, bei dem der Metallnagel sogar noch 10 Monate nach dem Unfall durchbrach. Der Schenkelhalsbogen war allein durch den Nagel abgestützt, der die nichtgeheilte Fraktur im spongiösen Knochen auseinanderhielt und der schließlich infolge Ermüdung brach. Hätte man die Fraktur anfangs auf natürliche Weise in Vara-Stellung zusammenrücken lassen, so hätte eine schnelle Vereinigung stattgefunden, mit baldigem Verschwinden des Hinkens, das immer dann zurückbleibt, wenn die knöcherne Heilung gestört ist. Ein weiteres Beispiel des Verhaltens von spongiösem Knochen ist in Abb. 147 (S. 189) gezeigt.

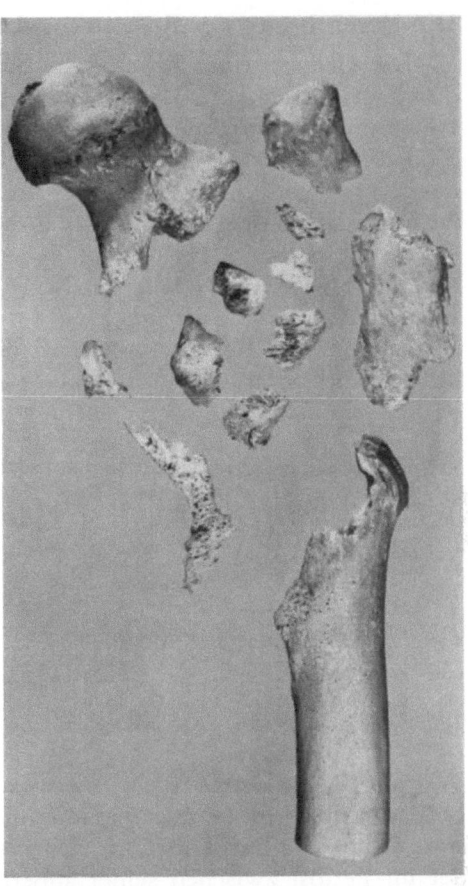

Abb. 10. Derselbe Patient wie in Abb. 9. Präparat nach 4 Monaten. Sehr kräftige bindegewebige belastungsfähige Vereinigung. Nach Aufschließung mit Trypsin fand man die Fraktur völlig ungeheilt und nur minimale Callusbildung. Dies ist wahrscheinlich der übliche Zustand nach 4 Monaten, wenn durch den Zug die Bruchstücke locker und ohne festen Kontakt nebeneinander liegen. Der Callus hat den durch Distraktion entstandenen Raum nicht ausgefüllt. Spongiöser Knochen heilt nur durch *Kontakt*, nicht durch Callusbildung in die Hohlräume hinein

Vergleicht man die Heilung von spongiösem Knochen mit der vom Corticalisknochen, so stellt man fest, daß *im spongiösen Knochen die Osteocyten in den abgebrochenen Enden der durchtrennten Knochenbälkchen* nicht absterben. Das liegt wohl an der guten Durchblutung und an der großen Oberfläche der spongiösen Räume zwischen den verhältnismäßig dünnen Knochenbälkchen, die ermöglichen, daß die Osteocyten durch Diffusion ernährt werden. Die Osteocyten tief im Inneren des Corticalis-Knochens erhalten demgegenüber keine ausreichende Ernährung durch Diffusion von der periostalen und endostalen Knochenoberfläche her und sind auf die Blutzirkulation im Haversschen System angewiesen.

Die Durchtrennung der Haversschen Kanäle und die Unterbrechung der längslaufenden Blutzirkulation in den Knochenenden hat wahrscheinlich das teilweise Absterben von Osteocyten in der Corticalis zur unvermeidlichen Folge.

Die Vereinigung der Röhrenknochen

Die Heilung einer Fraktur des Schaftes menschlicher Röhrenknochen ist durch Untersuchungen am lebenden Organismus beobachtet und schon von URIST und JOHNSON, 1943, beschrieben worden. Ich verdanke dieser Quelle die Beschreibung des „Zwei-Phasen"-Begriffes. Der „Zwei-Phasen"-Gedanke ist die praktische Anwendung der beschriebenen Entwicklungsstufen von Geflechtknochen und lamellärem Knochen. URIST und JOHNSON verglichen die knöcherne Heilung des Röhrenknochenschaftes einfach, aber lehrreich mit dem Bau der Hell's Gate Brücke in New York (Abb. 11). In dem ersten Bauabschnitt werden die Aufhängekabel (= Periost-Callus) über den Spalt gezogen. In dem zweiten Bauabschnitt wird die endgültige Fahrbahn (= der Rindenknochen des Schaftes) an den Kabeln aufgehängt.

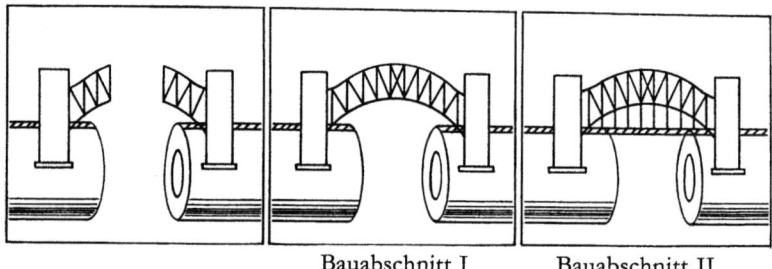

Bauabschnitt I   Bauabschnitt II

Abb. 11. Der Hell's Gate-Brücken-Vergleich von URIST und JOHNSON (s. Text)

Phase I (Bauabschnitt I): Bald nach dem Bruch eines langen Röhrenknochens erscheint in einer geringen Entfernung vom gebrochenen Knochenende Callus (Geflechtknochen), der wie ein Kragen den Knochen umgibt und der im Periost zwischen seiner äußeren fibrösen Schicht und der Knochenoberfläche wurzelt. Im Längsschnitt erscheint dieser Calluskragen[1] als Keil, dessen Spitze vom Frakturspalt weg- und dessen Basis zum Frakturspalt hinzeigt.

Es muß festgehalten werden, daß der neue Knochen da im Periost gebildet wird, wo eine ungestörte Durchblutung vorhanden ist, während *am Bruchende*, wo die longitudinale Haverssche Zirkulation unterbrochen ist, *nie Callus entsteht* (Abb. 12). Auf der Endost-Seite der Fraktur wird nur dort Callus gebildet, wo eine gute Lymphdurchströmung und Endostzellen zur Osteogenese vorhanden sind. Anders als beim Kleintier scheint aber das Endost des Menschen keine so wirksame Knochenbildungsstätte zu sein (wahrscheinlich, weil Knochengewebe, das in oder nahe der Schaftachse gelegen ist, einer geringen mechanischen Beanspruchbarkeit ausgesetzt ist — daher der röhrenförmige Bau der langen Knochen).

---

[1] In diesem Buch wird noch oft der Ausdruck Calluskragen oder Periostkragen in diesem Sinne benutzt.

Unter günstigen Bedingungen (die wir noch keineswegs alle kennen, was bisher eins der Probleme der Bruchheilung ist,) überbrücken die Periost-Calluskragen den Frakturspalt, indem sie sich an der Peripherie des Fraktur-Hämatoms ausdehnen. In einigen Fällen ist der Callus dadurch offensichtlich fähig, sich auch durch den Muskel hindurchzuarbeiten. Der von jedem Fragment ausgehenden Callusbildung geht die Bildung eines spindelzelligen Gewebes voraus. In diesem sind die Intercellularräume ödematös verbreitert, und in ihm bilden sich dann anscheinend Felder aus einem Niederschlag formloser Intercellularsubstanz, die an einigen Stellen zu Inseln aus hyalinem Knorpelgewebe, an anderen zu Callusgeflechtknochen werden.

Die durch die Tätigkeit des Periostes hervorgebrachte überreichliche Callusmasse formt die gutbekannte „Schweißnaht" zwischen den Bruchstücken. Es wird häufig nicht anerkannt, wie intensiv die Zelltätigkeit des Gewebes oft ist, das den vorläufigen Callus bildet. Es zeigen sich Kernteilungsfiguren und die ganze Callusmasse, besonders beim Oberarm- und Oberschenkelknochen, erreicht oft einen Gesamtdurchmesser, der dreimal größer ist als der Schaft selbst. Die große Gesamtmenge von neuem Gewebe wird in etwa drei Wochen produziert, ein Grad der Aktivität, der mit dem eines Sarkoms wetteifert. Und in der Tat ist der Callus histologisch einem Sarkom nicht unähnlich und daher gelegentlich Ursache schwerwiegender diagnostischer Irrtümer. Eine solch üppige Zellproliferation ist bei der Heilung von Frakturen im spongiösen Knochen nie zu finden.

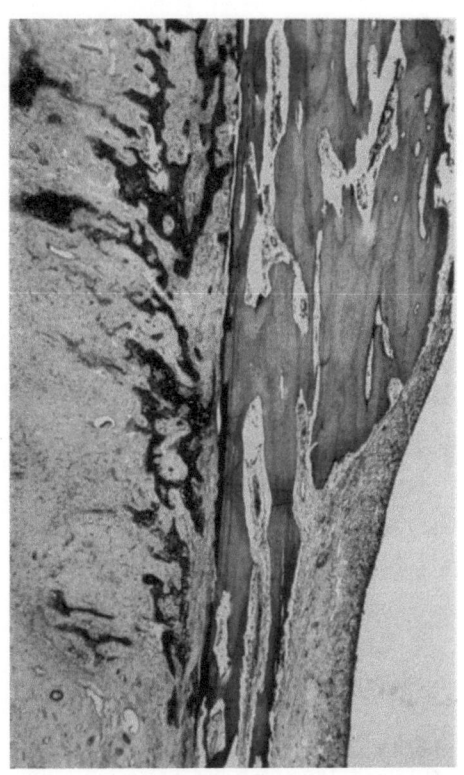

Abb. 12. Callus und Corticalis-Fragment einer Femurschaftfraktur nach 4 Wochen. Beachte den voluminösen, äußeren, *periostalen* Callus auf der linken Seite des Präparates (teilweise durchsetzt von Geflechtknochen des Callus). Beachte das völlige Fehlen von Callus an der frakturierten inneren Knochenoberfläche auf der rechten Seite des Präparates

In den Hohlraum, der durch den in der Peripherie des Frakturhämatoms gebildeten Callus entsteht, ragen die Knochenbruchenden hinein. Bei diesen ist die longitudinal verlaufende Zirkulation unterbrochen. Das Zentrum des Frakturhämatoms ist verflüssigt, und die hineinragenden, toten weißen Fragmentenden erscheinen schon dem bloßen Auge untätig und vollkommen frei von Callusbildung. Diese Merkmale können besonders in dem Präparat (Abb. 13) gesehen werden, das von einem 60jährigen Patienten stammt, der an Lungenembolie 28 Tage nach einer Fraktur des Oberschenkelschaftes starb.

Der interessanteste mechanische Grundzug dieser Entwicklungsstufe des „Überbrückens des Bruchspaltes" ist der, daß der Periost-Callus den Bruchspalt *auch dann überbrücken kann, wenn die Bruchstücke gegeneinander beweglich sind.*

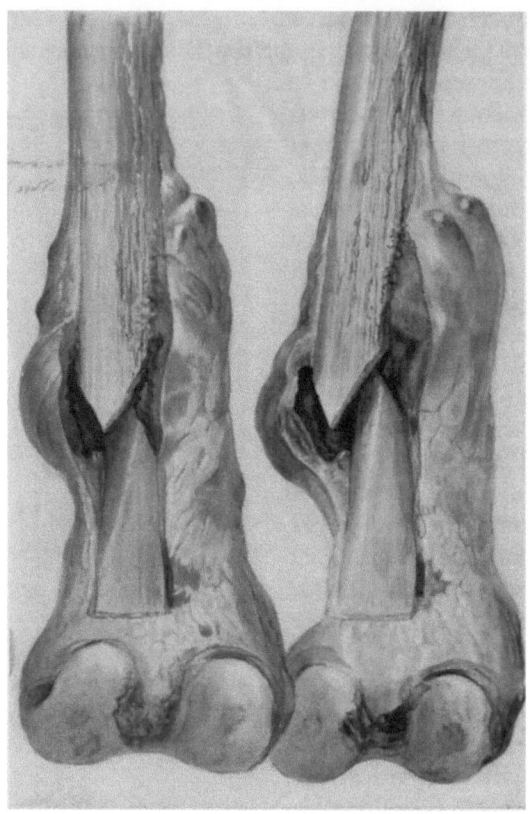

Abb. 13. Zeichnerisch dargestellter, frakturierter Femur, umhüllt von periostalem Callus. Er war 28 Tage nach der Verletzung klinisch fest. Beachte die Dicke des Callus und die zentrale Aushöhlung mit den weißen, ischämischen Knochenenden, *die selbst entblößt von Callus sind*

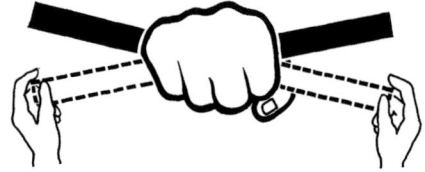

Abb. 14. Beispiel, wie der umhüllende Callus eine Fraktur festhält, auch wenn die Fragmente leicht beweglich sind. Die Haut an der Außenseite der Hand ist unbeweglich, aber die Knochen innerhalb der geschlossenen Faust sind beweglich

Diese Überbrückung scheint dadurch möglich zu werden, daß Callus sich in den *äußersten Schichten* des Hämatoms ausdehnt, denn die interstitielle Bewegungs-Übertragung ist hier geringer als in den Schichten unmittelbar an den Enden der sich bewegenden Knochen. Man bedenke, was geschieht, wenn zwei Stöcke mit ihren Enden wie eine Querfraktur aneinandergesetzt und die Verbindung dann durch die geschlossene Hand des Arztes festgehalten wird (Abb. 14). Die Stöcke könnten leicht gegeneinander gewinkelt werden, aber die Bewegung

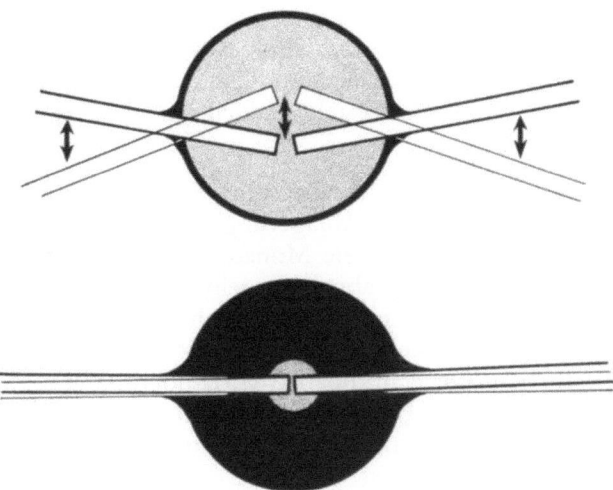

Abb. 15. Schema zur Darstellung der fortschreitenden Fixierung der beweglichen Bruchstücke. Im gleichen Maße, wie der umhüllende Callus dicker wird, schrumpft er über den eingeschlossenen Bruchstücken

würde nur auf die Innenhaut der geschlossenen Hand übertragen; die Außenseite der Hand wird nicht bewegt. In dieser äußeren, unbeweglichen Zone des umhüllenden Callus breitet sich der Periostknochen zuerst aus. Wenn die Kontinuität der Callusscheide erreicht ist, beginnt diese in Richtung auf die Frakturstelle hin dikker zu werden und sie so unbeweglich zu machen (Abb. 15). Die Zeichnung in der Abb. 13 kann man vergleichsweise röntgenologisch in Abb. 8B sehen: Ein großer Hohl-Callus am Anfang, Abb. 16 in einer späteren Entwicklungsstufe. Die Natur besitzt auf diese Weise ihre eigene innere Knochenbruch-Schienung (oder anders ausgedrückt: ihre eigene Knochentransplantation). Dies ist die Entwicklungsstufe der „klinischen Festigkeit", in der die Funktion wieder möglich ist, die

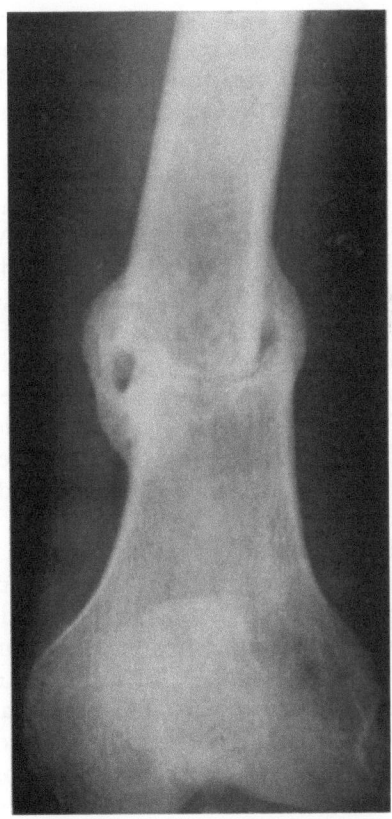

Abb. 16. Vergleiche dieses Bild mit Abb. 8B. Man sieht, daß der in Abb. 15 zeichnerisch dargestellte Callus tatsächlich schrumpft. Beachte das Fortbestehen der zentralen Höhle. Die Fragmentenden sind wahrscheinlich immer noch blutleer, obgleich dies im Röntgenbild nicht darstellbar ist

Bruchstücke jedoch röntgenologisch immer noch gut innerhalb der Einscheidung des Periost-Callus sichtbar sind. Röntgenologisch würde niemand vermuten, daß innerhalb der Callusumscheidung die äußersten Enden der Bruchstücke blutleer sind. Es besteht jedoch kein Zweifel, daß dies oft der Fall ist.

Phase II (Bauabschnitt II): Hier beginnt der Wiederaufbau der röhrenförmigen Knochenrinde durch Ablagerung von geschichtetem Knochen. Wenn sie vollkommen ist, was viele Monate dauert, wird der einscheidende Callus der Phase I vollständig abgebaut sein. Der Lamellenknochen kann nicht aufgebaut werden ohne ein solides Fachwerk, auf dem er abgelagert werden muß. Er kann also niemals einen Bruchspalt überbrücken, wenn dort kein solides Gerüst von Geflechtknochen vorhanden ist, das über den Bruchspalt hinüberreicht. Die erste Bildung von Geflechtknochen ist also die einzige Phase der Bruchheilung, die eine starre Schienung erforderlich macht.

Die funktionelle Bedeutung des Periostes

Unfallchirurgen können entsprechend ihrer Auffassung von der Bedeutung des Periostcallus in zwei Lager geteilt werden. Die einen sehen in überreichlichem Callus nur ein Zeichen ungenügender Vereinigung. Dieser Gedanke entstammt dem Vergleich mit dem wuchernden Granulationsgewebe bei Infektionen. Von diesem wissen wir, daß es sich unter Bewegung vermehrt. Chirurgen dieses Lagers glauben, eine ideale Vereinigung der Bruchstücke sollte frei von umhüllendem Callus sein und lediglich zwischen den Knochenenden stattfinden. Sie sehen das Ausbleiben von Periostcallus nach offener Einrichtung und starrer innerer Schienung. Wenn sich aber Callus nach der offenen Einrichtung entwickelt, vermuten sie, die innere Schienung sei unvollständig und leichte Bewegungen riefen den periostalen Callus hervor.

Die Vertreter der anderen Auffassung sehen in dem reichlichen, umhüllenden Callus einen hochentwickelten natürlichen Vorgang, ein einzigartiges Geschehen, das eine innere selbsttätige Schienung der sich gegeneinander bewegenden Bruchstücke hervorruft. Entsprechend dieser Auffassung wird durch die offene Brucheinrichtung der umhüllende Callus vermieden und zwar nicht nur durch den Mangel an Bewegung, sondern durch die operationsbedingte Vitalitäts-Störung des callusbildenden Periostes oder durch seine operative Zerstörung an den Knochenenden. Gemäß dieser Auffassung hebt die Osteosynthese mit innerer Schienung die Phase I der natürlichen Bruchheilung auf; das verpflichtet den Chirurgen, eine innere Fixierung von solcher Dauerhaftigkeit zu schaffen, wie die natürliche Bruchheilung sie am Ende der Phase I hervorbringt, bis der Anfang der Phase II gewährleistet ist. Bei ungenügendem Ersatz der Phase I infolge unvollständiger innerer Stabilisierung wird der Beginn der Phase II unmöglich sein.

Viele Kliniker, die zu den Anhängern der inneren Fixation gehören, nehmen ohne weitere Überlegung an, die Knochenheilung fände zwischen den Enden der Knochenbruchstücke statt. Aber die wiederholten, von vielen Autoren veröffentlichten histologischen Untersuchungen heilender menschlicher Knochenbrüche haben an den Bruchenden von Röhrenknochen immer wieder tote Osteocyten, niemals aber eine von der Oberfläche der Bruchenden ausgehende Knochenbildung gezeigt[1] (s. Anmerkung d. Ü.).

Abb. 17 zeigt das Fehlen von Callus unmittelbar zwischen den Knochenenden in einem geschlossenen und nahezu unverschobenen Bruch. Dieser Callusmangel zwischen den Knochenenden selbst ist nicht auf irgendein Versagen der knochenneubildenden Kräfte des Patienten zurückzuführen, denn es ist ja eine ausgiebige periostale Callusspange vorhanden, wenn sie auch in einer merklichen Entfernung den Spalt überbrückt. Beispiele dieser Gesetzmäßigkeit von periostaler Callusverteilung lassen sich häufiger beobachten. Der Chirurg sollte daher die Röntgenbilder gründlich betrachten und sich dabei dieser Tatsache erinnern. Die schematische Darstellung in Abb. 18 hebt die wesentlichen Züge hervor.

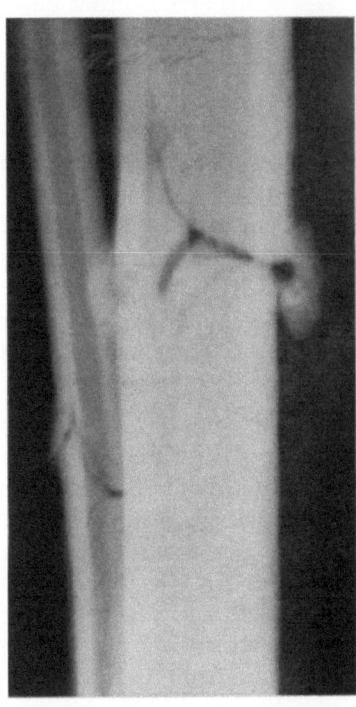
Abb. 17

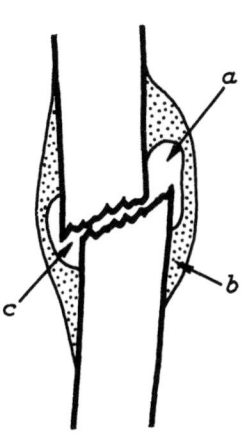
Abb. 18

Abb. 17. Ungewöhnlich starke periostale Callusbildung einer Tibiafraktur. Nur sehr geringe Verschiebung der Bruchenden. Sehr schnelle Heilung

Abb. 18. Sie zeigt die drei wichtigsten Phasen des umhüllenden Callus bei einer Fraktur, wenn sie unter natürlichen Bedingungen heilt: a, zentrale Höhle innerhalb des Callus; b, Callusbildung vom Periost des Knochenendes; c, kurzes Oberflächenstück des äußeren Knochens unmittelbar an der Frakturfläche, von der kein Callus ausgeht

Überreichlicher Callus und unstabile Fixierung

Die verbreitete Meinung, daß die Lockerung des inneren Stabilisators die Produktion von Periostcallus anregt, oder aber gar keinen bildet, bedarf

---

[1] *Anmerkung des Übersetzers:* GEISER M. (in „Beiträge zur Biologie der Frakturheilung", Enke-Verlag 1963) hat an Kaninchen und an Menschen gezeigt, daß die Fragmentenden einer Fraktur nichts, jedenfalls nichts Wesentliches, zur Knochenregeneration beitragen, da die Unterbrechung der Zirkulation in den Haversschen Kanälen zum Absterben der Randzone der Fragmentenden führt. Die Regeneration geht primär ausschließlich von Zellen des Periostes und Endostes des Markkanals aus.

sorgfältiger Untersuchung. Ich bezweifle die Stichhaltigkeit dieser überlieferten Behauptung aus folgenden Gründen:

1. Bei der Produktion von neuem periostalen Knochen nach unvollständiger innerer Stabilisierung durch Osteosynthese handelt es sich *nicht* um etwas, was ich unter Callus in der eigentlichen Bedeutung dieses Wortes verstehe. Neuer periostaler Knochen, der bei Vorhandensein eines unwirksamen inneren Stabilisators entsteht, entspricht dem Dickwerden der Knochenenden bei der Pseudarthrose. Dies ist eine *Spätersheinung*, die erst sichtbar wird, wenn der Bruch wenigstens drei oder vier *Monate* alt ist. Obgleich er histologisch aus Geflechtknochen besteht, der vom Periost gebildet wird (siehe Abb. 28, S. 26), ist er nicht das, was ich mit dem Ausdruck *Callus* bezeichne. Der „umhüllende Callus" einer normalen Fraktur wird im Röntgenbild *sehr früh* erkennbar (d. h. von der *3. bis zur 6. Woche*), er ist als Wolke oder Nebel in einiger Entfernung von der Knochenoberfläche sichtbar. Am deutlichsten ist dies an solchen Knochen zu beobachten, an denen Muskelfasern ansetzen, wie dem Oberschenkel oder Oberarm (Abb. 19 A). Die ganze Ausdehnung dieses umhüllenden Callus ist nach drei Wochen um ein Vielfaches größer als die größte Verbreiterung der Knochenbruchenden bei einer Pseudarthrose. Dieser Typus von frühem *echten* Callus wird niemals nach einer offenen Einrichtung vorgefunden, wie ich mit Nachdruck behaupte, wenn die Knochenenden ihres Periostes beraubt sind.

2. Wenn eine starre innere Fixierung *ohne Zerstörung des Periostes* ausgeführt wurde, dann bildet sich eine Wolke von *echtem* Callus in der üblichen Zeit von drei oder vier Wochen, vorausgesetzt, daß der Knochen normalerweise Callus produziert. Man kann dies oft beim Menschen zeigen, wenn man einen Marknagel in eine Querfraktur des Oberschenkelschaftes einschlägt, *bei Schonung des Periostes*. Dies ist durch stumpfes Präparieren bei der Freilegung der Knochenenden zu erreichen. Der eindrucksvolle Unterschied bei der echten Callusproduktion ist in Abb. 19 A und 19 B illustriert. In Abb. 19 A war die Fixation fest, und man hatte sich *besonders bemüht, das Periost nicht zu entfernen*. Die Callusproduktion war stark und entsprach der, die man bei der konservativen Behandlung eines Patienten dieses Alters (18 Jahre) erwartet hatte. Im zweiten Fall (Abb. 19 B) gab sich ein Assistent keine besondere Mühe, das Periost zu erhalten, gleichzeitig hatte er Schwierigkeiten durch Verklemmung des Marknagels. Dieser mußte abgesägt werden, da er nicht gezogen werden konnte. Der Bruch wurde hinterher durch Anlegen einer Thomas-Schiene behandelt. Er blieb beweglich, da die innere Fixation ungenügend war. Dies regte aber nicht die Produktion von überreichlichem Callus an, *obgleich der Patient erst 16 Jahre alt war, in einem Alter, in dem die Callusproduktion gewöhnlich kräftig ist*. Hier besteht der Verdacht auf eine schlechte Durchblutung am Ende des proximalen Bruchstückes. Klinisch bestand keine erkennbare Infektion.

Diejenigen, die dem Periost beim Erwachsenen keine große Bedeutung beimessen, sind teils beeinflußt durch das unbedeutende Aussehen dieses Gewebes bei älteren Leuten, teils auch durch die Tatsache, daß die Regeneration von Knochen nach subperiostaler Resektion beim Erwachsenen unerheblich ist. Man erinnert sich noch an frühere Erörterungen über die Funktion des

Periostes, das man in der vergangenen Generation nur als Grenzmembran mit unbedeutender osteogener Tätigkeit ansah.

Die Bildung von frühem mächtigen Periostcallus muß auf Grund der enormen histologischen Aktivität bei seinem Wachstum als zweckmäßiger Mechanismus bei der Frakturheilung angesehen werden. Dagegen sagen

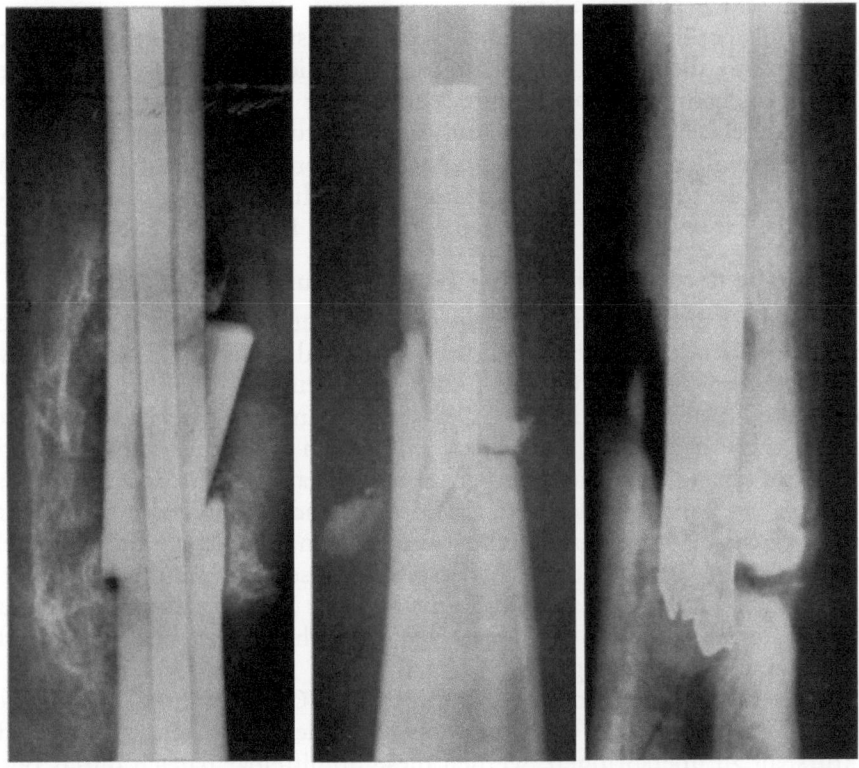

Abb. 19 A   Abb. 19 B

Abb. 19 A. *Echter* Periostcallus (früh und reichlich) bei einem Jugendlichen von 18 Jahren, 6 Wochen nach einer Femurschaftfraktur. Besondere Mühe hatte man sich gegeben, um nicht das Periost bei der Operation wegzukratzen. Die Fixation ist fest

Abb. 19 B. Mangel an Periostcallus bei einem Jugendlichen von 16 Jahren. Die Fixation war ungenügend. Die Periostoberfläche des Knochens war freigelegt worden, und man hatte das Periost entfernt

manche Leute, daß der Callus ein zufälliges Produkt der weder zweckmäßigen noch primär der normalen Heilung dienenden Bewegung ist[1] (siehe Anmerkung d. Ü.). Diese Zelltätigkeit hat nichts Vergleichbares in der

---

[1] *Anmerkung des Übersetzers:* DANIS stellte 1949 die Theorie der callusfreien, per primam-Heilung der Fraktur auf. SCHENK, Basel, (1964) zeigte in Experimenten, daß vollkommen adaptierte Fragmente der Röhrenknochen auf dem Wege eines Haversschen Umbaues sich miteinander vereinigen. Am Hunderadius sind 6 Wochen nach einer so versorgten Querosteotomie 60% der Osteone regeneriert und führen damit zu einer Vereinigung der Frakturenden durch Lamellenknochen ohne eine wesentliche Callusbeteiligung.

Heilung irgendwelcher anderer normaler Körpergewebe. Sie kann nur verglichen werden mit einem unter Kontrolle gebrachten Neoplasmawachstum, ähnlich dem des Sarkoms.

In drei Wochen kann die Ausdehnung des umhüllenden Callus eine Größe erreichen, die einen drei- oder viermal größeren Durchmesser hat als der ursprüngliche Knochen. Dies ist sicherlich eine einzigartige Erscheinung mit einem sehr bestimmten Sinn.

Ein ähnlicher Beweis für die Zweckmäßigkeit ist in der Struktur des Periostcallus zu sehen, die mechanischen Gesetzen unterliegt. Mechanisch ist der beste Platz, an welchem man eine geringe Menge einer relativ schwachen Substanz (Geflechtknochen) benutzen kann, um eine Struktur zu befestigen, dort, wo sie so weit wie möglich von der Bewegungsachse entfernt ist. Dies ist das Konstruktionsprinzip der „beanspruchten Hülle" bei Luftfahrzeugen, und es ist das Prinzip, das besonders die Natur nutzt, wenn sie Knochen als Röhren bildet.

Die Aufgabe der Fixation bei der Frakturheilung

Wenn die Fraktur eines Knochens eintritt, der von Natur aus eine große Menge umhüllenden Callus hervorbringt, wird die Heilung auch bei Bewegung stattfinden. Der umhüllende Callus wird beim Hartwerden eine „natürliche innere Fixation" bewirken. Es gibt jedoch andere Knochen, wie etwa das untere Drittel der Tibia, bei denen ein Bruch ungenügend umhüllenden Callus hervorbringt und die natürliche innere Fixation nicht sichert. In diesen Fällen liegt es nahe anzunehmen, daß der fehlende umhüllende Callus durch eine künstliche Fixation ausgeglichen werden kann. Dies ist die althergebrachte Meinung, die gewöhnlich ohne Widerspruch als selbstverständliche Wahrheit hingenommen wird. Ich glaube, daß eine logische Prüfung dieser anerkannten Meinung zeigen wird, daß sie keineswegs so stichhaltig ist, wie sie im ersten Augenblick erscheinen mag.

Die anerkannte Begründung zugunsten der Osteosynthese ist folgende: Wenn es auch winzigen Brücken von umhüllendem Callus gelingt, den Frakturspalt zu überspringen, werden diese unmittelbar danach durch Bewegungen der Knochenenden zerstört. Man nimmt an, daß diese winzigen Brücken vernichtet werden durch kleinere Bewegungen, als sie notwendig wären um einen ausgedehnten überbrückenden Callus zu zerstören. Dieses Argument ist aus drei Gründen fehlerhaft:

1. Es setzt voraus, daß der Bruchspalt *in der Tat überbrückt worden ist*, selbst wenn nur eine einzige winzige Brücke besteht. Es basiert also auf dem Grundproblem der Frakturheilung, nämlich der Frage, *wie* die erste Strähne von Geflechtknochen bei vorhandener Bewegung über den Spalt wandert.

2. Der Geflechtknochen des umhüllenden Callus kann innerhalb gewisser Grenzen der Bewegung ausgesetzt werden, ohne daß er zerstört wird.

3. Werden die Fragmente *vollständig immobilisiert*, wie dies leicht durch innere Fixation erreicht werden kann, so kommt es recht häufig zur verzögerten Heilung. Mit anderen Worten: Die winzige Callusbrücke, von der wir annehmen, daß fehlerhafte Immobilisierung sie zerstört, wächst auch dann nicht weiter, wenn sie durch die bestmögliche Immobilisation geschützt wird, *aus dem einfachen Grunde, weil diese Callusbrücke nicht bestand.*

Die Grundursache bei der verzögerten Heilung ist anscheinend in der Unfähigkeit zu suchen, *die Überbrückung* des Frakturspaltes zu beginnen, nicht in der Unfähigkeit, die erste zarte überbrückende Callussträhne zu erhalten oder zu verstärken. Das grundlegende Hindernis scheint in dem Fehlen von Callusbahnen zu liegen, die zur knöchernen Vereinigung eines Fragments mit dem anderen führt. Es besteht deshalb kein Grund anzunehmen, daß die Fixation *für sich allein* das Überbrücken des Bruchspaltes erleichtern sollte, wenn der Callus keine Bereitschaft zeigt, den Bruchspalt zu überspringen, weil keine Callusbahnen vorhanden sind. Dieser Gedanke ist analog zur Arbeitsweise eines Flußmittels beim Löten von Metall: die Lötmasse genügt nicht, auch wenn sie in genügender Menge vorhanden ist, wenn das Flußmittel fehlt oder ungeeignet ist.

Als Argument für die innere Fixation wird angeführt: Wenn ohne mechanisches Versagen eine stabile Fixierung für eine hinreichend lange Zeit aufrechterhalten wird, dann heilen alle so behandelten Frakturen zusammen. Wenn das mechanische Hilfsmittel versagt, und zwar durch Fehler in der Konstruktion der gegenwärtig verfügbaren Instrumente, dann betont man, daß dies kein Beweis gegen die grundsätzlichen Voraussetzungen ist. Im Gegenteil, es spornt sie nur an, kräftigere Schienen zu entwerfen. Wer so argumentiert, läßt sich nicht durch die Möglichkeit stören, daß die Fixationsmethode die osteogene Aktivität herabsetzen könne. Sie behaupten, daß selbst bei Verminderung der osteogenen Tätigkeit die Ernährung des ganzen Beines verbessert und die Gelenkbeweglichkeit verstärkt wird, so daß bei möglicher knöcherner Heilung das Resultat besser als bei konservativer Behandlung sein wird.

Diesem letzten praktischen Argument kann man eine gewisse Wahrheit nicht absprechen, aber im Hinblick auf die Grundnatur der knöchernen Vereinigung ist die Theorie der stabilen Fixierung oberflächlich. Eine Fraktur, die nach guter innerer Fixation als „stabiler Block" erscheint, kann nur als nichtgeheilt erkannt werden, wenn der Apparat der inneren Fixation bricht oder locker wird. Zur Illustration vergleiche Abb. 20.

Der Patient war ein Mann von 35 Jahren mit einer geschlossenen Splitterfraktur in der Mitte des Femurschaftes. Ein intramedullärer Nagel wurde einen Tag nach der Verletzung eingeschlagen, eine Knochenverpflanzung wurde nicht vorgenommen (Abb. 20B). Die Ausdehnung der ursprünglichen Dislokation (Abb. 20A) zeigte an, daß eine verzögerte Heilung wahrscheinlich sei. Das Röntgenbild 11 Monate später wird in Abb. 20C gezeigt; es ist nur sehr wenig periostaler Callus vorhanden und dieser häuft sich an der Bruchstelle. Er überschreitet die Frakturlinie nicht, wie es sonst bei einer normalen Heilung 11 Monate nach der Fraktur zu erwarten wäre. Eine echte Pseudarthrose kann nicht festgestellt werden. Das Röntgenbild scheint die knöcherne Vereinigung zu zeigen, beweist sie aber nicht. Bei klinischer Prüfung glaubte man, die Fraktur sei geheilt, das Ergebnis wurde als ausgezeichnet betrachtet. Unglücklicherweise war der Küntscher-Nagel zu lang; das distale Ende drohte in das Kniegelenk einzubrechen, wenn auch zunächst keine Symptome hierfür bestanden. Aus diesem Grund erschien es wünschenswert, den Nagel sobald als möglich zu entfernen. Die Entscheidung hierzu wurde auf Grund der klinisch anzunehmenden Heilung getroffen, in der Hoffnung, daß die knöcherne Vereinigung weiter fortgeschritten sei, als es das Röntgenbild bewies. Bei der Nagelentfernung war die Fraktur eindeutig nicht geheilt. Ein zweiter dickerer und kürzerer Nagel ließ sich leicht in die Höhlung des ersten Nagels eintreiben, und ein Transplantat von körpereigenem Beckenkammknochen wurde auf die bindegewebig überbrückte Bruchstelle aufgelagert.

Die Verfechter der stabilen Fixation werden sagen, daß der erste Nagel keine absolute Fixierung bewirkte. In den Fällen, in denen der Marknagel durch Ermüdung gebrochen war und dadurch die fehlende Knochenheilung zeigte[1], kann dies Argument schwer widerlegt werden, da der Bruch sich schon bei der Prüfung als beweglich erwies. Im obengenannten Fall jedoch war es

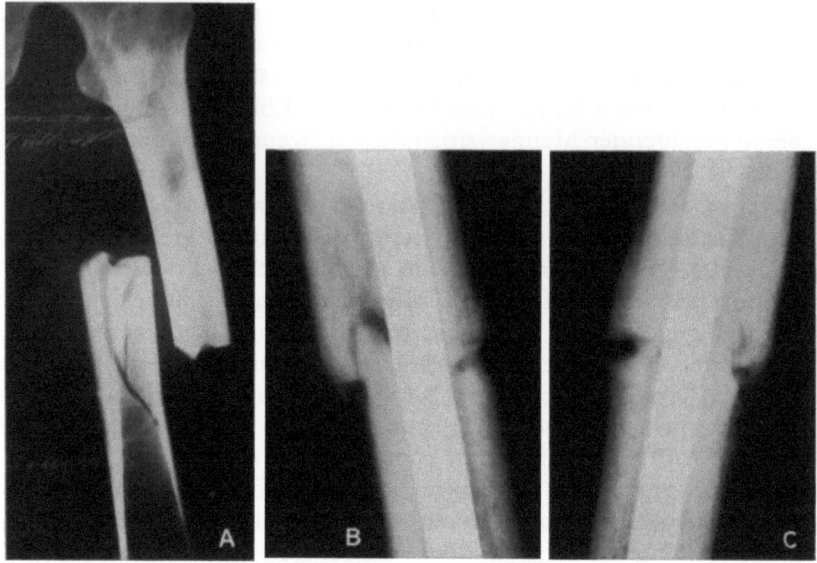

Abb. 20 A—C. Nach Marknagelung (Rö.-Kontrolle nach 6 Monaten, s. Bild B) wurde nach 11 Monaten (Bild C) eine knöcherne Vereinigung angenommen. Bei Entfernen des Nagels erwies sich die Fraktur als vollständig ungeheilt

möglich, den Stand der Heilung zu prüfen, bevor man den Nagel zog, denn der dünne Oberschenkel des Patienten ließ die manuelle Prüfung leicht zu. Aber auch in der Narkose ließ sich der Bruch nicht bewegen.

Dieses Beispiel zeigt, daß eine Immobilisation der Frakturfragmente über 11 Monate nicht zu ihrer Vereinigung führte, obwohl der Grad der Fixation vollständiger war, als dies jemals durch konservative Mittel erreicht werden kann.

Ruhigstellung und Schnelligkeit der knöchernen Heilung

Wenn man sich überlegt, ob die Tatsache der Fixation grundlegend wichtig für die Frakturheilung ist, muß logischerweise ihre Bedeutung für die *Geschwindigkeit* der knöchernen Heilung geprüft werden.

Bei Tieren und sogar bei Menschen ist die klinische Heilung einer Fraktur ein oft erstaunlich schneller Prozeß. Es ist nicht ungewöhnlich, daß die klinische Vereinigung von langen Röhrenknochen 6 Wochen nach einer Fraktur festgestellt wird, selbst wenn man eine Längsverschiebung der Knochenenden beläßt. In der Tat kann die menschliche Tibia, die wegen ihrer Neigung zur

---

[1] Ermüdungsfrakturen eines Oberschenkel-Küntscher-Nagels haben sich nach CHARNLEYs Erfahrung meistens zwischen dem 10. und 12. Monat nach dem Einschlagen ereignet.

verzögerten Heilung berüchtigt ist, manchmal schon eine klinische Vereinigung nach 6 Wochen zeigen, selbst beim Erwachsenen. Ist es daher nicht logisch anzunehmen, daß, falls irgendein Faktor grundlegend für die knöcherne Vereinigung notwendig ist, es richtiger ist, diesen Faktor zu unterstützen als lediglich eine Nichtvereinigung im Endresultat zu verhindern? Wenn dieser Faktor tatsächlich grundlegend wichtig wäre, dann müßte die verbesserte Fixation die *Durchschnittszeit für die klinische Heilung gegenüber der gewöhnlich auftretenden Minimalzeit verkürzen.* Wenn der Mangel einer genügenden Fixation der einzige Grund der verzögerten Knochenheilung der Tibia unter konservativer Behandlung wäre, müßte die Vergrößerung des unbekannten Faktors, wie bei der inneren Fixation, so schnell eine Vereinigung herbeiführen, daß sie auch vor 40 Jahren erkannt worden wäre. In der Praxis erscheinen bei innerer Fixation die röntgenologischen Zeichen der knöchernen Vereinigung jedoch gewöhnlich verspätet.

Einrichtung

Nach meiner Ansicht liegt der entscheidende Grund für die Nichtvereinigung darin, daß der Spalt nicht übersprungen wird, und es gibt keinen Grund für die Annahme, die Fixation könne eine Überbrückung erleichtern.

Die Schlußfolgerung, daß also die Einrichtung wichtiger ist als die Fixierung, dürfte von jenen verworfen werden, die eine verzögerte Knochenheilung trotz innerer Fixation erlebten, *obwohl ja gerade hierbei eine ideale Stellung erreicht worden war.* Der Angelpunkt des Problems muß sicherlich in der Regenerationskraft der Knochenenden liegen, auch wenn sie genau eingerichtet worden sind. Ist die Blutzufuhr an den Knochenenden vollständig unterbrochen und die Fähigkeit, umhüllenden Callus zu produzieren, durch partielle Entfernung des Periostes gestört, so ist die röntgenologisch ideale Einrichtung ohne Bedeutung. Denn in diesem Fall sind zwei vollständig inaktive Bruchstücke eingerichtet worden. Dies wird durch die Erfahrung bewiesen, die in Abb. 21 erläutert worden ist[1] (s. Anmerkung d. Ü.).

Durch Operation verstärkte Ischämie an den Knochenenden

Beispiele für die Devitalisierung der Knochenenden durch operative Frakturbehandlung wird in den folgenden Krankengeschichten gezeigt:

1. Abb. 21 ist ein bezeichnendes Beispiel für die Hemmung der Callusbildung an der Bruchstelle, hervorgerufen durch operative Freilegung. Der Mangel an brückenschlagendem Callus ist erstaunlich in Anbetracht der Tatsache, daß eine beträchtliche Fähigkeit, Callus zu produzieren, offenbar bestand, wenn auch unter Benutzung eines Umweges. Dies dürfte darauf hinweisen, daß die Fragmentenden abgestorben und entblößt waren, selbst wenn es röntgenologisch nicht beweisbar war.

2. Ein ähnlicher Fall, bei dem Callus auf dem Umweg an einer Fraktur vorbeiwächst, wird in Abb. 22 gezeigt. Offensichtlich fehlt es dem Patienten nicht an der Fähigkeit, Knochen zu bilden, aber sie spielt sich nicht zwischen den Knochenenden ab. Dieses Beispiel

---

[1] *Anmerkung des Übersetzers:* Diese Erkenntnis wird auch durch die Erfahrungen der Schweizer Arbeitsgemeinschaft für Osteosynthesefragen (A. O.) bestätigt, die die Schonung des Periostes als Voraussetzung für jede knöcherne Heilung fordern, damit das hierfür entscheidend wichtige periostale Gefäßsystem erhalten bleibt.

zeigt in übertreibender Weise den üblichen Heilungsprozeß nach operativer Bruchbehandlung.

3. Abb. 23 zeigt eine Schrägfraktur der Tibia bei einem 62jährigen Mann, die mit zwei queren Schrauben und einem Gipsverband behandelt wurde. 4 Monate später war die Fraktur noch beweglich und zwar, weil die Schrauben „durchgeschnitten" hatten. Bei der Nachoperation zur Anlegung von Knochentransplantaten aus körpereigenem Hüftknochen

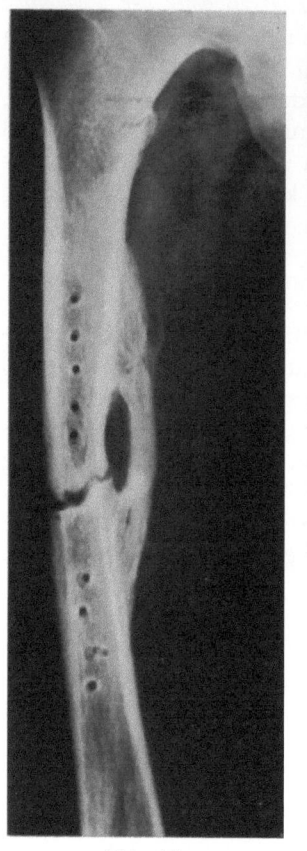
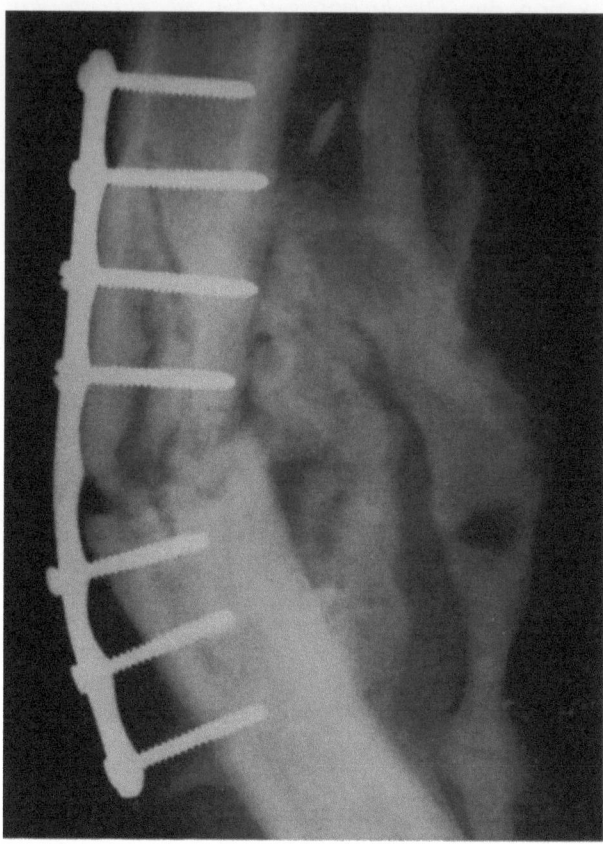

Abb. 21   Abb. 22

Abb. 21. Beispiel 1 (s. Text)

Abb. 22 zeigt das Fehlen des Callus zwischen den Knochenenden nach innerer Fixation bei starker Kraft zur Callusbildung

konnte man sich durch Augenschein davon überzeugen, daß das proximale Tibiafragment tot und weiß war. Eine Probeexcision aus dem Knochen wurde angefertigt, die Entnahmestelle ist im Röntgenbild sichtbar. Histologisch gab es keine Zeichen einer Infektion. Es besteht kein Zweifel, daß das erste operative Eingreifen jede osteogene Fähigkeit bei dieser Fraktur zerstörte. Die knöcherne Heilung wäre wahrscheinlich ohne Zwischenfall verlaufen, wenn der Fall konservativ behandelt worden wäre.

4. (Abb. 24). Hier handelt es sich bei einem 20jährigen Jugendlichen um einen Spiralbruch, der mit zwei queren Schrauben behandelt worden war. Die technischen Einzelheiten der Operation waren chirurgisch einwandfrei, und die Einrichtung war so gut, daß die Frakturlinien im postoperativ angefertigten Röntgenbild unsichtbar waren. 11 Wochen

nach der Operation fiel der Junge über einen Kantstein und brach sich erneut das Bein trotz Gipsverbandes. Die Röntgenaufnahme der verschobenen Fraktur zeigte jetzt, daß die knöcherne Vereinigung trotz Osteosynthese nicht erfolgt war und daß der Befund dem vor der Operation glich. Die Schuld war auf das Brechen der einen Schraube und das Ausreißen der anderen zurückzuführen. Es muß daraus vernünftigerweise der Schluß gezogen werden, daß nur eine geringe oder aber gar keine knöcherne Vereinigung nach 11 Wochen vorhanden war und daß die Fraktur nur von den Schrauben zusammengehalten wurde. Andererseits bin ich sicher, daß es unter konservativer Behandlung unmöglich gewesen wäre, einen Spiralbruch dieser Art 11 Wochen nach der Verletzung erneut einzurichten, selbst wenn dies wegen schlechter Stellung notwendig gewesen wäre. Das operative Eingreifen hat in diesem Fall die osteogene Aktivität einer sehr einfachen Fraktur herabgesetzt.

Weitere Beispiele, die geeignet sind, die negative Wirkung der offenen Frakturstellung auf die Callusbildung zu erhärten, werden im Kapitel XV bei den Tibiafrakturen gegeben.

Drahtumschlingung

Die schlechten Ergebnisse einer Drahtschlingenbehandlung des Knochens sind seit dem Kriege 1914 bis 1918 durch die Erfahrungen mit dem Parham-Band bekannt geworden. Begünstigt durch die Erfindung handlicher Drahtspanner besteht immer noch eine Tendenz, den Gebrauch der Drahtschlinge wieder anzuwenden. Endzustände, die typisch für die schlechte Einwirkung dieser Methode sind, werden in Abb. 25 und 26 gezeigt. Dieses Resultat kann durch die Tatsache erklärt werden, daß

1. die Periostentblößung den umhüllenden Callus unterdrückt hat,
2. die Metallumschlingung eine dauernde Schranke für das Überbrücken des periostalen Callus darstellt.

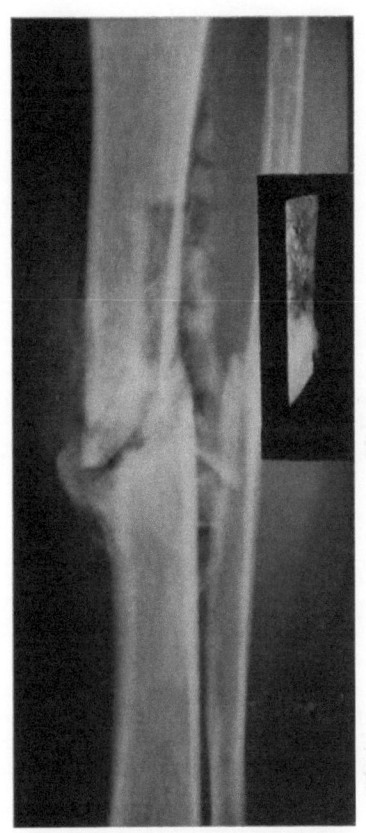

Abb. 23. Hineinkopiert ist das Operationspräparat, das auf denselben Maßstab gebracht wurde wie das Röntgenbild, und seine Lokalisation im proximalen Fragment, aus dem es entfernt wurde. Beachte das abgestorbene weiße Ende unmittelbar neben der Fraktur. Das erste operative Eingreifen hatte jede osteogene Fähigkeit bei dieser Fraktur zerstört

Biologisch und mechanisch ist diese Methode die schlechteste aller Methoden der inneren Fixation. Es ist der verderblichste Weg, einen Teil der langen Röhrenknochen abzutöten, schlimmer noch, als wenn man ihn zwischen zwei große Metallplatten pressen würde[1] (s. Anmerkung d. Ü.). Die zweite

---

[1] *Anmerkung des Übersetzers:* Die A. O. hat die Methode, Platten an zwei Seiten des Knochens anzubringen, aufgegeben.

Methode gäbe wenigstens eine gute Fixation, wenn auch die Lebenskraft der Knochen in Gefahr wäre, aber im ersten Fall hat man weder eine Fixation, noch verbessert man die Vitalität. Der negative Erfolg der Drahtumschlingung kann z. T. dadurch vermindert werden, daß man ein Loch durch beide Fragmente bohrt und nur eine Hälfte des Bruchumfanges umschlingt. Diese

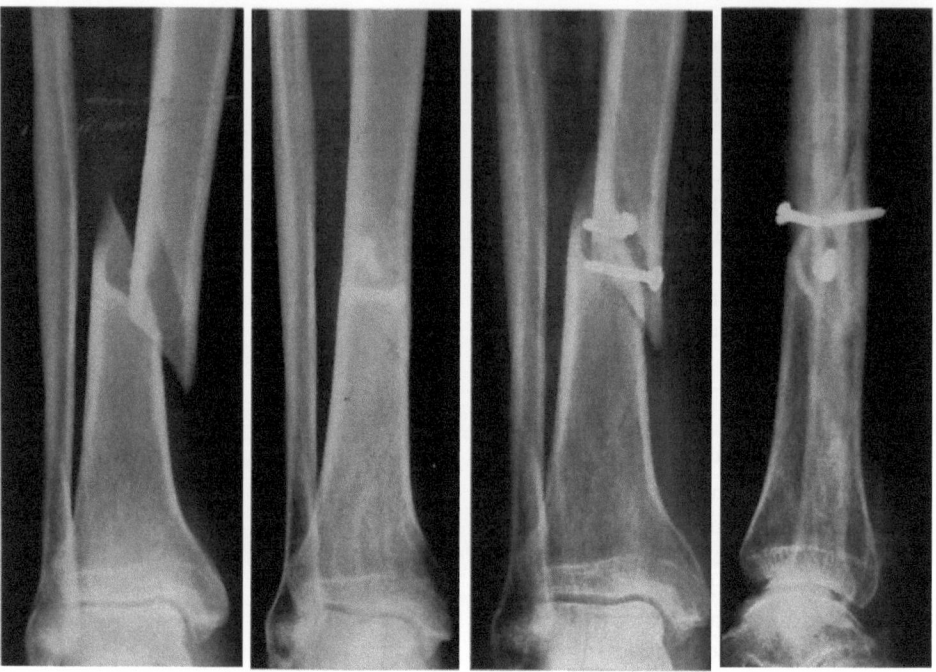

Abb. 24. Anatomisch genaue Einrichtung. Die anatomisch gerichteten Knochenenden wurden aber durch die Operation devitalisiert. Vollständige Refraktur 11 Wochen später. Dieser Spiralbruch wäre besser konservativ behandelt worden

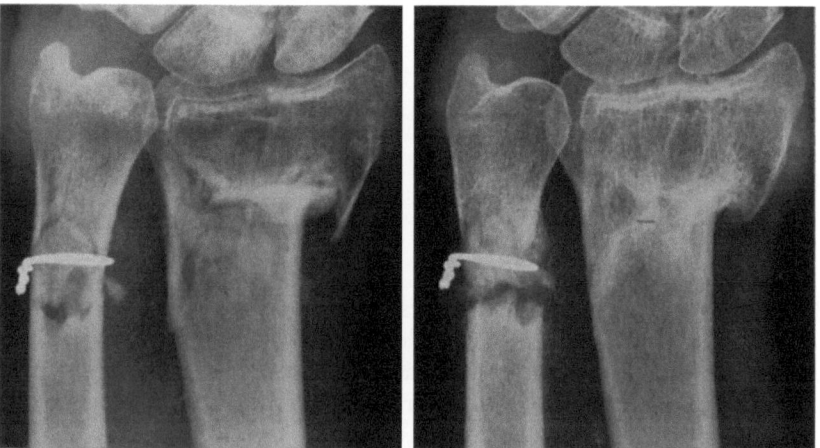

Abb. 25. Knochenzerstörung durch Drahtumschlingung (s. Text)

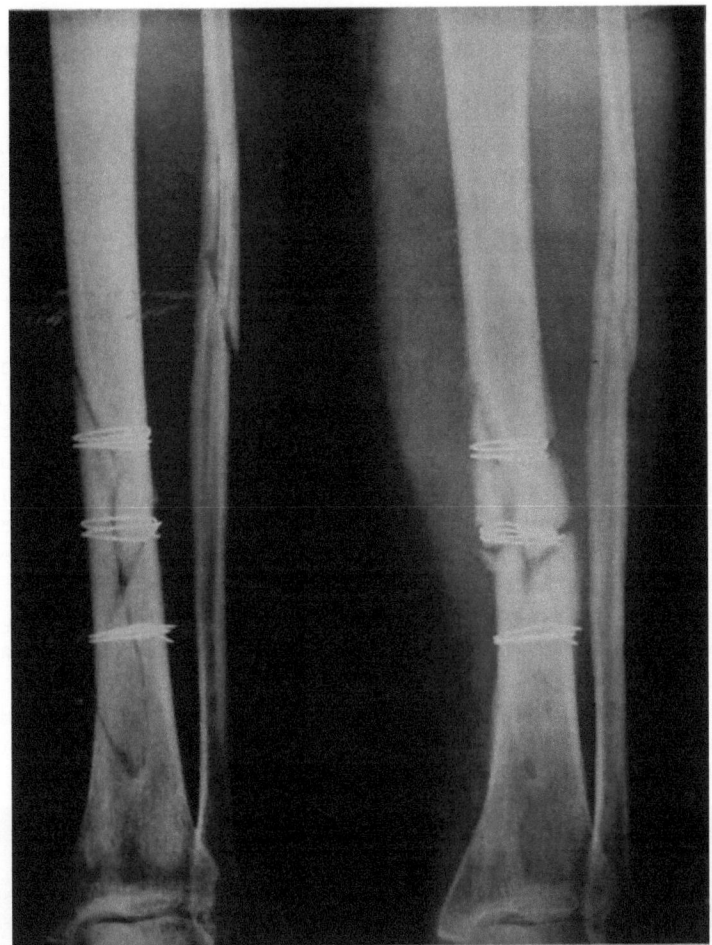

Abb. 26. Schlechtes Ergebnis von mehreren Drahtschlingen. Klinische Zeichen für eine Infektion bestanden in diesem Falle nicht. Bild links zeigt den Befund 6 Wochen nach der Operation; das rechte Bild stellt ihn 9 Monate später dar

Fixation ist aber noch schlechter als man sie durch eine quere Schraube bei Schrägfrakturen erreicht, die ich schon kritisiert habe[1] (s. Anmerkung d. Ü.).

Die Zeichnung in Abb. 27 macht die verheerende Wirkung einer Drahtumschlingung auf eine Schrägfraktur ziemlich klar. Die Tatsache, daß so behandelte Fälle fähig sind, knöchern zu heilen,

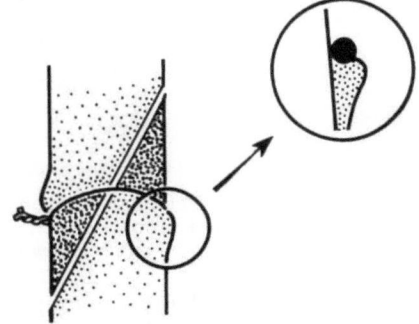

Abb. 27. Die Zeichnung versinnbildlicht die Theorie, daß eine Circlage die Knochenfragmente devitalisieren kann und auch das Wachstum von periostalem Callus verhindert

---

[1] *Anmerkung des Übersetzers:* Nach den Erkenntnissen der A. O. darf bei einem Schrägbruch die Schraube nicht senkrecht zum Bruchspalt angebracht werden, sondern senkrecht zur Schaftachse.

ist nicht der Methode selbst zuzuschreiben — es zeigt vielmehr, daß die Knochen *trotz* dieser Methode eine bemerkenswerte Fähigkeit zur Heilung haben.

Die Frakturheilung als örtlicher Prozeß

Kein Bericht über das Phänomen der Frakturheilung ist ohne Hinweis auf die mögliche Existenz von allgemeinen Heilfaktoren vollständig. Jeder Patient mit verzögerter Knochenheilung wünscht die Bestätigung seiner richtigen Ernährung und fragt, ob er nicht Calcium und Vitamine nehmen solle. Es gibt eine Anzahl von klinischen Tatsachen, die anzeigen, daß bei der verzögerten Knochenheilung allgemeine Faktoren von geringer Bedeutung, örtliche Faktoren dagegen allein von Wichtigkeit sind.

1. Bei alten Leuten und Patienten mit schwächenden Krankheiten heilt die Fraktur oft leichter als bei gesunden, kräftigen Menschen. Dies ist besonders bei der Tibia der Fall. Eine Erklärung könnte in der Tatsache liegen, daß beim porotischen Knochen sich die Haversschen Kanäle vergrößern und daher eine besonders gute Blutzufuhr besteht. Der dichte Knochen von jungen athletischen Erwachsenen andererseits hat enge Haverssche Kanäle und engt diese durch vermehrte Einlagerung toter Mineralsubstanz ins Knochengewebe zur Erreichung einer größeren Tragfestigkeit noch weiter ein.

2. Wenn mehrere Frakturen den gleichen Patienten treffen, kann eine von ihnen, etwa am Femurschaft, schnell, hingegen eine andere, etwa am Tibiaschaft, verzögert oder sogar überhaupt nicht heilen.

3. Bei Mehrfachbrüchen desselben Knochens heilt ein Bruch beinahe immer schnell, während der andere verzögert heilt oder sich zu einer Pseudarthrose entwickelt.

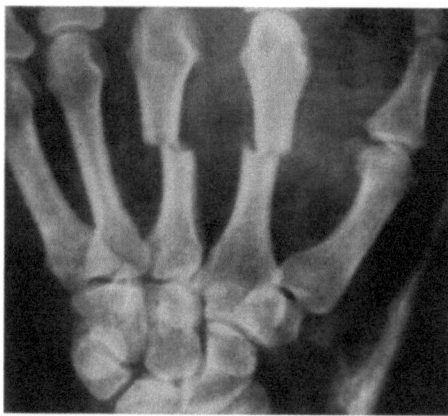 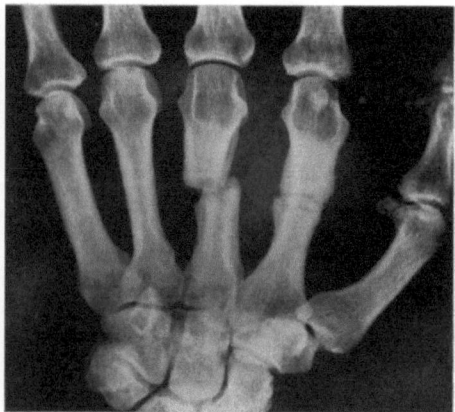

Abb. 28. Verzögerte Heilung. Vergleiche den Durchmesser der Bruchstücke unmittelbar nach der Fraktur und 4 Monate später. Trotz reichlichem Callus entscheidender Mißerfolg, da *der Gelenkspalt nicht überbrückt wird*

4. Eine genaue Untersuchung einer fertig ausgebildeten Pseudarthrose ergibt eine beachtliche Knochenneubildung, wie es die Ansammlung von subperiostalen Knochen auf jeder Seite des Frakturspaltes mit beträchtlicher Verdickung der Knochenenden zeigt. Offensichtlich liegt die wesentliche Störung der knöchernen Synthese in der fehlenden Überbrückung des Bruchspaltes

und *nicht in der mangelnden Knochenbildung.* In Abb. 28 wird die vermehrte Schaftbreite eines Metacarpalknochens bei Pseudarthrose gezeigt, verglichen mit der Knochenbreite bei Eintritt der Fraktur.

Wundinfektion und Periost

Bei jeder Abhandlung über die operative Frakturbehandlung darf die ernste Folge bakterieller Infektion nicht vernachlässigt werden. Warum sollten Knochen infektlabiler sein als die meisten anderen Bindegewebe? Möglicherweise liegt die Antwort wieder in der besonderen Funktion des Periostes. Die Lebenskraft der Knochenoberfläche ergibt sich aus seiner periostalen Blutzufuhr. Mit einer intakt gebliebenen Periostdecke besitzt ein Knochen eine sehr große Widerstandskraft gegen Infektionen, selbst wenn er auf allen Seiten von Eiter umgeben ist. Entzündetes Periost reagiert mit einer Knochenneubildung, was am stärksten in der Knochenhülle bei hämatogener Osteomyelitis erscheint. Wenn jedoch das Periost von dem darunterliegenden Knochen entfernt wird, wie dies oft bei der inneren Fixation einer Fraktur geschieht, wird die Regenerationskraft der Oberfläche des nackten Knochens beseitigt. Die physikalischen Bedingungen für eine anhaltende Sepsis sind dann besonders günstig, um so mehr, wenn metallische Fremdkörper zugegen sind. Man kommt nicht umhin anzunehmen, daß zahlreiche Fälle einer verzögerten Knochenheilung nach innerer Fixation das Ergebnis einer tiefen Infektion gewesen sein könnten, die zwar verdeckt verlief, aber möglicherweise unter dem Einfluß von Antibiotica ausheilte. (In Abb. 26 kann diese Möglichkeit bestanden haben, obgleich keine klinischen Zeichen für eine Infektion vorhanden waren).

Eine eindrucksvolle Lehre kann aus der Betrachtung der Kronen — oder Ringsequester gezogen werden, die ein alltägliches Ereignis bei infizierten Amputationsstümpfen der alten Chirurgen waren. Wahrscheinlich entspricht die Größe des Kronensequesters der Höhe der Gefäßunter-

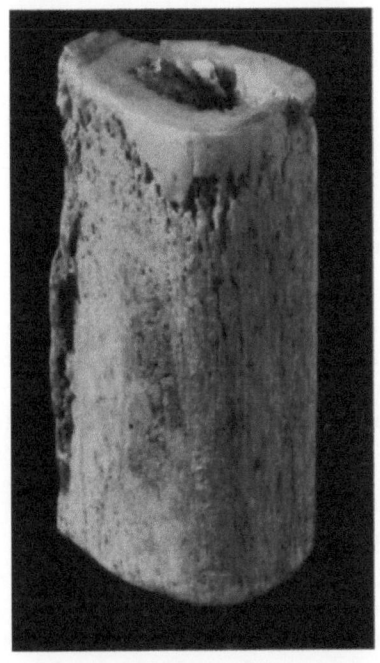

Abb. 29. Ringsequester des Femur nach Sepsis des Amputationsstumpfes, gefunden in der Sammlung JOHN HUNTER, Royal College of Surgeons of England. Die Sepsis hat die Zone der Ischämie demarkiert, die durch die Unterbrechung der längsverlaufenden Blutzirkulation entstand
(JOHN HUNTER 1728—1793)

bindung vor der Präparation und der Periostabschabung am Ort der Durchsägung. Ohne Sepsis wäre dieses Knochenstück zwar blutleer, es würde aber wieder reorganisiert worden sein, ohne daß sich dieses je röntgenologisch erfassen ließe. Die hinzukommende Infektion tötet jedoch die blutleere Zone vollständig, der Knochen bildet eine Demarkationslinie, die dann im Röntgenbild sichtbar wird. Von hier ist es nur ein kurzer Schritt zum Beispiel einer infizierten Fraktur, denn ein Amputationsstumpf ist nichts anderes als die proximale Hälfte einer offenen Fraktur. Die beiden Bilder (Abb. 29 und 30) zeigen Ringsequester von Amputationsstümpfen, in denen die Infektion das

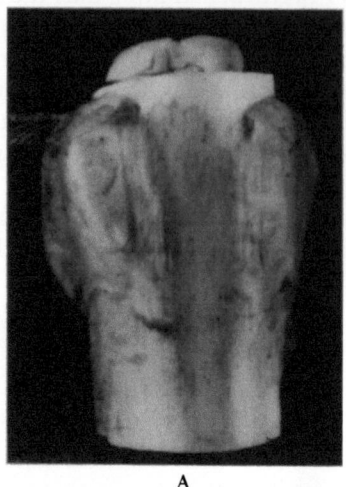 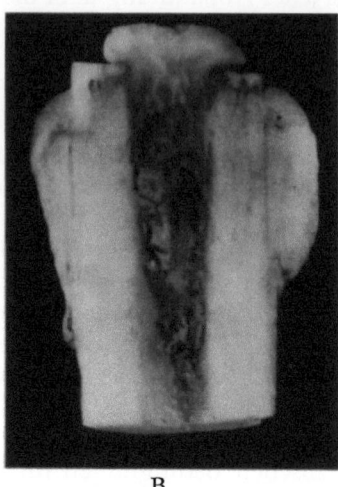

A   B

Abb. 30 A u. B. Septischer Amputationsstumpf seziert und präpariert von JOHN HUNTER mit fibro-cartilaginärem Callus. Beachte die Ischämie des Knochenherdes und daß der äußere Callus das Knochenende nicht erreicht. *Keine Callusbildung am Knochenende selbst!*

blutleere Gebiet unabänderlich schädigte, nachdem die längsverlaufenden Haversschen Kanäle mit der Säge durchtrennt waren. Wären diese Amputationsstümpfe aseptisch geblieben, würden diese Ringsequester wieder einverleibt worden sein. Diese Bilder zeigen deutlich, wie wenig sinnvoll die Erwartung ist, daß die Enden von Röhrenknochen sich miteinander vereinigen, seien sie nur aneinandergefügt oder gegeneinander gepreßt. Eine Vereinigung würde in diesem Fall nur durch die Entwicklung eines umhüllenden Callus stattfinden. Wie das Beispiel in Abb. 30 zeigt, ist es interessant zu beobachten, wie der umhüllende Callus sich rund um das Knochenende anhäuft. Er kommt aber nicht über das Knochenende hinweg und bleibt sogar hinter der blutleeren Knochenrinde. Es ist faszinierend festzustellen, daß diese beiden Beispiele aus JOHN HUNTERs Sammlung beinahe 200 Jahre alt sind. Sie wurden gefunden und für mich photographiert von Dr. PROGER, Kurator der Hunterschen Sammlung, und ich bin ihm und dem Royal College of Surgeons zu Dank verpflichtet für die Erlaubnis, von diesen historischen Ausstellungsstücken Gebrauch machen zu dürfen.

Anatomische Erklärung der Blutleere an den Knochenenden

Die anatomische Erklärung der örtlichen Blutleere, die sich an den Bruchenden der langen Röhrenknochen abspielt, ist graphisch in Abb. 31 A und B dargestellt. Gezeigt werden die in Längsrichtung angeordneten Blutgefäße innerhalb des Haversschen Systems und die Art, in der sie durch querverlaufende

Anastomosen verbunden sind. Die Blutgefäße des Periost verstärken die Längszirkulation durch ähnliche Querkanäle, ebenso die Markgefäße in der Abbildung des Endost. Wenn der Knochen durchtrennt ist, muß die Blutzirkulation unvermeidbar in den gestörten Haversschen Kanälen aufhören, die zwischen der gebrochenen Oberfläche und der nächst tieferen queren Anastomose liegen. Wenn das Periost in der Nähe der Knochenenden abgelöst ist, wird die Blutzufuhr zu den Knochenenden beträchtlich vermindert, es resultiert der Ringsequester, der in Abb. 29 und 30 gezeigt ist (JOHN HUNTER Musterbeispiel).

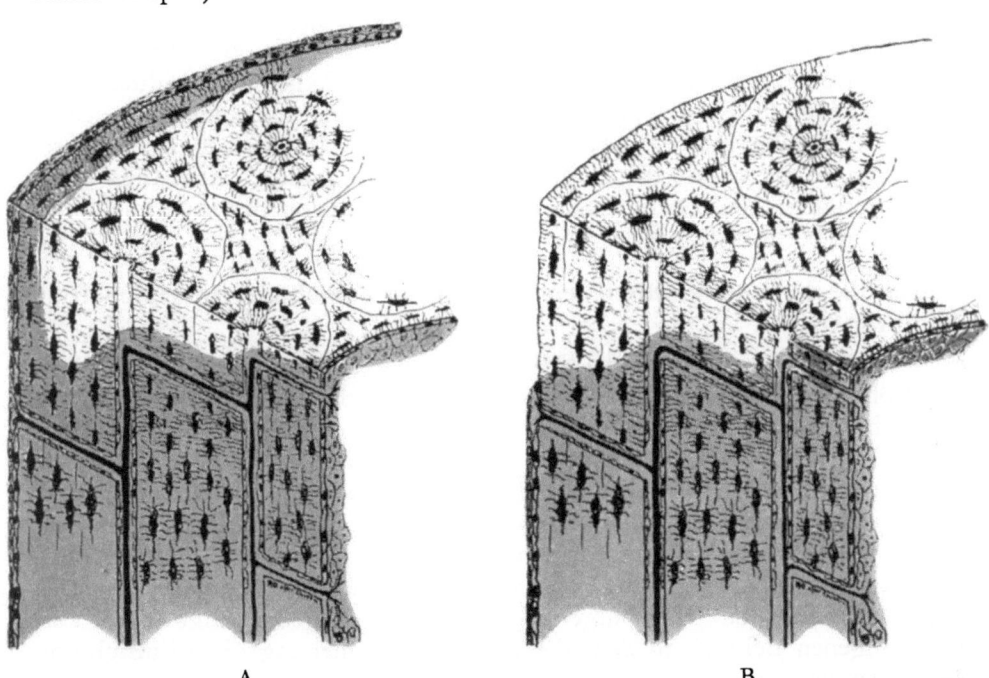

A B

Abb. 31 A u. B. Zeichnung eines Haversschen Systems in der Rinde der getrennten Enden eines langen Knochens. Die Ernährung der getrennten Knochenenden wird gezeigt: A, wenn das Periost intakt ist und B, wenn das Periost in gewisser Entfernung des Knochenendes abgestreift worden ist (*Entnommen aus Ham „Histologie"*, 1950, J. B. LIPPINCOTT)

Der Druck bei der Frakturheilung

Es ist erwiesen, daß ein erheblicher mechanischer Druck, der kontinuierlich drei oder vier Wochen lang wirkt, einen günstigen Einfluß auf die Heilung *spongiöser* Knochen hat (CHARNLEY, 1953). Ich bin aber nicht davon überzeugt, daß ebenso erwiesen ist, daß Kompression die Heilung der *Röhren*knochen fördert. Die Unterbrechung der Längszirkulation, bedingt durch Frakturierung des Haversschen Systems, erklärt die fragliche Wirkung der Komprimierung der Knochenenden gegeneinander, zumal diese aus wenig mehr bestehen als aus einem leblosen mineralischen Substrat. Die gebrochenen Enden der Cortex sind die einzigen inaktiven Oberflächen einer Fraktur, an der es sonst von Zelltätigkeit wimmelt.

Verschiedene Autoren haben von einer erfolgreichen knöchernen Vereinigung nach Anwendung einer Kompression berichtet und zwar sowohl bei *verzögerter Knochenheilung* als auch sogar bei *Nichtheilung* gebrochener Röhrenknochen[1] (s. Anmerkung d. Ü.). Daß knöcherne Vereinigung durch diese Mittel herbeigeführt werden kann, stimmt mit der allgemeinen Erfahrung überein, daß Belasten *im Spätzustand* der Frakturheilung günstig ist, nicht aber im Beginn der Behandlung.

EGGERS bewies schon 1949 eine vermehrte Knochenneubildung in Druckexperimenten am Rattenschädel, aber es war schwierig, diese Ergebnisse von dem Effekt eines einfachen Kontaktes ohne Kompression zu trennen. Er beschreibt destruktive Veränderungen, wenn der „Kontakt-Kompressions Faktor" außerordentlich groß war. FRIEDENBERG und FRENCH, 1952, die einen gut durchdachten Feder-Kompressionsapparat bei der Ulna des Hundes benutzten, erreichten eine gute Heilung, sofern die Kraft nicht mehr als 30 Pfd. betrug. Bei größerer Kraftanwendung wurde die knöcherne Vereinigung aufgehalten. Ihre Technik, wenngleich geistreich, scheint mir die Zirkulation der experimentellen Fraktur zu beeinträchtigen.

Die Größe der anfänglichen Verschiebung in Beziehung zur knöchernen Heilung

Von allen Faktoren, die die Schnelligkeit der Heilung einer Schaftfraktur des Röhrenknochens beeinflussen, ist wahrscheinlich die Ausdehnung der anfänglichen Verschiebung der wichtigste. Wenn wir den Sonderfall einer Fraktur im Tibiaschaft betrachten, wird niemand die allgemeine Feststellung anzweifeln, daß eine Fraktur mit nur leichter Verschiebung schnell heilen wird, auch unter der nachlässigsten Behandlung, obwohl bekanntlich die Tibia zur verzögerten Heilung neigt. Andererseits wird eine Fraktur der Tibia mit großer anfänglicher Verschiebung oft nicht heilen, auch wenn sie so ausgezeichnet reponiert wurde, daß das Röntgenbild ein besseres Ergebnis zeigt als im vorangegangenen Beispiel, in dem die geringe Verschiebung ohne Einrichtung hingenommen wurde.

Der Knochenbruch zerstört den Zusammenhang zwischen den beiden Enden, gleichgültig ob er gar nicht oder stark verschoben ist. Zwischen den beiden Extremen, gebrochen oder nicht gebrochen, gibt es keine Graduierung, ausgenommen die Grünholzfraktur des Kindes. Der Unterschied der Heilungszeit verschobener und nichtverschobener Brüche muß daher auf unterschiedliche Bedingungen des Zustandes der benachbarten Weichteile zurückgeführt werden.

Ein Argument gegen diese Feststellung ist die Tatsache, daß unverschobene Frakturen gelegentlich nicht heilen. Dies beobachtet man am häufigsten bei der Schrägfraktur der Tibia mit intakter Fibula. Ich kann nur vermuten, daß

---

[1] *Anmerkung des Übersetzers:* Die Frakturheilung unter Kompression auch bei Röhrenknochen wurde von der Schweizer A. O. fortentwickelt. Im Gegensatz zu der von chirurgischer Seite vertretenen Auffassung der Heilungsbeschleunigung unter Druck stehen die wissenschaftlichen anatomischen Ergebnisse der A. O.: Sie lassen hierbei keinen signifikanten Unterschied in der Umbaurate des kompakten Knochens gegenüber der druckfreien Frakturbehandlung erkennen. Demnach scheint die Kompression lediglich die Stabilität zu verbessern.

bei einem solchen Fall das anfängliche Röntgenbild nicht zeigt, wie weit die Knochen im Augenblick der Gewalteinwirkung verschoben wurden. Es ist möglich, daß die Elastizität der Fibula zusammen mit der Beweglichkeit des Tibio-Fibular-Gelenkes die Fibula vor dem Brechen schützen konnte, während die Tibiafragmente kurzzeitig sich soweit voneinander entfernten, daß alle anliegenden Weichteilverbindungen zerstört wurden. Es wird oft vergessen, daß das anfängliche Röntgenbild der Fraktur angefertigt wird, nachdem durch erste Hilfe die grobe äußere Verformung beseitigt wurde, die an der Unfallstelle entstand.

Dies kann zum Beispiel bei der Luxationsfraktur des Fußgelenkes eintreten. Ich habe diese Fraktur als „nichtverschoben" auf dem ersten Röntgenbild

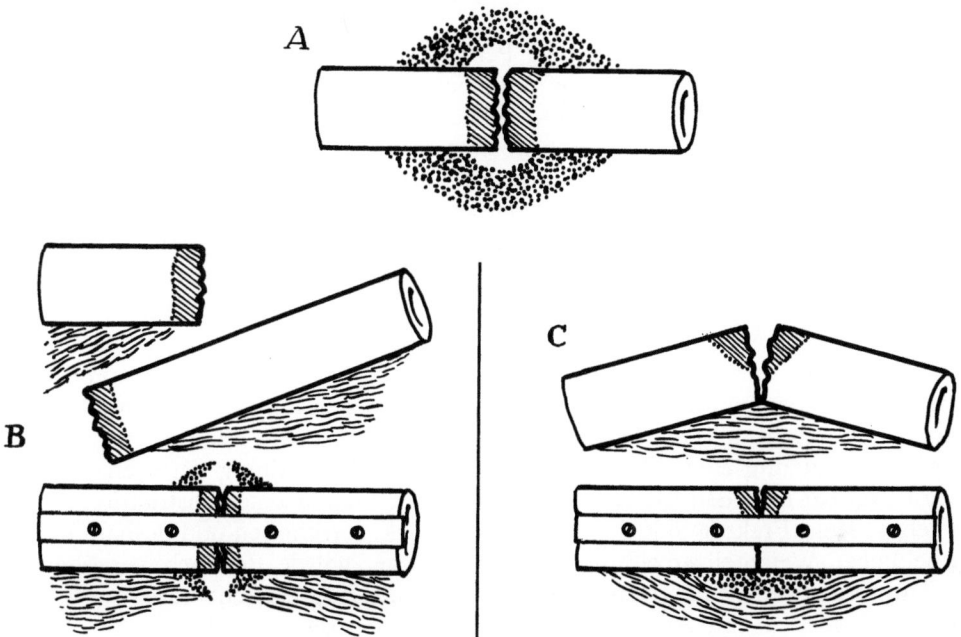

Abb. 32 A—C. Die fatalistische Auffassung von der anfänglichen Verschiebung in bezug auf den Weichteilschaden und die knöcherne Vereinigung: Die Erhaltung oder Zerstörung der „Callusleitwege" zwischen den Fragmenten

A. Schema einer erfolgreichen knöchernen Vereinigung eines Knochentyps, der reichlich periostalen Knochencallus hervorzubringen vermag. Die abgestorbenen Knochenenden verhindern in diesem Falle nicht das Hinüberwandern von Callus, obwohl sie End zu End vereinigt sind

B. Fraktur mit großer anfänglicher Verschiebung *eines Knochens, der unfähig ist, reichlich periostalen Knochen hervorzubringen.* Der End-zu-End-Kontakt hält die Ränder des periostalen Callus außerhalb der gegenseitigen Reichweite. Eine heilgebliebene Weichteilbrücke als Leitweg für den Callus fehlt. Möglicherweise hätte die knöcherne Vereinigung stattgefunden, wenn man die Fraktur in dieser Stellung mit Verkürzung und Verschiebung belassen hätte

C. Erfolgreiche knöcherne Vereinigung *bei einem Knochen, der unfähig ist, reichlich periostalen Callus hervorzubringen*, weil durch die nur mäßige Verschiebung eine Weichteilbrücke erhalten blieb und daher ein Callusleitweg auf der Konkavseite der Fraktur bestand. Beachte: Offene Einrichtung und innere Fixation war in Fall C unnötig. Die offene Einrichtung und die innere Fixation in Fall B können nicht die Notwendigkeit einer Knochentransplantation ausschließen

beschrieben gesehen. Aus diesem Grunde wurde sie einem unerfahrenen Assistenten zur Anlage eines Gipsverbandes anvertraut, mit dem Ergebnis, daß später eine „spontane" Verschiebung entdeckt wurde. Dies wird durch die ausgedehnte Zerreißung der Weichteile erklärt als Folge einer großen anfänglichen Verschiebung. Dies war nach dem harmlosen Aussehen auf dem ersten Röntgenbild nicht zu vermuten.

Daraus können wir vernünftigerweise folgenden Schluß ziehen: Die Callusbahnen, die den Periostcallus von einem Fragment zum anderen leiten, müssen in den umgebenden Weichteilen liegen. In dem Fall der gebrochenen Tibia ist wahrscheinlich die intakte Verbindung beider Fragmente zu der Membrana interossea der entscheidende Faktor, da man am häufigsten feststellt, daß der Callus gerade an der Anheftungsstelle des Ligamentum interosseum den Tibiabruch überbrückt.

Die Aufgabe der Weichteile, den Periostcallus über eine Fraktur hinüberzuführen, ist besonders für solche Knochen wichtig, die nicht die Fähigkeit besitzen, reichlich periostalen Knochen hervorzubringen. Sie ist weniger bedeutsam für die muskelbedeckten Knochen, wie dem Femur-, dem Humerus- und dem Fibulaschaft, die ohnehin dazu neigen, reichlich einhüllenden Callus hervorzubringen. Diese *fatalistische Auffassung der verzögerten Knochenheilung als Funktion des Weichteilschadens* wird zeichnerisch in Abb. 32 dargestellt[1] (s. Anmerkung d. Ü.).

Extension und Distraktion in der Frakturbehandlung

Wenn man davon ausgeht, daß die Fähigkeit der schnellen (oder verzögerten) Knochenheilung abhängig ist von der Ausdehnung der Weichteilverletzung zum Zeitpunkt des Insults, dann müssen die Gründe überprüft werden, die die Benutzung eines Dauerzuges in der Bruchbehandlung verurteilen. In der Regel hat man den Gewichtszug wegen der Gefahr einer Distraktion abgelehnt. Eine Fraktur jedoch, die anfangs stark verschoben und deshalb mit erheblicher Weichteilzerreißung verbunden war, würde dennoch verzögert heilen, selbst wenn eine genaue Einrichtung ohne Zug erreicht wäre.

Die beiden ersten Ausgaben dieses Buches wurden von der Furcht vor der Distraktion beherrscht. Aus diesem Grunde wurde der fixierte Zug (s. Seite 171) befürwortet gegenüber allen Formen von Gewichtszug. Ich bin jetzt überzeugt, daß ein großer Teil des Schadens, der ursprünglich dem Gewichtszug zugeschrieben wurde, tatsächlich das Ergebnis der Zerstörung der Leitwege ist, auf welchen die knöcherne Vereinigung zwischen den Fragmenten stattfindet.

In den letzten Jahren haben wir bei verzögerter Knochenheilung viel über die unheilvolle Wirkung des Überziehens gehört, ohne die Fälle zu durchdenken, unter denen sich die knöcherne Verheilung auch bei bestehender Distraktion abspielt. Folgender Fall zeigt dies in außergewöhnlicher Weise.

---

[1] *Anmerkung des Übersetzers:* Nach der Theorie von CHARNLEY heilt ein Röhrenknochenbruch nicht knöchern aus, wenn die Callusleitwege und damit das periostale Gefäßsystem auf allen Seiten der Fraktur vollständig zerstört sind. Vielleicht sind das diejenigen Fälle, die auch trotz stabiler Nagelung nicht knöchern heilen oder bei denen nach der Kompressions-Osteosynthese eine „Spätlösung" (also Nichtheilung) eintritt.

Der Patient (Abb. 33) war 18 Jahre alt. Eine beinverlängernde Operation war 2 Jahre vorher unter Benutzung einer langen Z-förmigen Durchtrennung des Femurschaftes ausgeführt worden. Durch die Operation gelang eine Verlängerung von 6 cm, bei langsamer Konsolidierung. Diese langsame Heilung ohne periostalen Callus führe ich auf das ausgedehnte Abstreifen des Periosts an der Operationsstelle des Femur zurück. In einer Gehschiene refrakturierte das Femur dreimal, da der verdünnte Knochenteil keine Tendenz zur Hypertrophie zeigte. Jede Refraktur wurde von guter Periostcallusbildung begleitet. Ich interpretiere dies als Zeichen eines neuen Periostwachstums in der Zwischenzeit. Alle Refrakturen erfolgten, während der Patient die Gehschiene trug, so daß eine starke Weichteilzerreißung nicht zu erwarten war. Nach der dritten Fraktur wurde sie mit absichtlich starkem Gewichtszug behandelt und eine Distraktion von $2^1/_2$ cm erreicht. Der Callus überbrückte diesen Spalt, und das Bein war in 3 Monaten klinisch fest.

Dieses Beispiel ist ungewöhnlich hinsichtlich des allgemeinen Verhaltens des Callus bei der Heilung einer Oberschenkelfraktur, aber üblich bei der Beinverlängerung junger Patienten. Es zeigt, daß nicht allein die Distraktion die einzige Ursache des Ausbleibens des Callus zur Spaltüberbrückung ist. In diesem Fall nehme ich an, daß die Weichteile immer noch über dem Bruchspalt zusammenhingen und daß sie durch den Zug gestreckt, aber nicht zerrissen wurden.

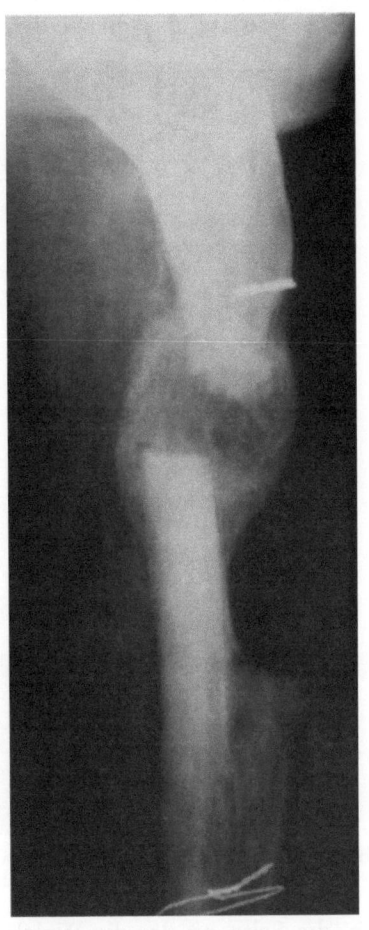

Abb. 33 zeigt, daß die Distraktion der Knochenfragmente für sich allein nicht das Ausbleiben der Callusbildung verursacht

Wenn sich bei üblicher Größe des Zuggewichtes dennoch eine Distraktion einstellt, so beweist dies einen ernsten Weichteilschaden im Augenblick der Verletzung: Eine Vorwarnung dafür, daß die Fraktur wahrscheinlich verzögert heilen wird, unabhängig von der Form der anfänglichen Behandlung. Es gibt keine Entschuldigung für das Tolerieren einer entstandenen Distraktion, aber man braucht den Gewichtszug nicht grundsätzlich zu verdammen, sofern die Distraktion vermieden wird. Beim Gewichtszug fühlt sich ein Patient wohler als unter fixiertem Zug (s. Seite 171), und deshalb kombiniere ich jetzt den Gewichtszug mit Methoden, die ursprünglich nur den Dauerzug vermeiden sollten.

Bindegewebige Septen als Callusleitweg

Meine Überzeugung, daß Callus sich von einem Fragment zum anderen über die Zwischenknochenmembran ausbreitet, wird durch das Beispiel in Abb. 34 illustriert. Man sieht die Anfangsverschiebung links und den Erfolg nach 6 Monaten rechts. Bei dieser Stückfraktur der Tibia konzentriert sich das Interesse auf das distale Bruchstück. Die Konkavseite der Verformung

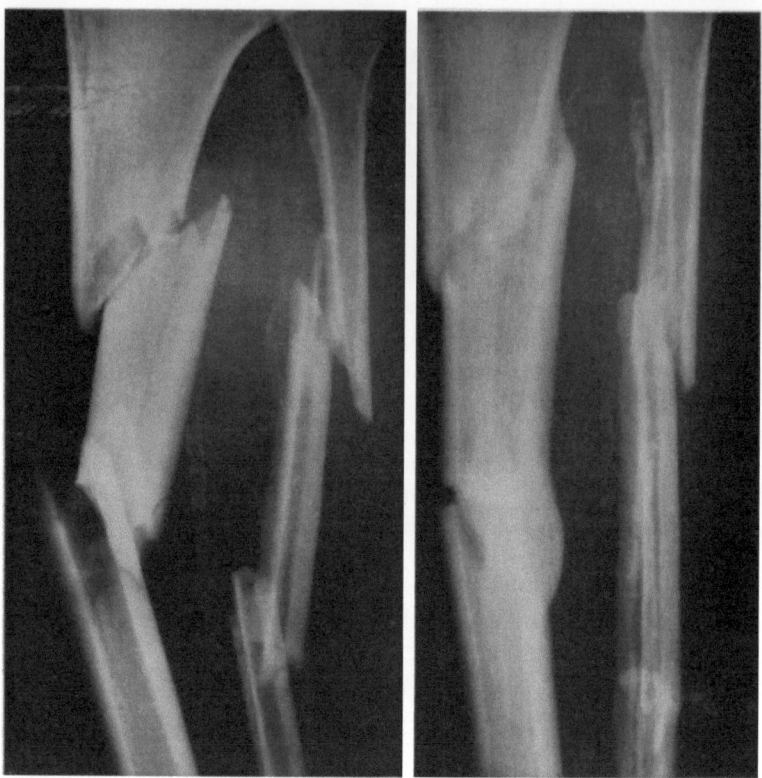

Abb. 34. Der Callusleitweg in den intakten Weichteilen am Ort der distalen Fraktur, mit ursprünglich konkaver Verformung

(d. h. die Seite, an der die Weichteile am wenigsten zerrissen sind) entspricht der Lokalisation des Zwischenknochenseptums. Das Röntgenbild — 6 Monate später — wurde in schräger Ebene aufgenommen, um die ganze Breite des Zwischenknochenraumes zu zeigen, die sich bei routinemäßiger Aufnahme weder im Seiten- noch im AP-Bild darstellt. Man sieht, daß der Callus die Fraktur eng an der Zwischenknochenmembran überbrückt. Auf der entgegengesetzten Knochenseite ist kein Callus sichtbar. Einen ähnlichen Zustand kann man in Abb. 153, Seite 197 sehen.

Die Aufgabe des fibrösen Gewebes, als Callusleitpfad zur Frakturüberbrückung zu dienen, ist in den Beispielen der Abb. 21, 22, 34 und 153 naheliegend. Würden die von der Linea aspera des Oberschenkels entspringenden Intermuskularsepten während einer Verplattungsoperation angehoben, dann nähmen sie die Stelle der Callusbrücke in diesen Bildern ein.

Primäre Knochenverpflanzung bei der Knochenbruchbehandlung

Nimmt man an, daß sich die verzögerte Heilung der Röhrenknochen zum Zeitpunkt der Verletzung durch die Größe und Ausdehnung des Zerreißens

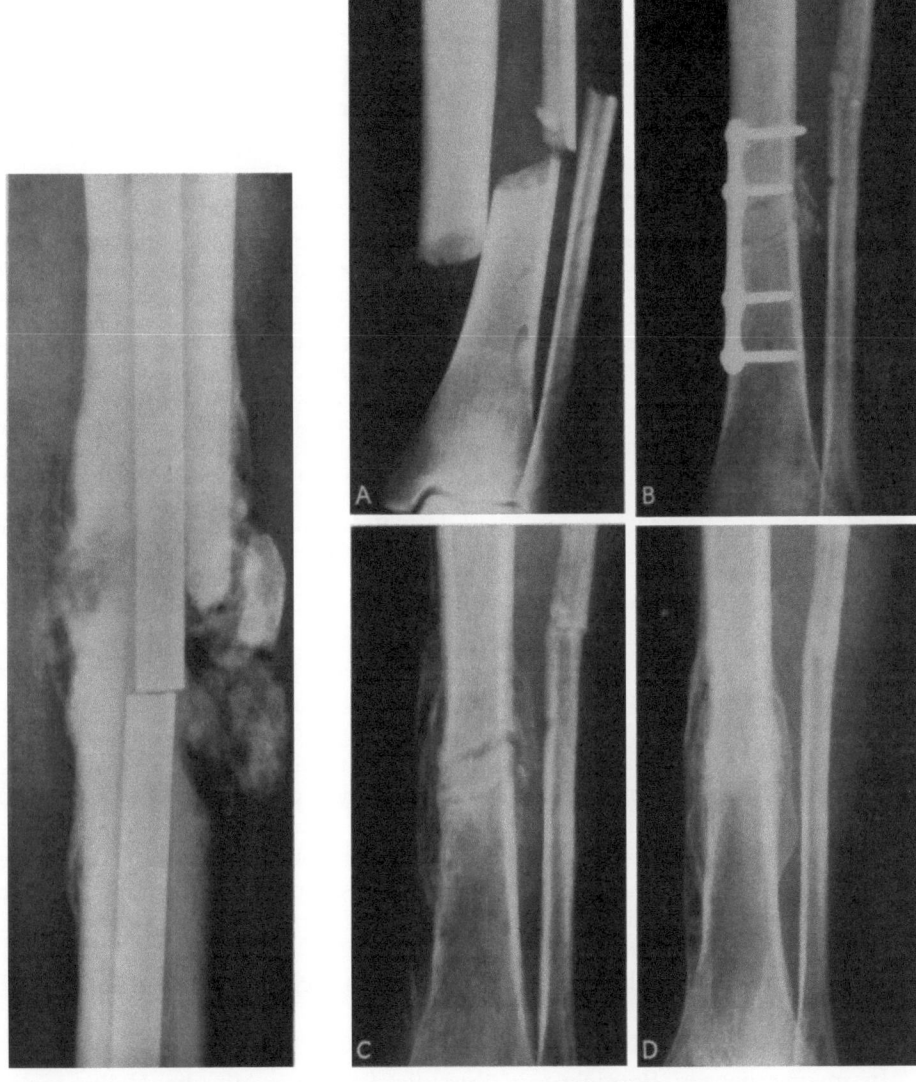

Abb. 35   Abb. 36 A—D

Abb. 35. Mißerfolg einer zur Anregung der knöchernen Heilung unternommenen körpereigenen Hüftknochenverpflanzung, die bei der ersten Operation ausgeführt wurde. Die Nichtheilung wurde 10 Monate später entdeckt, als der Marknagel infolge Ermüdung brach

Abb. 36 A—D. Körpereigenes Hüftknochentransplantat seitlich der Frakturstelle in B, das bei der primären Verplattung der Tibia angebracht wurde. 3 Monate später war die Fraktur nicht verheilt und beweglich. In C das Röntgenbild 3 Monate nach Anbringen eines zweiten Hüftknochentransplantats und Entfernen der lockeren Platte. In D das Röntgenbild 1 Jahr später

von Callusleitwegen entscheidet, könnte die unmittelbar folgende Knochentransplantation der folgerichtige Weg sein, um eine Callusbahn wiederherzustellen. Damit wäre der „physiologische Spalt" zwischen den Knochenenden bei vollständiger anatomischer Einrichtung überbrückt. Die Frage ist, ob die primäre Knochenverpflanzung wirklich ein so logisches Verfahren ist, wie dies auf den ersten Blick erscheint.

Ich habe mich niemals davon überzeugen können, daß sich ein Knochentransplantat bei frischer Fraktur irgendwie vom Bruchfragment selbst unterscheidet. Ein blutleeres Transplantat wird daher noch blutleerer sein als die zersplitterten Fragmente in der Frakturstelle selbst, da viele von diesen noch einige Blutgefäßverbindungen besitzen. Auf diese Möglichkeit, die ich mehrfach beobachtet habe, weisen die nachfolgenden Krankengeschichten hin.

Fall 1. Der Verletzte war ein 50 jähriger Mann, bei dem eine große anfängliche Verschiebung einer Splitterfraktur in der Mitte des Femur bestand. Behandelt wurde sie durch Freilegung der Fragmente und Einführen eines Küntscher-Nagels. Der Chirurg nahm an, er könne die lockeren Splitterfragmente des dichten Röhrenknochens durch Spongiosaspäne des Hüftknochens ersetzen und damit die Lage verbessern, weil diese sich schneller in die Fraktur einfügen würden als Röhrenknochen. (Abb. 35). Nach der üblichen Zeit glaubte man, klinische Heilung mit Sicherheit erwarten zu können und ließ das Bein voll belasten. 10 Monate nach der Verletzung trat plötzlicher Schmerz auf. Eine Ermüdungsfraktur des Nagels wurde entdeckt bei erneuter Beweglichkeit an der Frakturstelle. Das Röntgenbild zeigte, daß der verpflanzte spongiöse Knochen nicht in die Fraktur hineingewachsen war.

Fall 2. Es handelte sich um einen 24jährigen Patienten (Abb. 36), der 9 Tage nach dem Unfall operiert wurde. Man benutzte eine Vier-Loch-Platte, verstärkt durch Stückchen frischen körpereigenen Hüftknochens. Eine starre Fixation wurde erreicht; da aber die Platte kurz war, legte man zusätzlich einen Beingips an. Nach Entfernung des zweiten Gipsverbandes, 3 Monate später, war der Bruch immer noch beweglich.

Ich glaube, daß ein körpereigenes spongiöses Knochentransplantat mit einheitlich gutem Erfolg in die Fraktur einbezogen wird, wenn mehrere Wochen zwischen Unfall und Operation liegen. In dieser Zeit haben Knochenenden und Periost eine maximale Vascularisation erreicht, und die Ausdehnung des anfänglich blutleeren Teils des Röhrenknochens ist auf ein Minimum zurückgegangen. Das eingeschaltete Transplantat hat zwischen blutreichem Periost und freier Oberfläche des blutreichen Knochens eine optimale Chance einzuwachsen (Seite 235). Erfolgt dagegen die Knochenverpflanzung in eine frische Fraktur, so schwächt sie das Periost im Frakturbereich und vermehrt dadurch den Anteil des ischämischen Knochens. Manchmal werden die Transplantate vom Bindegewebe eingehüllt und heilen nicht in den Bruch ein.

Blutzufuhr und Frakturheilung

In meiner ganzen Betrachtung über die Faktoren, die die Heilung der Frakturen beeinflussen, habe ich zu zeigen versucht, daß mechanische Elemente von sekundärer Wichtigkeit gegenüber biologischen Faktoren sind. Bei der Behandlung frischer Frakturen können wir nur sekundäre Faktoren steuern, wie die genaue Einrichtung und die starre Fixation. Die volle Wirksamkeit biologischer Faktoren bei der Knochenheilung hängt von der Zunahme der Blutzufuhr am Ort der Fraktur ab. Sie braucht Zeit und wird bestimmt durch die Reaktion des lebenden Gewebes auf den Reiz, der durch die Fraktur entsteht. Ein operatives Eingreifen kann niemals die Vascularisierung fördern. Nur zu oft trennt operatives Eingreifen die Knochenfragmente von ihrer ursprünglichen Blutzufuhr und verhindert damit das Wirksamwerden der Anreize für eine vermehrte Durchblutung.

Der spongiöse Knochen besitzt gewöhnlich eine reichliche Blutzufuhr. Daher können die mechanischen Faktoren einer einwandfreien Einrichtung und starren Fixation (verstärkt durch eine zusätzliche Kompression) eine Garantie für eine sichere Heilung nach etwa 4 Wochen sein (klinisch bewiesen bei der Arthrodese des Knies und durch die Histologie der Probeexcision). Wenn beide Fragmente einer Fraktur eine intakte Blutzufuhr besitzen, können beide aktiv am Heilungsprozeß teilnehmen. Ich glaube, daß unter diesen Umständen eine knöcherne Vereinigung auch bei leichten Scharnierbewegungen stattfinden kann. Bei Brüchen, in denen ein Fragment seiner Blutzufuhr beraubt worden ist, wie bei subkapitalen Oberschenkelhalsbrüchen, können die einzigen Heilungsfaktoren nur mechanischer Art sein. In diesem besonderen Falle liegen Bedingungen vor, wie sie für die Knochenverpflanzung gelten. Wenn ein Fragment blutleer ist, hat der Wirtsknochen das blutleere Fragment zu vascularisieren, bevor es einwachsen kann. Dazu sind enge Berührung und starre Fixation absolut notwendig. Man kann diese Gedankengänge etwa folgendermaßen zusammenfassen:

1. Leben beide Fragmente, ist eine starre Fixation zur Heilung nicht notwendig.
2. Ischämie eines Fragmentes macht starre Fixation notwendig.
3. Sind beide Fragmente ischämisch, ist eine starre Fixation nutzlos.

Betrachten wir die Frakturbehandlung der Rindenknochen (z. B. im Schaft der Röhrenknochen), so erweisen sich die mechanischen Faktoren von sekundärer Bedeutung. In Rindenknochen ist die Blutzufuhr zu den Enden eines Knochenfragmentes bei frischer Fraktur durch den schmalen Durchmesser der Haversschen Kanäle, die die dichte Masse des Elfenbeinknochens durchqueren, vermindert. Bricht ein Rindenknochen, so ist der Anteil der belebten Substanz, die schließlich für die Heilung der Fraktur verantwortlich ist, gering im Vergleich zum toten Mineral, das dem Röhrenknochen Festigkeit gibt. Die Dichte des Elfenbeinknochens behindert die Heilung, jedoch vergrößern sich im Verlauf der normalen Frakturheilung die Blutgefäße und der dichte Röhrenknochen wird von erweiterten Blutgefäßkanälen durchzogen. Bevor der Rindenknochen nicht porös geworden ist, hat er keine Möglichkeit, an der knöchernen Heilung teilzunehmen. Wenn die Knochenenden durch Freilegen vom Periost entblößt wurden, ist die Fähigkeit der Haversschen Kanäle, sich zu erweitern, ernsthaft gestört. Die Knochenenden bleiben dicht, lange nachdem anliegende Teile mit inaktiver Gefäßverbindung porös geworden sind (Abb. 23, Seite 23). Derartige Gedankengänge ermutigen zu einem Aufschub der operativen Frakturbehandlung (s. Seite 40).

Gegenüberstellung konservativer und operativer Behandlung

Wenn ich das Für und Wider der operativen Frakturbehandlung diskutiere, werde ich den naheliegenden Einwand der operativen Sepsis erst im Kapitel über die Tibiafrakturen abhandeln, da dort Infektionen am wahrscheinlichsten sind, weil die Tibia ein subcutaner Knochen ist mit Neigung zum Mehrfachbruch.

Ich werde mich hier auf zwei Dinge beschränken, die ich für ebenso wichtig wie die Sepsis halte, obgleich sie weniger augenscheinlich sind: 1. Die schädigende Wirkung der operativen Behandlung und 2. die schädliche Wirkung der konservativen Behandlung.

Die *schädigenden Wirkungen der operativen Behandlung* entstehen durch Herabsetzung der osteogenen Aktivität der Bruchstücke. Die operative Freilegung vermehrt die Menge blutleeren Knochens, die bei jeder Fraktur eines Rindenknochens vorkommt, wenn vielleicht auch nur in kleinem Ausmaß. Diese Operationsfolge wird gewöhnlich übersehen, da das frühzeitige Entdecken der Blutleere des Röhrenknochens im Röntgenbild nicht möglich ist. Sogar bei solchen Schenkelhalsbrüchen, bei denen wir die Blutleere des Schenkelkopfes erwarten, kann diese mehr als 1 Jahr bestehen, ohne daß sie im Röntgenbild sichtbar wird. URIST, MAZET und MCLEAN, 1954, untersuchten 100 erfolgreich knöchern verheilte Tibiae nach operativer und konservativer Behandlung und 85 Fälle nicht verheilter Tibiafrakturen. Ich kann nichts Besseres tun, als Auszüge ihrer Ergebnisse zusammenzufassen, die jeder Chirurg bedenken sollte, ehe er eine offene Behandlung beginnt:

„Die offene Operation der frischen Fraktur vermehrt die Menge des geschädigten Knochens, die absorbiert und ersetzt werden muß, bevor eine Heilung möglich und eine Vollbelastung erlaubt ist".

„Splitterfrakturen der menschlichen Tibia beim Erwachsenen sollten als nicht operationsfähig gelten, da das durch die Operation entstehende zusätzliche Trauma die zur Heilung notwendige Regenerationsfähigkeit des Knochens in diesem Skelettgebiet übersteigt".

„Bei Brüchen mit Kontakt der Knochenenden hat die innere Fixation entweder keinen größeren Erfolg als die konservative Behandlung, oder sie kann nur noch die Heilung verzögern. Niemals ist sie ein Anreiz für schnellere Knochenheilung".

„Bei Fixation einer kurzen Schrägfraktur durch 2 oder 3 Schrauben entsteht häufiger als beim Spiralbruch um das Metall herum eine Knochennekrose, die eine Zerstörung des ganzen Frakturgebietes verursacht".

„Die sehr guten Resultate bei der Mehrheit der Nicht-Trümmerfrakturen könnten den Wert der inneren Fixation beweisen, aber dieses Argument wird abgeschwächt durch die gleich guten Ergebnisse ähnlicher Frakturen, die mit geschlossenen Methoden behandelt wurden".

„Offene Einrichtung und innere Fixation stark zertrümmerter Frakturen verzögern immer die Heilung und stimulieren sie nicht".

Die ungünstigen Ergebnisse der konservativen Behandlung der Schaftfraktur langer Röhrenknochen beruhen auf einer verzögerten Heilung und bestehen in bleibender Deformierung und Gelenkversteifung.

Bei operativer und konservativer Primärbehandlung müssen solche Komplikationen bedacht werden, die von Knochenverpflanzungen herrühren, wenn diese als Sekundärmaßnahme notwendig werden.

Vergleicht man die ungünstigen Ergebnisse konservativer und operativer Methoden, muß man folgende drei Behauptungen bedenken: 1. Die operative Behandlung ist potentiell für alle Frakturen[1], dagegen die konservative Behandlung nur für wenige Brüche ungünstig. 2. Die wenigen Frakturen, bei denen die konservative Behandlung nachteilig ist, wären durch Operation weniger beeinträchtigt worden. 3. Die Mißerfolge operativer und konservativer Behandlungsmethoden können nicht in gleicher Weise durch Sekundäreingriffe nachträglich gerettet werden. Letzteres ist der entscheidende Punkt.

Betrachtet man die Schaftfrakturen langer Röhrenknochen unter dem Gesichtspunkt der obigen Behauptung, so kommt man zu dem Schluß, daß der Mißerfolg der konservativen Behandlung nur bei besonderen Knochenabschnitten schlimmer ist als bei operativer Behandlung, und zwar handelt es sich 1. um das mittlere und obere Drittel des Oberschenkels (*nicht* das untere Drittel) und 2. um den Ellen- und Speichenschaft.

In der oberen Hälfte des Oberschenkelschaftes entsteht bei verzögerter Heilung unter konservativer Behandlung stets eine späte Deformierung, da wochenlang angewandte konservative Methoden eine mögliche Gradrichtung der Frakturen in- oder oberhalb der Schaftmitte nicht mehr gewährleisten. Die Verpflanzung eines Knochenspans an einen Oberschenkel bei später Abwinklung oder sonst schlechter Stellung, ist ein schwieriges Verfahren. Die einzige Methode der inneren Fixation, die ich am Oberschenkelschaft für vertretbar halte, gegebenenfalls bei gleichzeitiger Vornahme einer Knochentransplantation, ist die Verwendung eines Marknagels. Um ihn einzuführen, muß man oft refrakturieren und den Markkanal freilegen. Wenn diese größere Operation ohne monatelangen Aufschub ausgeführt werden muß, hat man mit verhärteten und leicht ödematösen Weichteilen zu rechnen. Dies macht die Wunde für eine operative Sepsis empfänglich, um so mehr, wenn die Operationszeit durch unvorhergesehene technische Schwierigkeiten verlängert wird. Wurde andererseits eine verzögerte Heilung nach anfänglicher Küntschernagelung offenbar, dann ist die subperiostale Verpflanzung eines Hüftknochenspans äußerst einfach und sicher. Sie kann aufgeschoben werden, bis das Kniegelenk voll beweglich und gesundes Bindegewebe vorhanden ist.

Das gleiche gilt für die konservative Bruchbehandlung beider Knochen des Unterarmes: Verzögerte Knochenheilung nach konservativer Behandlung bedeutet stets schlechte Stellung der radialen und ulnaren Fragmente. Die Knochentransplantation ist ungeheuer schwierig, da die notwendige Gradrichtung in Geweben erfolgt, die oft leicht ödematös sind. Müssen Knochentransplantationen sowohl am Radius als auch an der Ulna vorgenommen werden, ist das spannungslose Schließen der Hautwunde oft die Hauptschwierigkeit. Wären andererseits die Frakturen von Elle und Speiche ursprünglich verplattet oder genagelt worden, dann hätte es sich bei der subperiostalen Überpflanzung von Hüftknochen nach der Phemister-Methode um einen relativ kleinen und sicheren Eingriff gehandelt, denn man hätte ihn in mehr oder weniger gut erholten Weichteilen ausführen können.

---

[1] CHARNLEY bezieht sich nur auf Schaftfrakturen langer Röhrenknochen. Selbstverständlich schließt er Frakturen der Kniescheibe, des Olecranon und des Oberschenkelhalses aus, bei denen konservative Behandlung offensichtlich sinnlos ist.

Die Begründung der operativen Behandlung — daß sie eine später notwendig werdende Knochenübertragung erleichtert — gilt nicht für jene Frakturen, bei denen eine befriedigende Stellung durch konservative Methoden erreicht werden kann. Hierzu gehören Röhrenknochen wie die Tibia, das untere Ende des Oberschenkels und der Oberarm. Ihre Frakturen können durch konservative Behandlung in angemessen guter Stellung gehalten werden.

Um das Argument richtig zu werten, ob die Art der Erstbehandlung einer frischen Fraktur sich danach zu richten hat, daß man später ohne Schwierigkeit eine eventuell notwendig werdende Knochenverpflanzung durchführen kann, muß man die Art des vorgesehenen Knochenspans bedenken. Der größte Fortschritt bei der Frakturbehandlung wurde in diesem Jahrhundert durch verbesserte Technik der Knochenverpflanzungen erreicht. Ich glaube, daß die Frakturbehandlung revolutioniert wurde durch das Applizieren körpereigener Hüftknochenspäne an die Oberfläche der Pseudarthrose ohne Zerstörung des Gewebes zwischen den Knochenenden. Wir verdanken Phemister, 1947, den ersten umfassenden Bericht darüber, wie diese einfache Methode die fibröse Verbindung dazu veranlaßt zu verknöchern. Ich halte diese Technik für so wichtig, daß ich ausführlich bei den Tibiafrakturen beschreiben werde, wie sie nach meiner Meinung am besten ausgeführt wird (Seite 234/235).

Aufgeschobene Operation bei Frakturen

Wenn man die Indikation der konservativen und operativen Behandlung bei einem besonderen klinischen Problem abwägt, gibt es Fälle, wo der Chirurg instinktiv fühlt, daß, wenn er operieren muß, er es sofort tun soll, sofern er ein gutes Resultat erhalten will. Dieser Gedanke macht ihn einer konservativen Behandlung gegenüber abgeneigt, damit er nicht später zu einer offenen Einrichtung gezwungen wird, die dann dem Resultat abträglich ist. Der Begriff „Zeitfaktor bei der Bruchheilung", ist oft zerredet, aber nie definiert worden, und es besteht die allgemeine Tendenz, ein frühes Eingreifen zu empfehlen.

Wenn eine Tibiaschaftfraktur operiert werden muß, sollte dies sofort geschehen, weil die deckende Haut innerhalb von 24—28 Stunden ödematös und deswegen für einen Eingriff ungeeignet wird.

An Stellen, bei denen die Fraktur durch Weichteile genügend gedeckt wird und keine Komplikationen bestehen, wie sie beim subcutanen Knochen existieren, spricht viel für einen Aufschub der Operation. J. E. M. Smith, 1959, untersuchte die Folgen der Früh- und Spät-Operation bei Ellen- und Speichenbrüchen. Er fand 17 Pseudarthrosen unter 78 innerhalb der ersten 6 Tage operierten Fällen. Bei 52 Frakturen, die erst nach 7 Tagen operiert wurden, bestand keine Pseudarthrose. Das größere Beobachtungsmaterial von Smith und Sage, 1957, bestätigt diese Erfahrung nicht.

Adly Guindy hat in meiner Klinik den Zeitraum verglichen, der zwischen Frakureintritt und innerer Fixation verstreicht und ihn in Beziehung gesetzt zur erfolgreichen knöchernen Heilung. Er untersuchte 38 durch Marknagelung behandelte Femurschaftfrakturen. Wenn die Zahl der Fälle auch sehr klein ist, stützen seine Befunde doch die Idee, daß eine aufgeschobene Operation günstig ist. Knochenverpflanzung war erforderlich bei 6 von 24 Patienten (25%), die innerhalb der ersten Woche nach dem Unfall operiert wurden. Nur einer von 14 Patienten (7%), der später als eine Woche nach dem Unfall operiert worden war, benötigte eine Spanverpflanzung. Bei den durch innere Fixation später als 1 Woche nach dem Unfall Operierten zeigte das Röntgenbild nach 3 Monaten eine größere Callusmenge als bei den innerhalb der ersten Woche behandelten Fällen.

Während ein absoluter Beweis dafür, daß man besser eine Operation hinausschiebt als sofort einzugreifen, immer noch fehlt, wurde wenigstens gezeigt, daß ein Schaden durch das Aufschieben nicht eintritt. Diese Beobachtung würde mit der Vorstellung von der Blutversorgung der gebrochenen Röhrenknochen übereinstimmen. Sie läßt darauf schließen, daß der verzögerte Eingriff den Beginn einer reaktiven Hyperämie am Knochenende begünstigt. Wenn der operative Eingriff sofort ausgeführt wird, könnte er die Blutzufuhr zu bereits teilweise blutleeren Knochenenden stören und die eindringende Hyperämie verzögern, die der Heilung vorangeht[1] (s. Anmerkung d. Ü.).

Wenn mit dem verzögerten Eingriff zu lange gewartet wird (d. h. mehr als 2 oder 3 Wochen), vermehren sich die technischen Schwierigkeiten der Operation: der genaue Umriß der Knochenenden ist verborgen, und es ist unmöglich, sie haargenau aufeinanderzustellen. Bei Querfrakturen des Femurschaftes, die wegen der starken Oberschenkelschwellung der manuellen Einrichtung trotzen, wird die Operation erleichtert durch einen ausreichenden zeitlichen Aufschub, der der Resorption des Blutergusses und Verringerung der Muskelmasse dient. Dieser Frakturtyp findet sich oft bei athletischen jungen Männern, deren massige Oberschenkelmuskulatur ein ernsthaftes Hindernis für das Freilegen der Fragmente darstellt. In diesen Fällen operiere ich jetzt selten vor Ablauf von 2 Wochen. Leichte Operationen haben weniger Komplikationen als schwierige[2] (s. Anmerkung d. Ü.).

Literatur

CHARNLEY, J.: Compression Arthrodosis. Edinburgh: E. & S. Livingstone 1953.
—, S. L. BAKER: J. Bone Jt Surg. **34**B, 187 (1952).
EGGERS, G. W., T. O. STEINDLER, and C. M. POINEVAT: J. Bone Jt Surg. **31**A, 693 (1949).
FRIEDENBERG, Z. B., and G. FRENCH: Surg. Gynec. Obstet. **94**, 743 (1952).
PHEMISTER, D. B.: J. Bone Jt Surg. **29**, 946 (1947).
SMITH, H., and F. P. SAGE: J. Bone Jt Surg. **39**A, 91 (1957).
SMITH, J. E. M.: J. Bone Jt Surg. **41**B, 122 (1959).
URIST, M. R., and W. JOHNSON: J. Bone Jt Surg. **25**, 375 (1943).
—, R. MAZET, JUN., and F. C. MCLEAN: J. Bone Jt Surg. **36**A, 931 (1954).

---

[1] *Anmerkung des Übersetzers:* Nach den jetzigen Erkenntnissen scheint die unmittelbar nach dem Unfall erfolgende Osteosynthese mit Belastungs- zumindest aber mit Übungsstabilität die besten funktionellen Ergebnisse zu zeigen.

[2] *Anmerkung des Übersetzers:* Bei dieser Frakturart scheint die Küntscher-Nagelung die zweckmäßigste Behandlung zu sein. Mit den heutigen Narkoseverfahren und Schockbekämpfungsmitteln kann sie geschlossen unter Sichtführung eines Bildverstärkers unmittelbar nach dem Unfall durchgeführt werden.

Kapitel II

Technik der konservativen Behandlung

Die operative Technik der Bruchbehandlung wird in den meisten modernen Lehrbüchern ausführlich und mit Einzelheiten beschrieben. Vergleichsweise dazu gibt man die manuelle Technik nur in vagen, allgemeinen Umrissen an. Das ist nicht überraschend, wenn man nämlich die manuelle Tätigkeit mehr als Kunst denn als Wissenschaft ansieht, weil die Kunst sich der Beschreibung entzieht und nur durch Übung zu erwerben ist.

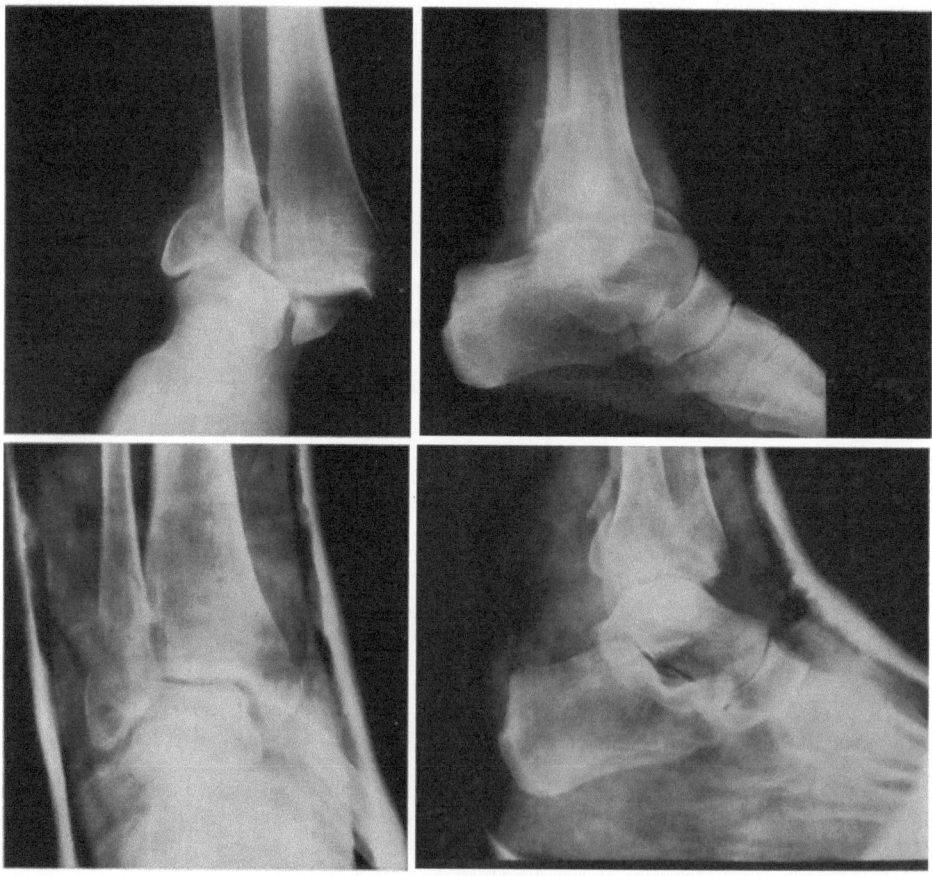

Abb. 37. Anatomische Wiederherstellung durch geschlossene manuelle Einrichtung. Ohne Kenntnis der großen Bedeutung der intakten Weichteile könnte der Einrichtungsversuch dieser Verletzung als aussichtslos erscheinen

In diesem Kapitel wird der Versuch gemacht, die wissenschaftliche Basis der manuellen Methoden darzustellen. Wenn der Lehrer der manuellen Technik nicht fähig ist, ein *klares Bild* von einem Verfahren zu schaffen, vergeudet der Lernende Monate der Erfahrung und viel wertvolles Material, bevor er schließlich entdeckt, was andere seit langem gewußt, aber nicht mitgeteilt haben. Ein erfahrener Chirurg sollte diese Erkenntnisse nicht abwerten, auch wenn ihm meine Deutungen anfechtbar erscheinen; der Lernende muß diese Vorstellungen den Eindrücken aus seiner eigenen praktischen Erfahrung anpassen. So werden sie zur nützlichen, tragfähigen Grundlage.

Fraktur und die Funktion des „Weichteil-Zügels"

Wenn der Unerfahrene das Röntgenbild eines stark verschobenen Bruches sieht, wie z. B. die Luxationsfraktur des Fußgelenkes, könnte er wohl bei dem Gedanken an eine manuelle Einrichtung verzweifeln. Manuelle Reposition

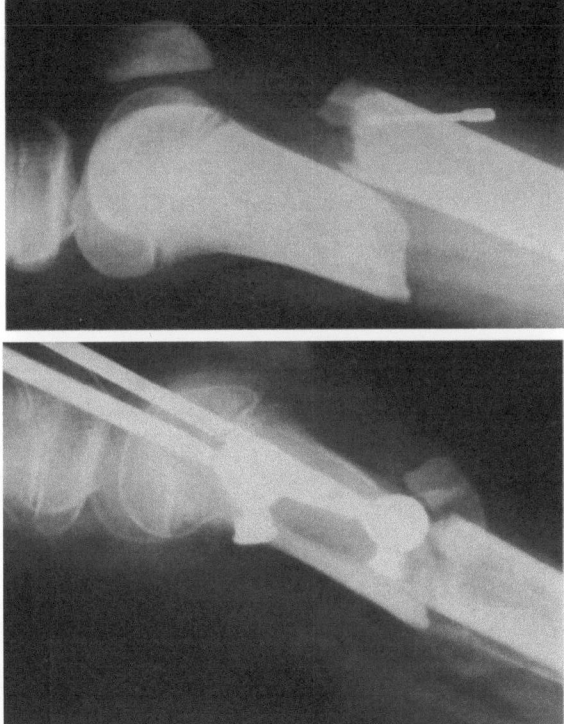

Abb. 38. Mit Erfolg unter Allgemeinnarkose durch einfachen Zug ausgeführte Einrichtung einer verkürzten Oberschenkelfraktur. Diese gute Stellung wird mit Hilfe der intakten Weichteile erreicht. Es handelt sich um eine Querfraktur, die der manuellen Einrichtung unter Extension an der Tuberositas widerstand, sich aber durch supracondylären Zug einrichten ließ

eines Falles, wie er in Abb. 37 gezeigt ist, wäre der Ordnung eines Mosaikpuzzles im Dunkeln nicht unähnlich. Das schwierige Problem der genauen Einrichtung kann nur gelöst werden, wenn die übergeordnete Bedeutung der Weichteile erkannt wird. Die Wichtigkeit der Weichteile wird oft vergessen, da diese röntgenologisch nicht sichtbar sind. Knochenfragmente sind von zweitrangiger Bedeutung gegenüber der Art der Weichteilschädigung. *Der Knochenbruch bestimmt nicht alleine die Verschiebung seiner Bruchstücke.* Liegt eine Verschiebung vor, dann sind gewisse Weichteile zerrissen, und umgekehrt bleiben gewisse andere Weichteile gewöhnlich intakt. Die letzteren sind ausschlaggebend für die Einrichtung. Werden die ungeschädigten Weichteile in normale topographische Lage gebracht, kehren auch die Knochenfragmente in ihre normale Stellung zurück. Die Funktion der Weichteile, die verschobenen Knochenfragmente in ihre richtige Lage zurückzuführen, wird am frakturierten Femur in Abb. 38 dargestellt.

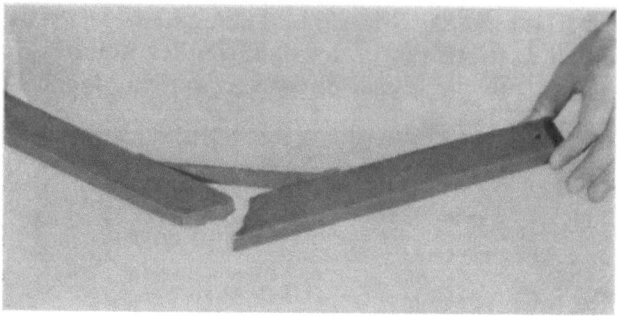

Abb. 39. Ein Modell, das aus zwei Holzstückchen besteht, die durch ein Stück Leder verbunden sind. Es stellt die Bruchstücke eines frakturierten Röhrenknochens dar, die auf der Konkavseite der Deformierung durch intaktes Periost und fibröses Gewebe verbunden sind. Wenn die Existenz dieses „Weichteilzügels" vergessen wird, weil er sich im Röntgenbild nicht darstellt, würde das Aufeinanderstellen der Bruchstücke durch blinde Manipulation ein reiner Glücksfall sein

Bei dem in Abb. 39 gezeigten Modell könnte man es für unmöglich halten, ohne Kontrolle des Auges eine anatomische Einrichtung dieser „Fraktur" zu erreichen. Benutzt man aber die intakten fibrösen Stränge an der Konkavseite der „Fraktur" (im Modell dargestellt durch einen Lederstreifen), so ist es sogar ohne hinzuschauen möglich, die Bruchstücke in ihre anatomische Lage zurückzuführen (Abb. 40). Dieses Modell zeigt **den Mechanismus des**

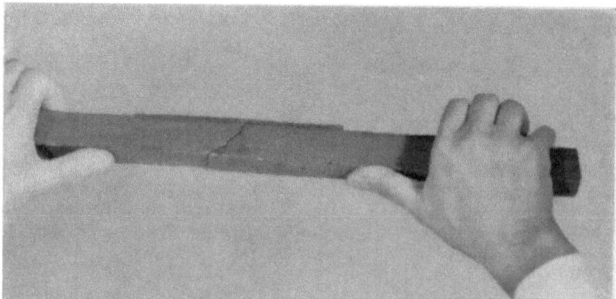

Abb. 40. Der Weichteilzügel auf der Konkavseite der Verformung führt die Fragmente in die richtige Lage. Die angewandten Kräfte neigen zur Überkorrektion der Deformierung. Dies bringt den Weichteilzügel unter Spannung und drückt die Knochenenden gegeneinander. Das ist das Drei-Punkte-System

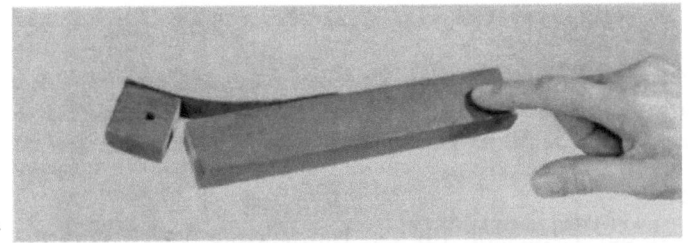

A

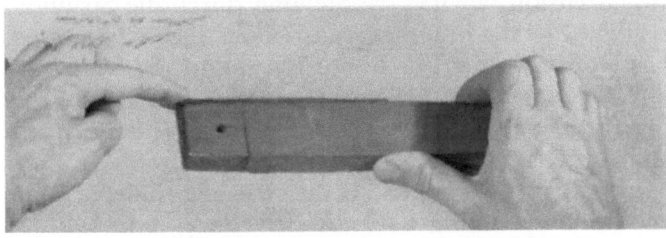

B

Abb. 41 A u. B. Ein Modell, das den Weichteilzügel bei Frakturen an den Enden der langen Röhrenknochen bildlich darstellt, z. B. am unteren Speichenende, bei der Luxationsfraktur des Fußgelenkes und dem suprakondylären Oberarmbruch

Weichteil-„Zügels" (hinge), der zu den meisten Frakturen gehört. Abb. 41 A und B stellen ähnliche Modelle für die Brucheinrichtung am unteren Speichenende, der Luxationsfraktur des Fußgelenkes und der suprakondylären Oberarmfraktur dar. Diese Modelle veranschaulichen, warum es nahezu unmöglich ist, die Frakturen überzukorrigieren. *Das intakte fibröse Gewebe auf der Konkavseite der anfänglichen Verformung verhindert nämlich die*

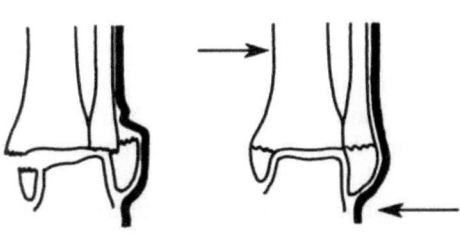

Abb. 42

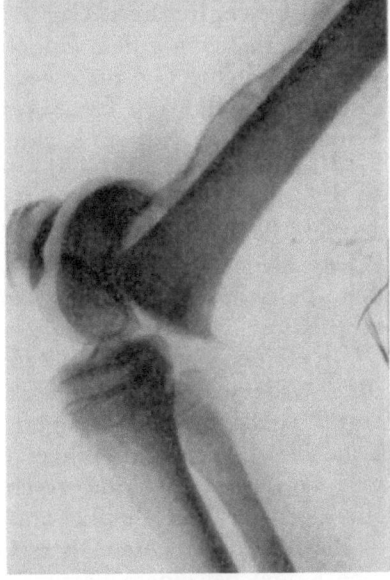

Abb. 43

Abb. 42. Normalerweise ist es unmöglich, eine Luxationsfraktur des unteren Speichenendes und des Fußgelenkes zu überkorrigieren. Die Spannung der intakten Bänder auf der Konkavseite verhindert die Überkorrektion. Mißerfolg bei der Einrichtung einer Luxationsfraktur kann manchmal aus der Furcht vor dem Überkorrigieren herrühren

Abb. 43. Fünf Wochen alter verschobener Bruch der unteren Femurepiphyse. Die Verknöcherung im Periost zeigt deutlich den Weichteilzügel. Die Weichteile muß man sich wie eine Röhre vorstellen, aus der der Femurschaft in den Kniekehlenraum durch einen hinteren Riß geschlüpft ist

Überkorrektur, wenn nicht das Gewebe durch zu große Kraftanwendung zerreißt (Abb. 42).

Ein sichtbarer Beweis für das Bestehen eines „Weichteil-Zügels" wird in der abgerutschten unteren Femurepiphyse in Abb. 43 gezeigt, wo das Periost auf der Konkavseite der Verformung im spannungslosen Zustand verknöcherte.

Extension

Der Wert der Extension für die Einrichtung vieler Frakturen ist lange bekannt. Die Extension bewirkt die Stellung durch die Spannung der umgebenden Weichteile, die die Fragmente ausrichten. Dauerzug, erzeugt durch Gewichte und Seilrollen, bedingt nicht nur Korrektur der Verformung, sondern auch *relative Ruhigstellung* der Fragmente durch die Straffung der unter Zug gesetzten umgebenden Weichteile. Die *Schienenwirkung* der Extension kann mit einer gespannten Kette verglichen werden. Eine unter Zug stehende Kette verhält sich wie ein solider Balken, da die einzelnen Glieder keine Beweglichkeit besitzen. Ohne Spannung wird die Bewegung eines Gliedes nicht mehr auf seinen Nachbarn übertragen, und jedes Glied ist für sich beweglich.

Bestünde nicht beim Strecken der Weichteile die Gefahr der nachfolgenden Distraktion der Knochenenden, könnte man behaupten, daß der Gebrauch eines Dauerzuges sofort das **Grundproblem der geschlossenen Knochenbruchbehandlung** lösen würde: **Die Sicherung der Fraktur bei erhaltener Gelenkbeweglichkeit.** Durch Dauerzug kann das Ausrichten der Fragmente aufrechterhalten werden, jedoch müßte ein Apparat erfunden werden, der zur selben Zeit eine Gelenkbewegung erlaubt[1] (s. Anmerkung d. Ü.). In Fällen, in denen Distraktion keine verzögerte Heilung verursacht, d. h. bei langen Schrägfrakturen, wo ein leichtes Überziehen den Knochenkontakt nicht aufhebt, sind Behandlungsmethoden mit Dauerzug vernünftig und annehmbar.

Überlegt man den Wirkungs-Mechanismus der Extension, muß die Eigenart der Elemente beachtet werden, die dem Zug widerstehen. Der offensichtlichste Widerstand gegen den Zug ist der Muskeltonus. Aber die Schwierigkeit, die richtige Gliedmaßenlänge zu sichern, tritt oft unter Narkose auf und zeigt sofort, daß der Muskeltonus nicht der wichtigste Faktor sein kann.

In einigen Fällen ist ein *hydraulisches Element* vorhanden, das der Verlängerung Widerstand leistet. Geschlossene Frakturen, in denen ein großer Bluterguß vorhanden war, zeigen diesen hydraulischen Vorgang. Die fibrösen Teile der Gliedmaßen bilden eine starre Barriere gegen die Verlängerung, weil sie ausgeweitet und geschwollen sind. Diesen Mechanismus kann man am besten bei Oberschenkelschaftfrakturen sehen, bei denen, nach einer Blutung in die Muskulatur, der Oberschenkel gern eine kugelige Gestalt annimmt (da eine Kugel bei einem bestimmten Oberflächenmaß den größten Inhalt hat).

---

[1] *Anmerkung des Übersetzers:* Ein solcher Apparat, die schwebende „Teleskop-Gelenkschiene", wurde auf der Wissenschaftlichen Ausstellung der 84. Tagung der Deutschen Gesellschaft für Chirurgie 1967 von dem Übersetzer dieses Buches gezeigt. Ohne das Risiko einer Operation wird sie besonders zur „frühfunktionellen Behandlung" jeder Form des offenen Unterschenkelbruches angewandt: Sie begünstigt offensichtlich die Konsolidierung durch den dabei möglichen axialen Stauchungsdruck anstelle einer Extension bei erhaltener Gelenkbeweglichkeit und führt eine schnelle Wundheilung infolge der ungehinderten Blut- und Lymphzirkulation herbei.

Um den Umfang zu vergrößern, muß der Oberschenkel kürzer werden (Abb. 44). Bei diesen Fällen ist der Erguß manchmal so stark, daß es schwierig ist, den Ring einer Thomas-Schiene über den geschwollenen Oberschenkel zu schieben. Wartet man 8 bis 10 Tage bis zur zweiten Einrichtung, so kann möglicherweise eine gute Stellung erreicht werden, da der Oberschenkel durch die teilweise erfolgte Resorption von Blut und Ödem weich geworden ist. Die offene Einrichtung jedoch würde das ideale Verfahren sein.

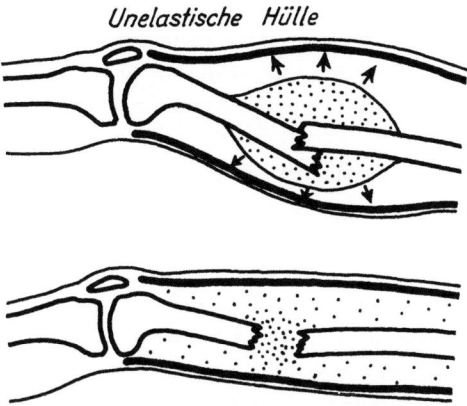

Abb. 44. Der hydraulische Widerstand gegen die Zugwirkung, wenn eine Gliedmaße sehr stark geschwollen ist. Wenn dadurch die unelastische, fibröse Kapsel eine kugelige Gestalt erhält, nimmt die Länge der Gliedmaße ab. Ist der Erguß resorbiert und schwinden die Muskeln, kommt es zur Distraktion

Ein anderer Mechanismus, der der Verlängerung einen starren Widerstand entgegensetzt, resultiert aus der *Verriegelung durch die Weichteile*. Dieser Mechanismus wurde von BEVERIDGE MOOR, 1928, bei experimentellen Frakturen frischer periostbedeckter Tierknochen gezeigt. Das Modell in Abb. 45 illustriert diesen Mechanismus. Die Einrichtung dieser künstlichen Fraktur gelingt nur, wenn man die ursprüngliche Verformung vermehrt, um die Knochenenden freizugeben. Eine Ausrichtung durch kräftigen Achsenzug würde die letzten Periost-strähnen zerreißen, die die Knochenenden verbinden, eine für die Nichtheilung oft vermutete Ursache.

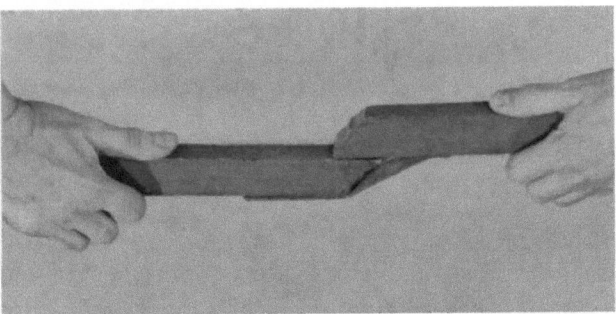

Abb. 45. Der Widerstand des Weichteilzügels gegen die Extension, wenn ein Fragment hinter dem anderen verhakt ist. Verstärkter Zug zerreißt die Periostbrücke mit möglicherweise ernsten Folgen für die Heilung. Durch Verstärken der anfänglichen Deformierung kann diese Verhakung ohne Zugwirkung gelöst werden

Klassifizierung der Frakturen nach der Fixations-Technik

Es ist Voraussetzung, die Frakturen entsprechend ihren besten physikalischen Bedingungen für eine Fixierung einzuordnen. Man kann drei Gruppen **nach dem Grad ihrer Stabilität gegenüber einer teleskopisch wirkenden Kraft nach einer Einrichtung unterscheiden:**

1. *Die Frakturen ohne Stabilität gegenüber einer Verkürzung*

Sie umfassen die schrägen oder Spiralfrakturen und die Trümmerbrüche. Bei ihnen ist irgendeine Art der Extension notwendig, will man eine Verkürzung vermeiden, die durch den ungehinderten Muskeltonus bedingt ist (wenn die Fraktur nicht durch einen zweiten neben ihr liegenden Knochen verstrebt wird).

2. *Vollkommen stabile Frakturen*

Hier handelt es sich um die Querfrakturen. Wenn die Knochenenden einer Querfraktur überhaupt in End-zu-End-Berührung gebracht werden, ist die Fraktur sofort gegen Verkürzung stabil. Querfrakturen brauchen eine Schienung nur, um ein Abknicken zu vermeiden. Ein Gipsverband wirkt wie eine Form, damit die Gliedmaßen nach der Heilung die Gestalt bewahren, die ihnen durch die Schienung gegeben worden ist. Querfrakturen des Femurschaftes sind jedoch aus einem einzigen Grund für diese Form der Behandlung ungeeignet: Das Schrumpfen der hier besonders massigen Oberschenkelmuskeln würde das Abgleiten des Bruches im Gipsverband begünstigen. Beim Oberschenkelbruch wird eine Schiene gebraucht, die ständig den Oberschenkel festhält, solange die Muskulatur schwindet.

3. *Frakturen, die gegen Verkürzung stabil sein können*

Das sind die kurzen Schrägfrakturen, deren Bruchlinie gegenüber der Transversalen in einem Winkel unterhalb von 45° liegen. Es sind die häufigsten Frakturen, und daher ist die Kenntnis ihrer Einrichtungstechnik wichtig, auch wenn deren Theorie nicht bei jeder Gelegenheit praktisch angewendet werden kann.

Gerade bei dieser Gruppe kann die Stabilität gegen eine Verkürzung erreicht werden, indem man die Kenntnisse ausnutzt, die durch das Verständnis des „Weichteilzügels" gewonnen wurden.

Wenn eine kurze Schrägfraktur manuell *mit leichter Abwinkelung in Überkorrektur eingerichtet wird*, gerät der erhaltene „Weichteilzügel" unter leichten Zug. Unter diesen Bedingungen werden die Knochenenden zusammengepreßt; *die Fraktur wird gegen die Teleskopkraft stabil bleiben, weil der „Zügel" unter Spannung steht*. Die Wirkung des „Weichteilzügels", die durch eine nahezu intakte Fibula unterstützt wird, ist an der gebrochenen Tibia in Abb. 46 gezeigt. Die Spannung des „Weichteilzügels" kann durch einen Gips erreicht werden, der so geformt ist, daß er die ursprüngliche Abwinkelung überkorrigiert. Dies wird in Abb. 47A und B dargestellt, welche das **Paradoxon zeigen, daß ein gebogener Gipsverband notwendig ist, um gerade Gliedmaßen zu erhalten.** Bei diesem Frakturtyp wäre es falsch, den Gipsverband allein als passive Schale zu betrachten, da er aktiv durch einen gleichmäßigen Druck

Klassifizierung der Frakturen nach der Fixations-Technik

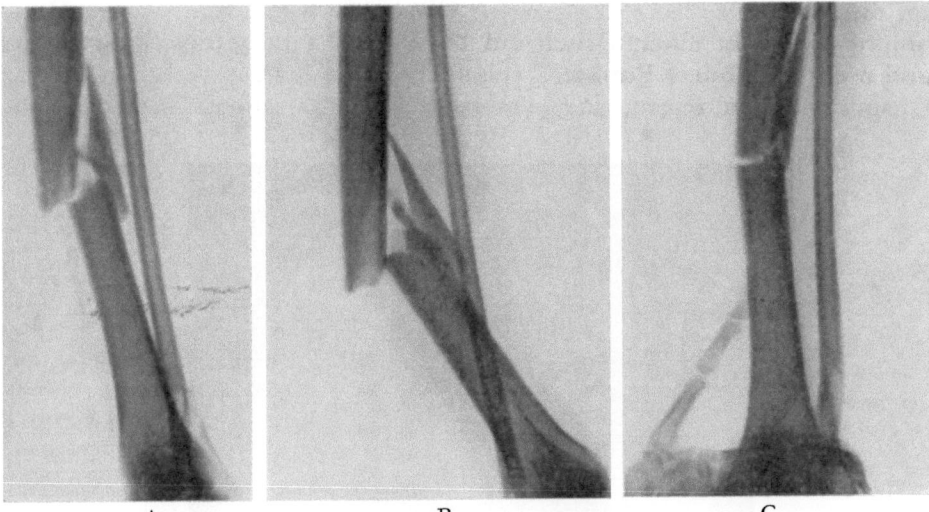

A   B   C

Abb. 46. A. Bruch der Tibia und der Fibula vor der Einrichtung
B. Wirkung einer valgisierenden Kraft auf das körperferne Fragment
C. Wirkung einer varisierenden Kraft auf das körperferne Fragment
Die zerissenen Weichteile liegen daher auf der Medialseite und der erhaltene Weichteil-Zügel auf der lateralen Seite. *(Essex-Lopresti, Birmingham Unfall-Krankenhaus)*

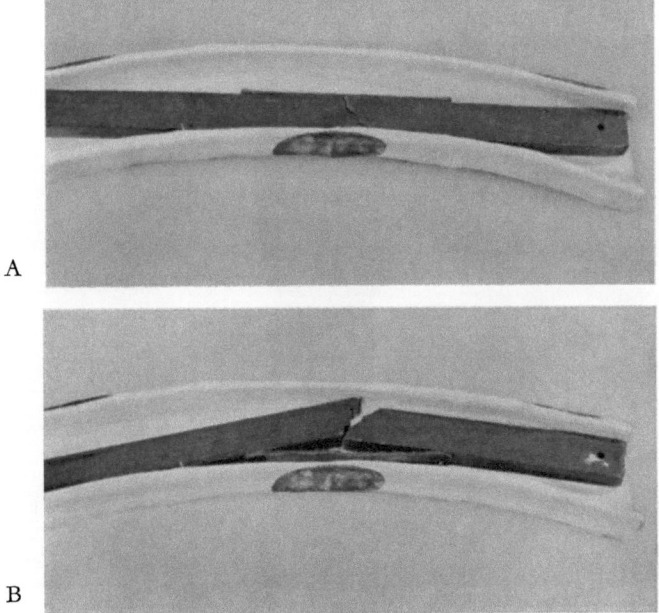

Abb. 47. A. Fixierung eines eingerichteten Bruches durch eine Dreipunkt-Schiene, wenn der Weichteilzügel unter Zug bleibt. Dieses Modell besteht aus einer gebogenen Gipsschale, die den Gipsverband darstellen soll, und zeigt das Paradoxon, daß grundsätzlich ein gebogener Gipsverband notwendig ist, um eine achsengerechte Stellung zu erreichen
B. Eine Fraktur verliert ihre Stellung, wenn die Drei-Punkt-Schiene in falscher Richtung angewandt wird, d. h. wenn der Weichteilzügel durch sie locker wird

auf die ganze Oberfläche der fixierten Gliedmaße wirkt. Ein solcher **„Dreipunkt"-Gips übt einen Druck auf bestimmte Punkte des Skeletts aus und nicht auf andere Punkte.** Typische Beispiele für Gipsverbände, die das Dreipunkt-System zeigen, sind in Abb. 48 an der Luxationsfraktur des Fuß-

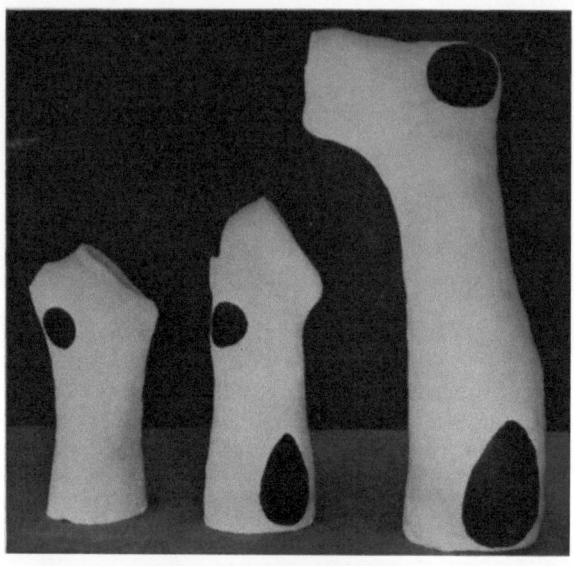

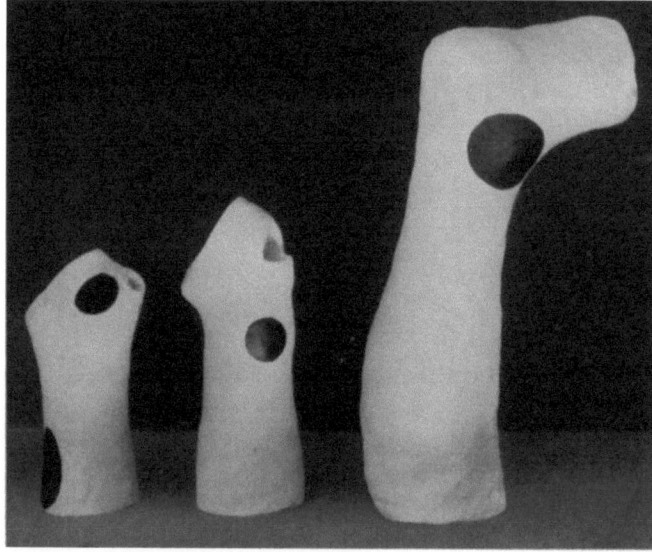

Abb. 48. Beispiele für Dreipunkt-Wirkung an gewöhnlichen Gipsverbänden bei einer Bennettschen Fraktur, einem Speichenbruch und bei einer Luxationsfraktur im Fußgelenk. Die kleinen Flächen an den körperfernen Abschnitten der Gipsverbände stellen die Kräfte dar, die durch die Hand des Arztes auf das proximale und distale Fragment ausgeübt werden. Die großen Flächen auf den körpernahen Abschnitten der Gipsverbände zeigen den dritten Punkt, der die Fraktur stabil macht, wenn der Chirurg seine Arbeit beendet hat

gelenkes, dem Speichenbasisbruch und an der Bennettschen Fraktur dargestellt, wobei die Druckpunkte markiert sind, die das Dreipunkt-System ausmachen.

Lokalisiert man die Orte des Dreipunkt-Systems, so sieht man, daß *zwei der drei Punkte sich dort befinden, wo der Verband von der Hand des Arztes modelliert wurde*. Einer befindet sich am körpernahen, der andere am körperfernen Fragment. Obgleich die Hand des Arztes eine Einrichtung nur durch *zwei* Kräfte ermöglichte, kann der eingerichtete Bruch durch diese Kräfte allein nicht gehalten werden, wenn der Druck durch einen toten Gegenstand, wie ihn eine Schiene darstellt, ausgeübt wird. Benutzt man eine Schiene, die einen Druck nur auf zwei Punkte ausübt, wird die Fraktur abgleiten, da die Schiene von der Frakturstelle wegrücken kann. (Drehung in die Gegenrichtung der paarigen Kräfte, Abb. 49.) Es ist daher notwendig, eine dritte Kraft einwirken zu lassen, um dieses rotierende Kräftepaar zu neutralisieren, damit der Gipsverband sich von der Gliedmaße nicht wegdrehen kann. An den in Abb. 48 dargestellten Gipsverbänden sieht man, daß *der dritte Punkt sich über eine nicht genau umgrenzte Fläche am körpernahen Teil des Gipsverbandes erstreckt*.

Gepolsterter und ungepolsterter Gipsverband

Versteht man die Dreipunkt-Wirkung einer Gipsschiene, wird die Ähnlichkeit zwischen gepolstertem und ungepolstertem Gipsverband klar. Manche Leute halten den ungepolsterten oder „hauteng" anliegenden Gipsverband für die einzig vernünftige Form der Fixierung und betrachten den gepolsterten Gipsverband als unmodern und wirkungslos. Tatsächlich besteht nur ein gradueller mechanischer Unterschied zwischen gepolstertem und ungepolstertem Gipsverband, der die Größe der „Molekular"-Bewegung an der Frakturfläche betrifft. Der „hauteng" anliegende Gipsverband bewirkt eine bessere Immobilisation der Fraktur im Sinne der Beweglichkeit, die zwischen den Zellen des heilenden Callus verbleibt. Aber selbst beim hautengen Gipsverband ist die Festigkeit nur relativ, und zwar wegen der Bewegung, die zwischen Haut und Knochen möglich ist. Echte Immobilisierung kann nur durch innere Fixation gesichert werden. Sogar in dem genau sitzenden Gipsverband einer Kahnbeinfraktur kann der Patient sein Handgelenk um 3 mm gegenüber dem Gipsverband bewegen.

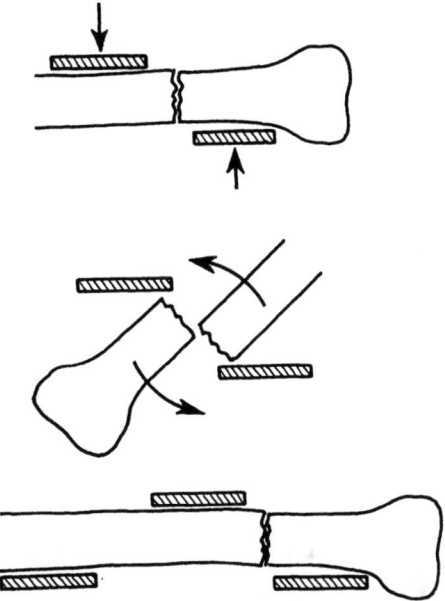

Abb. 49. Ein Zwei-Punkt-System (d. h. lediglich auf das proximale und distale Fragment einwirkende Kraft) ist instabil. Wenn die gebrochenen Knochen sich jeweils in die Richtung des Kräftepaares drehen, wird eine erneute Verschiebung eintreten. Das Einwirken einer dritten Kraft neutralisiert das Kräftepaar und stabilisiert das System

Will man eine massive Bewegung an der Frakturstelle verhindern, d. h. eine vollkommene Verschiebung der Fraktur, dann besteht kein wesentlicher Unterschied zwischen gepolstertem und ungepolstertem Gipsverband, *vorausgesetzt, daß beide eine Dreipunkt-Wirkung besitzen.* Wenn eine Radius- und Ulnafraktur in einem gepolsterten Gipsverband abrutschen sollte, ist es falsch anzunehmen, daß dies durch einen ungepolsterten Gipsverband hätte verhindert werden können. **Wenn eine Fraktur in einem richtig angebrachten gepolsterten Gipsverband abrutscht, dann war diese Fraktur mechanisch für die Behandlung im Gipsverband ungeeignet, und man hätte sich für eine andere Technik entscheiden sollen.**

Vielleicht am häufigsten wird die Dreipunkt-Wirkung des Gipsverbandes mißverstanden, wenn man die Grünholzfraktur des Unterarmes mit hautengem Gipsverband behandelt. Eine Grünholzfraktur läßt klarer als jede andere die Wirkung eines kräftigen „Weichteil-Zügels" auf der Konkavseite der „Bleirohr-Verformung" erkennen (Abb. 50). Es ist klar, daß drei Kräfte angewandt werden müssen, um solch einen verformten Unterarm wieder in eine korrekte

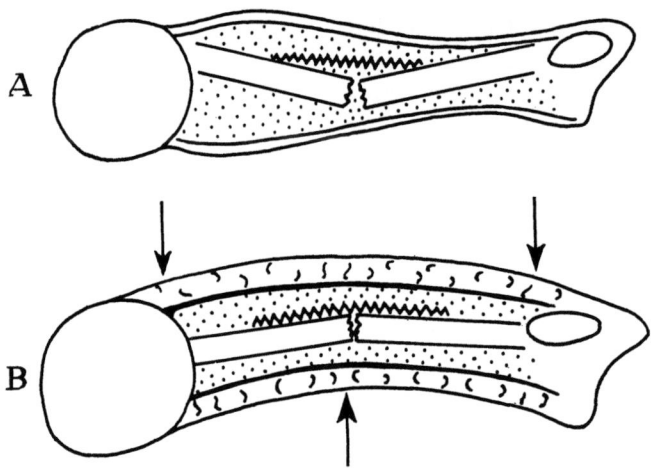

Abb. 50. Ein hauteng anliegender Gipsverband, der wunderschön nach der äußeren Gestalt einer Gliedmaße modelliert ist, läßt eine erneute Verschiebung zu, da er keine Drei-Punkt-Wirkung besitzt. Andererseits verhindert ein gepolsterter Gipsverband eine erneute Verschiebung, vorausgesetzt, daß er nach dem Drei-Punkt-System modelliert ist

Stellung zu bringen. Oft erkennt man nicht, daß **das Erhalten der guten Stellung durch eine Gipsschiene allein nicht gewährleistet werden kann, wenn sie nur an einer Seite des Unterarmes angebracht ist.** Es stimmt allerdings, daß Hunderte solcher Fälle täglich mit diesem Verfahren erfolgreich behandelt werden, obwohl es mechanisch im Grunde unsinnig ist; aber in vielen anderen Fällen wird sich wiederum die ursprüngliche Verformung herausbilden. **Eine einfache Gipsschale bringt keine Dreipunkt-Wirkung hervor.**

Selbst wenn ein Rundgips bei einer Grünholzfraktur des Unterarmes angelegt wird, *kann die „Bleirohr-Verformung" auch innerhalb des Gipsverbandes wieder auftreten, wenn er nicht eine leichte Krümmung in Richtung auf eine Überkor-*

rektur der ursprünglichen Deformierung aufweist. Das Wiederauftreten der Abwinklung innerhalb eines ungepolsterten Gipses kann man sich so vorstellen, als verhielte sich der Weichteil-Zügel wie ein Gummiband. Die Spannung des Zügels zwingt die Knochen in Richtung ihrer ursprünglichen Verformung, und die zwischen dem Knochen und dem Gipsverband liegenden weichen

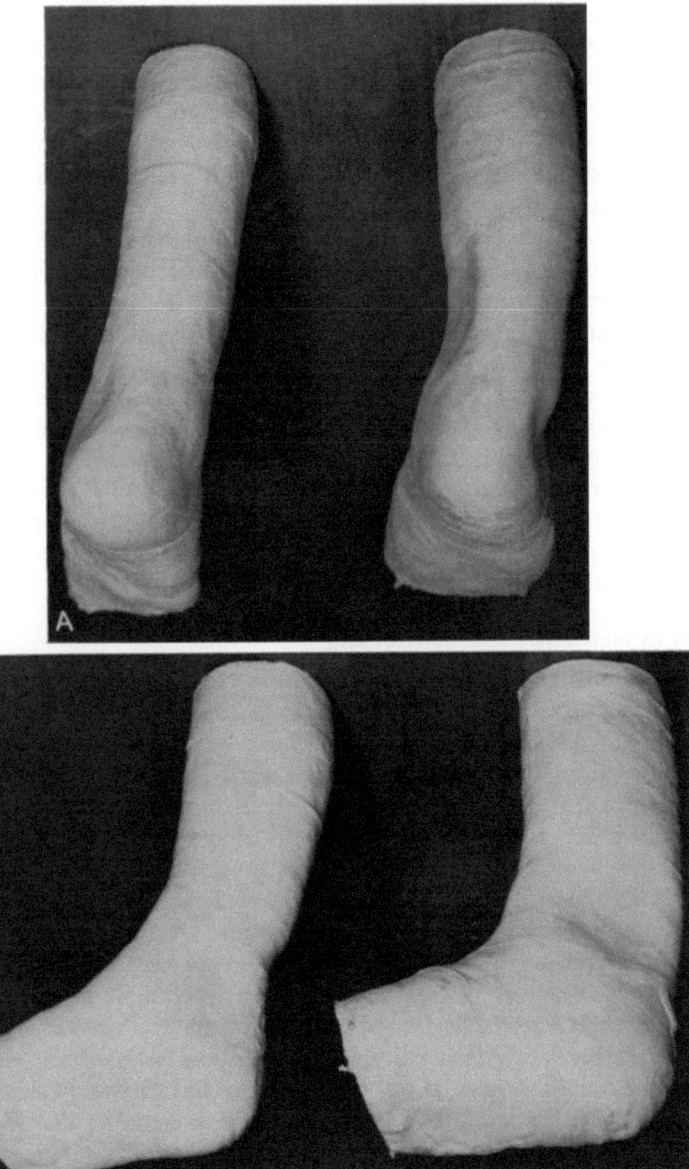

Abb. 51. Der Gipsverband einer Luxationsfraktur des Fußgelenkes links im Bild ist eleganter als rechts. Er ist jedoch weniger wirksam, weil der rechts dargestellte nach dem Drei-Punkt-System geformt ist. Die Abdrücke der gestaltenden Kraft der Chirurgenhand sieht man ober- und unterhalb des Fußgelenkes

Muskeln bieten dieser Verschiebung keinen Widerstand, auch nicht, wenn der Gipsverband hauteng ist. Die Veränderung in Richtung auf die ursprüngliche Verschiebung zeigt, daß **ein gepolsterter Gipsverband, der richtig mit Dreipunkt-Wirkung modelliert wird, mechanisch einem ungepolsterten Gipsverband mit neutraler oder einfach umhüllender Funktion überlegen ist.**

Es ist lehrreich, die beiden in Abb. 51 dargestellten Gipsverbände zu vergleichen, bei denen der eine eine gute Kopie der äußeren Form der Knöchelgegend darstellt und der andere ein sehr plumpes und unbeholfenes Produkt zu sein scheint. Wie bei der Behandlung der Luxationsfraktur des Fußgelenkes erklärt werden wird, ist der häßliche Gipsverband in Wirklichkeit der bessere, da er den Abdruck der Hand des Chirurgen trägt, die die verschobenen Fragmente in die richtige Lage brachte.

Die Tendenz der Grünholzfraktur des Unterarmes, zur ursprünglichen Verformung zurückzukehren, kann durch absichtliches Vervollständigen einer solchen Fraktur verhindert werden, indem man das intakte Periost zerreißt, das bei Kindern wie eine Feder die ursprüngliche Verformung festhält. Ich bin oft gefragt worden, ob man nicht die Grünholzfraktur des Unterarms routinemäßig vervollständigen sollte. Meine Antwort: Man muß jede Fraktur bei der Einrichtung *überkorrigieren*. Wenn eine Grünholzfraktur des Unterarmes sich ohne vollständige Fraktur nicht überkorrigieren läßt, dann muß das Periost zerrissen werden. Kann aber die Verformung überkorrigiert werden, so ist das völlige Zerbrechen nicht nötig, vorausgesetzt, der Chirurg versteht es, den Gipsverband so zu modellieren, daß ein Dreipunkt-System die eingerichtete Fraktur in guter Stellung hält.

Die spät einsetzende Deformierung

Bei der Frakturbehandlung sind *späte Verformungen* eine ständige Gefahr; sie verursachen sowohl dem Arzt als auch dem Patienten Sorgen. Ist man vorgewarnt, ist man auch gewappnet. Wenn ein Chirurg sich der Gefahr der späten Verformung während der ganzen Zeit nach der Einrichtung bewußt ist, wird er fast immer in der Lage sein, sie zu verhindern. Kennt er die möglichen Folgen der angewandten Methode nicht, wird ihn die späte Verformung überraschen. Um einem solchen späteren Mißgeschick vorzubeugen, ist es notwendig, die *allgemeinen Grundlagen* ihrer Erscheinung und die Art ihres Auftretens im Einzelfall ebenso wie auch ihren Mechanismus zu kennen.

Die Spätverformung wird häufiger eintreten, wenn eine verzögerte Konsolidierung die Ausheilung kompliziert. Wenn eine Fraktur schnell heilt, ist ein gutes Resultat selbst mit zweitrangigem Verfahren praktisch gewiß. Tritt verzögerte Heilung ein, kann dasselbe Verfahren zur späteren Abwinklung führen, da der Patient gerade dann unruhig und aktiv wird, wenn das Behandlungssystem seine mechanischen Fehler zeigt. Bei jedem Schienensystem ist das Erhalten einer guten Stellung bei verzögerter Heilung ein strenger Test für gute Planung. Wenn verzögerte Heilung häufiger aufträte, als sie es tatsächlich tut, ließen sich unvermutete mechanische Fehler in vielen der Routinemethoden entdecken, die in der täglichen Praxis gute Resultate ergeben. An den unteren Gliedmaßen ist *die späte Verformung, die durch das darüberliegende Körpergewicht*

Die spät einsetzende Deformierung

verursacht wird, so einleuchtend, daß man darüber nicht zu sprechen braucht. Die hier gemeinte späte Verformung ist diejenige, die „spontan" entsteht, während der Patient noch bettlägerig oder im Gipsverband ist.

Zwei Hauptfaktoren sind bei der „spontanen" späten Verformung zu beachten: 1. Die Schwerkraft und 2. die Kraft des Muskeltonus. Die Schwerkraft kann je nach Art der angewandten Methode auf verschiedene Art wirken. Die Wirkung des Muskeltonus beruht auf dem *Überwiegen des Zuges einer Muskelgruppe gegenüber der anderen.* Beide Kräfte können den Callus biegen, und zwar verstärkt durch eine Hebelwirkung, die man grob aus der Länge der Knochenfragmente schätzen kann, wie in den folgenden Absätzen gezeigt werden wird.

Außer den Ursachen der spät eintretenden Abwinklung zeigt die Erfahrung, daß gewisse Behandlungsmethoden die Spätverformung auf regelmäßig wiederkehrende Weise modifizieren. Man braucht nicht eine solche späte Abwinklung in alle vier Himmelsrichtungen zu erwarten, sondern nur in jene, die für diese bestimmte Fraktur und ihre Behandlungsmethode bezeichnend ist. Einige Beispiele solcher gesetzmäßigen späten Verformung seien hier erwähnt:

Pertrochantäre Oberschenkelfraktur (jede Schienung):	Später Varus
Oberschenkelschaftfraktur Mitte (auf der Thomas-Schiene):	Später Varus
Oberschenkelschaftfraktur unteres Viertel (Thomas-Schiene)	Oft später Valgus
Speiche und Elle (im Gipsverband):	Späte ulnare Konvexität, radiale Konkavität
Oberarm im Hängegips (hanging cast):	Später Varus
Speichenbruch im Handgelenk (dorsale Schiene):	Später Varus.

Beispiel 1

Es ist eine klinische Tatsache, daß Querfrakturen des Oberschenkelschaftes viel häufiger zu einer Spätabwinklung neigen als lange Schrägfrakturen. Dies wird deutlich, vergleicht man die jeweilige Kraft, die auf den Callus in den beiden folgenden Frakturtypen einwirkt:

In Abb. 52 ist die Schrägfraktur des Femur A und die Querfraktur B gezeichnet, die beide starr in ihrem körpernahen Ende fixiert sind, während die abwinkelnde Kraft X auf die Femurkondylen einwirkt.

Im Fall A ist die Schrägfraktur sechsmal so lang wie der Durchmesser des Knochens. Die obere Frakturgrenze ist vom unteren Schaftende zwölf Durchmesser entfernt. C stellt den Hebelarm dar, wenn man annimmt, daß der Drehpunkt am proximalen Teil der Fraktur liegt. Die Hebelwirkung beträgt dann 12:6, und auf den Callus wirkt im körperfernen Teil der Fraktur die Kraft $K_A = 2x$.

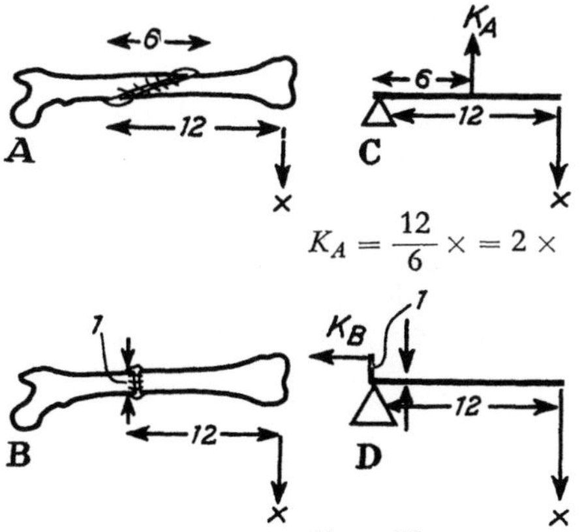

$$K_A = \frac{12}{6} x = 2 \times$$

$$K_B = 12 \times$$

Abb. 52 A—D

Beim Femur B liegt die Querfraktur um einen zwölffachen Schaftdurchmesser vom unteren Ende entfernt. D stellt den beteiligten Hebel dar, wenn der angenommene Drehpunkt an der unter Druck stehenden Rinde liegt. So kann eine Hebelwirkung von 12 : 1 den Callus an der unter Zug stehenden Rinde trennen. Die abwinkelnde Kraft K_B ist so bei der Querfraktur sechsmal größer als bei der Schrägfraktur.

Diese verstärkte Hebelwirkung wirkt darüber hinaus bei der Querfraktur auf nur ein Sechstel der Fläche wie bei der Schrägfraktur.

So ist jede Callusbindungsfläche bei Querfrakturen hypothetisch einer sechsunddreißigmal größeren Beanspruchung als bei Schrägfrakturen unterworfen.

Es ist lehrreich, die gleiche mechanische Analyse der Kraft, die eine Spätverformung des Femurschaftes verursacht, der Deformierung einer Fraktur des Fingerendgliedes gegenüberzustellen.

Beispiel 2

Man betrachte den Fall einer Querfraktur am Übergang vom mittleren zum oberen Drittel des Femurschaftes (Abb. 53). Müßte eine Guillotinen-Amputation durch die Bruchlinie vorgenommen werden, würde die abgetrennte Gliedmaße etwa 9 kg wiegen. Der Schwerpunkt dieser Masse würde etwa 5 cm unterhalb des Kniegelenkes liegen, das sich seinerseits ungefähr 35 cm unterhalb der Frakturlinie bei einer Person mittlerer Größe befinden würde. Beträgt der Femurschaftdurchmesser 3,5 cm und berücksichtigt man, daß der Schaft sich abwinkelt, indem er sich an der unter Druck stehenden Rinde (Konkavseite) dreht, dann wird nach dem Hebelgesetz eine Linearkraft an der unter Zug stehenden Rinde (Konvexseite) auftreten von:

$$X \cdot 3{,}5 = 35 \cdot 9 \text{ oder } X = \frac{35}{3{,}5} \cdot 9 = 90 \text{ kg.}$$

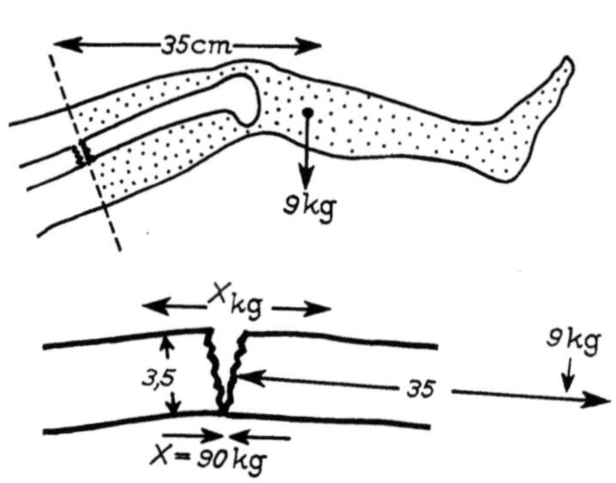

Abb. 53

Man versteht daher, warum Platten sich biegen, Schrauben ausreißen und Knochenspäne brechen, wenn man die Gliedmaße unterhalb der Frakturstelle ohne „passiven Schutz" der Schwerkraft aussetzt, falls die Fraktur zu diesem Zeitpunkt der Belastung noch nicht fest ist.

Diese Erklärung zeigt, wie ein schlecht angelegter Gipsverband in einigen Fällen tatsächlich die natürliche Tendenz zur Spätverformung noch verstärken kann, indem er das Gewicht des distalen Fragmentes erhöht und dem proximalen Fragment keinen genügenden Halt gibt. Wenn die Unterstützung durch einen Gipsverband für eine Fraktur des unteren Femurdrittels notwendig wird, dann ist es klar, daß ein „langer Beingips" schlimmer als nutzlos wäre, weil nach demselben Hebelgesetz sein entsprechend erhöhtes Gewicht die späte Abwinkelung geradezu herausfordern würde.

Beispiel 3

Betrachten wir nun die Kräfte, die auf eine Querfraktur des *Finger*-Grundgliedes einwirken und berechnen sie auf die gleiche Weise. Das distale Fragment sei 25 mm lang, der Knochendurchmesser 7 mm, das Gewicht des Fingers kann, sofern er in der Frakturlinie amputiert wäre, auf 28 g geschätzt werden. Die Schwerkraft wird so auf die ungeschiente Fraktur eine Biegekraft ausüben, die die Rinde an der Konvexseite zu trennen sucht. Diese Kraft beträgt:

$$X \cdot 7 = 28 \cdot 25 \text{ oder } X = \frac{28}{7} \cdot 25 = 100 \text{ g.}$$

Man kann also feststellen, daß *bei noch nicht belastungsfähiger Fraktur* der Callus beim Fingerbruch Kräften unterworfen ist *(allein als Resultat der Schwerkraft)* von nur einem Neunhundertstel der Kraft, die auf eine Femurschaftfraktur wirkt (s. Seite 153).

Beispiel 4

Ein Anhalt dafür, warum die Natur für die Heilung langer Röhrenknochen auf die Bildung eines periostalen Callus angewiesen ist, gibt folgende physikalische Überlegung.

Der Berechnung dienen wieder die Zahlen der Querfraktur des Femurschaftes in Beispiel 2. Bei einem Durchmesser des Femurschaftes von 3,5 cm und einem Gewicht der Gliedmaße jenseits der Frakturstelle von 9 kg, beträgt die an der konvexen Seite des Callus angreifende Kraft 90 kg. Wenn aber eine große Masse periostalen Callus die Fraktur mit einem Durchmesser von 7,5 cm umschließt, wird die Zugkraft an der Peripherie des umhüllenden Callus stark reduziert und beträgt nach dem Hebelgesetz nur noch:

$$35 \cdot 9 = X \cdot 7{,}5 \quad \text{oder} \quad X = \frac{35 \cdot 9}{7{,}5} = 42 \text{ kg.}$$

Das Prinzip, eine schwache Struktur in beträchtlichem Abstand vom Zentrum der biegenden Kraft anzubringen, ist Konstrukteuren wohlbekannt. Es entspricht dem Prinzip der „beanspruchten Haut" der Flugzeug-Konstruktion, bei der eine dünne Metallhaut an der Außenseite des Flugzeugflügels so stark ist wie ein schwerer Stahlträger in seiner Mitte. Auf Grund solcher Überlegungen kann der endostale Callus kaum eine wichtige Rolle bei der frühen Frakturheilung des Schaftes langer Röhrenknochen spielen.

Kapitel III

Die Gelenkbeweglichkeit bei konservativen Methoden

Vollständige anatomische Wiederherstellung und vollständige Gelenkbeweglichkeit können gleichzeitig nur durch innere Fixation erreicht werden. Man könnte sagen, daß die meisten Schwierigkeiten bei der Behandlung geschlossener Frakturen darauf zurückgeführt werden, daß man eine Gelenksteife vermeiden will. Konservative Methoden können nur dann eine gute anatomische Stellung gewähren, wenn der Beginn der Gelenkbewegung verzögert wird. Die Bedeutung verzögert einsetzender Gelenkbewegungen ist der kritische Punkt für das Wissen um die konservative Frakturbehandlung.

Die endliche Wiederherstellung der vollen Gelenkbeweglichkeit nach einer Fraktur hängt von vielen Faktoren ab und nicht allein von frühen Übungen. Dies wird durch die Tatsache erhärtet, daß das Endresultat der konservativen Behandlung bei langsamem Beginn oft überraschend gut, das operativer Methoden jedoch nach einem vielversprechenden Anfang manchmal enttäuschend sein kann. Man muß deshalb die Faktoren, die die Gelenkbeweglichkeit nach einer Fraktur bestimmen, prüfen, soweit man sie kennt.

Wenn man nach einer Fraktur die Versteifung des benachbarten Gelenkes untersucht, dann ist das leichtfertige Hinnehmen einfacher mechanistischer Erklärungen die größte Gefahr für den Fortschritt unseres Wissens. Der Wiederherstellungsprozeß der Gelenkfunktion ist wahrscheinlich von großer biologischer Vielseitigkeit. Zu oft besteht die Neigung, steife Gelenke mit trockenen Maschinenlagern oder rostigen Türangeln zu vergleichen. Naive Gemüter erfinden daher Apparate, die die Versteifung durch wiederholte mechanische Bewegungen lockern sollen. Diese mechanische Auslegung eines organischen Prozesses haftet vielen gebräuchlichen physiotherapeutischen Maßnahmen an: Die Anwendung der Knetmassage „zum Lösen fibröser Knoten", das Erweichen verhärteter Gewebe durch Hitze, die Ödemverteilung durch Streichmassage, das Wiederherstellen der Flexibilität durch Einölen usw. sind nur wenige der simplen Methoden, bei denen man die Gewebe mit Klumpen im Kuchenteig verwechselt oder mit Wachs, das durch Wärme erweicht, mit Holz, das mit Wasser biegsam oder Leder, das mit Öl geschmeidig gemacht wird.

Es überrascht, wie wenig experimentelles Beweismaterial wir für die Gelenkmobilisierung und ihre einzelnen Faktoren besitzen und wie gering unser Wissen über die normale Physiologie der Gelenkfunktion ist. In den folgenden Absätzen wird zur Unterstützung meiner Ansicht bewiesen werden, daß bei konservativer Behandlung das Verhindern der Gelenksteife durch frühes Gelenkbewegen nicht auf so sicheren biologischen Faktoren beruht, wie dies auf den ersten Blick anzunehmen wäre. Ich hoffe, zeigen zu können, daß die *späte Bewegungsübung einen Teil der natürlichen Bruchheilung darstellt und mit dem normalen Heilprozeß vereinbar ist.*

Die Fixation der Gelenke im Gipsverband

Rückschauend können wir jetzt die große Erfahrung eines Jahrzehnts (1930—1940) überblicken, in dem der ungepolsterte Gipsverband in England ausschließlich nach der Lehre von BÖHLER benutzt wurde. Nach BÖHLER werden die Gelenke ober- und unterhalb der Fraktur im ungepolsterten Gipsverband so lange ruhiggestellt, bis eine Bruchheilung erfolgt. Bei verzögerter Heilung wurde die Fixation monatelang fortgesetzt. Nach BÖHLER würde eine dauernde Gelenksteife bei prolongierter Gipsfixation sich nicht entwickeln, wenn die Gelenke in bester Funktionsstellung stehen und die Gliedmaße noch im Gipsverband aktiv zweckdienliche Arbeit leistet. Diese Theorie behauptet, daß die isometrische Muskelkontraktion den Intercellularstoffwechsel aufrecht erhalte. Damit verhindere man Stauung und Ödem, die als bindegewebsfördernd angesehen werden und den dauernden Elastizitätsverlust der Gelenkkapseln erklären sollen. BÖHLER geht sogar so weit zu behaupten, daß die Fixation im Gips oberstes Gebot sei, sich gegen die Versteifung des Gelenkes zu sichern, und er glaubte, daß Ärzte, die dieses nicht berücksichtigten, vermeidbare Dauerschäden bei ihren Patienten riskierten. *Es ist interessant und lehrreich zu beobachten, daß diese Theorie keinen Wert auf die Physiotherapie oder besondere Rehabilitation nach Entfernung des Gipsverbandes legte.* Man glaubte, daß der Patient sogleich nach Entfernung des Gipsverbandes wenig oder gar nicht behindert sei, wenn eine Belastung im Gipsverband tatsächlich durchgeführt worden war. Zu diesem Zweck wurde der Patient angehalten, im Gipsverband Übungen auszuführen, die eine beträchtliche körperliche Anstrengung erfordern (gebrochene Wirbelsäulen mußten ein Gewicht von 40 kg tragen). Diese Begeisterung für die konservative Frakturbehandlung im Gipsverband ist vielleicht etwas übertrieben. Läßt man aber die Teile dieser Theorie außer Betracht, die nach heutiger Erfahrung falsch sind, darf man nicht den Fehler machen, ihren großen Anteil fundamentaler Wahrheit zu übersehen. **BÖHLERs Lehre** hat teilweise versagt, aber sie stimmt hinsichtlich der Entstehung der Gelenksteife. **Sie ist nur deswegen nicht ganz richtig, weil sie die verzögerte Heilung nicht ausschaltet.** Wenn man die Theorien der Fixation im Gipsverband anzweifelt, muß man bedenken, daß **die Mehrzahl der so behandelten Gelenke schließlich früher oder später doch wieder voll beweglich werden.**

Aus unseren Überlegungen müssen wir die Versteifungen ausklammern, bei denen bakterielle Infektionen auftraten oder Nerven verletzt wurden. **Die gewöhnlichste Ursache dauernder Gelenksteife ist die Narbenschrumpfung nach einer Infektion.** Eine solche Steife ist nicht wieder gutzumachen.

Wahrscheinlich müssen wir auch mit Vorsicht den Sonderfall der Kniesteife nach Femurfraktur behandeln. Das Studium der Versteifung dieses Gelenkes nach Femurfraktur ist grundlegend wichtig für jede Gelenkfunktion, aber die Versteifung dieses Gelenkes tritt schneller ein und ist behandlungsresistenter als die fast aller anderen. Man darf sie also nicht auf das Gesamtproblem der Gipsfixation übertragen. Vor der Tendenz der wissenschaftlichen Chirurgie, einen Spezialfall als generelles Prinzip anzusehen, müssen wir uns fortwährend hüten (eine ähnliche falsche Schlußfolgerung wird aus dem Bruch des Kahnbeins gezogen, dadurch läßt man die Behandlung mancher trivialer Frakturen nachteilig beeinflussen). Im Gegensatz zum Kniegelenk wird beim Handgelenk fast ohne Ausnahme eine auffällig schnell wiederkehrende Beweglichkeit beobachtet, auch nach monatelangem Gipsverband. Zwar dauert die Heilung bei Speiche, Elle und Unterschenkel länger, *schließlich* aber erhalten sie praktisch die volle Beweglichkeit der anliegenden Gelenke nach mehr als 6 Monaten im Gipsverband zurück.

Die experimentelle Fixation der Gelenke im Gipsverband wurde von zahlreichen Wissenschaftlern untersucht; SCAGLIETTI und CASUCCIO gaben 1935 einen Literaturüberblick. Diese Wissenschaftler fanden, daß bei Hunden ernsthafte und irreparable Gelenkveränderungen nach monatelanger Fixation nicht nachzuweisen waren. Die miteinander in Berührung stehenden Gelenkoberflächen entwickelten kleine Geschwüre. Es scheint, daß **die Erhaltung der normalen Gelenkhistologie wahrscheinlich das Ergebnis fortgesetzter winziger Bewegungen ist, die durch Gipsfixation niemals unterdrückt werden können.**

Während wahrscheinlich die Gelenkfixation im Gipsverband weder ernsthaft schadet noch nützt, besteht kein Zweifel über ihren Wert bei der Behandlung frischer offener Frakturen[1] (s. Anmerkung d. Ü.). Das Wiedererlangen der Funktion bei dieser Verletzung nach langer Gipsfixation kann in der Arbeit von TRUETS nachgelesen werden. Die wiederkehrende Gelenkfunktion nach Gipsbehandlung offener Frakturen beruht auf dem Vermeiden einer Sepsis oder ihr Reduzieren auf ein Minimum; damit wird der wichtigste Grund der dauernden Gelenksteife ausgeschaltet. Die moderne Bewertung der Chemotherapie sollte uns niemals vergessen lassen, daß Ruhigstellung ein chirurgisches Grundprinzip bei der Infektion ist und bleiben wird.

Knieversteifung nach Frakturen des Oberschenkelschaftes

Die Kniesteife, diese berüchtigste Komplikation der Oberschenkelschaftfraktur, ist ein außerordentlich interessantes Untersuchungsobjekt. Nach einer Femurschaftfraktur versteift das Knie schneller und braucht längere Zeit zur Wiederherstellung seiner Beweglichkeit als wahrscheinlich jedes andere Körpergelenk (vielleicht mit Ausnahme des Ellenbogengelenkes). Trotzdem sollte man nicht glauben, daß ein steifes Knie nach Oberschenkelfraktur, so lästig die Behandlung auch ist, stets eine aussichtslose Prognose hat. Es ist erstaunlich, daß die zunehmende Beweglichkeit des Kniegelenkes oft noch 18 Monate nach Beginn der vollen Belastung fortschreitet. Diese späte Wiederherstellung kontrastiert erheblich mit den meisten anderen Gelenkversteifungen, die sich

---

[1] *Anmerkung des Übersetzers:* Nach unseren Erfahrungen kann jeder Gipsverband die Blut- und Lymphzirkulation beeinträchtigen, so daß eine Infektion der den Bruch komplizierenden Wunde und ein Absterben der geschädigten Haut eintreten, was im Gipsfenster zu beobachten ist. Ein die Asepsis nicht gefährdender innerer Stabilisator oder eine äußere Schienung, die eine offene Wundbehandlung mit ungehindertem Lymphabfluß, wie bei der „Teleskop Gelenkschiene", gewährleisten, sind vorzuziehen (s. Anmerkung d. Ü. Seite 46).

nach den ersten 6 Monaten vom Beginn der Rehabilitation an kaum merkbar bessern. Die Wirkung der Belastung durch das Körpergewicht scheint entscheidend für die Spät-Erholung des Kniegelenkes zu sein. Hier sind wieder jene Fälle auszuklammern, bei denen die Versteifung infolge Infektion nach offener Fraktur auftrat. Eine solche durch nicht absorptionsfähiges geschrumpftes Narbengewebe bedingte Versteifung bessert sich selten nach 6 Monaten.

Vergleich der intraartikulären und extraartikulären Knieversteifung nach Oberschenkelfraktur

Sechs Beweise lassen sich zugunsten der Theorie anführen, daß die Behinderung der Kniebeweglichkeit nach der Oberschenkelfraktur vorwiegend auf extraartikuläre Adhäsion zurückzuführen ist:

1. Vergleich mit der kompletten Unterschenkelfraktur

Da die Tibia nicht selten bei konservativer Behandlung verzögert heilt, muß hierbei das Kniegelenk im Gipsverband oft 6 Monate oder länger ruhiggestellt werden. Trotzdem ist eine Beweglichkeit von 90° erfahrungsgemäß in wenigen Wochen ohne Schwierigkeit zu erreichen; oft wird volle Beweglichkeit in diesem Zeitraum erzielt. Das unterschiedliche Verhalten des Kniegelenkes nach dieser langen Fixation bei Oberschenkelbrüchen ist bemerkenswert und könnte darauf hindeuten, daß als entscheidender Faktor der Quadriceps in das Narbengewebe einbezogen sein könnte (Abb. 54, A, B, C). Bei Tibiafrakturen findet man oft eine mehrere Wochen anhaltende Versteifung des Fußgelenkes, die als Komplikation bei Oberschenkelschaftfrakturen nicht vorkommt.

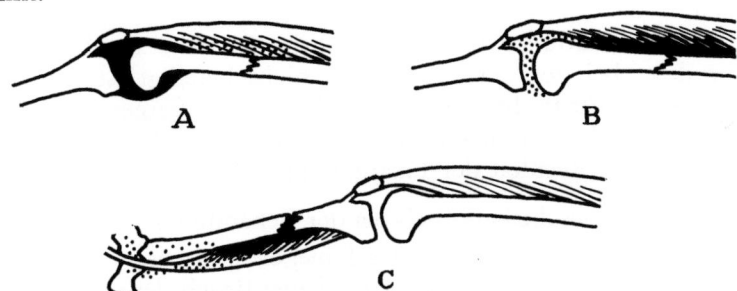

Abb. 54 A zeigt die übliche Erklärung für die Kniesteife nach Femurschaftfraktur als Folge von Gelenkverwachsungen

B zeigt die Auffassung des Verfassers über die Versteifung als Folge der dominierenden Verwachsung des Quadriceps mit nur weichen „sekundären" Gelenkadhäsionen

C zeigt die Neigung zur Versteifung des Fußgelenkes, *aber nicht die des Kniegelenkes* nach Tibiafraktur trotz langer Gipsbehandlung, da die Fraktur den Quadriceps nicht einbezogen hat

2. Verletzungen des Kniegelenkes ohne Femurfraktur

Wenn schwere Bandverletzungen des Kniegelenkes 3 oder 4 Monate mit ruhigstellendem Gipsverband behandelt werden, ist die schnelle und vollständige Wiederherstellung der Gelenkfunktion oft erstaunlich. Sir Robert Jones hat die gute Kniegelenkfunktion, die in der Regel auch nach vollständiger Verrenkung auftritt, folgendermaßen erläutert:

„Interessant ist, daß trotz ausgedehnten Zerreißens der Bänder einschließlich der Kreuzbänder die funktionellen Resultate bei den veröffentlichten Fällen so gut waren. Diese Tatsache ist dadurch zu erklären, daß bei einer so schweren Verletzung eine lange Fixation absolut erforderlich ist. Frühe Belastung und Bewegung sind ohne nachfolgende Verschiebung unmöglich. Gibt man daher dem zerrissenen Gewebe ausreichend Zeit, fest zu verheilen, dann wird mit Übung und Belastung eine beträchtliche zeitgerechte Restitution erreicht. Daraus zieht man die entscheidende Lehre, daß, sofern die Verschiebung gut eingerichtet und das Bein günstig fixiert wurde, die Natur überraschend gute Arbeit leistet"[1] (s. Anmerkung d. Ü.).

Wer konservative Methoden mißachtet, tut gut daran, diese Worte zu beachten und sich daran zu erinnern, daß sie auf einer großen klinischen Erfahrung beruhen.

3. Wiederherstellung der Kniebeweglichkeit nach Frakturen des Schaftes in verschiedener Höhe

Es ist bekannt, daß bei Schaftfrakturen im oberen Drittel eine vollständige Kniebeweglichkeit ohne Schwierigkeit zurückkehrt, während Frakturen im unteren Schaft zur Kniesteife neigen. Dieses unterschiedliche Verhalten kann auf das differierende Bewegungsausmaß zwischen Knochen und Muskel bei der verschieden hohen Lokalisation zurückgeführt werden. Am unteren Ende des Femur hat die Streckmuskulatur bei voller Kniebewegung ein lineares Bewegungsausmaß von 5 bis 7,5 cm, während sie dies bei den körpernahen Muskelfasern des Quadriceps nicht entfernt besitzt. Adhäsionen im oberen Schaftanteil haben daher weniger Einfluß auf die Kniebewegung als die im unteren Teil.

Gegen diese Erklärung wird manchmal die Tatsache angeführt, daß nach Hüft-Arthrodese, bei der der Quadriceps nicht beteiligt ist, ebenfalls eine lästige Kniesteife auftritt. Immerhin darf dabei nicht vergessen werden, daß die dauernde Versteifung in diesen Fällen nur bei älteren Patienten angetroffen wird, vermutlich als Resultat der Fixation eines altersgeschädigten Gelenkes.

4. Artifizieller Kniescheibenbruch bei der Behandlung

Eine Mobilisierungsbehandlung des Kniegelenkes nach einer Oberschenkelfraktur wird manchmal durch den artifiziellen Bruch der entkalkten Patella kompliziert. Diese Tatsache könnte darauf hinweisen, daß der Hauptwiderstand gegen die Gelenkbewegung proximal der Patella liegt, da die Beugung des Kniegelenkes ohne große Kraftanwendung nach erfolgter Fraktur der Kniescheibe erreicht wird. Die im Gelenk liegenden Verklebungen scheinen daher weich, diejenigen der Streckmuskulatur hingegen fest zu sein. Logischerweise deutet das darauf hin, daß die Verwachsungen im Quadriceps *entscheidend* und die Adhäsionen im Gelenk für die Versteifung zweitrangig sind (Abb. 55).

---

[1] *Anmerkung des Übersetzers:* Diese Tatsache wird durch das Krankengut des Unfallkrankenhauses Frankfurt bestätigt. So heilt eine Luxation des Kniegelenkes mit Zerreißung des Bandapparates einschließlich der Kreuzbänder nach sofortiger Einrichtung und vorübergehender Immobilisation mit anschließenden Bewegungsübungen unter dem Schutz einer schwebenden „Bewegungsschiene" konservativ aus. Das Endresultat ist ein fester Bandapparat bei frei beweglichem Kniegelenk.

5. Die Resultate plastischer Operationen am Quadriceps

Es wurde über gute Resultate nach Lösung des adhärenten Vastus intermedius in der Frakturhöhe, wie sie von T. C. THOMPSON, 1944, beschrieben wurden, berichtet. Diese Operation bietet gute Aussicht, beim vorher fast völlig steifen Gelenk eine Beugung von 90° zu erreichen. Die Methode wird häufig mit Incisionen der Kniegelenkskapsel kombiniert, um die lateralen und medialen Muskelansätze zu trennen, die in der Regel verdickt und verhärtet sind. Nach Durchtrennung der extraartikulären Gewebe kann das Knie mit mäßiger Kraft gebeugt werden ohne Gefahr der Patellarfraktur. Die besten Operationsergebnisse traten, nach den Veröffentlichungen, bei Frakturen im unteren Schaftdrittel auf und in den Fällen, bei denen sich die Oberschenkelmuskeln bei passiver Beugung anspannen. Alte offene Frakturen im unteren Drittel mit verwachsenen Hautnarben sind besonders erfolgversprechend.

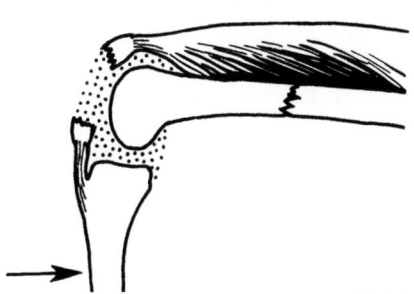

Abb. 55. Die Bedeutung der artifiziellen Kniescheibenfraktur nach heftiger Beugung zum Mobilisieren eines steifen Knies nach Femurfraktur. Die stärkere Verwachsung des muskulären Streckapparates muß der Beugung erheblicheren Widerstand bieten als die Verwachsung innerhalb des Gelenkes. Diese wird leicht überwunden, wenn die Extensorenansätze erst einmal zerissen sind

6. Die Resultate der „verplattenden" Operationen

Gewöhnlich ist das Resultat hinsichtlich der Kniebewegung nach „Verplattung" des gebrochenen Oberschenkels enttäuschend, besonders dann, wenn zwei Platten zur Verstärkung benutzt werden. Sofort nach der Operation erscheint das schnelle Wiedererlangen der Kniefunktion vielversprechend, trotzdem bleibt nach einjähriger Beobachtung oft eine beträchtliche Beugeeinschränkung bestehen. Die meisten Chirurgen führen diese auf Muskelverwachsungen im Bereich der Platten zurück. Diese Meinung wird durch die vollständige Kniebeweglichkeit nach der Küntscher-Marknagelung gestützt, besonders bei seitlich-hinterem Schaftzugang, da dann der Quadriceps kaum berührt wird. Die Erfahrung hat gezeigt, daß der „Henry-Zugang" durch den wichtigen gleitenden Teil des Vastus intermedius an der Vorderseite des Femurschaftes die Rückkehr der Kniebeugung erheblich verzögert und daher auf jeden Fall vermieden werden sollte.

Heilungsgeschwindigkeit und Wiederherstellung der Kniebeweglichkeit

Von allen Faktoren, die die Wiederherstellung der Kniebeweglichkeit nach einer Oberschenkelfraktur beeinflussen, ist *wahrscheinlich der schnelle Verlauf der Knochenheilung der wichtigste*. Nach klinischer Erfahrung ist bei rascher Heilung volle Kniebeweglichkeit zu erwarten, gleichgültig, ob das Kniegelenk während der Behandlung ruhiggestellt wurde oder nicht. Umgekehrt wird wahrscheinlich bei verzögerter Heilung eine gewisse dauernde Bewegungseinschränkung zurückbleiben, selbst wenn man im frühen Behandlungsstadium zu ihrer Vermeidung intensive Bewegungsversuche macht.

Die Beziehung zwischen früher Kniebeweglichkeit, früher knöcherner Heilung und schließlichem Kniebefund wird durch die folgende persönliche Erfahrung veranschaulicht. Während des Krieges von 1939 bis 1945 kamen fünf heimkehrende britische Gefangene in meine Behandlung mit Brüchen des Femurschaftes, die durch saubere Durchschüsse verursacht worden waren. Sie alle waren anfangs in der Gefangenschaft mit Methoden behandelt worden, die dort nur ein Minimum an Überwachung erforderten. Die endgültigen Resultate waren jedoch so gut, daß daraus eine Lehre zu ziehen ist. Wir benutzten damals eine aufwendige Methode, um mit viel Energie und Fleiß so früh wie möglich, etwa schon nach 8 Wochen, mit Kniebewegungen zu beginnen und gleichzeitig die Gefahr der Refraktur zu vermeiden. Folgende Methoden waren dagegen bei den fünf heimgekehrten Soldaten angewandt worden: 1. Vier Wochen Dauerzug am Knochen durch suprakondylären Draht, 2. Anwendung eines Beckengipses *mit liegendem Zug*, 3. Entfernung des suprakondylären Drahtes nach Hartwerden des Gipses und 4. keine weitere Behandlung bis zur Heimkehr. Als ich die Gipsverbände nach 12 Wochen entfernte, waren alle Frakturen fest verheilt. Die Kniebeweglichkeit kehrte langsam aber stetig zurück, bis praktisch die volle Restitution erreicht war. Innerhalb von vier Wochen nach Entfernung des Gipses hatten sie die Kniebeweglichkeit ihrer Kameraden aufgeholt, die mit unendlichem Fleiß und frühen Bewegungsübungen behandelt worden waren. Aus dieser und anderen Erfahrungen heraus glaube ich, daß sich diese Ergebnisse allgemein erreichen ließen, sofern eine gute Knochenheilung von Anfang an stattfindet. Es ist wahrscheinlich

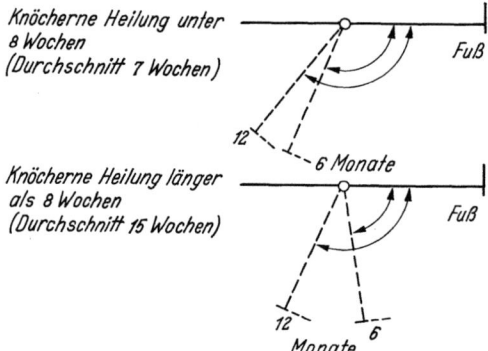

Abb. 56. Kniebeweglichkeit sechs und zwölf Monate nach Femurfraktur in Beziehung zur klinischen Heilung

bedeutungsvoll, daß, obwohl eine Kniebeweglichkeit drei Monate lang unmöglich war, *die Patienten angewiesen wurden, ihren Quadriceps innerhalb des Gipsverbandes zu kontrahieren.* Da sie nichts anderes zu tun hatten und dies der einzige Weg war, sich selbst zu helfen, befolgten sie diese Anweisungen genau.

Das Schema (Abb. 56) zeigt die Ergebnisse bei vierunddreißig Oberschenkelfrakturen, die vier Wochen nach der Verletzung frei von Infektionen waren (auch bei offenen Frakturen) mit Lokalisation im mittleren und unteren

Drittel bei Patienten zwischen zwanzig und fünfundvierzig Jahren. Kniebewegungen wurden nicht begonnen, bevor die klinische Heilung festgestellt wurde. Bei Patienten, die sie in oder *vor* acht Wochen zeigten (Durchschnittszeit 6,8 Wochen) bestand 6 Monate nach dem Insult eine durchschnittliche Beweglichkeit von 114 °. Dagegen betrug bei klinischer Heilung *nach* mehr als acht Wochen (Durchschnittszeit 15 Wochen) das Bewegungsmaß 74,5° (Unterschied von 39,5°). Ein Jahr nach der Fraktur hatte sich dieser Unterschied verkleinert und betrug 129 bzw. 113,5° (Unterschied von nur 15,5°).

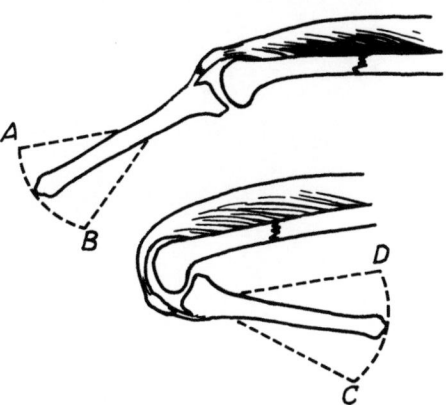

Das Wiederherstellen der *letzten wenigen Grade* der vollen Knieflexion kann offensichtlich nicht von einfachen mechanischen Faktoren *während der ersten Behandlung* abhängig sein. Die völlige Bewegungsfähigkeit ist bedingt durch die vollständige Wiederherstellung der Elastizität im Quadriceps. Diese wird ihrerseits bestimmt durch die vollständige Resorption des Narbengewebes im Bereich der Fraktur. *Es ist schwer einzusehen, warum Kniebewegungen in den ersten Wochen bei der üblichen Semi-Flexion-Stellung* (Abb. 57) *einen direkten Einfluß auf die Wiedererlangung der wenigen fehlenden Grade bis zur vollen Beugung — neun Monate später — haben sollten*.

Abb. 57. Die mechanische Bewegung im Bogen BA in oder vor sechs Wochen kann keinen direkten Einfluß auf die endgültige Beweglichkeit des Bogens DC etwa sechs Monate später haben. Das Wiederherstellen der Bewegung DC hängt von biologischen Faktoren an der Bruchstelle ab, die bestimmen, ob der provisorische Callus vollständig absorbiert wird oder ein dauerndes Narbengewebe im Muskel hinterläßt

Die Produktion von Narbengewebe um eine Fraktur hängt von biologischen Faktoren ab und ist eine Reaktion dieses Gewebes auf ungenügenden Knochencallus.

Eine Hypothese der Gelenkbeweglichkeit

Ausreichende Beweise wurden in dem Vorhergehenden hinsichtlich der speziellen Art der Knieversteifung nach Femurschaftfraktur erbracht, um eine vorläufige Theorie zu begründen.

Es wäre einleuchtend anzunehmen, daß die endgültige Kniebeweglichkeit von zwei Faktoren abhängt: *einem mechanischen Faktor* hinsichtlich der Mobilisierung durch physikalische Vorgänge und *einem biologischen Faktor*, der sich auf die Ausdehnung des Narbengewebes bezieht, das sich in einer zugeordneten Muskelgruppe gebildet hat.

Die Natur des *mechanischen Faktors* ist klar. Es ist das Freihalten der Muskulatur vom Einbezogenwerden in den Callus durch einfache mechanische Bewegung. Zusätzlich zu diesen einfachen Vorgängen muß noch ein anderer Faktor vorhanden sein, da durch frühes Bewegen keineswegs immer eine volle Gelenkfunktion erzielt wird und umgekehrt bei später Übungsbehandlung häufig ein bewegliches Gelenk entsteht. Der *biologische Faktor* absorbiert

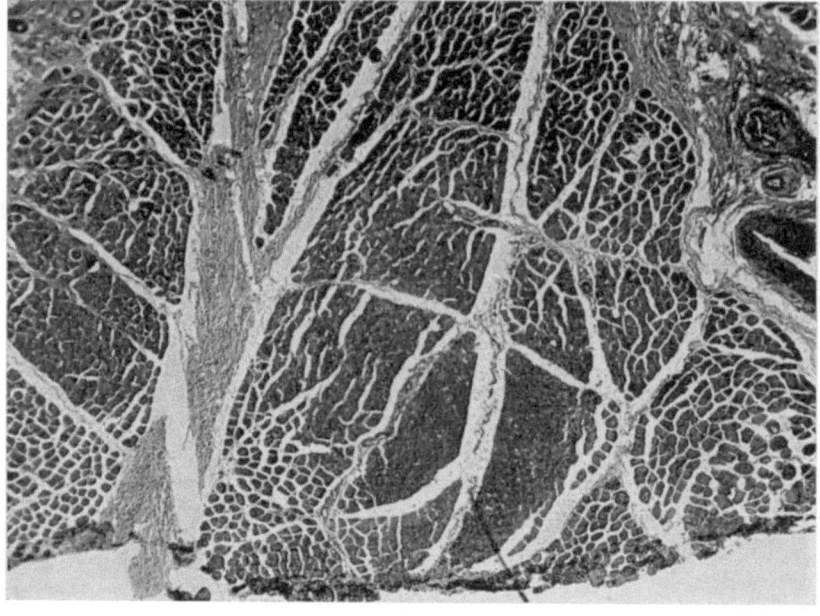

A

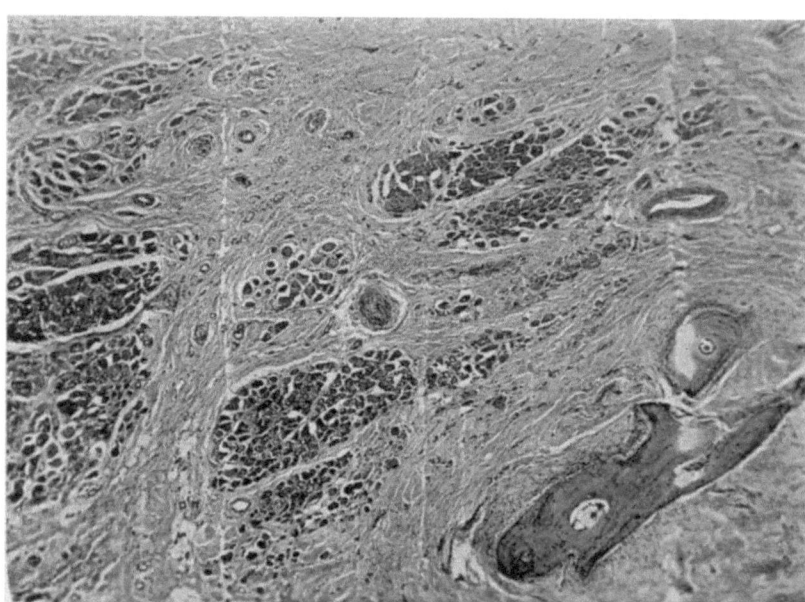

B

Abb. 58A u. B. A zeigt vergleichsweise normale Muskulatur in der Nähe von fibrösem Gewebe um eine Oberschenkelschaftfraktur an der Stelle der verzögerten Konsolidierung. Selbst hier besteht exzessives Narbengewebe, verglichen mit gesunder Muskulatur

B zeigt Narbengewebe um die verzögert heilende Oberschenkelfraktur. Beachte die Bündel von Muskelfasern, die im Narbengewebe eingeschlossen sind. Es handelt sich nicht um eine offene Fraktur

und entfernt die zur Heilung vorübergehend notwendigen Gewebe. Diese werden in manchen Fällen in dauerndes fibröses Narbengewebe umgewandelt, das die umgebenden Muskeln fixiert. Das Narbengewebe entsteht in der Regel nach einer Infektion, es sollte aber nach der Ausheilung der geschlossenen Fraktur niemals ständig zurückbleiben. Bei verzögerter Heilung ist das übermäßige Anwachsen fibrösen Gewebes im Periost wohlbekannt; normale Frakturheilung dagegen bedingt keine dauernde Verdickung des Periostes. Das Einbeziehen der Muskeln in Narbengewebe kann man in Abb. 58A u. B sehen.

Wenn eine Oberschenkelfraktur im Röntgenbild nach ungefähr sechs Wochen keinen wesentlichen Knochencallus zeigte, habe ich oft beobachtet, daß immer die Gefahr einer begrenzten Kniebeweglichkeit bestand, selbst bei apparativer Behandlung, die eine Kniebewegung erlaubte. Man muß diese Beobachtung so deuten, daß der provisorische Callus, der nicht zum Knochencallus wird, eine Vereinigung der Femurfragmente durch bleibendes Narbengewebe zu erreichen versucht und dabei die anliegenden Muskeln in den Verwachsungsprozeß mit einbezieht. Die Ausbildung großer Mengen dauernden Narbengewebes bei geschlossener Fraktur kann man sich nur erklären, wenn man die eigentliche Natur der verzögerten Knochenheilung begreift.

Andererseits habe ich ständig beobachtet, daß Oberschenkelfrakturen, die reichlich Knochencallus nach 3 bis 4 Wochen zeigen, früh heilen und schließlich eine vollständige Kniebeweglichkeit ergeben. Reichlicher Knochencallus scheint weniger Verwachsungen des Quadriceps zu verursachen als Narbengewebe, das im Röntgenbild nicht sichtbar ist, obwohl vorhanden, wenn auch der Knochencallus fehlt. Der reichliche Callus des gebrochenen Oberschenkels in Abb. 8B, Seite 7 und Abb. 19A, Seite 17 verhinderte nicht die Wiederkehr der vollen Kniebeweglichkeit.

Wird fibröses Gewebe um eine geschlossene Fraktur gebildet, kann man nicht erwarten, daß sich die Muskelfasern durch mechanische Bewegungen lösen. Es gibt weiter Grund zur Annahme, daß passive Bewegungen unter diesen Umständen sogar schädlich sein können, wenn sich eine Myositis ossificans in der Nähe einer Frakturstelle bildet. Doch hat man bekanntlich noch Aussicht, eine genügende Beweglichkeit im benachbarten Gelenk zu sichern, wenn man das Gelenk ruhigstellt. Passive Bewegung kann in diesen Fällen die Ausdehnung der pathologischen Veränderungen in den Muskelfasern vermehren.

Das Gesetz der geschlossenen Behandlung

Ich möchte behaupten, daß diese Tatsachen eine Beziehung untereinander haben, die man fast zum Rang eines Naturgesetzes erheben könnte („Gesetz der geschlossenen Behandlung"), d. h., daß nach einer Schaftfraktur langer Röhrenknochen die benachbarten Gelenke eine Fixierung für die Dauer der normalen knöchernen Heilung ohne dauernden oder bedeutsamen Bewegungsverlust vertragen.

Gelenksteife nach Gelenkverletzungen

Bisher habe ich mich mit den Ursachen der Gelenkversteifung befaßt, die nach Frakturen auftreten. Zu untersuchen sind jetzt die Faktoren, die die

Gelenksteife hervorrufen, wenn die Fraktur direkt die Gelenkoberfläche betrifft.

Es besteht eine auf praktischer Erfahrung beruhende allgemeine Übereinstimmung darüber, daß bei einer Gelenkfraktur die frühest mögliche Bewegung des verletzten Gelenkes der einzig sichere Weg ist, die dauernde Steife verhältnismäßig gering zu halten. Obwohl wir dieser allgemeinen Wahrheit zustimmen, gibt es zwei wichtige Fragen zu diskutieren:

1. Verbessert die anatomische Wiederherstellung des Gelenkes durch Operation das endgültige Bewegungsausmaß, wenn die Gelenkoberflächen durch den Bruch entstellt sind?

2. Gibt es Fälle, bei denen frühe Bewegung schädlich ist, und bei denen eine größere Beweglichkeit erreicht wird, wenn man den Bruch anfangs streng ruhigstellt?

Ist die operative Wiederherstellung der Gelenkkonturen wesentlich?
Oft ist es einfach, die Gelenkanatomie durch Arthrotomie und durch Fixierung der Fragmente mit ein oder zwei Schrauben wiederherzustellen, wobei man gleichzeitig den theoretischen Vorteil früher Beweglichkeit erhält. Die funktionellen Resultate dieses Verfahrens sind bei den verschiedenen Gelenken sehr unterschiedlich, im allgemeinen ist überraschenderweise das Ausmaß der erreichten Bewegung nach vollkommener Wiederherstellung der intraartikulären Anatomie enttäuschend. Dagegen erholt sich die Beweglichkeit bei beträchtlicher Wellung der Gelenkoberflächen oft erstaunlich schnell.

Im allgemeinen ist die Indikation, ein verformtes Gelenk wiederherzustellen, weniger bei den oberen Extremitäten gegeben, die durch das Körpergewicht nicht belastet sind, als bei den unteren Gliedmaßen, bei denen spätere osteoarthrotische Veränderungen wahrscheinlich eintreten werden.

Die Arthrotomie ist am häufigsten nach Frakturen des Schulter-, Ellenbogen-, Knie- und Fußgelenkes erforderlich. In der Regel ist das Resultat am Fußgelenk besonders gut, aber hier ist natürlich schon die normale Beweglichkeit gering. Das Ellenbogengelenk zeigt fast immer ein schlechtes Operations-Ergebnis, d. h. nach seiner Operation wird selten eine wesentlich größere Beweglichkeit als durch frühe Bewegung erreicht, wenn man die Bruchstücke nach der Einrichtung in ihrer immer noch leicht verschobenen Stellung beläßt. Besonders enttäuschend beim Erwachsenen ist die verbleibende Bewegungshemmung bei großen, offenen Operationen Y-förmiger Brüche des Oberarmes mit innerer Fixation. EASTWOOD prüfte schon 1937 die Behandlungsergebnisse 14 Y-förmiger Ellenbogengelenkbrüche bei Erwachsenen nach früher Bewegung ohne Einrichtung der Bruchstücke. Nur zwei dieser Patienten kehrten nicht zu ihrem Beruf zurück. Während eine gute Beugefähigkeit in allen Fällen erreicht wurde, berichtete er über folgende Streckbehinderung:

                    Drei Fälle   10—15°
                    Sechs Fälle 30—35°
                    Drei Fälle   45—60°

Nach meinen eigenen Erfahrungen erwarte ich den gleichen Streckausfall nach operativer Behandlung, selbst nach exakter anatomischer Wiederherstellung. Dies ungewöhnliche Verhalten des Ellbogens wird noch betont durch die Tatsache, daß eine Streckhemmung von 45° nicht selten nach Verletzungen auftritt, die keine oder nur geringe anatomische Veränderungen im Röntgenbild zeigen. Die Ursache für die begrenzte Streckmöglichkeit des Ellbogens nach Verrenkung oder nach Infraktion des Speichenkopfes ohne Verschiebung muß daher eher in den Weichteilen, der Kapsel oder den Bändern liegen als in der Veränderung der Gelenkoberfläche. Der Arm in

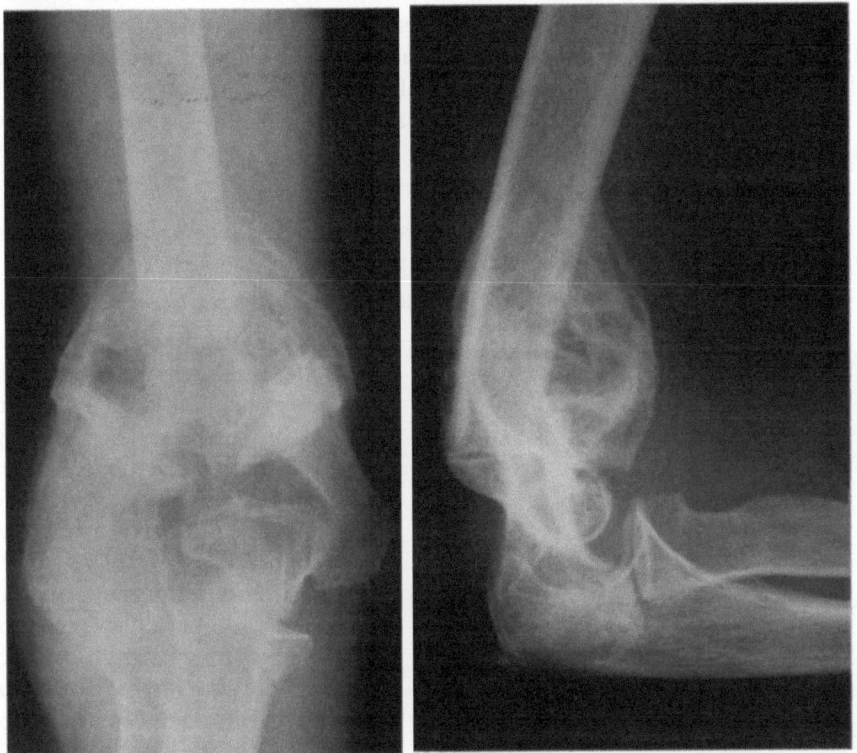

Abb. 59. T-Fraktur, die mit Armschlinge und früher Bewegung behandelt wurde. Bei genauer Einrichtung mit innerer Fixation wäre kaum eine größere Beweglichkeit als 50° erreicht worden, wie es hier auf konservativem Wege geschehen ist

Abb. 59 wurde anfangs eine Woche lang in einem Kragen mit Handgelenkschlinge ruhiggestellt und danach mit früher Bewegung behandelt. Der Ellbogen ließ sich aus der rechtwinkligen Haltung um 25° nach beiden Seiten bewegen. Ich bezweifle, ob eine bessere Beweglichkeit durch offene Operation mit innerer Fixation oder nach 4 Wochen Bettruhe mit Knochenzug am Olecranon hätte erreicht werden können.

Die operative Freilegung des Ellbogengelenkes zu einer röntgenologisch nachweisbar guten Stellung vermehrt unvermeidlich die Kapselschädigung; der Beginn der aktiven Bewegung kann dadurch gegenüber der konservativen Behandlung um 10 bis 14 Tage verzögert werden. Man operiert oft erst nach fast einer Woche: bei konservativer Behandlung könnte dann schon mit aktiver Bewegung begonnen werden. Dieser frühe Zeitabschnitt könnte für die fibröse Umwandlung der Kapselstruktur wichtig sein.

Das Knie. In der Fähigkeit, die Beweglichkeit nach der operativen Behandlung wiederzuerlangen, nimmt das Knie eine Zwischenstellung ein. Obgleich das Bewegungsausmaß selten vollständig ist, unterscheidet es sich vom Ellbogen dadurch, daß die Streckstellung für den Gebrauch am wichtigsten ist. Selbst wenn nur die halbe Beweglichkeit erreicht wird, ist die Beugebegrenzung über 90° keine schwere Behinderung, sofern volles Strecken möglich ist.

Die Schulter. Bei Dislokationen im Schultergelenk ist oft eine operative Behandlung zu erwägen, wenn der abgesprengte Oberarmkopf teilweise oder vollständig aus dem Gelenk gesprungen ist, da es offensichtlich konservativ nicht möglich sein wird, das körpernahe Bruchstück zu reponieren. Die Gründe gegen den Versuch einer solchen heroischen offenen Einrichtung jedoch sind folgende:

1. Diese Frakturen kommen fast nur bei älteren Patienten vor.

2. Selbst nach offener Einrichtung ist es außerordentlich schwierig, den verschobenen Oberarmkopf in der richtigen Stellung zu halten, und

3. wird in fast allen Fällen eine fibröse Versteifung der Schulter entstehen.

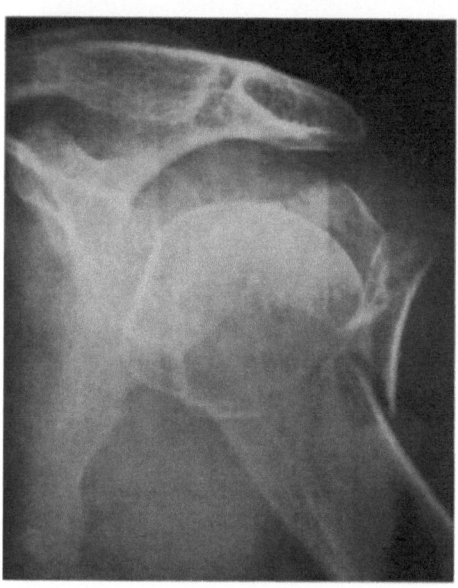

Abb. 60. Trümmerbruch mit Subluxation der Schulter eines alten Mannes, nur behandelt mit früher Bewegung. Er konnte schließlich die Hand ohne Schmerzen und mit genügender Kraft bis zur Höhe der Schulter heben

Durch frühe Bewegung bei verschobener Stellung kann gewöhnlich eine Beweglichkeit bis zur Schulterhöhe als ausreichend für den täglichen Gebrauch erreicht werden; eine Frau kann sich dann z. B. selbst das Haar kämmen (Abb. 60). Eine operative Behandlung ist nur bei solchen älteren Patienten angezeigt, bei denen der Oberarmkopf auf Nerven und Gefäße in der Achselhöhle drückt. Hier ist die operative Entfernung wahrscheinlich das beste Verfahren.

Die Hüfte. Bei der Verrenkung der Hüfte nach hinten schert manchmal ein halbmondförmiges Bruchstück vom hinteren Rande der Pfanne ab, und wenn auch die operative Einrichtung durch Schraubenfixation gelegentlich notwendig wird, ist doch die Indikation hierfür selten. Wenn ein großes Bruchstück verschoben ist und eine Ischiadicuslähmung besteht, kann der Probeschnitt notwendig werden, um die Möglichkeit einer Nervenkompression durch das verschobene Bruchstück auszuschließen. Ist keine Nervenlähmung vorhanden, wird die Indikation für eine operative Revision durch die Stabilität der Hüfte nach der Einrichtung bestimmt. Die Hüfte wird stets in voller Streckstellung stabil sein; untersucht man aber den liegenden Patienten in Narkose, dann gleitet der Hüftkopf unter ihrem Eigengewicht aus der

Pfanne, ehe eine Beugung von 60° erreicht wird (gerechnet ab Streckstellung). Hier ist die Operation angebracht.

Gibt es Fälle, bei denen die Gelenkmobilisierung schädlich sein kann?

Es ist lange bekannt, daß der Ellenbogen nach einer Verletzung häufig einen Reizzustand zeigt, den man in diesem Ausmaß bei anderen Gelenken nicht sieht. Dabei nimmt die Beweglichkeit des Ellenbogengelenkes nicht zu und kann sich sogar verringern. Prüft man passiv die Grenzen der Beweglichkeit, besteht eine deutliche Muskelstarre, selbst wenn sie schmerzlos ist. Eine solche Funktionsverschlechterung wird oft durch passive Streckübungen des Patienten, wie Tragen von vollen Wassereimern, verursacht, mit denen er die Beweglichkeit verbessern möchte. Bei einem sehr kleinen Prozentsatz findet man in den Seitenbändern einen Knochensporn, dasselbe kommt in der Brachialismuskulatur vor, wenn eine Dislokation vorausgegangen ist. Bei diesem Befund muß der Ellenbogen ruhiggestellt werden. Das Anlegen eines Gipsverbandes, wie früher empfohlen wurde, scheint keinen Vorteil zu haben. Es ist vollkommen ausreichend, den Ellenbogen in einer Schlinge 2 bis 3 Wochen ruhigzustellen, bevor aktive Übungen erneut aufgenommen werden.

Kopfzerbrechen macht die Frage der bei Kindern so häufig anzutreffenden bleibenden Ellenbogenversteifung, während andere Gelenkverletzungen bei ihnen fast niemals eine dauernde Versteifung hinterlassen. Wenn man diese steifen Ellenbogen vollständig in Ruhe läßt, erholen sie sich gewöhnlich von selbst, wenn auch manchmal 2 oder 3 Jahre darüber vergehen. Es ist außerordentlich töricht, überhaupt das Ellenbogengelenk eines Kindes zur Besserung der Beweglichkeit zu behandeln. Während beim Erwachsenen versteifte Ellenbogengelenke gelegentlich auf eine einzige vernünftige Spätbehandlung gut reagieren, wird beim Kind nur Schaden angerichtet, wenn man seinen Ellenbogen früher oder später in Narkose mobilisieren möchte.

Eine interessante klinische Erfahrung. Hinsichtlich der möglichen Gefahr übergroßer Gelenkübungen hat BLOCKEY, 1954, einige interessante Beobachtungen über das Verhalten des Ellenbogens bei Verrenkungen gemacht, die die wohlbekannte klinische Tatsache erhellen, daß passive Bewegungen hierbei zu vermeiden sind, aber aktive Bewegung keinen Schaden tun kann. Das kann man bei jedem verrenkten Ellenbogen 2 oder 3 Wochen nach Einrichtung ohne weiteres wieder beobachten. Zu diesem Zeitpunkt wird man wahrscheinlich eine aktive und passive Beuge- und Streckmöglichkeit in einem Bogen von etwa 45° finden, ausgehend von einer Mittelstellung von 90°. Fordert man den Patienten auf, gegen äußeren Widerstand aktiv zu beugen, so kann er dies mit fast normaler Kraft tun, *vorausgesetzt, daß das Ellenbogengelenk in der Mittelstellung der freien Beweglichkeit* (d. h. bei 90°) *gehalten wird*. In dieser Stellung sind Biceps und Brachialis bei der Betastung kräftig kontrahiert, bestätigt durch das elektromyographisch nachgewiesene aktive Muskelpotential (Abb. 61 62, 63). Entfernt man den äußeren Widerstand und fordert den Patienten auf, den Ellenbogen mit aller Kraft gebeugt zu halten, so löst sich die Kontraktion von Biceps und Brachialis, wie man wieder durch Tasten und Stillstand des elektrischen Muskelschreibers beweisen kann. Man muß daraus schließen, daß der Patient unfähig ist, die organische Beugesperre zu überwinden, *da die Muskelbewegung gehemmt wird, bevor sie Schaden anrichten kann.* Man nimmt an, daß der Reflex-Mechanismus dem organischen Block eine gewisse Möglichkeit der Kontraktion und Flexion erlaubt, daß er aber die Kraftquelle hemmt,

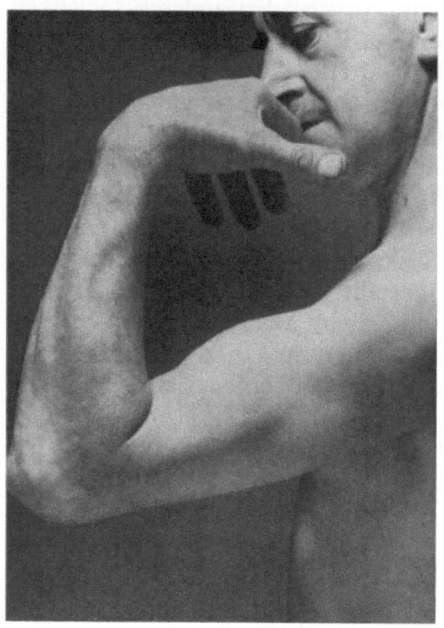 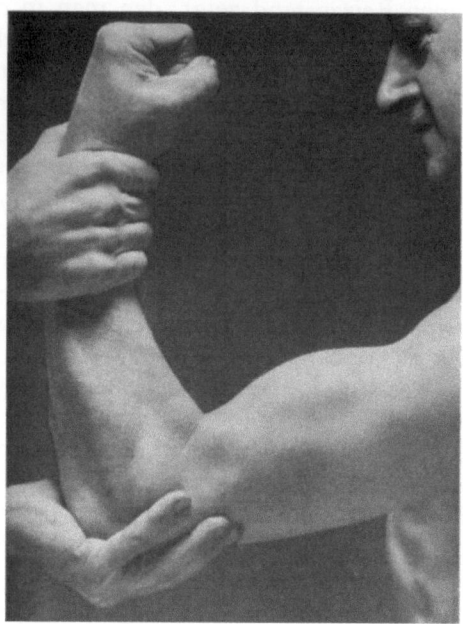

Abb. 61. Verrenkter Ellenbogen 14 Tage nach der Einrichtung. Links: Der Patient bemüht sich um äußerste aktive Beugung. Beachte die nur geringe Kontraktion des Biceps. Rechts: Der Patient zieht den Arm an gegen äußeren Widerstand aus der Mittelstellung der bereits möglichen Bewegung. Beachte den größeren Tonus im Biceps. (Mit freundlicher Genehmigung überlassen von N. J. Blockey, F.R.C.S.)

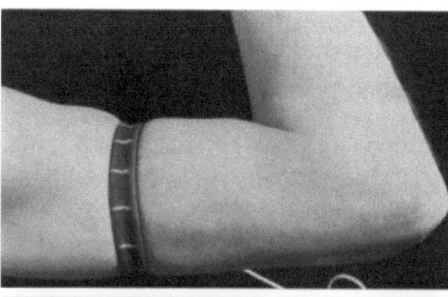

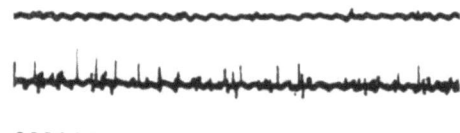

Abb. 63. Oben die myographische Kurve. Hemmung des Aktionspotentials bei äußerster Beugefähigkeit; vorhandenes Potential in der mittleren Kurve bei mittlerem Bewegungsausmaß. (Nach N. J. Blockey, F.R.C.S.)

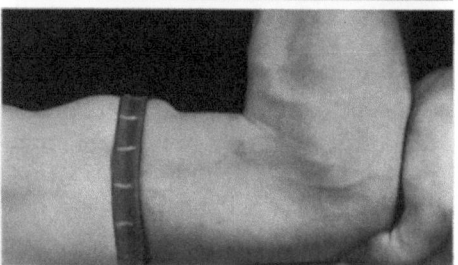

Abb. 62. Dasselbe Experiment auf andere Weise dargestellt. Fehlender Muskeltonus bei äußerster aktiver Beugekontraktion gegen die künstlich pathologische Sperre. Der Muskeltonus wird nicht gehemmt, wenn gegen äußeren Widerstand aus mittlerer Bewegungsstellung kontrahiert wird. (Mit freundlicher Genehmigung überlassen von N. J. Blockey, F.R.C.S.)

sobald sie zu groß wird. Es wurde oft beobachtet, daß diese Hemmung sogar ohne Schmerzempfindung des Patienten auftritt.

Diese einfache Beobachtung erklärt die klinische Tatsache, daß wiederholtes passives Strecken — besonders beim Ellenbogen — dem natürlichen Prozeß der Wiederherstellung der Gelenkbeweglichkeit entgegengesetzt ist, daß aber aktive Bewegung wahrscheinlich keinen Schaden anrichtet.

Beispiele von Frakturen mit Gelenkbeteiligung

Fersenbeinbrüche

Diese ernste Verletzung ist nach den Grundsätzen 1. für Frakturen mit Gelenkbeteiligung und 2. für Frakturen spongiöser Knochen zu behandeln.

Nach meiner Erfahrung entsteht nach jedem Versuch, die anatomische Form des Fersenbeins wiederherzustellen, fast immer eine schmerzhafte Blockade des hinteren unteren Sprunggelenkes und, was noch wichtiger ist, auch ein schmerzhaftes oberes Sprunggelenk. Man muß die erstaunliche Funktionsbesserung des Fußes nach relativ kurzfristiger Belastungsunfähigkeit einer eingekeilten Fraktur gesehen haben, um daran zu glauben, was eine frühe Mobilisation bewirkt. Sie ist eine der eindrucksvollsten Lehren der Frakturbehandlung.

Schlechte Funktionsergebnisse nach Wiederherstellen der normalen Fersenbeinanatomie entstehen meiner Meinung nach wahrscheinlich als Folge einer unerkannten bindegewebigen Konsolidierung. Sie tritt auf, wenn spongiöse Bruchstücke aus dem natürlichen innigen Kontakt in der eingekeilten Stellung gelöst werden. In der „eingerichteten Stellung" bringt man sie an einigen willkürlichen Punkten in unsicheren Kontakt. Dort entstehen Höhlungen zwischen den Fragmenten, die sich mit organisierten Blutcoagula füllen.

Kräftiger Knochenzug mit Tibia- und Fersenbeinnägeln nach BÖHLER werden wegen der allgemein schlechten Resultate nicht mehr angewandt. Daraus ergibt sich Folgendes: Die Wiederherstellung der normalen Fersenhöhe bringt theoretisch zwar den normalen Hebelarm für die Wadenmuskulatur zurück; dieser Vorteil wird aber aufgehoben durch den verheerenden Einfluß auf die Gelenkfunktion, der mit der verzögerten Heilung des Fersenbeins infolge Distraktion verbunden ist.

Seitdem wir mit frühzeitigen Fußbewegungen begannen, ohne vorher die Anatomie der Ferse wiederherzustellen, hat es mich oft beeindruckt, daß die meisten Patienten nach 8 Wochen verhältnismäßig beschwerdefrei gehen. Liegt keine Rentenneurose vor, können sie 9—12 Monate nach der Verletzung zu einer nützlichen Beschäftigung zurückkehren. Bei einem vernünftig mitarbeitenden und mit frühen Bewegungsübungen behandelten Patienten ist die Funktion des Fußes 6 Monate nach der Verletzung nur im Ausnahmefall so schlecht, daß die Arthrodese im hinteren unteren Sprunggelenk erwogen werden muß.

Es könnte so scheinen, als ob die düstere Prognose, die man gewöhnlich dem Patienten mit schwerer Fersenbeinfraktur gibt, das Resultat einer „Über-Behandlung" ist. In diesem Zusammenhang darf man auch nicht die ernste, schwerwiegende, psychologisch-negative Wirkung des pessimistischen Verhaltens des Arztes vergessen, die unbewußt auf den Patienten übertragen wird, weil man der Behandlung dieser Verletzung früher schlechte Aussichten gab. Eine hoffnungsvolle, optimistische Haltung, kombiniert mit frühen Bewegungen und kurzem Krankenhausaufenthalt, kann bei dieser besonderen Fraktur Wunder wirken. Sogar in Zeiten, als das Fersenbein durch Extension mißhandelt wurde und das Gebaren dauernder Kleinmütigkeit diese Verletzung belastete, waren die Spätresultate nach 5 und mehr Jahren oft viel besser, als man erwarten konnte. Waren die Schadenersatzansprüche geregelt, kehrten viele dieser Patienten schießlich zu ihrer ursprünglichen Beschäftigung zurück.

Technische Einzelheiten. Es ist notwendig, einen festen elastischen Kompressionsverband an dem gebrochenen Fersenbein anzubringen und ihn ungefähr 2 Wochen zu belassen. Für diese Fraktur ist Druck wichtig, sonst entkalkt das Frakturgebiet, und es bildet sich eine Entzündung (SUDECK). Frühzeitige Bewegungen sind nach wenigen Tagen erlaubt, und Belastung wird nach 4 Wochen empfohlen. In einigen Fällen, bei denen eine sehr schwere Auswärtsdrehung (Eversion) der Ferse besteht, könnte der Versuch gemacht werden, die Ferse in einer besseren Stellung mit leichtem Gipsverband zu fixieren. Dieser sollte aber nicht mehr als 2–3 Wochen belassen werden, dann muß man mit der Bewegung beginnen.

Brüche des Speichenkopfes

Die Literatur über die Behandlung der Radiuskopffrakturen zeigt erhebliche Meinungsdifferenzen. Manche Chirurgen empfehlen die vollständige Entfernung des Speichenkopfes, sofern hinsichtlich des Ausmaßes der Verschiebung oder Splitterung Ungewißheit besteht. Mir kommt es so vor, als handelten die Verfechter der operativen Entfernung des Speichenkopfes bei unklaren Fällen auf Grund unlogischer Überlegungen. Nach allgemeiner Ansicht ist die Fraktur des Speichenkopfes nur eine unbedeutende Begleiterscheinung einer ausgedehnten Weichteilverletzung des Ellenbogengelenkes und einziges Kennzeichen einer kurzen Subluxation des Ellenbogens, die manchmal vom Riß des medialen Seitenbandes begleitet wird. Es entspricht der klinischen Erfahrung, daß die volle Streckfähigkeit des Ellenbogens stets langsam zurückkehrt, obgleich diese Bewegung anatomisch in keiner Beziehung zu dem Speichenkopf steht. Allgemein bekannt dagegen ist, daß Pronation und Supination sich fast immer schnell und vollständig normalisieren, obwohl gerade diese Bewegungen mit der Anatomie des Speichenkopfes am engsten verbunden sind.

Beim Speichenkopfbruch kann eine oberflächliche Quetschung des Gelenkknorpels am Oberarmköpfchen auftreten, die röntgenologisch nicht sichtbar ist. Sie wird manchmal als Ursache der unvollkommenen Streckfähigkeit angegeben, die häufig einer einfachen Infraktion des Speichenkopfes ohne Verschiebung folgt. Die oberflächliche Knorpelprellung des *Oberarmköpfchens* ist aber keineswegs ein vernünftiger Grund, die Entfernung des *Speichenkopfes* zu empfehlen. Die flüchtige Gelenkknorpelprellung eignet sich ideal für eine Behandlung mit frühzeitiger Gelenkbewegung. Die Kontusion des Knorpels ist sicherlich nicht für die dauernde Streckhemmung des Ellenbogens verantwortlich, sondern wahrscheinlich bedingt durch die Ligamente und die Kapsel. Die Entfernung des Speichenkopfes wird im Zweifelsfalle den geschädigten Bändern und Kapseln nicht gut tun. Der endgültige Beweis dafür liegt darin, daß nach meiner Erfahrung sich nach Excision des Speichenkopfes die Streckfähigkeit nicht schneller einstellt als bei nichtoperierten Fällen. Die Entfernung des Speichenkopfes verzögert immer die frühe Mobilisierung des verletzten Ellenbogens häufig bis zu 3 Wochen, da die Operation, als nicht dringlich, oft eine Woche hinausgeschoben wird; zu dieser Zeit würde man bei der konservativen Methode bereits mit aktiver Bewegung beginnen.

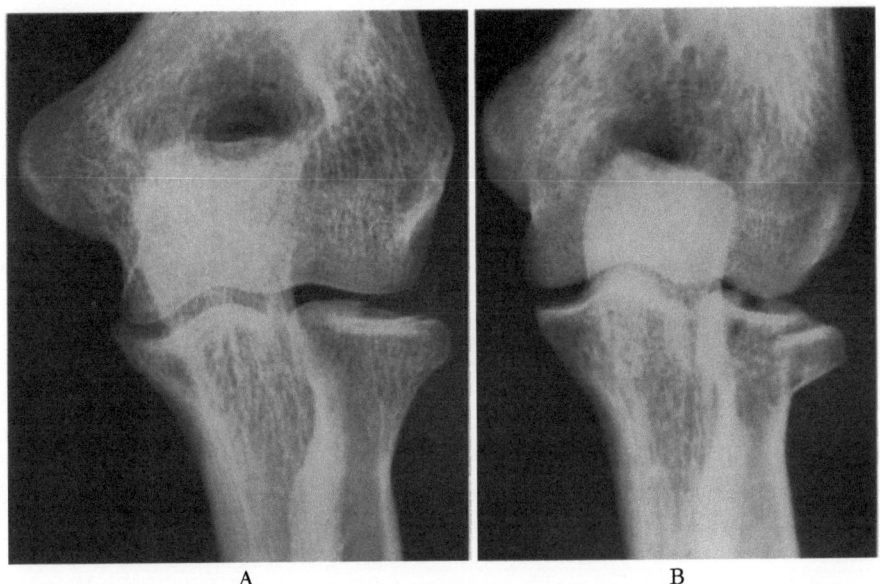

Abb. 64 A u. B. Fehlende Übereinstimmung zwischen funktionellem Ergebnis und röntgenologisch festgestellter Verschiebung bei Radiuskopffrakturen. Beide Fälle erreichten volle Beweglichkeit bei Pronation und Supination. Bei Fall A verblieb, im Gegensatz zu Fall B, ein Streckdefizit

Die beiden Fälle in Abb. 64 veranschaulichen die obigen Behauptungen. Der Patient mit der fast unverschobenen Randfraktur (A) hatte 5 Monate nach der Verletzung ein Streckdefizit von 30° nicht aufgeholt, während bei dem Patienten mit erheblicher Splitterfraktur (B) volle Streckfähigkeit innerhalb von 3 Monaten eintrat. Diese beiden Beispiele zeigen meine Einstellung zur Resektion des Speichenkopfes; einige Chirurgen würden wahrscheinlich den verschobenen und gesplitterten Speichenkopf im Fall B reseziert haben. Es ergab sich, daß dieser Patient bereits 14 Tage nach der Verletzung 75% der Pro- und Supination wiedererlangte, obwohl nur etwa 25% der Flexion und Extension erreicht waren. Bei solcher Wiederherstellung der Drehfähigkeit gab es keinen Grund, die Excision zu empfehlen, da ich nicht glaubte, daß sie der Restitution der Beugung und endgültigen Streckung helfen würde. Das Resultat rechtfertigte die Entscheidung; unabhängig von der Splitterung wurde volle Pronation und Supination erreicht. Dieses Beispiel zeigt, wie viel wichtiger es ist, durch *klinische Prüfung* das tatsächliche Ausmaß der Drehfähigkeit abzuschätzen, als Vermutungen aus dem Röntgenbild abzuleiten.

Wenn der Speichenkopf entfernt werden soll, wird manchmal geraten, es frühzeitig, d. h. innerhalb der ersten 10 Tage (oder überhaupt nicht) zu tun. Es ist unmöglich, die Notwendigkeit der Entfernung des Speichenkopfes, die nur für die Pronation und Supination wichtig ist, vor Ablauf von mindestens 2 Wochen abzuschätzen, wenn Schmerz und Muskelspasmus mehr oder weniger aufgehört haben. Falls 2 Wochen nach einer Splitterfraktur keine befriedigende Drehfähigkeit besteht (die, wenn überhaupt, frühzeitig beginnt), kann die Operation ernsthaft erwogen werden. Eine nachfolgende Verknöcherung habe ich nach diesem kurz aufgeschobenen Eingriff nicht gesehen.

Behandlung

Patienten mit Speichenkopfbrüchen sollten, selbst bei beträchtlicher Splitterung, zu aktiven Streckübungen des Ellenbogens innerhalb von 2 oder 3 Tagen nach der Verletzung angehalten werden. Niemals sollte man ihnen erlauben, eine Schlinge länger als in der ersten Woche zu tragen, und möglichst sollte sie 2 oder 3 Tage nach der Verletzung abgelegt werden. Jede Bewegung sollte aktiv sein, und eine wiederholte passive Streckung selbstverständlich verboten werden.

Spät-Beeinflussung des Ellenbogengelenkes nach Frakturen des Speichenkopfes

Wenn 3 Monate nach konservativer Behandlung eine begrenzte Streckfähigkeit des Ellenbogengelenkes bei einer Fraktur des Speichenkopfes zurückbleibt, kann manchmal eine befriedigende Besserung durch einen Eingriff in der Narkose erreicht werden. Gelegentlich ist dieses Verfahren recht wirkungsvoll und bleibt harmlos, wenn der Eingriff nur einmal vorgenommen und nicht wiederholt wird, auch wenn eine Besserung nicht unmittelbar folgt.

Besonders das Ellenbogengelenk spricht gewöhnlich schlecht auf jeden passiven Behandlungsversuch zur Besserung der Bewegungsfähigkeit an. In der Vergangenheit haben Kliniker mit Recht diese Praxis nachdrücklich verurteilt. Man muß klar erkennen, daß ich beim Spezialfall der Speichenkopfbrüche nur eine einzige späte passive Behandlung befürworte, die nicht für jede Versteifung des Ellenbogens nach einem Trauma gilt und bestimmt niemals bei Kindern angewandt werden sollte.

Zusammenfassung der Bruchbehandlung des Speichenkopfes

Als Arbeitsregel empfehle ich:
1. Aktives Bewegen des Ellenbogengelenkes so früh wie möglich. (Aktive Streckübung nach 2—3 Tagen).
2. Im Zweifelsfalle niemals den Speichenkopf entfernen.
3. Entfernung des Speichenkopfes nur dann, wenn seine Deformierung wahrscheinlich Pronation und Supination behindern wird. Die praktische Erfahrung zeigt, daß nur eine sehr grobe Verformung die Drehfähigkeit einschränkt.

4. Fehlt bei klinischer Untersuchung eine brauchbare Drehfähigkeit am Ende der zweiten Woche nach der Verletzung, dann ist die Entfernung des Speichenkopfes bei der Trümmerfraktur anzuraten.
5. Entschließt man sich zur Operation, sollte der Speichenkopf im ganzen exzidiert werden. Die alleinige Entfernung lockerer Fragmente ergibt schlechte Resultate.

Literatur

BLOCKEY, N. J.: J. Bone Jt Surg. **36**, 833 (1954).
EASTWOOD, W. J.: J. Bone Jt Surg. **19**, 364 (1937).
SCAGLIETTI, O., e C. CASUCCIO: Estratto da La Chirurgia degli organi di movimento, vol. XXI, Fascicolo VI, Anno 1936, XIV.
THOMPSON, T. C.: J. Bone Jt Surg. **26**, No. 2, 366 (1944).

Kapitel IV

Die Frakturbehandlung ohne Gipsverband

Wie oft sehen wir Gipsverbände, wenn die Röntgenaufnahme nur eine kleine Infraktion oder eine unverschobene Fraktur zeigte: Solche Fälle würde der Arzt wahrscheinlich ohne Gips behandelt haben unter richtiger Einschätzung der Weichteilbeschädigung, wenn er nach seinem klinischen Instinkt gehandelt hätte. Man kann nicht allgemein behaupten, Weichteilverletzungen könnten schlimmer als Knochenrisse sein. Eines der gewöhnlichsten Beispiele, bei dem die klinische Beurteilung der Verletzung hinsichtlich des Weichteilschadens wichtiger als die röntgenologische Beurteilung ist, stellt die schwere Fußgelenkverstauchung dar, bei der die einfache Röntgenaufnahme „keine Knochenverletzung" ergibt. Ist ein Fußgelenk stark geschwollen mit ausgedehntem Bluterguß und anhaltender Verhärtung durch die Schwellung, ist es höchstwahrscheinlich zu einer Ruptur der Tibia-Fibulasyndesmose oder des äußeren Seitenbandes gekommen. Eine späte Verschiebung des Sprungbeins oder erneute Subluxation im oberen Sprunggelenk kann auftreten, wenn eine zu frühe Belastung ohne Gipsverband erfolgt. Andererseits wird die Arbeitsfähigkeit der Patienten durch unnötige, ihnen aber aufgezwungene Gipsverbände verhindert, nur weil der Arzt im Schema der Routine denkt und die Behandlungsmethode nicht dem jeweiligen Fall anpaßt.

Häufig muß ein Arzt aus juristischen Gründen nach Verletzungen röntgen; das Ergebnis dieser Untersuchung sollte aber sein klinisches Urteil nicht zu leicht beeinflussen (Seite 83, Kahnbeinfrakturen). Wird eine Rente beansprucht, ist der Nachteil eines unnötig angelegten Gipsverbandes ebenso schwerwiegend wie die Gefahr, zu wenig Gipsverbände zu verwenden. Der Gips bei einem Patienten mit Rentenneurose oder — was noch schlimmer ist — bei einem Aggravanten, kann einen prozeßsüchtigen Patienten in seiner Absicht nur noch bestärken.

Ein verbreiteter Impuls, einen Gipsverband bei praktisch allen röntgenologisch dargestellten Frakturen zu verwenden, scheint dem unausgesprochenen Glauben zu entspringen, daß Gips eine besondere Art von Verbandstoff ist, der, auf die Haut gebracht, die Heilung des darunter liegenden Knochens beschleunigt. Man sollte sich daran erinnern, daß die Menschheit dadurch ihren Existenzkampf bestand, daß sie während Millionen von Jahren vor der Entdeckung des Gipsverbandes auf redliche Weise versuchte, ihre Knochenbrüche zu heilen. Eine regelmäßige kritische Untersuchung des Anlasses zur Anwendung des Gipsverbandes zeigt häufig, daß das Ziel der erwarteten „Ruhigstellung" oft nicht erreicht wird. Es stimmt, das das großzügige Verwenden von Gipsverbänden bei jeder bedeutungslosen Fraktur, der man in einer Unfallabteilung begegnet, niemandem schadet, hingegen einigen gut tut. Aber es gibt einen tieferen Grund, die zu großzügige Anwendung des Gipsverbandes zu beanstanden. Die Knochenheilung und die Wiederherstellung der Beweglichkeit der Weichteile sind für die Arbeit des Unfallarztes grundlegende Phänomene. Um sein Behandlungsgut kennenzulernen, muß er die Verhaltensweise der Fraktur sowohl ohne als auch mit Gipsverband erforschen. Der Unfallarzt muß jede sich bietende Gelegenheit benutzen zu beobachten, wie schnell die unbehandelte Speichenfraktur schmerzfrei wird und wie schnell die volle Kraft beim Greifen zurückkehrt. Darüber hinaus leitet sich vom Verlauf der Knochenheilung die grundlegende Operation der Arthrodese und der Knochenverpflanzung ab, und auf dieser Basis ist die moderne Unfallchirurgie hauptsächlich aufgebaut. Nur aus dem Verhalten der einfachen Fraktur lernt der Unfallarzt den Mechanismus der Knochenheilung kennen. Wird seine Ausbildungszeit von festen Lehrsätzen beherrscht und widmet er sich nur dem Ausführen von Routineverfahren (d. h. Speichenbruch 4 Wochen im Gipsverband, Unterschenkel 12, Kahnbein 6 usw.), so ist seine Lehrzeit vertan.

Die Grundlagen der Frakturbehandlung ohne Fixation

Die Frakturbehandlung ohne starre äußere Fixation ist nicht neu. Vor vielen Jahren wurde diese Methode von dem französischen Chirurgen LUCAS CHAMPIONNIÈRE empfohlen, der mit genauen Einzelheiten ein Massagesystem für jede Fraktur und ihre Verschiebung beschrieben hat. Hauptsächlich aus ökonomischen Gründen konnte diese Methode sich niemals einbürgern: Sie würde in einem Industriegebiet ein sehr umfangreiches Personal und eine große Anzahl von Krankenhausbetten erfordern, während die Gipsfixation eine häusliche Behandlung möglich macht. Zur Zeit ist die Behandlung einfacher Frakturen ohne Schiene wenig beliebt (obgleich die meisten Ärzte sie bei geeigneten Fällen instinktiv ausführen), und sie ist nur dann interessant, wenn größere Frakturen, wie die des Fersenbeins oder der Wirbelsäule, frühzeitig mit Bewegung behandelt werden. Trotzdem sind die Vorteile eines Verzichtes auf äußere Fixation gerade bei kleinen und einfachen Frakturen besonders offensichtlich.

In den folgenden Abschnitten wird untersucht, welche Fraktur ohne Gipsverband behandelt werden kann und welche Grundsätze den Arzt bei der Wahl dieser Behandlung leiten könnten; vorher ist es aber notwendig, sich mit gewissen **falschen Auffassungen der Gipsfixation** auseinanderzusetzen:

1. daß die Bruchstücke einer frischen Fraktur immer beweglich sind, sofern sie nicht künstlich fixiert werden,
2. daß ein Gipsverband solche Beweglichkeit verhindert,
3. daß sich ohne Schienung die Verschiebung verstärkt,
4. daß die Gipsfixation die Frakturheilung beschleunigt,
5. daß das Endergebnis besser ist mit Gipsbehandlung als ohne sie.

1. Daß die Fragmente ohne Schienung beweglich sind

Der Schaft eines langen Röhrenknochens muß technisch ganz anders fixiert werden als ein kurzer Knochen. Irrtümer bei der Frakturbehandlung kurzer

Knochen entstehen durch Anwenden von Methoden, die nur bei Frakturen langer Knochen angebracht sind. Hebt man eine ungeschiente Gliedmaße mit gebrochenem langem Röhrenknochen an, dann bewegt sich die Bruchstelle unter dem Gewicht des distalen Fragmentes infolge der Hebelwirkung des langen Bruchstückes. Bei Frakturen kurzer Knochen sind Hebellänge und Gewicht des distalen Gliedabschnittes gering; und wenn nicht die Muskelkontraktion eine indirekte Kraft hervorruft, werden solche Frakturen durch vorsichtige und begrenzte Bewegungen der Nachbargelenke kaum belastet. Im Verhältnis zu ihrer Länge haben kurze Knochen einen großen Durchmesser, der eine mechanische Stabilität nach einer Fraktur bewirkt, während die im Vergleich zu ihrer Länge dünnen langen Röhrenknochen nach einem Bruch außerordentlich instabil sind.

Bei Brüchen spongiöser Knochen besteht meist eine Einkeilung, die das Fehlen der Beweglichkeit im Bereich der Fraktur erklärt. Bei langen Röhrenknochen ist eine Einkeilung unmöglich, weil die Fragmente aus elfenbeinartigem Knochen bestehen (eine Tatsache, die der Unerfahrene oft zu übersehen scheint). Nur in das spongiöse Ende eines Elfenbein-Knochens kann ein langer Röhrenknochen sich einkeilen, wie in der Regel beim Speichenbruch des Handgelenkes und seltener beim Hals des Oberschenkels und Oberarmes.

Bei kleineren langen Röhrenknochen — Mittelhand- und Mittelfußknochen — werden Einzelbrüche durch die nebenliegenden Knochen und die sie zusammenhaltenden Ligamente interossei geschient.

Frakturen von spongiösen und Röhrenknochen unterscheiden sich erheblich durch ihre Heilungsgeschwindigkeit. Während die Schaftfraktur langer Röhrenknochen 6 Wochen lang beweglich sein kann (wegen des großen Hebelarms an der Frakturstelle und geringen Callus), kann die Fraktur eines spongiösen Knochens in dieser Zeit klinisch fest sein, wenn sie natürlich auch noch nicht vor einer echten Konsolidierung belastet werden darf.

Bei frischen Frakturen ist es verständlich, den Schmerz bei Bewegung der benachbarten Gelenke als Zeichen einer Irritation der Fraktur auszulegen. Daß der Schmerz bei einer frischen Fraktur tatsächlich durch diese selbst entsteht, wird bewiesen durch sein Fehlen bei örtlicher Betäubung des Frakturhämatoms. Es kann daher behauptet werden, daß, so lange eine schmerzlose Funktion im frakturnahen Gelenk möglich ist, eine deutliche Bewegung in der Fraktur selbst nicht stattfindet. **Eine beträchtliche Bewegung bei einer frischen Fraktur besteht nur dann, wenn Schmerzen auftreten**[1] (s. Anmerkung d. Ü.).

2. Daß eine Gipsschiene die Beweglichkeit der Fraktur verhindert

PERKINS hat versucht, in der Frakturlehre die Funktion der Schienen in zwei Typen einzuteilen: Sie diene entweder der „einfachen Schienung" oder der „Immobilisierung". Die *einfache Schiene* kann nur eine grobe äußere Deformierung der Gliedmaße im ganzen steuern, d. h., sie wird die Bruchstücke

---

[1] *Anmerkung des Übersetzers:* Bei der „frühfunktionellen Behandlung" der Schienbeinkopffraktur unter Extension wird die Bewegung im Kniegelenk auf der schwebenden Bewegungsschiene schon am 1. Tage nach dem Unfall nicht als schmerzhaft, vielmehr als angenehm empfunden. Daraus muß geschlossen werden, daß trotz der Bewegung im Kniegelenk die Fragmente nicht aneinanderreiben (siehe auch Anmerkung d. Ü. S. 191).

2. Daß eine Gipsschiene die Beweglichkeit der Fraktur verhindert

während der Heilung in einer Linie halten und zur Wiederherstellung der normalen äußeren Körperform führen. Andererseits bedeutet „*Immobilisierung*" absolutes Unmöglichmachen jeglicher Bewegung der Knochenenden während des Heilprozesses. Es ist klar, daß keine äußere Schienung eine Immobilisation in ihrem vollen Ausmaß erreichen wird. Sie kann auf perfekte Weise nur erzwungen werden durch bestimmte Formen innerer Fixation, wie Metallschiene oder Knochentransplantation. Selbst bei Kahnbeinbrüchen ist es zweifelhaft, ob ein noch so geschickt angebrachter Gipsverband wegen der möglichen Bewegung zwischen Haut und Knochen die Bruchstücke immobilisieren kann. Ähnliche Überlegungen werden die Nutzlosigkeit eines Gehgipses bei einer Fraktur des Tarsus oder Metatarsus zeigen. Bei jedem Schritt wird das Weichteilkissen der Fußsohle zusammengepreßt; das Fußgewölbe biegt sich unter dem Körpergewicht und springt zurück, wenn die Belastung aufhört (Abb. 65). Bei diesen Frakturen ist ein Gehgips tatsächlich nicht viel wirksamer als ein Lederstiefel. Im

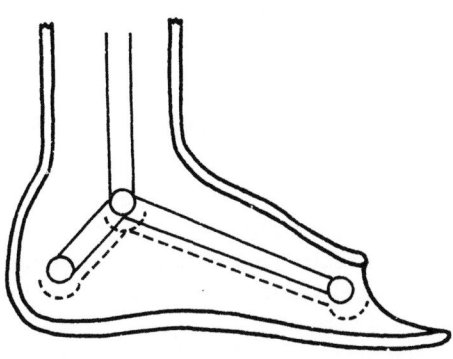

Abb. 65. Die Zeichnung illustriert die irrige Vorstellung, ein Gehgips könne den Mittelfuß oder die Fußwurzel immobilisieren. Unter dem Körpergewicht biegt sich vielmehr das Fußgewölbe durch, und die Weichteile der Fußsohle werden komprimiert, mit oder ohne Gipsverband

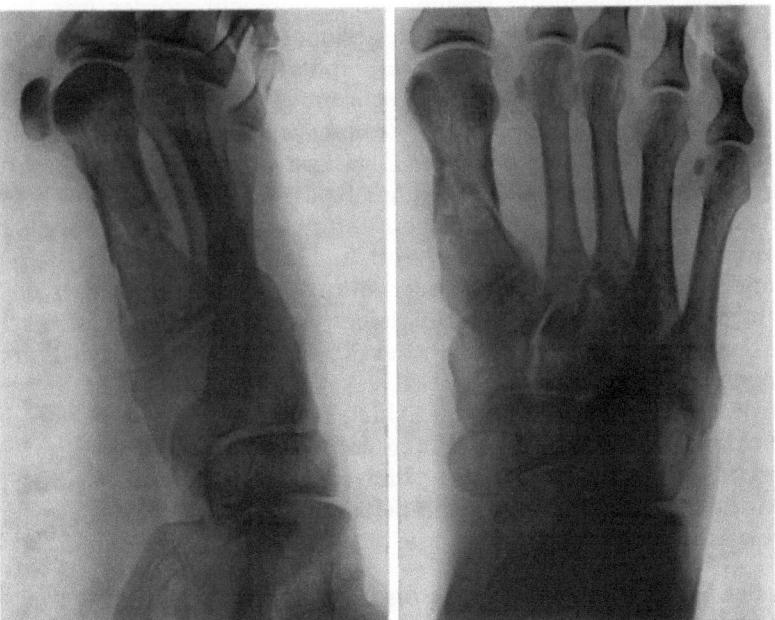

Abb. 66. Ohne Gipsverband behandelte Schaftfrakturen des ersten und zweiten Mittelfußknochens (Basis). Durch Fersengang war dieser Patient fähig, seinen Fuß funktionsfähig zu erhalten und nach 6 Wochen wieder leichte Arbeit aufzunehmen

Gehgips belastet der Patient bei frischen Frakturen des Vorfußes in den ersten 1—2 Wochen fast immer nur die Ferse. Nur wenn die Heilung etwas fortgeschritten ist, wagt er auch den Vorfuß auf die Sohle des Gipsverbandes zu drücken. In Abb. 66 sieht man eine Fraktur des 1. Mittelfußknochens, die mit dieser Methode behandelt wurde. Der Patient ging in einem Stiefel, war in der 4. Woche schmerzfrei und nach 6 Wochen wieder arbeitsfähig.

3. Daß die Verschiebung ohne Schienung sich vermehrt

Betrachtet man das Röntgenbild einer frischen Fraktur, so entsteht häufig die unbewußte Furcht, die Verformung könne sich ohne Gipsverband verstärken. Eine selbsttätige Zunahme der Verschiebung ist unvermeidbar, wenn Schaftbrüche langer Röhrenknochen nicht künstlich unterstützt werden, da die Hebelwirkung der langen Bruchstücke bei jedem Lagewechsel des Patienten auf Grund des schweren Gewichtes des körperfernen Gliedmaßenanteils die Verschiebung ändert. Das trifft aber nicht bei vielen der kleineren Brüche zu. **Bei Brüchen kurzer Knochen wird die Verschiebung begrenzt durch das Ausmaß, in dem die benachbarten fibrösen Elemente zerrissen worden sind.** Es ist daher unwahrscheinlich, daß das Verschieben einer Fraktur kurzer Knochen über die anfängliche Stellung hinausgeht, wenn nicht weitere Gewalteinwirkung noch mehr fibröses Gewebe zerreißt.

Hiervon gibt es eine wichtige Ausnahme, die auf Seite 31 erwähnt wurde. Es besteht immer die Möglichkeit, daß eine „unverschobene Fraktur" im ersten Röntgenbild diagnostiziert wurde. Bei der Verletzung kann aber eine starke Dislokation bestanden haben, die durch das Schienen bei der „Ersten Hilfe" in eine beinahe ideale Stellung zurückgebracht worden war. Die nachfolgende Verschiebung als Ergebnis des Bänder- und Weichteilrisses kann den Arzt später überraschen. Dieses Vorkommnis ist bei Knöchelfrakturen eine Falle für den Unaufmerksamen. Es ist sehr unwahrscheinlich, daß eine Fraktur beider Knöchel ohne beträchtliche Weichteilzerreißung stattgefunden haben könnte. Man hüte sich daher vor der Diagnose „Unverschobene Fraktur" bei doppeltem Knöchelbruch, da bei früher Belastung im Gipsverband (was bei einer nichtverschobenen Fraktur vernünftig wäre), die ursprüngliche Deformierung wahrscheinlich wieder eintritt. Das wird besonders dem unaufmerksamen Arzt passieren, da wiederholte Röntgenkontrollen in der Regel nicht üblich sind, wenn die ursprüngliche Diagnose auf eine unverschobene Fraktur lautete: Die ersten Zeichen der Verschiebung werden sich erst beim Entfernen des Gipses zeigen.

Wurde eine Fraktur manuell gerichtet, ist die Schienung notwendig, um eine Rückkehr in die Ausgangsstellung zu verhindern. **Gelingt die Einrichtung nicht und wird die Stellung nicht verbessert, dann ist die Schiene nicht länger erforderlich,** und eine Behandlung durch frühes Bewegen kann dann gewisse Vorteile bieten.

4. Daß der Gipsverband die Heilung beschleunigt

Anlaß zum Anwenden vieler Gipsverbände ist die Furcht, eine Fraktur könne nicht knöchern heilen, wenn sie nicht geschient wäre. Die Angst vor der Pseudarthrose ist oft völlig unbegründet und wird häufig zusammenhanglos aus vereinzelten Fällen gefolgert, die irrtümlich als Beispiele eines allgemeinen Prinzips angesehen werden. Bei den Frakturen langer Röhrenknochen ist irgendeine Form äußerer Fixierung absolut notwendig, um grobe Bewegungen einzuschränken. Für die kurzen und kleinen Röhrenknochen gelten diese Faktoren nicht; bei ihnen kann erwartet werden, daß der Heilprozeß ohne äußere Fixation stattfindet. Für diese Behauptung gibt es zwei wichtige Ausnahmen, nämlich die Fraktur des Kahnbeins der Hand und des Oberschenkelhalses. Das Besondere dieser Beispiele wird dadurch gezeigt, daß sie weiterhin klassifiziert werden sollten in Frakturen des mittleren und proximalen Teils des Kahnbeins und der mittleren und subcapitalen Region des Oberschenkelhalses. Das Gemeinsame dieser kleinen Gruppe, das sie von den Frakturen des übrigen Skelets unterscheidet, ist die Komplikation der ischämischen Nekrose. Es kann nicht genug betont werden, daß der Gewebstod eine Komplikation der Frakturheilung ist und daß er im Normalfall nicht vorzukommen braucht. Das Mißgeschick der Pseudarthrose, die der Behandlung einer Kahnbeinfraktur nach früher Bewegung folgt, ist so gut bekannt, daß es nicht überrascht, wenn man sie auf die Therapie anderer Verletzungen überträgt. Trotzdem ist es unlogisch, die Frakturen des Keilbeins oder des Kahnbeinhöckers durch starre äußere Fixation zu behandeln. Möglicherweise zeigen zukünftige Untersuchungen, daß Blutleere allen Frakturen mit langsamer Knochenheilung eigen ist. Im praktischen Gebrauch muß das Auftreten einer Knochennekrose nur als Komplikation bei wenigen wohlbekannten Lokalisationen betrachtet werden, etwa beim Talus, beim inneren Knöchel, bei Verrenkungen des Mondbeins, der Hüfte und manchmal im distalen Drittel des Tibiaschaftes und der Ulna.

Hinsichtlich der Heilungsgeschwindigkeit nach der Gips-Fixation kann man kaum betonen, daß der Gipsverband die Heilung beschleunigt. Er garantiert lediglich die gute Stellung bei der Konsolidierung. Die Geschwindigkeit der Heilung ist eine Funktion der Osteoblasten, und unter normalen Bedingungen wird sie in zeitlicher Stufenfolge stattfinden und von verschiedenen chemischen und physikalischen Veränderungen abhängig sein. Obgleich diese Vorgänge nicht beschleunigt werden können, sind sie doch leicht durch ungünstige äußere Bedingungen zu hemmen. Das Endstadium der Knochenbildung kann durch unzureichende Blutversorgung oder durch grobe und fortwährende Bewegung aufgeschoben werden. **Das Ziel der Frakturbehandlung besteht eher darin, alle ungünstigen Einflüsse auszuschalten als die Heilung zu beschleunigen.**

5. Daß das Endergebnis mit Gipsverband-Behandlung besser ist als ohne sie

Diese Meinung entstammt der Lehre Böhlers, der behauptete, daß bei Belastung einer mit Gipsverband geschienten Gliedmaße die Blutzufuhr durch die statische Muskelkontraktion aufrechterhalten und hierdurch die knöcherne Vereinigung beschleunigt würde. Nach Böhler wird durch das Verhindern des „Intercellularödems" die Versteifung der Gelenkkapsel als Ursache der bleibenden Bewegungseinschränkung ausgeschaltet. Wenn dieses Dogma auch viel Wahrheit enthält, wurde es durch die Praxis nicht bestätigt: verzögerte Tibiaheilungen sind nach wie vor häufig. Gelenksteife tritt ebenso oft wie bei jeder anderen Methode ein, und ein Spätödem ist eine häufige Komplikation nach der Entfernung des Gipsverbandes.

Unabhängig von der Theorie muß man aber einer praktischen Frage ins Auge sehen: Spart man Zeit, wenn man Frakturen ohne Gipsverband behandelt? An der oberen Extremität kann man zweifelsohne Zeit sparen, wenn man geeignete Frakturen ohne Gipsverband heilen läßt. Besonders der freiberuflich Tätige wird eine Heilzeit ohne Gipsverband angenehm finden (z. B. wegen der Erleichterung beim Waschen und Anziehen usw.). Bei der unteren Gliedmaße ist jedoch die Zeitersparnis weniger bedeutsam. Manche kleine Fraktur (wie z. B. die unverschobene Fraktur des äußeren Knöchels) kann innerhalb von 4 Wochen vollständig in einer elastischen Binde oder einem Zinkleimverband heilen, nur ist der Patient dann in den ersten 2 Wochen absolut arbeitsunfähig, während er im Gipsverband früher, wenn auch unter größerer allgemeiner Behinderung, gehen kann.

Fälle, die für eine Behandlung ohne Gipsverband geeignet sind

Die folgende Liste umfaßt solche Frakturen, die für eine frühe Mobilisation ohne Gipsverband geeignet sind:

Fibulaschaft
Fußwurzelknochen
Mittelfußknochen
Marsch-Frakturen
Hakenförmiger Fortsatz des 5. Mittelfußknochens
Zehenglieder
Mittelhandknochen
Fersenbein
Tibiakondylen (bei alten Leuten)
Brustwirbelsäule

Olecranon (nicht verschoben)
Kniescheibe (sternförmig oder quer ohne Trennung)
Ellenbogengelenkbrüche
Kahnbeinhöcker
Andere Handwurzelknochen (mit Ausschluß der Kahnbeinmitte)
Leichte Kompressionsbrüche der Lendenwirbelsäule
Becken
Zentrale Luxation der Hüfte

Positive Indikationen für Gipsfixationen

Im Gegensatz zu den obigen Frakturen, die für frühzeitige Bewegungsbehandlung geeignet sind, kann die *positive Indikation für einen Gipsverband* folgendermaßen dargestellt werden:

1. Das Stabilisieren der erreichten guten Stellung nach dem Einrichten.
2. „Das Ruhigstellen", sofern eine Verschiebung durch Bewegen der benachbarten Gelenke wahrscheinlich ist.
3. „Das Ruhigstellen", wenn ein Fragment zur ischämischen Nekrose neigt.
4. Das Anregen der knöchernen Vereinigung durch Belasten bei verzögerter Heilung langer Röhrenknochen.
5. Das Beachten wirtschaftlicher Gründe, d. h. Krankenhausbetten sparen oder einen Patienten zu seiner persönlichen Bequemlichkeit in ambulante Behandlung entlassen.

Der Druckverband

Die Behandlung einfacher Frakturen ohne Gips durch gut geplanten und gut angelegten Druckverband wird oft nicht so beachtet, wie sie es verdient. Ein sorgfältig angelegter Druckverband kann durch seine Starre *eine gewisse Schienung* bewirken und gleichzeitig *eine begrenzte Bewegung erlauben*. Die Wirksamkeit einer Bandagierung schmerzhafter Gelenke ist aus der Tiermedizin bekannt, und die Beweglichkeit eines Pferdes mit bandagierten Knien und Fesseln beim Reiten kann in gleicher Weise auf den Reiter übertragen werden.

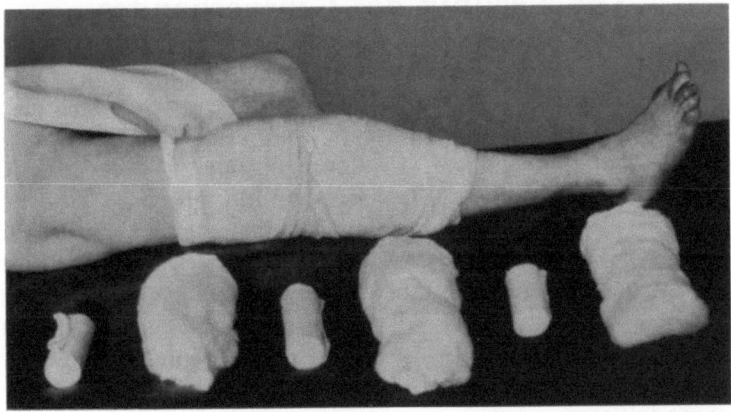

Abb. 67. Robert Jones-Druckverband. Die fertige Bandage erstreckt sich von Wadenmitte zu Oberschenkelmitte, ist 5 cm dick, und ihre besonderen Eigenschaften sind folgende: Leichte Schienung durch ihre Starre, Beherrschung der Schwellneigung durch ihre Druckwirkung und begrenzte Bewegung durch ihre geringe Nachgiebigkeit

Das beste Beispiel eines höchstentwickelten halb-flexiblen Druckverbandes ist der sog. „Robert-Jones-Verband" für das Knie (Abb. 67). Er besteht aus drei Lagen Watte und drei Schichten Flanellbinden. Diese werden nun vorsichtig, aber fest angezogen, und die ganze Bandage erstreckt sich in einer Ausdehnung von etwa 15 cm ober- und unterhalb des Kniegelenkes in einer Dicke von etwa 5 cm. Dadurch, daß die Bandage über die Wade herabreicht, wird das unangenehme, schmerzhafte Einschneiden in die Wadenschwellung vermieden, das bei kurzen Kniebandagen auftritt. In diesem Zusammenhang muß bemerkt werden, daß die festhaftende elastische Binde als Druckverband am Kniegelenk ein äußerst ungeeignetes und erheblich unangenehmes Material ist, das auf jeden Fall vermieden werden sollte. Auf Grund ihrer Masse bewirkt die Jones-Bandage eine wirksame Bewegungshemmung über 10° hinaus.

Diese Verbandart ist für die Mehrzahl der Knieverletzungen bedeutend besser als jeder Gipsverband. **Ein Gips kann keinen kontinuierlich leichten Druck ausüben, wenn der Erguß sich zurückzubilden beginnt.** Erst wenn man die Wirksamkeit dieses einfachen, aber wissenschaftlich hochwertigen Verbandes richtig versteht, wird man erkennen, daß nur selten **Gipshülsen bei der nichtoperativen Behandlung der Knieverletzung oder der Kniescheibenfraktur nötig sind.**

Kapitel V

Die Technik des Gipsverbandes

Viele Mißerfolge in der konservativen Behandlung können auf eine unzulängliche Gipsverband-Technik zurückgeführt werden. Eine manuell gut ausgeführte Brucheinrichtung kann häufig während eines ungeschickten Anlegens des Gipses abgleiten. Der Arzt, der erfolgreich konservative Methoden anwenden möchte, muß sich einer langen Ausbildung in der „Kunst des Gipsverbandes" unterziehen. Geschicklichkeit lernt man nicht aus Büchern, sondern nur durch fortwährende Praxis im Laufe von wenigstens einem Jahr. Der Unfallarzt, der das Anlegen eines Gipses als Nebensache ansieht und sie jüngeren Assistenten oder dem Pflegepersonal überläßt, sollte sich auf ein anderes Fach spezialisieren. Ehe nicht die Chirurgenhände einen automatischen Rhythmus erreichen, die Bindentouren schnell, regelmäßig und unbewußt zu modellieren, wird er nicht seine ganze Aufmerksamkeit der Fraktur widmen können.

Gepolsterte und ungepolsterte Gipsverbände

Gipsverbände können nach drei Grundformen unterschieden werden: 1. „schlecht gepolsterte", 2. ungepolsterte und 3. gepolsterte Gipsverbände.

Der „schlecht gepolsterte" Gipsverband

Gegen schlecht gepolsterte Gipsverbände zog BÖHLER mit großem Erfolg zu Felde; nach seiner Lehre wurde der ungepolsterte Gipsverband unmittelbar ohne irgendein dazwischenliegendes weiches Material auf der Haut angebracht. Seine Überzeugungskraft war so überwältigend, daß noch heute das Wort Polster in vielen Chirurgenkreisen gar nicht erwähnt werden darf oder nur als etwas, für das man sich entschuldigen muß. In diesem Buch wird später gezeigt, daß der hautenge Gips nicht generell zu empfehlen ist. Ich glaube, daß der richtig angelegte gepolsterte Gipsverband ebenso wirksam ist wie ein ungepolsterter, er ist jedoch wesentlich angenehmer und hat gewisse subtile Vorteile.

Über den schlecht gepolsterten Gips braucht man nicht zu sprechen; er liegt locker um die Gliedmaße und kann daher die Fragmente nicht fixieren. **Widmet der Arzt nicht den Einzelheiten der ordentlichen Polsterung die äußerste Aufmerksamkeit, wird er einen schlecht gepolsterten Gipsverband angelegt haben, bevor er sich dessen bewußt wird.**

Der ungepolsterte Gipsverband

Dieser Gips wird durch tourenweises Anlegen der nassen Gipsbinde ohne zwischenliegende Polsterung auf die Haut gebracht. Das enge Umschließen der Gliedmaße und das in gewisser Hinsicht tatsächliche Haften an der Haut wird von vielen für eine Verbesserung der Frakturfixation gehalten. Bei der Original-Technik von BÖHLER wurde noch nicht einmal der Gebrauch eines Schlauchstrumpfes zwischen Gips und Haut erlaubt. Dabei kann auch beim Benutzen dieses Strumpfes der fertige Gipsverband praktisch als ungepolsterter Gips angesehen werden.

Wenn gewisse technische Voraussetzungen beachtet werden, besteht beim hautengen Gipsverband keine Gefahr. Wichtig ist, daß die Gipsbinde nicht so angezogen wird, wie man eine Mullbinde anzieht. Bei der ungepolsterten Technik sollte man die Binde *sich selbst um die Gliedmaße herumrollen lassen*. Legt man die nasse Gipsbinde auf die Haut und drückt sie mit der flachen Hand um die Gliedmaße, so wird sie ohne schnürende Falten ihren Weg allein finden. Auf keinen Fall sollte die Gipsbindenrolle angehoben und angezogen werden. Diese Technik ist leicht zu erlernen, obgleich man auch mit ihr Monate braucht, bis man genügend Geschicklichkeit erworben hat, um ein Meisterwerk zu vollbringen. *Sie ist erheblich leichter zu erlernen als die des gepolsterten Gipsverbandes.*

Obgleich ich den gepolsterten Gipsverband in der Regel empfehle, gibt es mindestens drei Frakturarten, bei denen der ungepolsterte Gips notwendig ist: 1. Bei der Radiusfraktur sollten alle Gipslagen direkt auf die Haut gebracht werden, 2. ebenso bei der Kahnbeinfraktur des Handgelenkes, 3. sollte die Bennettsche Fraktur stets mit ungepolstertem Gipsverband behandelt werden.

Der gepolsterte Gipsverband

Der echte Wert eines gepolsterten Gipsverbandes kann nur dann gewürdigt werden, wenn man technisch gute Verbände betrachtet. Mein eigenes Interesse für diese Behandlungsweise wurde erstmalig durch die Arbeit von Gast-Ärzten aus der Schule von Bologna hier in England geweckt (MORANDI, 1948).

Bei dieser Methode benutzt man eine Wattelage zwischen Haut und Gipsverband, die fest gegen die Gliedmaße gedrückt wird, indem man die nasse Gipsbinde *unter Zug* wickelt. Die Polsterwatte lockert den Gipsverband nicht, **vielmehr verbessert der elastische Druck der Watte tatsächlich die Fixation der Gliedmaße, indem sie den leichten Weichteilschwund nach Anlegen des Gipses ausgleicht.** Die Kraftanwendung zum Festziehen der einzelnen Bindentouren ist schwer zu beschreiben; sie kann überraschend hoch sein und dennoch die Zirkulation nie stören. Bei einem fachgemäß angelegten Gips bin ich ganz sicher, daß er die Gliedmaße fester und auch für längere Zeit hält, als es ein hautenger Gipsverband tut. Oft haben mir intelligente Patienten, die wegen Tibiafrakturen mit sog. hautengen Gipsverbänden behandelt wurden, gesagt, daß ihre Beine morgens beim Aufstehen verhältnismäßig locker im Gips lägen und daß sie erst abends ihren Gehgips wieder richtig belasten könnten, wenn das Bein genug angeschwollen war, um den Gips auszufüllen.

Bei der Polster-Technik wird die Polsterung sorgfältig in gleichmäßiger Lage der gerollten Watte angebracht. Nach der Stärke der Polsterwatte richtet

88 Die Technik des Gipsverbandes

sich die Anzahl der Touren. Die Dicke der lockeren Wattepolsterung sollte etwa 1 cm betragen und später durch die darübergewickelten Gipsbinden auf etwa 3 mm zusammengepreßt werden. **Die Sorgfalt, mit der diese Watteschicht angebracht wird, ist für den Erfolg ausschlaggebend; sie soll nicht durch sorglos häßliche Klumpen die Form der Gliedmaße verschleiern.** Tafelwatte sollte vor dem Benutzen aufgerollt werden.

Es ist schwierig, die Zugmethode nach dem Polstern zu beschreiben. Die Art und Weise des Wickelns liegt halb zwischen der Technik des normalen Bandagierens, bei der die Binde von der Gliedmaße abgehoben, angezogen und schließlich 10—12 cm lang um die Gliedmaße herumgewickelt wird, und der Methode beim ungepolsterten Gipsverband, bei der sich die Bindenrolle

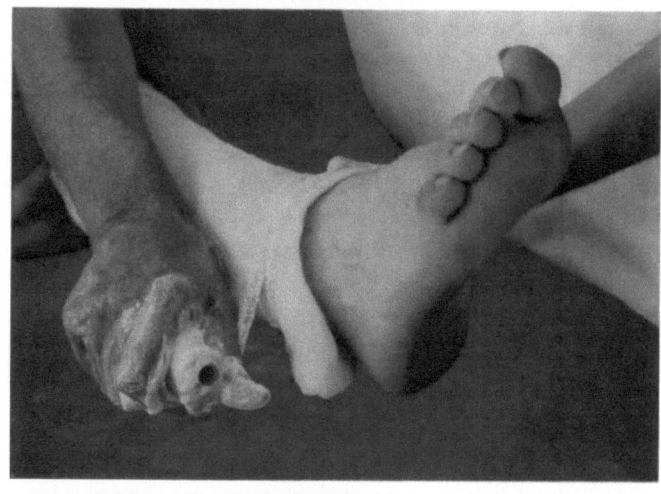

A

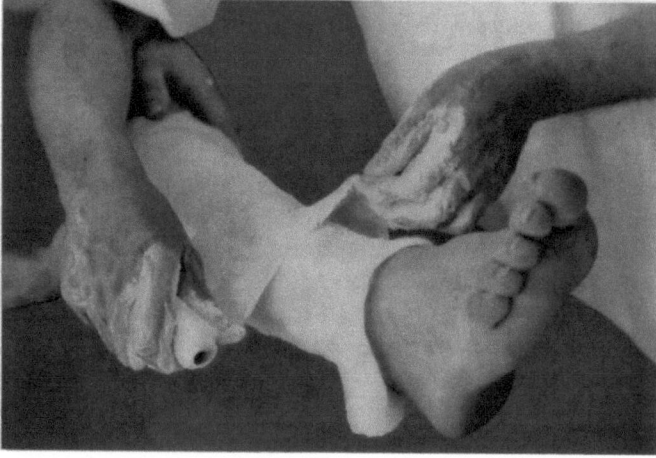

B

Abb. 68 A u. B. Methode des Anbringens einer Gipsbinde über einem Wattepolster
A. Bandagenzug durch Druck des Daumenballens auf die Mitte der Binde, um das Einschneiden der Kanten zu vermeiden
B. Anlegen einer Falte zum Ausgleich der konischen Form einer Gliedmaße

kontinuierlich in Berührung mit der Gliedmaße befindet. Die Bindenrolle bleibt mit der Oberfläche der Gliedmaße fast ständig in Kontakt, aber statt leicht herumgeführt zu werden, wird sie unter Druck des Daumenballens um die Gliedmaße *gepreßt und geschoben*, wobei eine starke, schiebende Kraft in Richtung des Unterarms des Arztes angewandt wird. Diese Technik wird in Abb. 68A gezeigt. Man sieht, wie der Druck des Daumenballens sich am stärksten in der Mitte der Bindenbreite auswirkt, so daß ein Überdruck am Bindenrande nicht auftritt und dadurch keine scharfe Falte verursacht. Jede Tour wird langsam gewickelt und sorgfältig angelegt, wobei die Hand dem natürlichen Verlauf der Binde folgt, ohne sie unnötig aus ihrer Richtung zu zwingen. An konisch zulaufenden Teilen der Gliedmaße legt man die Touren mit einer schnellen Bewegung des Zeigefingers der linken Hand durch kleine Falten gleichmäßig an, bevor jede Tour in die richtige Lage gestrichen wird (Abb. 68B). *Die Dauerhaftigkeit des Gipses und seine Festigkeit bei gleichbleibender Bindenzahl hängt ab von der Vereinigung der einzelnen Touren und von der glättenden Bewegung der linken Hand.* Es ist ein Irrtum, daß nur die ersten und letzten Lagen sorgfältig ausgeführt werden müßten. Jede einzelne Lage muß mit gleicher Überlegung angebracht werden.

Aus dieser Beschreibung kann man entnehmen, daß diese Technik den Gebrauch von Gipslagen ausschließt. Der ganze Gipsverband ist aus zirkulären Binden hergestellt.

Beim Wickeln der Gipsbinden kann man schwer die notwendige Zugkraft angeben. Es ist überraschend, wieviel Zug bei großer Oberflächenverteilung vertragen wird. Ich habe noch keinen solchen Gipsverband zu fest angelegt. Verbände unterhalb des Kniegelenkes sollten besonders im proximalen Anteil

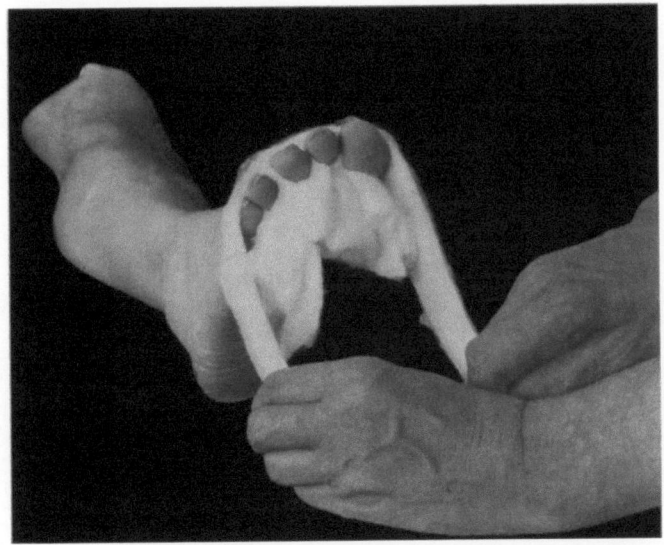

Abb. 69. Technik eines Zehengipsverbandes. Jede Zehe wird für sich mit wenig Watte und alle zusammen mit einer Wattelage umwickelt. Der Gipsverband wird über die Zehen angelegt und dann bis zur erwünschten Höhe abgeschnitten. Auf diese Weise bleibt den Zehen genügend Bewegungsfreiheit (Dr. CASUCCIO)

sehr fest angezogen werden, um die Watte und die weichen Muskeln kräftig zusammenzudrücken; sonst wird der Gipsverband nach Fertigstellung so locker wie ein Kommißstiefel sein. Im unteren Teil des Gipsverbandes, um das

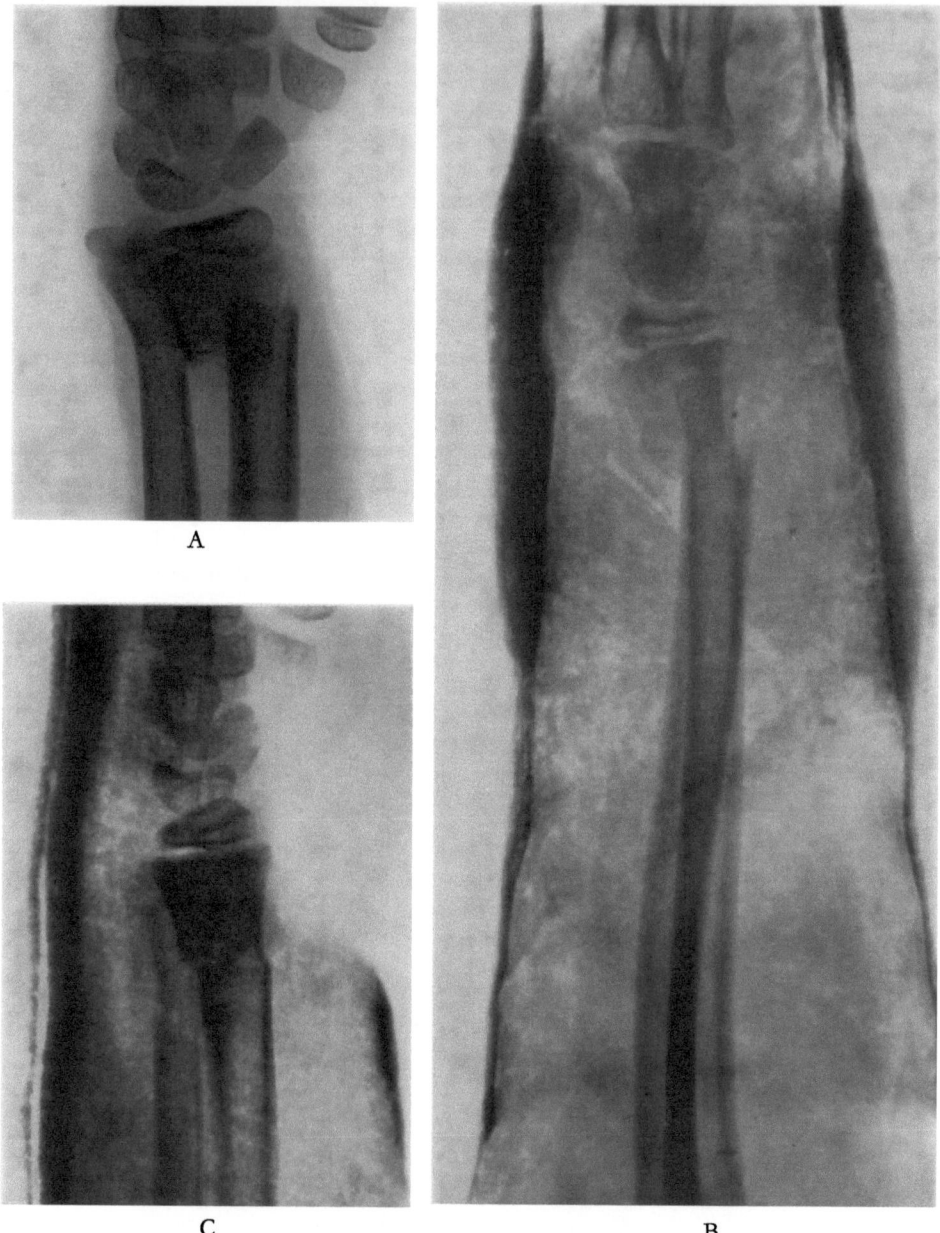

Abb. 70 A—C. Schlecht angelegter Gipsverband in B. Der Arzt sah lediglich die Stelle der Verletzung. Der Gipsverband ist an der entscheidenden Stelle nicht wirkungsvoll genug, weil die oberen und unteren Teile dünn und schlecht begrenzt sind. Endgültige Stellung in C nach nochmaliger Einrichtung

Fußgelenk herum, muß der Zug zwar geringer, aber ausreichend stark sein, damit die Watte bei jeder Bindentour federn kann.

Abb. 69 zeigt eine Methode, bei der jede Zehe für sich mit wenig Watte gepolstert wird. Dieses gibt den Zehen Bewegungsfreiheit nach Entfernung der Watte, wenn der Gipsverband getrocknet ist.

Gleichmäßige Dickenlage von einem Ende zum anderen

Die Güte eines Gipsverbandes zeigt sich in der gleichmäßigen Dicke von einem Ende zum anderen. Leider findet man oft Gipsverbände, z. B. beim Kahnbein oder der Luxationsfraktur des Fußgelenkes, die nur am Hand- oder Fußgelenk 1 1/2 cm dick sind und sich dann konisch bis zu einer Gipstour am oberen und unteren Ende verjüngen (Abb. 70). Solche Verbände sollen nicht nur aus Schönheitsgründen kritisiert werden, sondern auch darum, weil sie die Fragmente nicht fixieren, da sie funktionell zu kurz sind. Ist die untere Öffnung eines Unterarmgipses zu dünn, wird ein genaues Anpassen an die Hohlhand wertlos, und die Bewegung des Handgelenkes ist in beträchtlichem Ausmaß möglich.

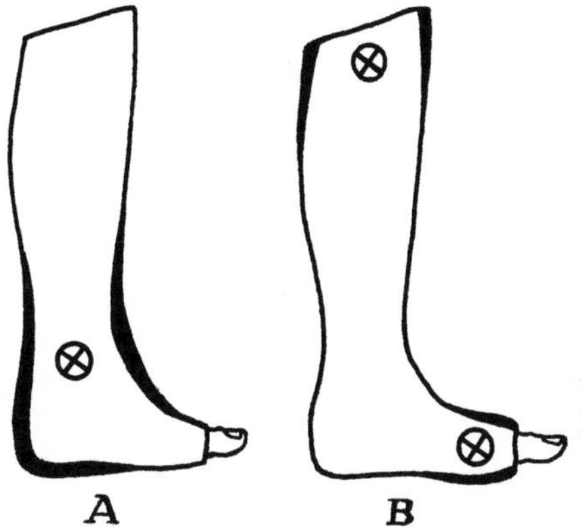

Verjüngt sich die Dicke eines Gipsverbandes nach den Enden, so kommt es daher, daß *der Arzt nur die Stelle der Verletzung sieht* und nicht an den Gips als Ganzes denkt. Ein gleichmäßig dicker Gipsverband läßt sich leichter herstellen, wenn man nicht nur an den Ort der Verletzung denkt, sondern

Abb. 71 A u. B. A Konzentriert man sich zu sehr auf die Frakturstelle, besteht die Gefahr, einen dicken Gipsverband mit dünnem oberen und unteren Ende anzufertigen

B. Konzentriert man sich auf die Enden des Gipses, wird der Verband an der Bruchstelle automatisch richtig, und man erreicht einen leichten, starren Gipsverband von gleichmäßiger Stärke. Bei dieser Methode werden nie zwei Gipstouren an derselben Stelle angelegt, außer an den oberen und unteren Enden („Rück- und Vorwärts-Rhythmus")

sich *bewußt auf eine gleichmäßige Dicke der Enden konzentriert*. Der Arzt sollte sich dazu zwingen, **nie zwei Touren an derselben Stelle anzubringen, außer an den Enden.** Dies kann durch einen fortlaufenden „Rück- und Vorwärts-Rhythmus" von oben nach unten geschehen (Abb. 71).

Schnell trocknender und langsam trocknender Gips

Seit dem Erscheinen der ersten Ausgabe dieses Buches bringen die Hersteller patentierter Gipsverbände Sorten heraus, die sehr befriedigend sind und nicht zu schnell trocknen.

Bei der Gipstechnik ist es wichtig, daß die erste gewickelte Binde noch weich sein sollte, wenn die letzte Tour gelegt ist. Durch den weichen Gipsverband kann der Chirurg eine bewegliche Fraktur fühlen und sie so formen, wie er es wünscht. **Einer der häufigsten Gründe der mangelhaften Einrichtung liegt darin, daß der Gipsverband die Konsistenz nasser Pappe annimmt, ehe**

die letzte Tour gelegt worden ist. Der Arzt kann dann die Bewegung an der Bruchstelle, die er sich einzurichten bemüht, nicht mehr fühlen. Benutzt man die Technik des gepolsterten Gipsverbandes mit dem sorgsamen Anlegen jeder Bindentour unter Zug, dann ist das Verwenden eines schnell trocknenden Gipses ein ernster Fehler, da diese Technik etwas mehr Zeit als der ungepolsterte Gipsverband benötigt[1] (s. Anmerkung d. Ü.).

Einer der Gründe des vorzeitigen Hartwerdens beruht darauf, daß viele schmale Binden verwendet werden, die das Wickeln verlangsamen. Während nur bei wenigen Gelegenheiten eine 10 cm-Binde gebraucht wird, empfehle ich dringend, 15- und 20 cm-Binden als Standardbreite zu benutzen, außer bei den Fingern. Die 15 cm-Binde sollte für den Unterarm und die 20 cm-Binde für das Bein benutzt werden. Manche Chirurgen denken nur dann an die 20 cm-Binde, wenn ein Thorax- oder Beckengips geplant ist.

Die Wichtigkeit, einen Gipsverband selten zu wechseln, muß immer wieder betont werden. Die nachteilige Wirkung eines Gipswechsels, der eine verzögerte Heilung herbeiführt, beweist die Wichtigkeit einer sorgfältigen Gipsverband-Technik. **Ein Gipsverband sollte nie ohne Sorgfalt und nie mit dem Gedanken angelegt werden, daß er ja „nächstens" gewechselt werden kann, wenn er sich als schlecht erweist.** Er sollte so gut sein, daß man ihn während der ganzen Behandlungszeit belassen kann mit der vollen Absicht, ihn nach seiner Entfernung nicht zu erneuern.

Die drei Phasen beim Anlegen eines Gipsverbandes

Erörtert werden muß nun das Anlegen eines Gipsverbandes bei gleichzeitig stattfindender Brucheinrichtung. Es ist schon ein großer Unterschied, ob man in Ruhe einen Bruch gipst, der klinisch bereits haftet, oder eine frische Fraktur mit beweglicher Deformierung. Ohne eingefahrene Technik ist das Einrichten und Fixieren einer beweglichen Fraktur oft eine hektische, nervenaufreibende Tätigkeit, bei der Chirurg und Assistent sich gegenseitig im Wege stehen und der Chirurg den Assistenten beim Anlegen des Gipsverbandes aufhält und der Assistent die Brucheinrichtung durch den Chirurgen behindert. Selbst wenn die Einrichtung unter diesen Umständen zufriedenstellend verläuft, bemerkt man oft am fertigen Gipsverband, daß die Gelenke nicht in idealer Funktionsstellung stehen (z. B. Spitzfuß).

Diese Schwierigkeiten werden ausgeschaltet, wenn Einrichtung und Fixation so angesehen werden, als ob sie *aus drei verschiedenen Phasen bestünden*: Diese Einteilung läßt sich zwar allgemein anwenden, ist jedoch am besten bei der Einrichtung und Fixation einer Luxationsfraktur des Fußgelenkes oder bei einer Bennettschen Fraktur zu erkennen:

Abschnitt 1. Untersuchung und probeweises Einrichten

Abschnitt 2. Anlegen des Gipsverbandes

Abschnitt 3. Einrichten und Halten

---

[1] *Anmerkung des Übersetzers:* Die deutschen Markengipse trocknen schnell bei kurzer Tauchdauer und erhöhter Wassertemperatur, aber langsam bei längerer Tauchdauer und kaltem Wasser.

1. Untersuchung und probeweises Einrichten

Die erste Phase besteht darin, die Verschiebung zu untersuchen und die Kraft abzuschätzen, die zum Einrichten und Halten nötig ist. In dieser Phase darf die *Wirkung der Schwerkraft* auf die Verschiebung nicht vergessen werden, da sie oft von großer Wichtigkeit ist. Entweder muß man die Stellung der Gliedmaße herausfinden, bei der die Schwerkraft dem Einrichten hilft, oder es muß die Position gefunden werden, bei der die unerwünschte Wirkung der Schwerkraft ausgeschaltet werden kann. **Der Kraftbedarf** zur Korrektur der Verschiebung muß abgeschätzt werden, und man muß sich das **Bewegungsmaß** zwischen größter Verformung und deutlicher Einrichtung einprägen. Manchmal kann man feststellen, daß die Einrichtung durch eine minimale Kraft erhalten werden kann, wenn sie am **„Schlüsselpunkt"** ansetzt. In diesem Fall muß dieser Punkt markiert werden, um ihn auch später benutzen zu können.

Die Untersuchung und das vorläufige Einrichten sind unvollständig, wenn der Chirurg nicht sicher ist, daß er die Fraktur mit ein oder höchstens zwei zweckmäßigen Bewegungen einrichten und sie in guter Stellung ohne anhaltendes planloses „Herumfummeln" halten kann.

2. Anlegen des Gipsverbandes

Aus der Kenntnis der vorausgehenden Arbeitsphase, die man vorübergehend verläßt, muß nun der Gipsverband angelegt werden. Zu diesem Zweck wird die Gliedmaße durch den Assistenten in einer Stellung der ungefähren Einrichtung gehalten. Ich glaube, daß der Arzt selbst den Gipsverband anlegen sollte, da nur er allein die Dringlichkeit des Falles kennt. Schnelles Anlegen des Gipses darf nicht dadurch behindert werden, daß man versucht, eine genaue Stellung zu halten. Der Verband muß so schnell wie möglich angelegt werden, so daß er noch bei der letzten Bindentour vollkommen weich ist. Langsam trocknender Gips ist hierfür erforderlich. Bei großen Verbänden sollten die letzten Handgriffe in diesem Stadium noch nicht vorgenommen werden, sondern man verwende nur soviel Gips, daß die eingerichtete Stellung vorübergehend gehalten wird. Später kann der Gips dicker und an seinem oberen und unteren Ende vervollständigt werden.

3. Einrichten und Halten

Wenn eine eben ausreichende Gipsmenge angewandt ist, um die Fraktur nach dem Trocknen zu halten, übergibt der Assistent die Gliedmaße dem Chirurgen. Dieser führt nun die vorgesehene Einrichtung aus. Ist der Gips noch naß und weich, so hat er das richtige Gefühl für die in Phase 1 geprobte Methode, wenn auch etwas gedämpft durch den dazwischenliegenden Gips und das Polster. Hat er die geprobte Einrichtung ausgeführt, so hält er sie fest, ohne die Hände zu bewegen, bis der Gips trocken ist. Während der letzten Minuten des Hartwerdens kann er seine Hände ein wenig hin und her bewegen, um tiefere Dellen zu vermeiden, die ein Druckgeschwür verursachen könnten. Der Verband wird dann zu der erforderlichen Dicke vervollständigt und das obere und untere Ende dem Fall entsprechend geformt.

Gebrauch der Gliedmaße im Gipsverband

Um die Funktion im Gipsverband zu fördern, muß eine einfache klinische Tatsache erwähnt werden, welche oft übersehen wird, vielleicht deswegen, weil sie so klar auf der Hand liegt: **Es ist unklug, den Gipsverband zu entfernen, wenn der Patient die Gliedmaße noch nicht gut gebrauchen kann.** Bei der Luxationsfraktur des Fußgelenkes z. B. ist es unklug, den Gipsverband nach 10 Wochen zu entfernen, wenn der Patient schlecht oder nur am Stock gehen kann. Zu diesem Zeitpunkt muß er ohne Gips wahrscheinlich zwei Stöcke benutzen, sofern er überhaupt auftreten kann. Wenn der Patient schlecht geht und sich erheblich auf den Stock stützen muß, hätte man die Ursache lange, ehe der Gipsverband termingerecht wurde, feststellen müssen. Gewöhnlich gibt es drei Gründe einer mangelnden Funktion im Gehgips:

1. Unbequemer Gips oder schlechter Gehklotz. Der Gipsverband kann nach schlechter Technik wochenlang unbequem gewesen sein. Der Verletzte nimmt fast immer an, daß der Schmerz von der Fraktur herrührt und berichtet daher nicht darüber. **In diesem Fall lernt der Verletzte vielleicht niemals, im Gipsverband zu gehen.**

2. Seelische Fehlhaltung. Der Verletzte wird nicht genug darin bestärkt, daß er tatsächlich gehen *kann*. Vielleicht hat er niemals andere Patienten unter gleichen Bedingungen spielen und Sport treiben oder bei einer anderen anstrengenden Tätigkeit gesehen. Die Wichtigkeit einer **munteren Rehabilitationsatmosphäre in engem Kontakt mit den Chirurgen kann nicht genug betont werden. Selbst in einem großen Allgemeinkrankenhaus sollte die Nachbehandlung niemals auf einer abgetrennten Abteilung stattfinden.**

3. Knochendystrophie (Sudeck). Die posttraumatische entzündliche Knochenentkalkung ist eine noch unerforschte, aber glücklicherweise seltene Komplikation. In solchen Fällen schwillt die Gliedmaße nach Entfernen des Gipsverbandes an und kann schmerzhafter als vorher sein. Nach meiner derzeitigen Ansicht sollten solche Fälle am besten sehr lange Zeit im Gips gelassen werden, bis in ihm eine gute Funktion erreicht wird. Glücklicherweise sind diese Fälle selten. Je erfahrener das Behandlungsteam ist, um so seltener treten sie auf. Man kann daraus schließen, daß sie möglicherweise das Ergebnis einer Behandlung mit zu engem und wochenlang schmerzhaftem Gips war und so eine zusätzliche hysterisch bedingte Belastungsangst hervorgerufen wurde. Bei phlegmatischen Patienten, die keine Angst vor der Verletzung und volles Vertrauen zu ihrem Arzt haben, sieht man diese Erscheinungen kaum.

Fehler beim Anlegen des gepolsterten Gipsverbandes

1. Der Versuch zu gipsen und gleichzeitig eine genaue Einrichtung zu halten.

2. Liederliches Anbringen der Polsterwatte mit formlosen Klumpen, statt sie vorher sauber zu rollen und mit sehr viel Sorgfalt in gleichmäßiger Lage zu wickeln.

3. Zu lose Wicklung mit der Folge, daß der Gipsverband nachher locker ist.

4. Das fleischige körpernahe Ende wird nicht mit größerer Spannung gewickelt als das knochige körperferne Ende. Das führt beim Unterschenkelgips zu einem „Kommißstiefel"-Effekt.

5. Mangelhaftes Gefühl für die Einrichtung durch den Gipsverband, weil schnell trocknender Gips genommen wurde, der zu rasch fest wurde.

6. Mangelhaftes Gefühl für die richtige Einrichtung infolge ungenügender Untersuchung während der ersten Phase.

7. Ungenaues Gipsen im Vertrauen darauf, daß der Gips ohne Schaden jederzeit gewechselt werden kann.

Der gefensterte Gipsverband

Im allgemeinen ist das Fenstern eines Gipses nicht zu empfehlen. Die Gefahr des Fenster-Ödems besonders an der unteren Gliedmaße und die Theorie von WINNETT ORR über die geschlossene Gipsbehandlung der Osteomyelitis läßt viele Ärzte den gefensterten Gips als Kunstfehler ansehen.

Wenn technische Voraussetzungen beim gefensterten Gips eingehalten werden, kann er oft von Vorteil sein, obgleich die Antibiotica solche Fälle seltener gemacht haben.

Im letzten Weltkrieg beobachtete man oft bei offenen, viel Eiter absondernden Frakturen, daß die Heilung stillstand, wenn der geschlossene Gips länger als 3 Monate belassen wurde. Danach schien die zersetzende Absonderung unter dem Gips die umgebende Haut zu reizen, die Neubildung des Epithels zu verhindern und wucherndes, ungesundes Granulationsgewebe zu bilden. Wurde in solchem Fall der Gips gefenstert und für kurze Zeit täglich neu verbunden, konnte eine bemerkenswerte Gewebebesserung innerhalb weniger Tage festgestellt werden. Ähnlich verhielten sich Hautverpflanzungen bei offener Fraktur und leichter Infektion unter dem Gips. Die Hautstückchen hoben sich nach anfänglichem Haften ab, wenn man sie nicht vom 4. Tage an durch ein Fenster reinigte.

Hat man sich zu einem gefensterten Gips entschlossen, so sollte der Patient die Gliedmaße so wenig wie möglich herabhängen lassen; so kann man diese Methode nicht für die Ambulanz empfehlen. Wichtig ist es auch, die Wunde in der Öffnung des Fensters durch ein sorgfältig eingepaßtes Wattepolster mit Bandagen unter Druck zu halten. Dieser Dauerdruck auf die Wunde fördert die Heilung. Tatsächlich liegt ein Paradoxon darin, daß der gefensterte Gips keineswegs eine Hernienwirkung hat, sondern eine stärkere örtliche Kompression auf die Wunde ausüben kann, die mit dem geschlossenen Gips nicht zu erreichen ist.

Um einen lokalisierten Druck im Gipsfenster aufrechtzuerhalten, sollte man ein Wattepolster benutzen, das im unkomprimierten Zustand etwa 5 cm über das Niveau des Fensters hinausreicht. Das Polster sollte wie ein Pfropfen in das Fenster hineinpassen und nicht auf der Oberfläche des Gipses über die Ränder des Fensters seitlich hinausragen, da dies die pfropfenähnliche Wirkung des Druckpolsters verhindern würde. Man muß die Binde unter ausreichendem Druck wickeln, so daß der Patient anfänglich leichtes Unbehagen verspürt.

Oft wird ein Arzt den Gips ungern fenstern, wenn er das Loch selbst schneiden muß. Auch wenn eine elektrische Gipssäge zur Verfügung steht, wird das Fenster häufig an der falschen Stelle angelegt. Legt man die Wunde dann völlig frei, so wird das Fenster unnötig groß. Es ist wichtig, das Fenster so klein wie vertretbar zu halten. Aus diesem Grunde sollte es genau über der sezernierenden Höhle zentriert werden. Ein brauchbarer technischer Tip ist, die Watte in Kugel- oder Wurstform, kleiner als die Wunde selbst, zusammenzurollen und sie vor dem Gipsen über der Mitte der Wunde anzubringen. Ist

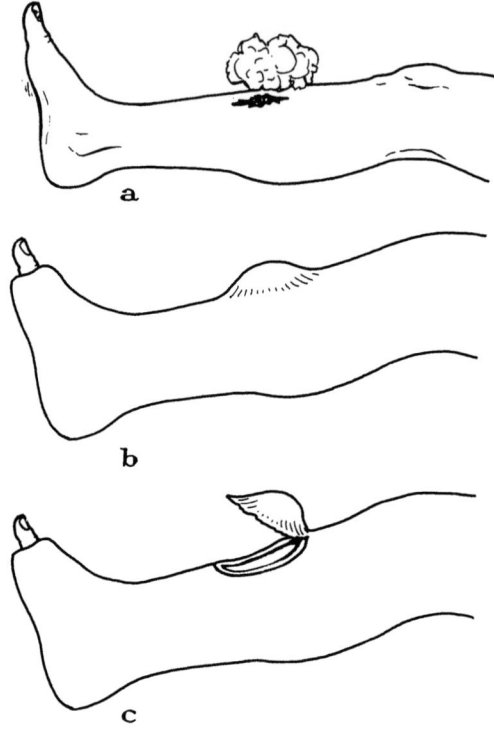

Abb. 72a—c. Eine einfache Methode, ein Fenster genau über der gewünschten Stelle im Gipsverband anzulegen. Ein festes Watteknäuel über der Wunde (a) zeigt eine sichtbare Beule im fertigen Gips (b), die dann mit einem scharfen Messer weggeschnitten werden kann (c)

der Gipsverband trocken, wird der Wattebausch genau über der Mitte der Wunde eine „Beule" bilden. Die Kuppe der Beule kann dann mit einem scharfen Messer parallel zur Oberfläche des Gipses ohne Gefahr einer Verletzung weggeschnitten werden. Hat man den Gips vollkommen trocknen lassen, muß die Kuppe der Beule an der Oberfläche des Gipses mit einer Säge flach abgetrennt werden. Ist das zentrale Loch erst einmal an der richtigen Stelle angelegt, kann man es leicht mit einem scharfen Messer erweitern (Abb. 72).

Literatur

MORANDI, G.: Tecnica degli apparecchi gessati. Bologna: Edizioni scientifiche Instituto „Rizzoli" 1948, 273 p.

Kapitel VI

Oberarm-Schaftbrüche

Von allen langen Knochen ist der Oberarmschaftbruch konservativ am leichtesten zu behandeln. Der Humerus ist ein Knochen, der in der Regel schnell konsolidiert. Eine geringe Verkürzung ist ohne Bedeutung. Selbst eine gewisse bleibende winklige Verformung wird meist durch den Muskelmantel verdeckt. Sie ist bei der Beugung des Ellenbogens unsichtbar und zeigt sich nur beim vollen Strecken (eine Stellung, die der Ellenbogen bei der gewöhnlichen Körperhaltung selten einnimmt). Das sind Tatsachen, die man bedenken muß, bevor eine komplizierte oder operative Methode zur Behandlung dieses Knochens erwogen wird.

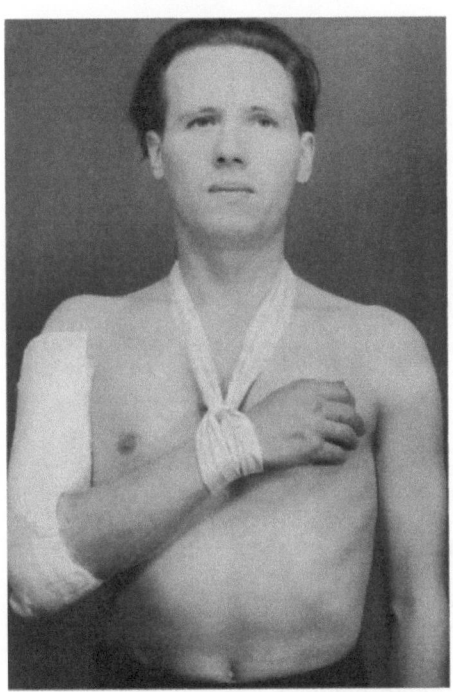
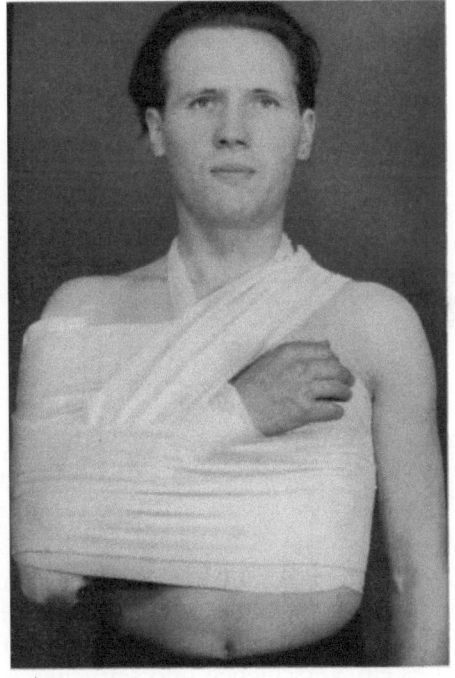

A　　　　　　　　　　　　B

Abb. 73A. Erste Behandlungsstufe einer Oberarmschaftfraktur: Die U-förmige Gipslongette wird angewickelt und ein Kragen mit einer Handgelenksschlinge angelegt

B. Zweite Stufe: Der Arm wird an den Brustkorb mit elastischen Binden angewickelt

Armtragetuch oder Kragen mit Handgelenkschlinge

Es überrascht, wie wenige sich den grundlegenden Unterschied der Wirkungsweise eines Armtragetuches und eines Kragens mit Handgelenkschlinge klarmachen. Wenige erkennen, daß sie mechanisch diametral entgegengesetzt auf den Oberarm, die Schulter und den Schultergürtel wirken.

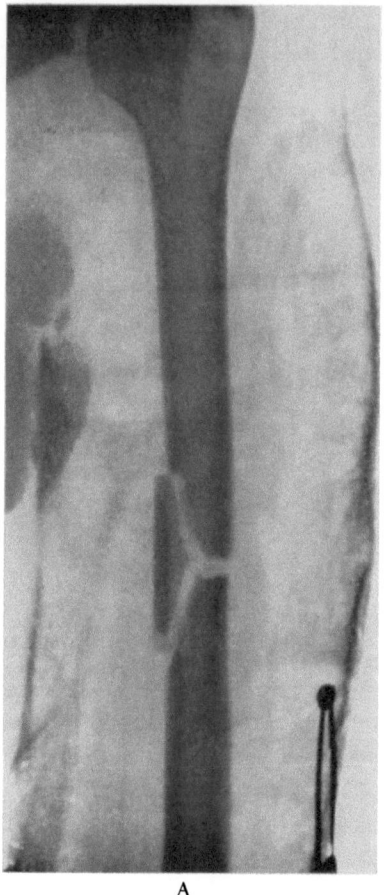 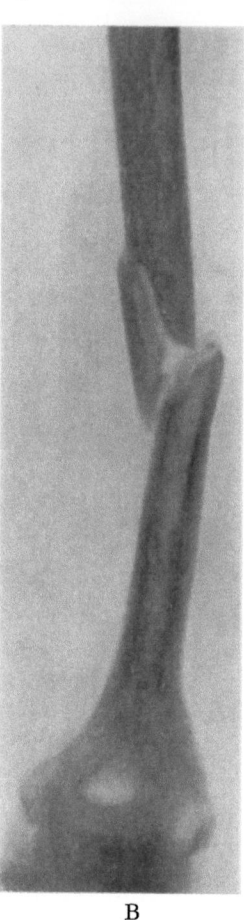

A B

Abb. 74 A. Durch einen "Hanging cast" überzogene Oberarmfraktur. Sie zeigt eine Zerreißung der Weichteile, so daß eine Heilungsverzögerung vorausgesagt werden kann
B. Das Ergebnis nach mehreren Monaten: Es fehlt jede Knochenneubildung, und es besteht eine späte Verformung

Das Armtragetuch hebt die Ellenbogenspitze und übt so eine vertikale Druckkraft in Längsrichtung des Humerus und auf das Schultergelenk aus. Es darf daher beim Behandeln eines Humerusbruches nicht benutzt werden, da es ein Verschieben und seitliches Abwinkeln bewirkt.

Ein Kragen mit Handgelenkschlinge dagegen verstärkt das Zuggewicht des Ellenbogens auf die Schulter und streckt somit den Humerus.

Bei Oberarmbrüchen muß daher ein Kragen mit Handgelenkschlinge benutzt werden. Bei Schlüsselbeinbrüchen oder Dislokation des Acromio-

Claviculargelenkes, die das Anheben der Schulter erfordern, ist ein Armtragetuch notwendig.

Splitter- oder lange Schrägbrüche des Oberarms

Es genügt, wenn sie mit einer einfachen U-förmigen Gipslongette behandelt werden und einem Kragen mit Handgelenksschlinge, wobei der Oberarm seitlich gegen den Brustkorb mit Kreistouren von elastischen Binden festgelegt wird (Abb. 73 A, B). Gegen diese einfache Methode sind jene Ärzte, die eine dauernde Versteifung der Schulter befürchten, eine Komplikation, die jedoch beim jugendlichen Erwachsenen nur selten vorkommt. Die Methode, den Arm seitlich am Brustkorb zu fixieren, wurde 1941 bei der Mittel-Ost-Armee allgemein nach Schußbrüchen des Oberarmschaftes angewandt. Für Transportzwecke wurde die Flanellbandage durch Übergipsen kompakter gemacht. Anfangs war dieser Verband nur als Erste-Hilfe-Maßnahme gedacht, weil man die Verwundeten mit einem Abduktions-Gips nicht transportieren konnte. Da die Resultate aber gut und die Methode einfach war, benutzten viele Ärzte sie weiterhin zur Behandlung.

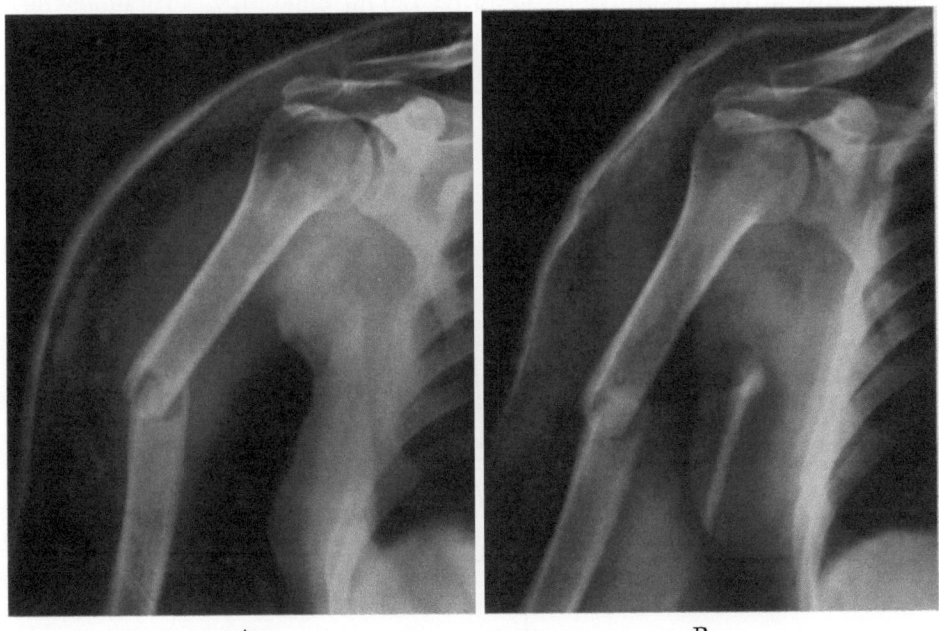

A   B

Abb. 75 A u. B. Seitliche Abbiegung einer Fraktur in Humerusmitte: Durch seitliches festes Bandagieren wird die Stellung verbessert

Im Gegensatz zu diesem Verfahren muß die bekanntere "Hanging cast" (Hänge-Gips)-Methode in ihrer Wirkungsweise ernsthaft kritisiert werden: In erster Linie *hat der Hänge-Gips eine übermäßige Distraktion* zur Folge (Abb. 74 A, B). Allerdings sollte man besser sagen, daß dadurch die weitgehende Zerreißung von Weichteilen aufgedeckt wird, die eine Distraktion wegen der Gefahr verzögerter Heilung verbietet. Zweitens wirkt der obere Rand des

Gipsverbandes, der zwischen Brustwand und Innenseite des Armes liegt, wie ein Drehpunkt, der die Tendenz hat, eine seitliche Verbiegung der Bruchstelle herbeizuführen. Eine *laterale Verbiegung läßt sich durch Bandagieren des Armes an den Brustkorb verhindern* (Abb. 75B), eine mediale hingegen wird hierdurch verstärkt. Der Hänge-Gips erlaubt auch keine merkliche Bewegung des Schultergelenkes, darum kann man in dieser Hinsicht weder für noch gegen ihn argumentieren.

Querbrüche oder kurze Schrägbrüche

Diese Humerusbrüche erfordern im Gegensatz zu den langen schrägen Brüchen gewöhnlich die Reposition. Dabei sind zwei Punkte zu beachten:
1. Das Nutzbarmachen der Schwerkraft, indem man den Patienten sitzen läßt
2. Eine Lokalanaesthesie, um dem Patienten das Sitzen zu ermöglichen

Die Technik der Einrichtung

Das Einrichten in Lokalanaesthesie ist besonders geeignet für eine Querfraktur des Humerus, wenn sie nicht älter als 2 oder 3 Tage ist. Das Anaesthesiemittel wird in die Frakturstelle gespritzt (20 ml einer $\frac{1}{2}\%$ Procainlösung),

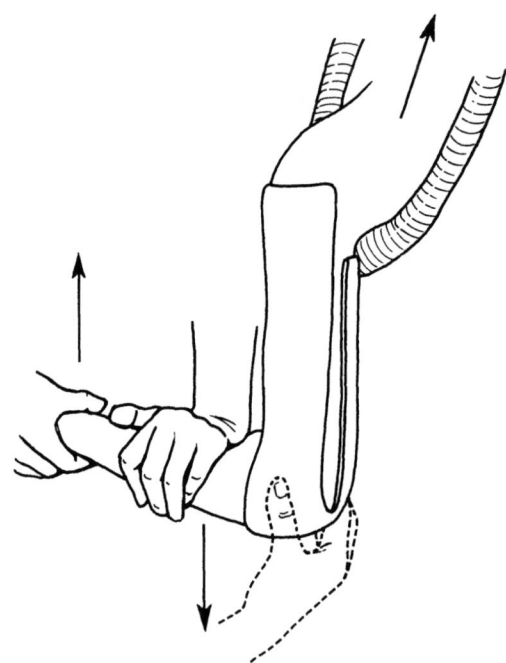

Abb. 76. Einrichtung einer Oberarmfraktur durch Zug nach unten und Gegenzug mit einer Handtuchschlinge durch die Achselhöhle. Zirkuläre nasse Gazebinden werden über die nasse Gipsschiene in dieser Stellung gewickelt und der Arm an den Körper herangezogen, sobald der Gips trocken ist

nachdem man das Eindringen der Nadel in das Hämatom durch Ansaugen blutiger Anaesthesielösung in die Spritze getestet hat. Sicherheitshalber ist *die Injektion dem liegenden Verletzten zu verabfolgen*, um einen Kreislaufkollaps zu verhindern. Die nachfolgende schmerzlose Einrichtung bei dem nun sitzenden Patienten ist dann keine Qual, sondern eine angenehme Überraschung.

Man läßt den Patienten auf einem niedrigen Hocker sitzen, während ein Assistent durch Gegenzug mit einem unter der Achselhöhle zusammengerollten Handtuch die Schulter festhält. Das Handtuch kann auch bequem an einem Wandhaken befestigt werden, so daß hierfür keine Hilfskraft nötig ist. Doch muß ein Assistent die Hand des Verletzten halten, so daß der Vorderarm horizontal liegt und der Chirurg das distale Fragment durch Fassen der Epikondylen nach unten ziehen kann (Abb. 76). Nach dem Einrichten der Fraktur prüft man an ihrem Verhalten bei aufwärts stauchendem Druck auf das untere Fragment, ob sie richtig steht. Wenn sich dabei zeigt, daß ein Vorbeischieben noch möglich ist, kann man beim Einrichten die Abwinklung vergrößern. Diese Fraktur bildet nämlich einen nach hinten konkaven Winkel durch den starken Tricepstonus. So muß man beim Einrichten davon ausgehen, daß der „Weichteilzügel" an der Dorsalseite des Knochens liegt. Alle diese Manipulationen sollten vorsichtig ausgeführt werden, um eine Verletzung des Radialis-Nerven zu vermeiden.

Nach dem Einrichten hält der Chirurg weiter die Epicondylen, während der Assistent eine U-förmige Gipsschiene am Arm und eine Kragen-Handgelenksschlinge anlegt. Der ganze Arm wird dann für 4 Wochen seitlich am Brustkorb angewinkelt (Abb. 73B). Beim Anlegen der U-förmigen Gipsschiene ist es wichtig, den Unterarm gegen die Vorderseite der Brust zu halten, da die Schiene bei auswärts gedrehtem Unterarm nicht richtig sitzt[1] (s. Anmerkung d. Ü.).

Weiterbehandlung

Nach vier bis sechs Wochen entfernt man die um den Brustkorb laufende Bandage und beginnt mit Bewegungen des Schultergelenkes. (Eine gut sitzende U-Schiene beläßt man sicherheitshalber für die nächsten zwei oder drei Wochen).

Distraktion

Kommt es bei einer Oberarmschaftfraktur zum Auseinanderweichen der Knochenenden, selbst unter dem sanften Zug bei konservativer Behandlung, dann ist mit Sicherheit sehr viel Weichteilgewebe zerrissen worden und damit eine Verzögerung der Heilung zu erwarten. Unter diesen Umständen täte man gut, rechtzeitig eine Knochenverpflanzung vorzunehmen, sofern die Fraktur nach acht oder zehn Wochen noch frei beweglich ist[2] (s. Anmerkung d. Ü.).

---

[1] *Anmerkung des Übersetzers:* Nach den aus den letzten Jahren stammenden Angaben von L. BÖHLER stimmt sein heutiges Verfahren der Ruhigstellung mit Hilfe eines Desaultverbandes mit demjenigen von CHARNLEY überein. Die U-förmige Gipsschiene benutzt BÖHLER nicht; sie ist auch nach unserer Erfahrung überflüssig. Zweckmäßiger wird nach dem Einrichten auf dem Biceps ein festes Schaumstoffpolster angebracht, das den „Weichteilzügel" an der Tricepsseite unter Spannung setzt. — Da das von CHARNLEY beschriebene Einrichtungsverfahren viel Geschicklichkeit vom ausführenden Arzt erfordert, verzichtet BÖHLER darauf und nimmt eine schaftbreite Verschiebung in Kauf.

[2] *Anmerkung des Übersetzers:* Bei drohender Distraktion muß jede Gipsschiene fortfallen und ein axialer Stauchungsdruck aufwärts durch einen vertikal wirkenden Desaultverband erzielt werden.

Lähmung des Speichennervs

Bei Oberarmfrakturen mit Radialislähmung wird sich fast immer ohne eine operative Behandlung die vollständige Restitution einstellen, außer bei Schußverletzungen des Nerven. Es ist daher *wichtig*, die Finger während der Heilperiode mit Hilfe einer elastischen Schienung nach CAPENER beweglich zu erhalten. Beim Fehlen einer speziell konstruierten Apparatur wird hierfür eine praktische Methode in Abb. 77 A, B, C gezeigt. Die Federn werden aus Kirschner-Drähten von geeigneter Stärke hergestellt.

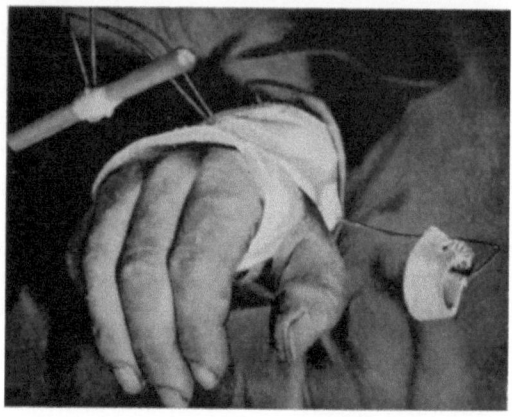

A

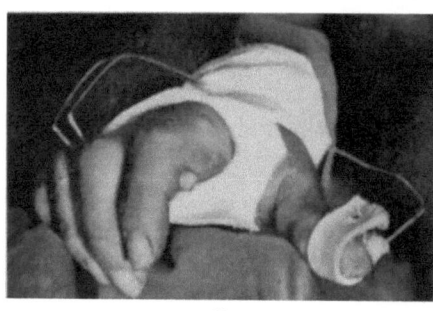 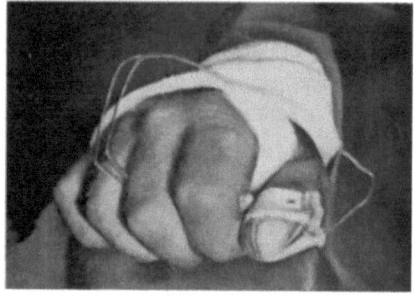

B C

Abb. 77. Die elastische Fingerschiene (CAPENER) bei Radialislähmung. Diese improvisierte Methode mit Gips und Kirschner-Draht reicht aus, bis eine abnehmbare Brian-Thomas-Schiene beschafft werden kann

Kapitel VII

Suprakondylärer Oberarmbruch bei Kindern

Das Einrichten eines suprakondylären Oberarmbruches kann verhältnismäßig einfach sein, wenn es ohne Aufschub vorgenommen wird und wenn der erstbehandelnde Arzt eine klare Vorstellung von seinem Mechanismus hat. Die erste Einrichtung wird am leichtesten Erfolg haben; nach mehreren Versuchen wird der Ellenbogen so verhärtet sein, daß die Schwellung selbst den erfahrensten Chirurgen hemmt.

Anatomie der Bruchstelle

Bei der suprakondylären Oberarmfraktur verläuft die Bruchlinie mehr oder weniger quer durch die Metaphyse mit unterschiedlichem Abstand von der Epiphysenlinie. Liegt die Frakturstelle in ihrer unmittelbaren Nähe, so sieht sie im Röntgenbild manchmal wie eine Epiphysenlösung aus. In jedem Fall aber haftet eine kleine Diaphysenschale am körperfernen Bruchstück.

Es gibt drei Verschiebungsrichtungen des distalen Bruchstücks der suprakondylären Fraktur:

1. die posteriore Verschiebung,
2. die laterale (oder mediale) Verschiebung,
3. Die Drehverschiebung.

Bei der nachfolgend beschriebenen Einrichtung wird sich die Drehverformung mehr oder weniger im Verlauf der einleitenden Einrichtungsphase durch Zug der unter Spannung stehenden Fascien selbst korrigieren. Eine Verdrehung von 10° wird das funktionelle oder kosmetische Resultat nicht beeinträchtigen, obgleich sie im Röntgenbild zu interessanten Erscheinungen führt, die eine besondere Erläuterung erfordern (s. unten).

Die beiden Hauptverschiebungen, d. h. die posteriore und die laterale (oder mediale), sind in zwei getrennten Phasen einzurichten:

Die Verschiebung nach hinten

Die Verschiebung des distalen Bruchstückes nach hinten entsteht durch das Vordringen des unteren Schaftendes des Humerus in die Ellenbeuge und vor das distale Fragment. Das Periost auf der Dorsaloberfläche der Fraktur und die darüberliegende Tricepssehne sind die unverletzten Gewebe, die den „Weichteilzügel" bei der Einrichtung bilden. Der Periostschlauch auf der vorderen Seite der Fraktur ist zerrissen, und das durch den Schlitz rutschende proximale Humerusende gefährdet die Brachialarterie oder den Medianus- und

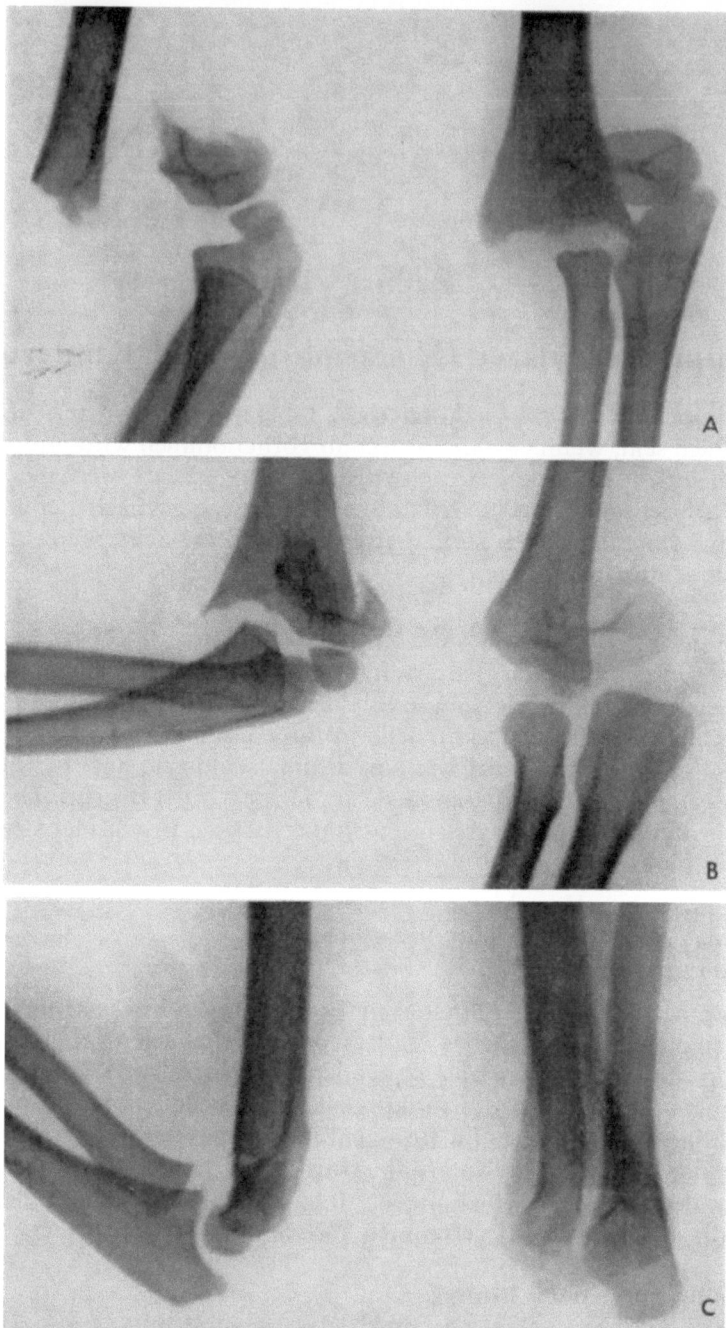

Abb. 78A. Suprakondylärer Bruch vor der Einrichtung: Ohne Kenntnis der Aktionsmöglichkeit der Weichteile mag das Einrichten dieser Fraktur durch konservative Maßnahmen undurchführbar erscheinen

B. Fehlerhaftes Einrichten: Die seitliche Verschiebung wurde durch nicht ausreichenden Längszug eingerichtet mit dem Ergebnis, daß die folgende Beugung den Ellenbogen in einer Seitenverschiebung fixierte

C. Eine gute Stellung wird durch erneutes Einrichten, diesmal durch Strecken des Ellenbogens und starken Zug vor Beginn der Beugebewegung erreicht

Radialisnerv (Abb. 78A, Seitenansicht). Das Eindringen des Humerus in die Ellenbeuge kommt durch das Körpergewicht zustande, wenn das Kind auf die ausgestreckte Hand fällt. Vorübergehende Einklemmung wichtiger Gewebe, — wie des Nerven oder der Brachialartherie — zwischen die Fragmente, ist eine übliche Begleiterscheinung dieser Verletzung. Sie wird aber keinen Dauerschaden hervorrufen, wenn der Arzt sie löst, **bevor er den Ellenbogen beugt.** Die eingeklemmten Gewebe werden durch die einleitende Zugphase beim Einrichten befreit.

Die Verschiebung zur Seite

Eine seitliche Verschiebung des distalen Bruchstückes kann entweder medial oder lateral erfolgen, je nach der Kraftrichtung im Augenblick des Falls auf die ausgestreckte Hand. Die Natur dieser Verschiebung ist offenkundig. Weniger erkennbar ist nach der Einrichtung die mögliche persistierende Varus- oder Valgusverformung, die durch die Flexionstellung des Ellenbogens verborgen bleibt. Versuche, das Vorhandensein dieser Winkelstellung durch eine sofortige Röntgenaufnahme der Frakturstelle zu ermitteln, sind sinnlos, weil eine Abwinkelung von 10 Grad am distalen Fragment bei der Nähe zur Winkelachse nicht erkennbar ist. Die häufigste bleibende Deformierung ist ein Cubitus varus, der in wenigen Fällen später eine Osteotomie erfordert.

Die beim Einrichten beteiligten Weichteile

Das Einrichten der zuletzt genannten Fraktur zeigt, daß es wichtiger ist, sich eine genaue Vorstellung von den intakten Weichteilen zu machen, die mit den gebrochenen Knochen zusammenhängen, als daß man sich vom Röntgenbild beherrschen läßt (Abb. 78 A, B, C). Die unversehrten Weichteile, deren wichtigste die Tricepssehne und das dorsale Periost sind, liegen auf der Dorsaloberfläche des unteren Humerusendes. Hält man den Triceps angespannt, zuerst durch Längszug in der Achse des *Oberarmes* und später bei gebeugtem Ellenbogen als Längszug in der Achse des *Unterarmes*, wird die Sehne des Triceps das distale Fragment in die gewünschte Stellung bringen. Bei maximal gebeugtem Ellenbogen hat die formende Kraft der Tricepssehne ihre volle Wirkung.

Mechanische Analogie

Einen groben, aber brauchbaren Vergleich, der die Mechanik dieser Einrichtung zeigt, bietet das Anlegen einer Gummistauung an einer Gliedmaße. Beim Anlegen einer Gefäßpresse zieht man den Gummi zunächst ganz in die Längsrichtung und windet dann den noch gestreckten Gummi um den Drehpunkt, den die Gliedmaße darstellt. Bei dieser Reihenfolge wechselt die Zugrichtung ständig, während die Hand des Arztes um die Gliedmaße herumfährt, obgleich der Längszug innerhalb des Gummi-

Abb. 79 zeigt den mechanischen Vergleich zur Arterienabbindung einer Gliedmaße. Das Gummiband wird gestreckt, bevor man es um die Gliedmaße windet. Während des Umwickelns wird der Zug aufrechterhalten, obgleich die Zugrichtung fortwährend wechselt

bandes aufrechterhalten bleibt (Abb. 79). Bei den Überlegungen für die Einrichtung einer suprakondylären Fraktur ist die Tricepssehne das Äquivalent des Gummis.

Bisher bezogen sich diese Beschreibungen nur auf den Mechanismus der Einrichtung der hinteren Verschiebung des distalen Bruchstückes. Das Geheimnis, eine seitliche Verschiebung zu beheben, liegt darin, daß **der Ellenbogen niemals gebeugt werden darf, bevor diese Verschiebung beseitigt worden ist.** Durch Spannen der Tricepssehne *werden beim Beugen des Ellenbogens die Bruchstücke in jenem Ausmaß der Fehlstellung fixiert, das vor dem Einrichten bestand*; kein lokal angewandter Druck kann sie bessern.

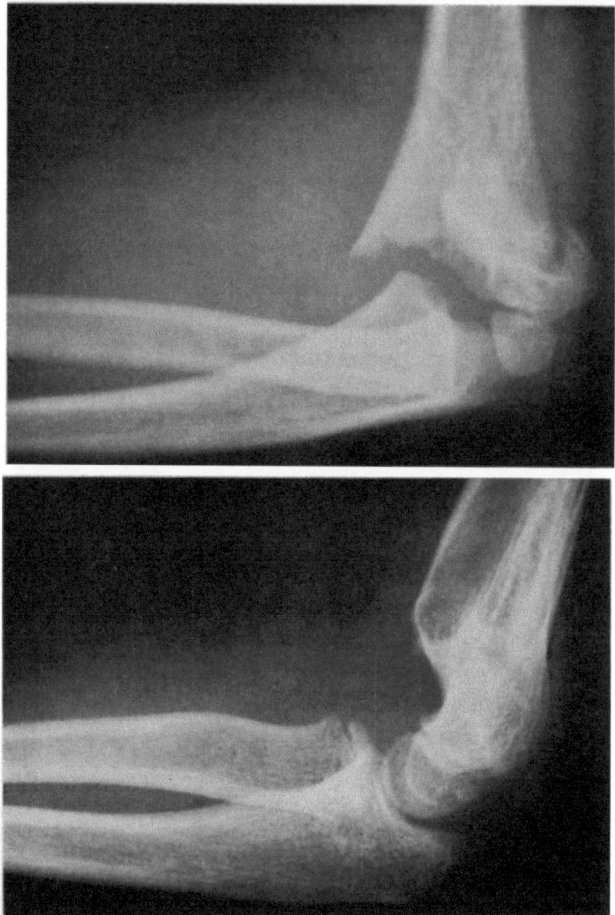

Abb. 80. Der vorspringende Dorn ist durch einen Rotationsfehler bedingt. Man beachte, wie sich diese Deformierung zwei Jahre später „zurückgeformt" hat (unteres Bild)

Das Korrigieren der Seitverschiebung ist äußerst einfach, wenn genug Nachdruck auf die Initialbewegung des *Längszuges bei gestrecktem Ellenbogen* gelegt wird. Wendet man den Längszug vorsichtig an und hält ihn eine Zeitlang aufrecht, so stellt sich das distale Bruchstück von allein durch die Spannung der umgebenden Weichteile linear zum Humerusschaft ein. Gleichzeitig wird der Ellenbogen die natürliche Valgusstellung einnehmen, und das nachfolgende Beugen wird dann des Gelenk in diesem Winkel fixieren. Doch droht immer noch die Möglichkeit einer dauernden winkeligen Verformung, die zum Cubitus varus führen kann.

Drehverschiebung

Nicht selten zeigt das Röntgenbild nach dem Einrichten ein dornartiges Herausragen des unteren Humerusendes mit einem unvollständig eingerichteten, darunter liegenden distalen Fragment (Abb. 80). J. K. WRIGHT (persönliche Mitteilung) zeigte, daß dieser „Dorn" nur ein röntgenologisches Kunstprodukt ist, das durch eine Drehverformung hervorgerufen wird. Wir vergessen oft, daß wir es bei der suprakondylären Fraktur nicht mit einer Schrägfraktur durch einen runden Knochenschaft zu tun haben, sondern mit einer Querfraktur durch ein Knochenende, das flach und breit wie das Ende eines Paddels oder Spatens ist (Abb. 81).

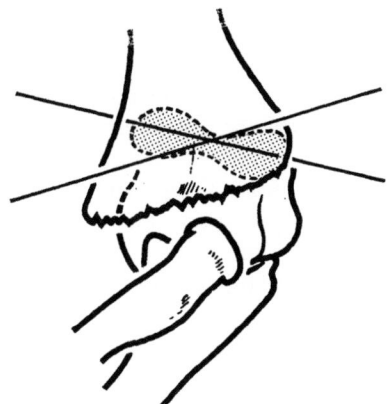
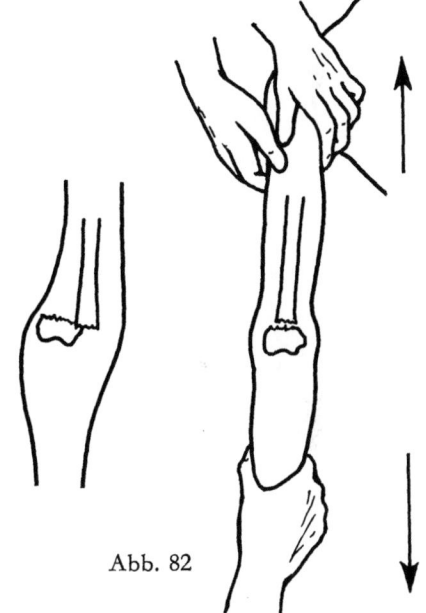

Abb. 81. Drehverformung (s. Text). Vergl. Abb. 80

Abb. 82. Ausgleich einer Seitenverschiebung durch anfänglichen Längszug. Dieses Ausrichten wird durch Spannung der Weichteile erreicht. Dadurch werden eingeklemmte Arterien oder Nerven befreit, die ohne diese Maßnahme beim Beugen des Ellenbogens nicht wieder gutzumachenden Schaden erleiden würden

Abb. 82

Einrichtungstechnik

Korrektur der Seitenverschiebung

Das Ellenbogengelenk wird vorsichtig gestreckt und ein starker Längszug angewandt, indem man das Handgelenk und den distalen Unterarm des Verletzten umfaßt (Abb. 82). Hierdurch werden die Fragmente auseinandergezogen und etwa zwischen ihnen eingeklemmte wichtige Gewebe befreit. Man hofft, daß dabei das distale Humerusende an seinen Platz zurückkehrt und in den Periostschlauch zurückschlüpft, aus dem es zuvor herausrutschte.

Bei voller Streckstellung sollte sich unter Zug das distale Fragment mit dem Humerusschaft in einer Linie ausrichten, so daß eine Seitenverschiebung automatisch durch den Zug der umgebenden Weichteile korrigiert wird.

Bevor man zur nächsten Einrichtungsphase kommt, ist es in diesem Stadium wichtig zu warten, um abschätzen zu können, ob die seitliche Verschiebung tatsächlich vollständig behoben ist; falls sie es nicht ist, kann durch etwas Druck — bei unter Zug stehendem Ellenbogen — die seitliche Deformierung korrigiert werden. In Streckstellung des Ellenbogengelenkes wird der physiologische Valgus verschwunden sein; diese Form wird das Ellenbogengelenk behalten, wenn es geheilt ist.

Ausgleich der hinteren Verschiebung

Während der Arzt mit seiner „aktiven" oder „einrichtenden" Hand am Unterarm des Verletzten zieht, ergreift seine „passive" oder „fixierende" Hand das untere Ende des Humerus, um einen Gegenzug aufrechtzuerhalten. Der Daumen der fixierenden Hand liegt auf dem Olecranon.

Während die aktive Hand immer noch einen Längszug auf den Unterarm ausübt, beugt sie nun den Ellenbogen, *bei gleichzeitigem fortdauernden Zug in der Achse des Unterarms.* Um einen kontinuierlichen Zug aufrechtzuerhalten, muß ein fortwährender Gegenzug durch die Finger der passiven Hand ausgeübt werden. Die Richtung des Gegenzuges muß beim Beugen des Ellenbogens

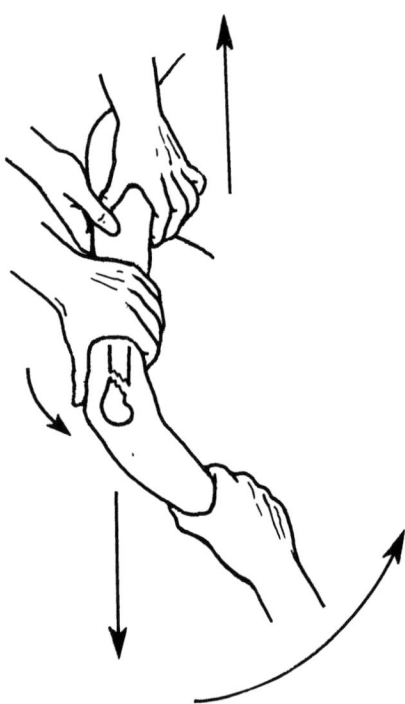

Abb. 83. Beginn des Einrichtens durch Beugen des Ellenbogens unter aufrechterhaltenem Zug

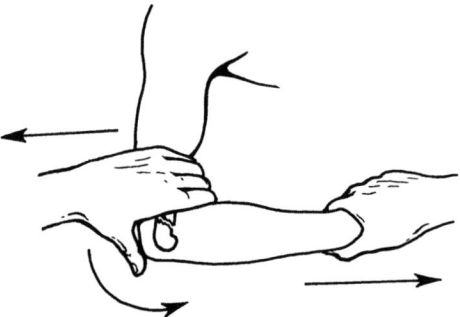

Abb. 84. Die kritische Einrichtungsphase: Der Zug wirkt unvermindert fort, jetzt aber in 90° Abweichung von der ursprünglichen Richtung. Das distale Fragment wird durch Druck des Daumens und Zug der Tricepssehne in die richtige Stellung gebracht

dauernd geändert werden (Abb. 83). *Der kritische Punkt beim Einrichten tritt auf, wenn der Ellenbogen einen rechten Winkel erreicht;* jetzt stoßen die Finger der passiven Hand den Humerusschaft nach hinten, während die aktive Hand gleichzeitig das distale Fragment vorwärtszieht (Abb. 84). Bei der rechtwinkeligen Stellung des Ellenbogens ist das Einrichten entweder gelungen oder mißglückt. Über die Rechtwinkelstellung hinaus verbessert das weitere Beugen die Einrichtung nicht, sondern fixiert sie dadurch, daß sich die Tricepssehne um die hintere Oberfläche der Fraktur anspannt. Wenn das Einrichten nicht in der Rechtwinkelstellung gesichert ist, wird ein weiteres Beugen auf Widerstand stoßen und kann, wenn man es forciert, Schaden anrichten. **Wurde eine seitliche Verschiebung nicht vorher ausgeglichen, wird nun das weitere Beugen den Ellenbogen in einer seitlichen Verschiebung fixieren.**

Der eingerichtete Bruch wird jetzt durch Kragen und Schlinge gehalten. Dazu wird das Gelenk so weit gebeugt, wie der Radialispuls noch tastbar ist. Dann verbirgt man den Ellenbogen unter der Kleidung des Kindes.

Es ist unnötig, bei dieser Fraktur einen Gipsverband anzulegen. Ich habe niemals gesehen, daß eine gute Einrichtung durch einen Gips aufrechterhalten wurde, wenn der Ellenbogen nur im rechten Winkel gebeugt war.

Klinische Prüfung der Einrichtung

Wenn der Ellenbogen nicht stark geschwollen ist, besonders wenn die Fraktur nur wenige Stunden alt ist, kann der Einrichtungserfolg meist nach der Leichtigkeit der Flexionsfähigkeit beurteilt werden. Auch bei starker Schwellung läßt sich der Erfolg des Einrichtens aus dem Verhältnis der Ellenbogenspitze zur Humerusachse mit Sicherheit ablesen. Selbst bei erheblicher Schwellung **sollte die Ellenbogenspitze in der Achse des Humerus liegen, oder sogar leicht davor** (Abb. 85). Es muß bemerkt werden, daß ich mit „Ellenbogenspitze" die klinisch sichtbare oder tastbare Spitze meine; bei diesen wachsenden Knochen kann sie wegen des reichlichen Knorpels nicht mit dem Röntgenbild übereinstimmen. Der Grad einer seitlichen Verschiebung ist bei geschwollenem Ellenbogen klinisch oft schwer zu bestimmen, sie sollte aber automatisch beim oben beschriebenen Längszug ausgeglichen werden.

Läßt sich der Ellenbogen leicht beugen und liegt die Ellenbogenspitze genau in der Oberarmachse oder dicht davor, dann kann der Arzt, ehe eine Röntgenaufnahme angefertigt wird, mit einiger Sicherheit sagen, daß eine gute Stellung erreicht worden ist. Das trifft sicher bei frischer Früheinrichtung zu, aber weniger häufig, wenn vorherige erfolglose Versuche unternommen wurden. Benutzt man die eben beschriebene Einrichtungstechnik, sollte bei

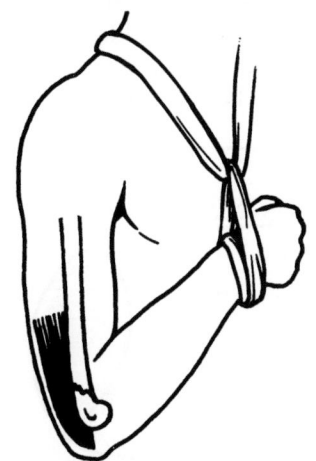

Abb. 85. Die eingerichtete Fraktur ist durch den Zug der Tricepssehne fixiert, wenn die Beugung des Ellenbogens mehr als 90° beträgt. Wenn dann die Ellenbogenspitze in der Oberarmachse liegt, so ist dies der klinische Beweis für eine gute Stellung

einer solchen Verletzung niemals die Notwendigkeit einer offenen Operation bestehen, es sei denn bei Komplikationen in bezug auf Nerven oder Arterien.

Kritik des Zuges bei suprakondylären Frakturen

Die Anwendung des Zuges während des Einrichtens einer suprakondylären Fraktur wird manchmal aus theoretischen Gründen kritisiert, da die Ellenbogenarterie dabei gestreckt und geschädigt werden könnte. Es ist viel gefährlicher, den Ellenbogen zu beugen, bevor die eingeklemmten Gewebeteile sich aus den Fragmenten vollständig herausgelöst haben, als nur einen Zug am Arm auszuführen. *Die Fascien des Armes lassen dabei unter Zug keine Verlängerung zu, die dem neurovasculären Strang schaden könnte.* Wenn der Arzt jedoch nicht von der gefahrlosen Anwendung des Zuges bei gestrecktem Ellenbogen überzeugt ist, kann er ihn immer noch mit einer Abwinklung um 160 statt 180 Grad ausüben. Der Unterarm des Verletzten muß jedoch in der Mitte gehalten werden (d. h. nicht etwa an der Hand), was die exakte Ausführung einer nachfolgenden Beugebewegung erschwert.

Durchblutungsstörungen

Die ischämische Kontraktur nach VOLKMANN als eine schwere Komplikation ist bekannt. Daher braucht man kaum zu betonen, wie wichtig es ist, den Radialispuls zu kontrollieren. Andererseits kann er nicht selten fehlen, ohne daß man eine Volkmannsche Kontraktur zu befürchten hat. Wichtiger als das bloße Fehlen des Radialpulses sind: Die Wärme der Hand, das Fehlen heftiger Schmerzen, Durchblutung der Finger, kein Gefühlsverlust und die Fähigkeit, die Finger passiv zu strecken.

Wenn man ein Kind behandelt, bei dem die Durchblutung gefährdet ist, hängt die Behandlung wesentlich davon ab, was der Arzt als Ursache dafür ansieht. Das Abklemmen einer Arterie durch den Spasmus ist bekannt. Aber von den Ursachen des Spasmus, mit Ausnahme einer örtlichen Verletzung durch die Knochenfragmente, weiß man weniger. Nach meiner Meinung wird nicht genügend beachtet, daß man eine Arterie mechanisch abklemmen kann, wenn man einen gespannten und geschwollenen Ellenbogen beugt. Später kann ein arterieller Spasmus hinzukommen. Diese nach einer supracondylären Fraktur geschwollenen Ellenbogen werden prall wie ein aufgepumpter Reifen. Die Streckstellung des Ellenbogens vermindert den Innendruck, weil dann das Volumen am größten ist. Das Abwinkeln des Ellenbogens vor dem Einrichten erhöht den Innendruck. Auf der Konkavseite entsteht eine tiefe Falte oder ein Knick, der an sich schon die Arterie durch seinen unmittelbaren Druck abklemmen kann. Diesen Knick kann man darstellen, indem man den Finger eines mit Wasser gefüllten Gummihandschuhs beugt (Abb. 86).

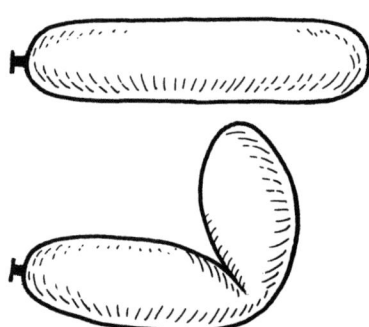

Abb. 86. Mechanischer Vergleich, um durch das Knicken eines aufgeblasenen Ballons zu zeigen, wie unheilvoll eine forcierte Beugung den straff geschwollenen Ellenbogen bei suprakondylärer Fraktur beeinflußt

Wenn man einen stark geschwollenen Arm eingerichtet hat, klingt der Spannungszustand im Gewebe des Ellenbogens oft überraschend schnell ab. Nach einer geglückten Einrichtung wird das Gewebe oft schon merklich weich, wenn das Kind aus der Narkose erwacht.

Nach einleitendem Zug in der oben beschriebenen Art kann es vorkommen, daß die Hand weiß und der Puls unterdrückt wird, sobald man den Ellenbogen um 80° abgewinkelt hat (Streckstellung = 180°). Wenn man dann den Ellenbogen auf 90° zurückführt, gleitet die eingerichtete Stellung mit Sicherheit ab. In einem solchen Fall sollte man das Kind mit einem Heftpflasterzug vom Ellenbogen bis zur Hand ins Bett stecken und die 90°-Stellung durch eine Gipslage aufrecht erhalten. Der Arm sollte dann an einem Galgen aufgehängt werden, wobei das Kind flach liegt. Sorgt man dafür, daß der Ellenbogen nicht aufliegt, so wird das Gewicht des Armes zur Einrichtung beitragen und die Schwerkraft zum Rückgang des Ödems. Der Arm sollte so aufgehängt werden, daß zwischen Bett und Ellenbogen ein freier Raum von 5 cm bleibt. Nach den ersten 24 Std wird ein unruhiges Kind gewöhnlich mit seiner Lage fertig werden, und meistens ist es nicht nötig, sie länger als 4 oder 5 Tage durchzuhalten (Abb. 87).

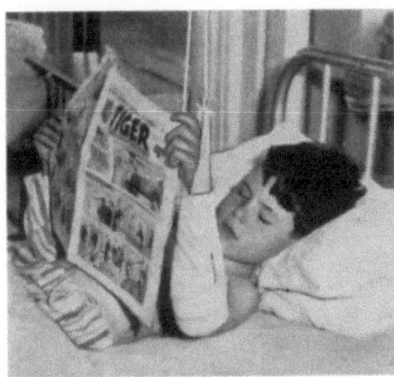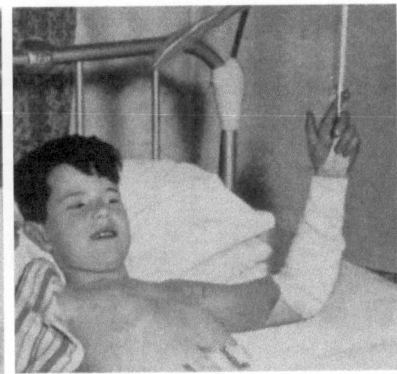

Abb. 87. Schwebende Aufhängung eines geschwollenen Ellenbogens, wenn durch Beugung von 90° der Puls unterdrückt wird (s. Text)

Auf dem Bild (Abb. 87) sieht man, wie der Arm mit dem Ellenbogengelenk in einem Winkel von etwa 100° aufgehängt ist; man hat hier nämlich keine Gipslongette benutzt, um die eingerichtete Stellung von 90° aufrechtzuerhalten. Läßt man ein Strecken des Ellenbogens zu, dann besteht die Gefahr, daß eine zwar unvollständige, aber ausreichende Ersteinrichtung sich wieder erheblich verschiebt. Der Gips allein kann eine unvollständige Einrichtung bei einer Ellbogenstellung von 90° nicht halten; zusammen mit der Zugbelastung läßt sich aber jede Stellung nach Einrichten bei 90° bewahren. Dies ist meines Erachtens die einzige Indikation für einen Gipsverband bei der suprakondylären Fraktur.

Umformung verschobener suprakondylärer Frakturen

Bekanntlich formen sich suprakondyläre Frakturen ausgezeichnet selbst zurück; eine volle Beugefähigkeit stellt sich selbst dann wieder ein, wenn sie anfangs erheblich durch das vorspringende untere Ende des oberen Fragmentes blockiert wurde. Das muß man wissen, wenn man Fälle behandelt, bei denen mehrere erfolglose Einrichtungsversuche gemacht worden waren oder bei denen die Gefahr einer Zirkulationsstörung besteht (Abb. 81, Seite 107). Die Endresultate der Umbildung können so ausgezeichnet sein, daß man niemals das Risiko einer nochmaligen Einrichtung auf sich nehmen sollte. Die einzige dauerhafte und unangenehme Spätverformung nach dieser Fraktur ist der Cubitus varus.

Überkorrektur der suprakondylären Fraktur

Beim Einrichten einer suprakondylären Fraktur ist darauf zu achten, daß nicht durch zu große Zugkraft das distale Bruchstück vollständig vor das

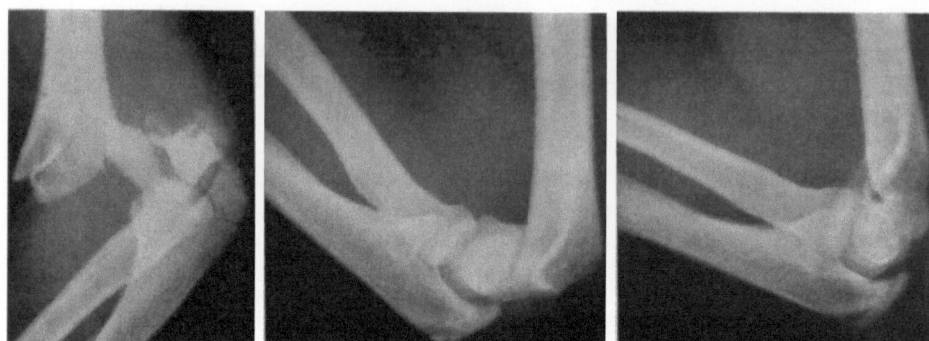

Abb. 88. Überkorrektur einer gänzlich verschobenen suprakondylären Fraktur durch stark übertriebene Anwendung der in Abb. 85 gezeigten Einrichtungsphase. Überkorrektur *kunstgerecht* wieder eingerichtet

proximale Ende gebracht wird (Abb. 88). Steht der Ellenbogen bei 90°, muß die axiale Zugkraft am Unterarm mit Überlegung angepaßt werden. An der Stellung der Ellenbogenspitze zur Achse des Oberarmes läßt sich erkennen, ob man überkorrigiert oder unzulänglich eingerichtet hat.

Kapitel VIII

Frakturen des Radius und der Ulna

In diesem Kapitel befassen wir uns nur mit der Fraktur der Elle und Speiche im mittleren Drittel. Bei der konservativen Behandlung des Ellen- und Speichenbruches gibt es viele Schwierigkeiten. Sie kann hervorragende Ergebnisse haben, wenn man Glück hat. Darum neige ich mehr zur operativen Behandlung. Jedoch kann eine ausgezeichnete Stellung auch durch geschicktes Einrichten erreicht werden.

Einige Schwierigkeiten, die die Begeisterung für eine geschlossene Einrichtung dämpfen, sollen in folgender Aufzählung von Fehlschlägen gezeigt werden:

1. Der Verletzte kann starke Schmerzen durch geschwollene Finger haben, denn der Gips muß eng sein. Das verursacht dem Arzt erhebliche Sorge, und es kann notwendig werden, den Gips zu spalten, wobei man dem Patienten wieder Schmerzen zufügt, wenn man ihn nicht erneut anaesthesiert[1] (s. Anmerkung d. Ü.).

2. Nach Rückgang der Schwellung kann die Fraktur leicht wieder in die ursprüngliche Stellung abgleiten.

3. Eine zweite Einrichtung (manchmal dritte Narkose) kann dadurch nach 14 Tagen oder 3 Wochen notwendig werden.

4. Darauf können wieder Schwellung und Schmerzen der Finger folgen.

5. Die gute Ersteinrichtung des Bruches wird selten bei der Zweiteinrichtung erreicht.

6. Es kann verzögerte Heilung des einen oder anderen Knochens eintreten.

7. Die Drehbewegung kann infolge einer Gipsfixation von 4 bis 6 Monaten eingeschränkt bleiben.

8. Die äußere Deformierung kann so groß sein, daß sie sogar dem Verletzten auffällt.

9. Schließlich kann eine Knochenverpflanzung am Unterarm notwendig werden, wenn der Bruch nach sechsmonatiger Fixierung noch nicht fest ist. Die Operation kann wegen schlechter Stellung der Fragmente technisch außerordentlich schwierig sein. Der Patient ist nach einer Knochenübertragung und weiteren 4 Monaten im Gipsverband etwa 12 Monate lang völlig arbeitsunfähig. Die längste Zeit davon waren die Gelenke in Gips ruhiggestellt.

---

[1] *Anmerkung des Übersetzers:* Zweckmäßigerweise wird ein solcher Rundgips sofort nach dem Festwerden über einem eingelegten Plastikrohr gespalten.

Diese unerfreuliche Kette von Fehlschlägen ist sicherlich ein extremes Beispiel aller Mißerfolge, die bei der *konservativen* Behandlung dieser schwierigen Fraktur auftreten können, aber sie erläutert die Tatsache, daß die Resultate konservativer Methoden nicht allein vom Arzt abhängen. Nach der *operativen* Behandlung kann andererseits eine Spätdeformierung praktisch niemals den Erfolg verderben. Frühe Beweglichkeit ist möglich, und **selbst bei verzögerter Heilung kann ein Knochenspan ohne Schwierigkeit anstelle der Platte eingefügt werden, und das bei einem zur Zeit der Operation bereits voll beweglichen Unterarm.**

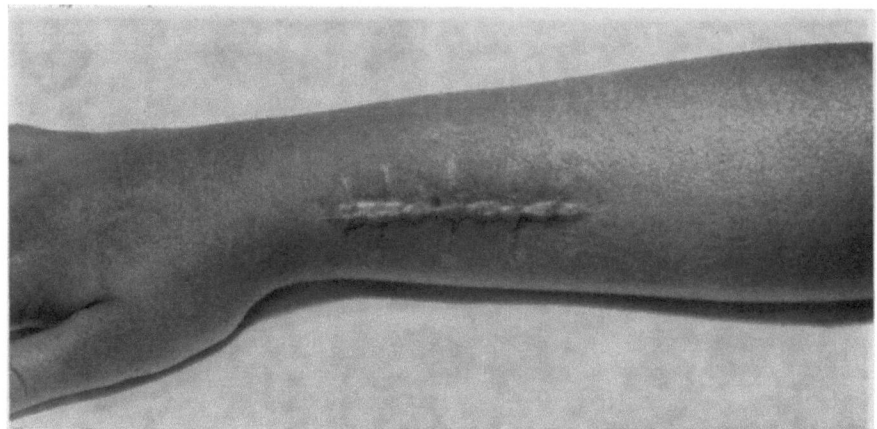

Abb. 89. Diese Aufnahme verdeutlicht die Bedenken gegen die operative Behandlung der Unterarmfrakturen bei Kindern aus kosmetischen Gründen

Bei der operativen Behandlung von Unterarmfrakturen bei Frauen darf man wichtige kosmetische Gesichtspunkte nicht übersehen. Eine sichtbare Längsnarbe auf der Seite der Speiche entstellt auf die Dauer, da sie immer dazu neigt, in einer Keloidphase auszuheilen. Andererseits führt es nicht zur äußeren Verunstaltung, wenn die Unterarmknochen übereinanderliegen und die Achse erhalten bleibt. Hier beginnt der Spielraum, in dem die klinische Behandlung sich nach der Tätigkeit des Verletzten zu richten hat. Der Fall eines 8 jährigen Jungen, illustriert in Abb. 89, gibt zu denken. Bei dem Jungen bestand eine Querfraktur des unteren Speichenendes mit Seitenverschiebung der Bruchstücke, die zwei konservativen Einrichtungsversuchen widerstand. Schließlich wurden die Bruchenden nach Freilegen aufeinandergestellt. Hätte es sich bei diesem kleinen Patienten um ein Mädchen gehandelt, hätte ich unbedingt von der Operation abgeraten, weil die seitenverschobenen Bruchstücke sich im Laufe von 3 bis 4 Jahren völlig ausgeglichen hätten. BLOUNT hat in seinen Veröffentlichungen gezeigt, wie vollkommen sich die normale Anatomie nach verschobenen Unterarmfrakturen bei Kindern wieder herstellen kann.

Durch den Gebrauch von Marknägeln bei Unterarmknochen würde man theoretisch die häßlichen Narben vermeiden, die beim Verplatten dieser Frakturen nicht zu umgehen sind. Ich selbst bin mit meinen Versuchen, Marknägel am Unterarm zu verwenden, nicht zufrieden; aus diesem Grunde benutze ich

Platten, wo immer eine operative Behandlung angezeigt ist[1] (s. Anmerkung d. Ü.).

Technik der geschlossenen Einrichtung

Trotz der Nachteile der geschlossenen Behandlung sollte man ihre beste Ausführungsmethode kennen, weil bei vielen Fällen eine Operation kontraindiziert ist.

Nachteile der Einrichtung in Horizontallage

Die wahrscheinlich gebräuchlichste Methode eines konservativen Einrichtungsversuches am Unterarm entspricht der Technik von BÖHLER. Dabei

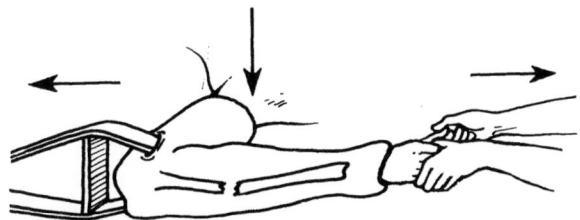

Abb. 90. Horizontale Einrichtungstechnik bei Frakturen von Elle und Speiche. Die Gegenzugschlinge verhindert das Anlegen eines guten Gipses. Die Schwerkraft begünstigt das Absacken an der Frakturstelle

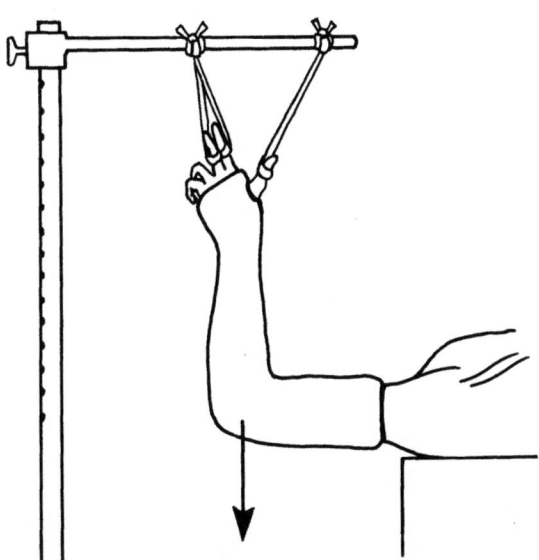

Abb. 91. Vertikale Stellung zum Einrichten und Gipsen einer Unterarmfraktur. Gegenzug durch die Schwerkraft. Man beachte die Fingerstellung, die ein leichtes Anlegen des Gipsverbandes zwischen Daumen und Zeigefinger erlaubt. Die Schwerkraft begünstigt das Ausrichten

---

[1] *Anmerkung des Übersetzers:* Nach den Empfehlungen der Österreichischen Gesellschaft für Unfallchirurgie ist bei unstabilen Vorderarmbrüchen die gedeckte Markdrahtung die einfachste Behandlung. Sie erfordert aber eine zusätzliche Ruhigstellung durch einen Oberarmgipsverband. Bessere Ergebnisse erzielt man, auch nach unseren Erfahrungen, mit der Verplattung von Elle und Speiche wegen des Vorteils frühzeitiger Bewegung.

zieht man an den Fingern, während ein Gegenzug am Ellenbogen durch einen an der Wand befestigten Gurt angesetzt wird.

Als Haupteinwand gegen diese Methode muß angeführt werden, daß die Gegenzugschlinge es unmöglich macht, einen ganzen Armgips anzulegen, sofern man ihn nicht in zwei getrennten Abschnitten anfertigt. Zweitens begünstigt die Horizontallage eine Deformierung durch Absacken der Knochenstücke unter der Schwerkraft (Abb. 90).

Hält man den Unterarm senkrecht (vertikal), indem man ihn am Daumen und Zeigefinger aufhängt, so zieht das Gewicht des Armes und des proximalen Teils des Unterarms selbst, und man kann in einem Arbeitsgang einen vollständigen Gips anlegen. Bei der vertikalen Stellung des Unterarms neigen die Fragmente nicht zum Absacken, und eine parallele Ausrichtung wird begünstigt (Abb. 91).

Die vertikale Einrichtungstechnik

Die folgende Technik schließt mehrere Überlegungen ein, die anscheinend unbedeutend, aber wesentlich für den endgültigen Erfolg sind.

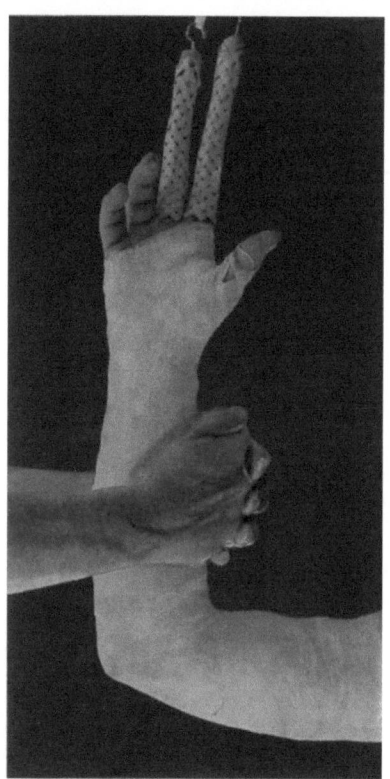

Abb. 92. Der „quetschende" Griff beim Einrichten, um den Gips im ovalen Querschnitt zu modellieren

Der Patient wird zur Entspannung der Muskulatur voll narkotisiert. Der Unterarm wird mit Bauernfänger oder Schifferknoten an Daumen-, Zeige- und Mittelfinger senkrecht an einem geeigneten Galgen aufgehängt (ein intravenöser Tropfständer ist auf Grund seiner verstellbaren Höhe sehr zweckmäßig). Der Daumen wird getrennt von Zeige- und Mittelfinger fixiert, um das Anlegen der Gipsbinden an die Hohlhand zu erleichtern (Abb. 91). Der Patient liegt waagerecht auf dem Tisch, die Höhe der Aufhängung wird so eingestellt, daß der Oberarm waagerecht hängt und der Unterarm vertikal eine Winkelstellung von genau 90° einnimmt. Um das Einrichten zu erleichtern, kann die Zugwirkung ein wenig vermehrt werden durch die Hand eines Assistenten, der den Oberarm entweder nach unten drückt oder an den Kondylen abwärts zieht.

Der Bruch wird jetzt durch Druck mit der Hand in der Höhe der Bruchstelle gerichtet, wobei der Chirurg den Unterarm zwischen seinen Händen mit dem „quetschenden" Griff umfaßt (s. Abb. 92). Während dieses Verfahrens wird der Unterarm am besten in Supination gestellt, so daß durch das Quetschen die Unterarmknochen voneinander getrennt werden. Danach kann der

Unterarm wieder in die natürliche Stellung der mittleren Pronation zurückgebracht werden. In diesem Stadium sollte durch ein Röntgenbild das Ergebnis des Einrichtens kontrolliert werden.

Zeigt die Röntgenaufnahme, daß ein Knochen oder beide noch verkürzt sind, so beweist dies, daß die Schwellung des Unterarms oder die fibrösen Gewebe das Strecken mechanisch verhindern. In diesem Falle ist es sinnlos, denselben Einrichtungsversuch zu wiederholen. Nach meinen Erfahrungen ist der durch BÖHLER empfohlene minutenlange Längszug selten erfolgreich, obwohl er unter örtlicher Betäubung von Bedeutung sein kann. Wenn man beim erstenmal nicht die notwendige Länge erreicht, so sollte man den zweiten Versuch in der Weise vornehmen, daß man zunächst noch weiter die Gliedmaße deformiert und dann gerade biegt, bis die Knochen aufeinander stehen. Nach diesem Eingriff sollte der Unterarm erneut an den Fingern aufgehängt werden zur Anlegung eines gut sitzenden Gipsverbandes.

Es ist ratsam, eine einfache Wattelage vor dem Anbringen des Gipses aufzulegen. Ein hautenger Gips ist mechanisch nicht besser als ein sorgfältig angelegter gepolsterter Gips; Entfernen oder Schlitzen eines hautengen Gipses kann dem Patienten große Beschwerden bereiten.

Das Ankleben von *Filzpolstern am Caput ulnae und besonders am medialen Epicondylus des Ellenbogens* ist ein unbedeutendes Detail, aber ernstlich zu empfehlen. Diese Stellen verursachen oft erhebliche Beschwerden, und der Schmerz kann die Heilung im Gips verhindern.

Der Gipsverband muß von den Mittelhandknöcheln bis zur unteren Begrenzung der Achselhöhle bei Mittelstellung des Unterarmes reichen. Während des Gipsens muß ein Assistent den Ellenbogen an den Epikondylen halten, um das Hin- und Herschwanken des Armes bei jeder Gipstour zu verhindern.

Beim Anlegen des Gipsverbandes müssen zwei Gesichtspunkte besonders beachtet werden:

1. Der Daumen

Es ist üblich, den Gips an der Daumenbasis wegzuschneiden, um den gesamten Daumenballen soweit freizulassen, daß der 1. Mittelhandknochen sich im Sattelgelenk frei bewegen kann.

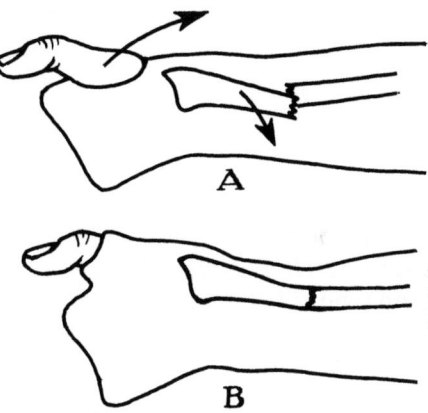

Abb. 93. Wenn der Daumenballen vom Gipsverband befreit wird, um die Beweglichkeit der Daumengelenke zu verbessern, entsteht häufig ein Druckgeschwür am proximalen Ende der Gipsöffnung, was unvermeidbar ist, wenn die Speiche gegen die Elle abrutscht. Schließt man den ganzen Daumen wie beim Kahnbeingips mit ein, wird das Druckgeschwür an der Daumenbasis vermieden

Diese gut gemeinte Absicht bringt eine unglückliche Folge mit sich: Die Neigung der Speiche, sich durch Abgleiten des distalen Bruchstückes zur Elle hin zu verkürzen, kann logischerweise nur verhindert werden, wenn irgendein Zug am Daumen ausgeübt wird. Schneidet man aber den

Gipsverband am Daumen weg, so *fordert man das Abgleiten der Speiche heraus*, indem man dort ihren Halt wegnimmt. Der Radius rutscht ab, die Basis des Daumens wird gegen den Rand des Gipsverbandes gezogen, und ein Druckgeschwür entwickelt sich an der Daumenbasis (Abb. 93A). Um diese durch Druck belastete Stelle zu schützen, wird oft der sinnlose Versuch gemacht, ein Wattepolster zwischen Haut und Gipsverband zu schieben. Ein weiteres Zurückschneiden des Gipses bewirkt neue Druckgeschwüre und das stärkere Abgleiten des Speichenbruches. Aus diesem Grunde bin ich davon überzeugt, daß **der Daumen immer bis zu seinem Endgelenk mit eingegipst werden sollte, genau wie bei der Kahnbeinfraktur.** Der hierdurch

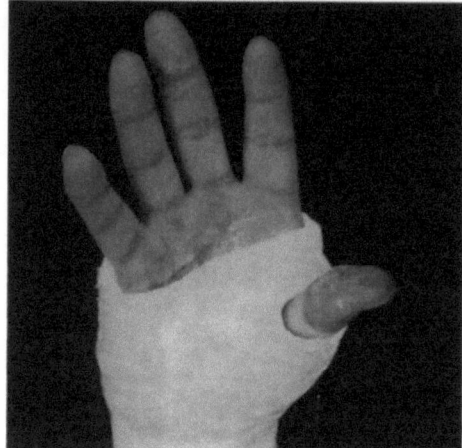 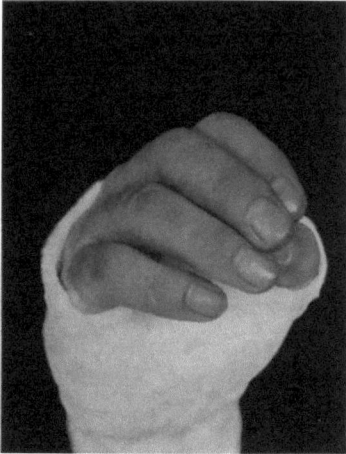

Abb. 94. Ideales Modell eines Gipsverbandes für die Funktion der Hand. Volle Opposition des Daumens ist zu fordern

erreichte leichte Zug verhindert die Verkürzung und wird als angenehm empfunden. Stellt man den Daumen so, daß er die anderen Fingerspitzen berühren kann (wie es bei der Behandlung der Kahnbeinfraktur sein sollte), dann besteht keine Versteifungsgefahr, selbst wenn der Daumen 12 Wochen lang so fixiert bleibt (Abb. 94).

2. Der ovale Querschnitt des Gipses

Während des Festwerdens des Gipsverbandes muß der „quetschende Griff" in Höhe der Fraktur angewandt werden, um den Gips zu einem ovalen Querschnitt zu modellieren (Abb. 92). Das ist ungemein wichtig, **denn bei einem kreisförmigen Querschnitt des Gipses in Unterarmmitte werden Elle und Speiche zusammengedrückt, was aber der ovale Querschnitt vermeidet.** Beim gepolsterten Gips mit ovalem Querschnitt kann man sich vorstellen, daß er auf den kleinen Durchmesser des Unterarmes einen hohen und auf den großen Durchmesser einen niedrigen Druck ausübt (Abb. 95). Radius und Ulna streben auf diese Weise voneinander weg, entsprechend dem Druckgefälle. In übertriebener Auswertung dieses Verfahrens versuchte BÖHLER durch Anbringen von zwei kurzen Holzstäbchen im Gips den Druck zwischen den Fragmenten zu verstärken und den Zwischenknochenraum zu erweitern.

Wenn auch die Erfahrung gezeigt hat, daß diese Methode gefährlich ist, habe ich doch keinen Zweifel an ihrer Wirksamkeit; denn wenn man mit den Fingerspitzen zwischen die Unterarmknochen drückt, kann man ohne weiteres fühlen, wie die beiden Knochen auseinandergehen und der Zwischenknochenraum sich erweitert.

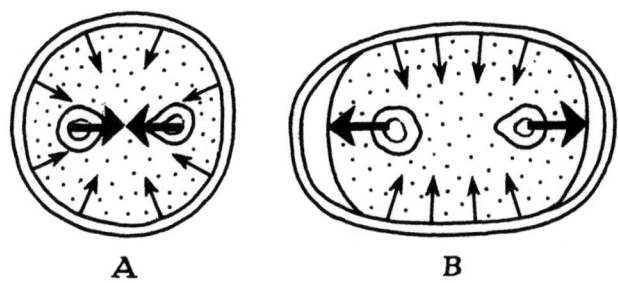

Abb. 95 A. Kreisförmiger Querschnitt des Unterarmteiles des Gipses ist bei einer Unterarmfraktur abzulehnen. Er verursacht ein Zusammenrücken von Elle und Speiche
B. Wenn der Gipsverband mit einem ovalen Querschnitt durch den „quetschenden" Griff komprimiert wird (Abb. 92), streben beide Knochen auseinander in Richtung auf den niedrigen Druck an der radialen und ulnaren Seite des Gipses

Allgemeine Bemerkung

1. PATRICK, 1947, hat *die Gefahr gezeigt, die entsteht, wenn man mit Kragen und Schlinge* das Gewicht des Gipsverbandes abfangen will. Er hält das für die Ursache der als Späterscheinung bekannten konvexen Abwinkelung beider Unterarmknochen zur ulnaren Seite. Diese Verformung entsteht dadurch, daß der Gips den distalen Teil des Unterarmes eng umschließt, wobei die Knochen praktisch subcutan liegen, während am proximalen Teil der Gips den Unterarm nur locker hält, weil hier die Knochen in großen Muskelpaketen verpackt sind, die alsbald atrophieren. Das Absinken des Gipsverbandes am Ellenbogen durch Kragen und Schlinge verursacht dann die Abwinklung. *Wird der Ellenbogen durch ein Armtragetuch unterstützt und der Gips am Absinken gehindert, ist die Tendenz zu dieser Spätverformung geringer* (Abb. 96).

2. Der Gipsverband sollte 12 Wochen ohne Unterbrechung belassen werden, ehe der Unterarm auf klinische Heilung untersucht wird. Deswegen sollte der Gipsverband von Anfang an tadellos sein.

3. Muß der Gips, weil er locker ist oder aus irgendeinem anderen Grunde gewechselt werden, so sollte man dabei die Gliedmaße solange an den Fingern aufhängen, weil auf diese Weise ihr Abwinkeln vermieden wird.

4. Fingerübungen sind ohne Frage wichtig; aber von ebenso großer Bedeutung ist es, die volle Schulterbeweglichkeit zu erhalten, obgleich sie manchmal vergessen wird. Hält man den Patienten dazu an, Nacken- und Kreuzgriff auszuführen, so sichert man mit zwei einfachen Bewegungen die volle Abduktion sowie eine volle Rotation nach innen und außen.

5. *Grünholzfrakturen des Unterarmes sollten bei Kindern niemals mit einem hautengen Gipsverband behandelt werden.* Da bei dieser Fraktur nur eine winkelige Verformung auftritt, ist sie für eine Fixation im Dreipunkt-Gips ideal geeignet. Nach Ausgleich der Winkelstellung ist lediglich ein gepolsterter Gipsverband

für 3 oder 4 Wochen notwendig, um ein ausgezeichnetes Ergebnis zu erreichen. Es ist entsetzlich, das unnötige Leiden dieser kleinen Patienten zu beobachten, das häufig durch einen hautengen Gipsverband verursacht ist. Beim Einrichten einer Grünholzfraktur entsteht oft eine vollständige Fraktur, und tatsächlich ist es ratsam, die Fraktur bewußt zu vervollständigen, um die „Feder-wirkung" der intakten Brücke zu beseitigen, die die Rückkehr zur ursprünglichen Verformung veranlassen kann (Abb. 50; Seite 52). Beim hautengen Gipsverband wird das zunehmende Ödem des Unterarms blaue und geschwollene Finger verursachen. Das notwendige Spalten des Gipsverbandes kann ohne Betäubung so schmerzhaft sein, daß sich eine bleibende psychische Abneigung gegen jede Krankenhausbehandlung entwickeln kann. Zahlreiche ischämische Volkmannsche Kontrakturen sind durch schlechte Behandlung dieser äußerst einfachen Fraktur verursacht worden.

6. Die Grünholzfraktur des Unterarms bei Kindern beweist eindeutig, daß eine gerade Gliedmaße nur durch einen gebogenen Gipsverband zu erreichen ist (Seite 49). Die Konkavität des Gipsverbandes muß der ursprünglichen Verformung, die gewöhnlich dorsalkonkav ist, entgegengerichtet sein (Abb. 97).

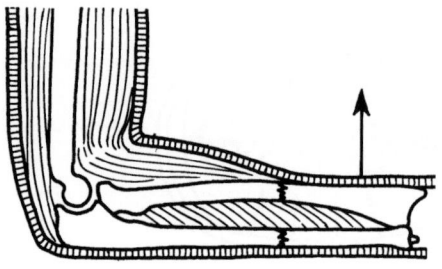

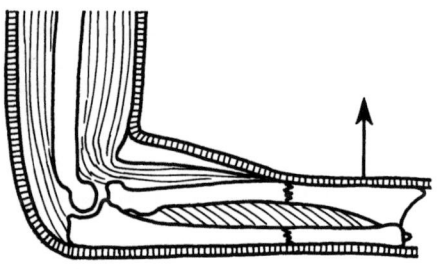

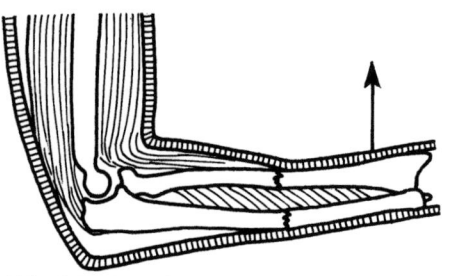

Abb. 96. An einem Unterarmgips angebrachte Schlinge mit einem Kragen kann eine ulnare Verbiegung verursachen (nach PATRICK). Wird der Gips durch eine Schlinge gehalten, so rutscht er am Ellenbogen ab, wenn die Unterarmmuskeln atrophieren. Hierdurch entsteht eine ulnare Verbiegung, da das Handgelenk immer noch fest durch den Gipsverband gehalten wird. Ein Armtragetuch ist daher vorzuziehen, weil es das Herabsinken des Gipses verhindert

Späte Abwinkelung bei Grünholzfrakturen des Radius

Es gibt gewisse Grünholzfrakturen des Radius, die nach anfänglich ausgezeichneter Einrichtung zu einer häßlichen Spätdeformierung neigen. Weiß der Chirurg das nicht, wird er beim Abnehmen des Gipsverbandes die unangenehme Erfahrung machen, daß eine Fraktur, die bis dahin scheinbar keine Schwierigkeit bot, zu seinem Kummer die anfängliche Dorsalverbiegung des Radius zeigt (Abb. 98). Diese Deformierung ist nicht nur häßlich und beunruhigend für die Eltern des Kindes, sondern sie kann auch die Innendrehung des Handgelenkes für immer einschränken, wenn man sie beläßt. Diese Spätdeformierung tritt am ehesten bei Frakturen des Radius auf, *wenn die Ulna intakt ist*. Der gleichzeitige Bruch von Radius und Ulna scheint weniger zu dieser späten Verformung zu neigen. Die Deformierung besteht in einer konkaven Abwinkelung an der Dorsalseite.

Wie auch immer die spätere Dorsalabwinkelung des Radius zustande kommt, sicher ist, daß *sie jedem Versuch einer Korrektur durch örtliche Kraftanwendung über der konvexen Stelle widersteht*. Versuche, die Fraktur zu richten, solange

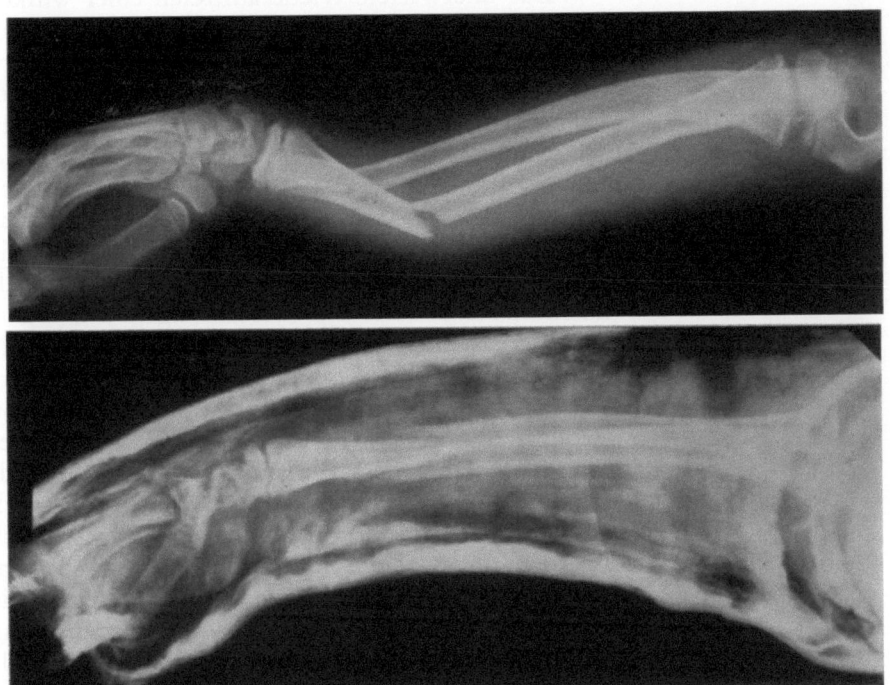

Abb. 97. Der Drei-Punkt-Gips in seiner aktiven Wirkung. Man erzielt eine gerade Gliedmaße durch einen gebogenen Gipsverband. Vergleiche Abb. 47A, Seite 49. Eine solche Form des Gipsverbandes muß daher die der ursprünglichen Verformung entgegengesetzte Richtung einnehmen

der Callus noch weich ist, scheinen bei intakter Ulna sinnlos zu sein, da diese die Fraktur gegen die volle Wirkung jeder örtlich korrigierenden Kraft schützt.

Wenn der Callus noch weich ist, kann jedoch die Deformierung leicht durch gewaltsame Innendrehung des distalen Fragments ausgeglichen werden. Der Grund liegt darin, daß das proximale Fragment seine größtmögliche Einwärtsdrehung erreicht hat, während das distale Ende infolge der Winkelstellung immer noch in einer gewissen Supinationsstellung beharrt. Durch gewaltsame volle Pronation des Handgelenkes dreht man das proximale Fragment früher als das distale maximal nach innen, so daß der weiche Callus an der Frakturstelle nachgeben muß und das distale Bruchstück sich mit dem proximalen in einer Linie ausrichten kann (Abb. 99). Um diese gute Stellung zu erhalten, muß man den Gipsverband bei voller Pronation des Handgelenkes anlegen, und zum Erhalten der Pronation muß auch der Ellenbogen mit einbezogen werden.

Einem ähnlichen Mechanismus begegnet man bei der Behandlung des Speichenbruches im Handgelenk eines Erwachsenen (Seite 127). Bei dieser Fraktur wird das dorsale Kippen verhindert, indem man das Handgelenk in starker Innendrehung fixiert.

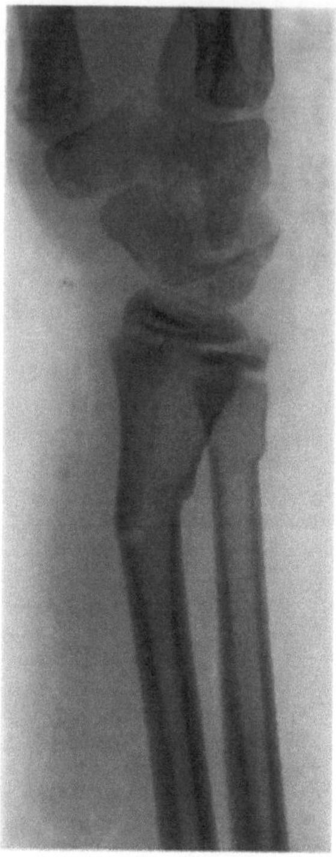

Spätere Korrektur der Deformierung bei Kindern

Das unerwartete Wiederauftreten einer winkeligen Verformung bei Grünholzfrakturen des Unterarms ist für den Chirurgen beim Entfernen des Gipsverbandes eine unangenehme Überraschung. Verständlicherweise ärgern sich Eltern darüber mehr, als wenn es ihnen selbst zugestoßen wäre und können dieses Mißgeschick dem Chirurgen nicht so leicht verzeihen. Eine Grünholzfraktur neigt sehr zu dieser Komplikation. Schuld daran ist die Elastizität des Knochens oder der Zug der intakten Sehnengewebe an der Konkavseite der Verformung.

Wenn jedoch im Frühstadium, d. h. bis zu der 4. Woche, der Arzt besonders auf das Wiedereintreten der anfänglichen Verformung durch Röntgenkontrollen im Gips achtet, kann diese leicht korrigiert werden, solange der Callus noch weich ist. Wenn die Fraktur von Callus umgeben ist, können die Bruchstücke genau in die gewünschte Stellung gebracht werden, ohne daß die Gefahr eines Rückfalls besteht. Es ist ratsam, die Behandlung von vornherein in diesen zwei Stufen zu planen, besonders im Anfang, wenn die Fraktur noch sehr beweglich ist, und es ist angebracht, das den Eltern gegenüber gleich nach der ersten Einrichtung zu erwähnen. Erübrigt sich das spätere „Modellieren", so schadet es nicht; ist der Eingriff aber notwendig, dann wissen die Eltern, daß der Arzt die Lage übersieht.

Abb. 98. Späte dorsale Abknickung einer Grünholzfraktur des Radius, die sich von selbst innerhalb des neutralen Gipsverbandes gebildet hat. Sie kann nur durch eine Fixierung in Pronationsstellung vermieden werden, was besonders bei intakter Ulna wichtig ist

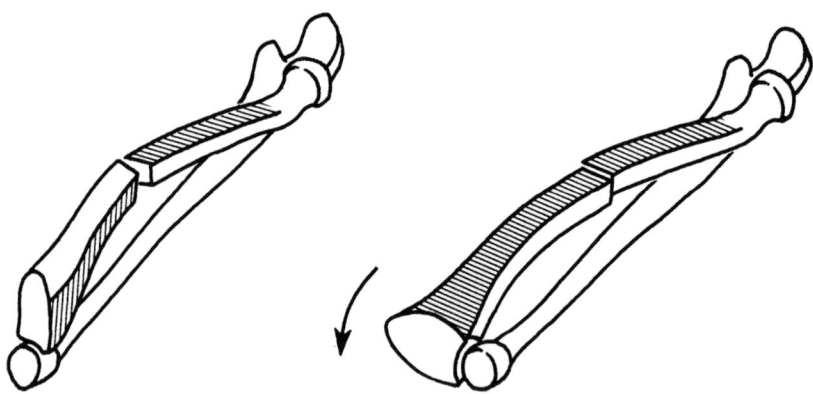

Abb. 99. Eine konkav dorsale Abwinklung des Radius bei intakter Ulna hat ihre wesentliche Ursache in der Supinationstendenz des distalen Fragmentes

Frakturen des unteren Radiusdrittels

Oft bricht der Radius des Erwachsenen am Übergang vom mittleren zum körperfernen Drittel ohne eine Fraktur der Ulna. Der Radius kippt zur Ulna ab und eine Subluxation des unteren Radio-Ulnar-Gelenkes ist die Folge (Abb. 100A, B). Die Verschiebung dieser Fraktur neigt zum Rückfall, selbst wenn das Einrichten vollkommen war. **War sie nur teilweise erfolgreich, wird der Bruch mit Sicherheit im Gips wieder abgleiten.** Bei dieser Fraktur ist die operative Behandlung mit innerer Metallfixierung immer anzuraten, mit Ausnahme bei alten Menschen.

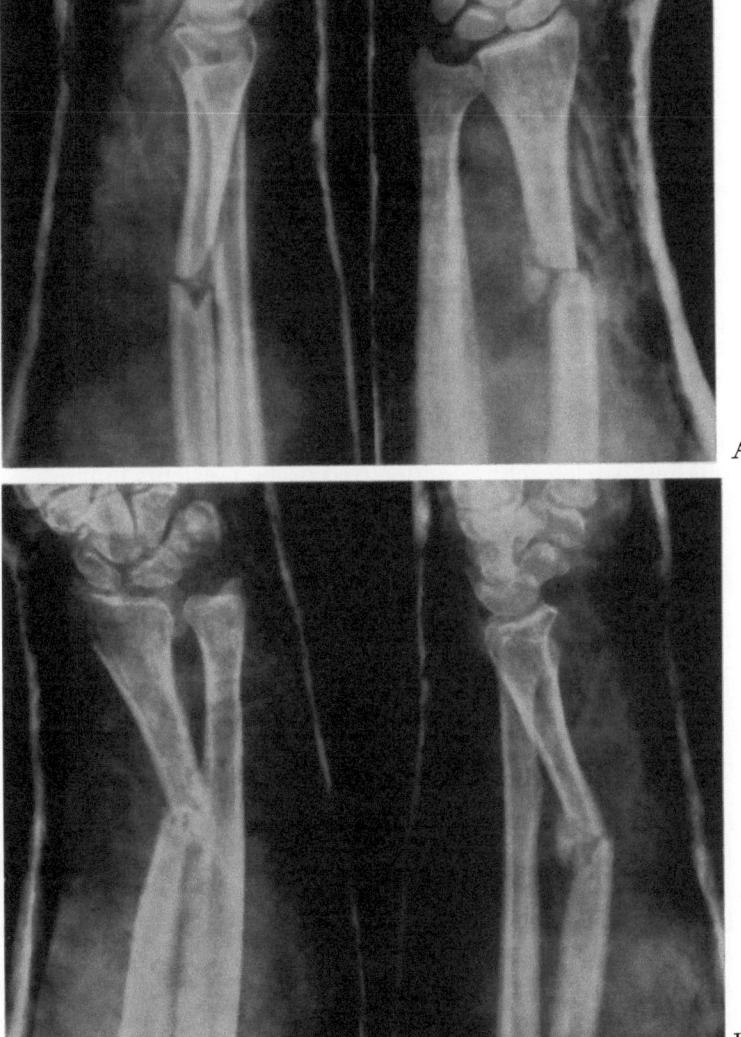

Abb. 100. A Eine Fraktur zwischen mittlerem und unterem Drittel des Radius bei guter Stellung im Gips. B Typisches spätes Abgleiten der guten Stellung. Ein solcher Fall sollte stets durch innere Fixation behandelt werden. (B ist versehentlich spiegelbildlich dargestellt)

Kapitel IX

Der Speichenbasisbruch

Glücklicherweise ist das funktionelle Resultat beim üblichen Speichenbruch im Handgelenk im allgemeinen ausgezeichnet, gerade weil auch enttäuschende anatomische Ergebnisse gelegentlich sogar bei der geschicktesten Behandlung auftreten. Obwohl man diese Verletzung im allgemeinen als unbedeutend einstufen darf, ist sie es nicht immer. Diese Gruppe schließt nämlich eine erhebliche Anzahl von Trümmerfrakturen ein, die zu einer sorgfältigen mechanischen Behandlung herausfordern, als ob die vollständige anatomische Wiederherstellung der wichtigste Punkt dieses Problemes wäre.

Vom Standpunkt des Lernenden aus ist es verwirrend, daß diese einfache Fraktur zufriedenstellend mit einer Methode behandelt wird, die zwei Grundsätze vernachlässigt, weil, wie später gezeigt werden wird, die dorsale Gipsschiene mechanisch als Fixationsmethode unzuverlässig ist und die Flexion des Handgelenkes den allgemeinen Regeln des Schienens in der besten Funktionsstellung widerspricht. Hier haben wir es tatsächlich mit dem Beispiel einer Methode zu tun, die mehr durch ihre Ergebnisse und durch die bequeme Anwendbarkeit als durch die Theorie bestätigt wird, und das sind für einen turbulenten Poliklinikbetrieb sehr wichtige praktische Gesichtspunkte.

Anatomie des Speichenbasisbruches

Die dreifache Dislokation eines Speichenbruches im Handgelenk, d. h. dorsales Verschieben, dorsales Kippen und radiales Verschieben des distalen Fragmentes bildet die klassische „Gabel" oder „Bajonett"-Verformung, die jedem Studenten bekannt ist. Weniger auffällig, aber wichtiger für die Behandlung, sind bei dieser Verschiebung die zerrissenen Weichteile. An der Volarseite der Fraktur zerreißt das Periost, während an der Dorsalseite das Periost und der fibröse Anteil der Sehnenscheiden erhalten bleiben und so den „Weichteil-Zügel" bilden, der den Schlüssel für das Einrichten darstellt (Abb. 101).

Bei alten Menschen kommt es fast immer zum Splitterbruch im Handgelenk, und der ist für das oft späte Abgleiten der eingerichteten Stellung verantwortlich. Die Splitterung der dorsalen Rinde begünstigt das Rückwärtskippen des distalen Bruchstückes. *Hier ist keine Verstrebung vorhanden, die sonst beim genauen Einrichten von der intakten dorsalen Knochenrinde gebildet worden wäre.* Ist die Fraktur eingestaucht, wird der Speichenschaft, der das proximale Bruchstück bildet, tief in den spongiösen Knochen des distalen Fragmentes eingegraben; löst man ihn, füllt sich die Höhle im distalen Fragment nur mit Blutcoagula (Abb. 102).

Man sieht daher bei vielen Speichenbrüchen des Handgelenkes wenig oder keine Stabilität nach dem Einrichten, und *theoretisch* könnte man die Tendenz zum Abrutschen bei dieser Fraktur nur durch Zug am distalen Fragment vermeiden. Ein Zug würde aber bei diesem Bruch die Behandlung erheblich erschweren, und da die Ergebnisse einer einfachen Methode im allgemeinen genügen, muß man die bequemere Behandlungsweise der technisch idealeren vorziehen.

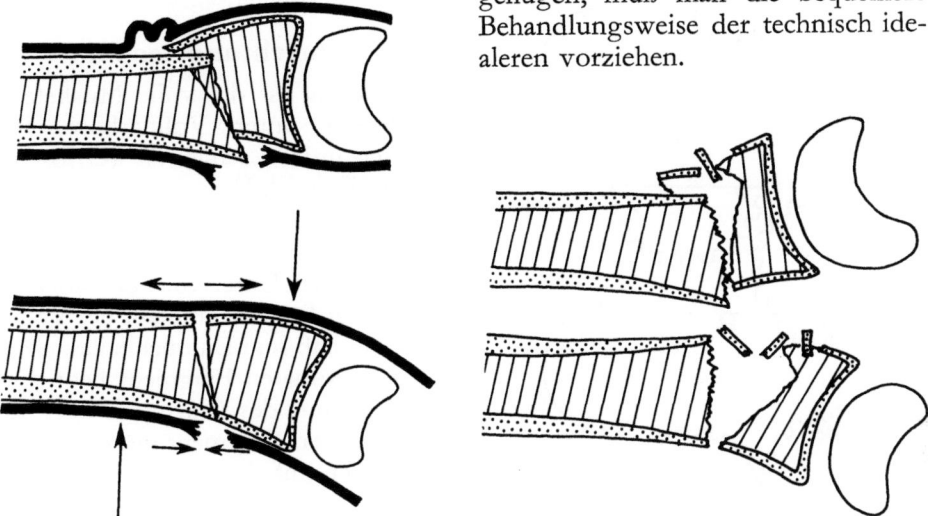

Abb. 101   Abb. 102

Abb. 101. Die Weichteile, die beim Speichenbruch des Handgelenkes betroffen sind. Der „Weichteil-Zügel" liegt auf der Dorsalseite, und er muß unter Spannung gesetzt werden, um eine gute Stellung zu bewirken und zu erhalten

Abb. 102. Zeigt die Ursache eines späten Zusammenbruches bei einer Splitterfraktur der Speiche, die man so oft beim alten Menschen antrifft. Durch das Splittern der dorsalen Rinde ist keine solide Verstrebung vorhanden, die normalerweise ein erneutes Verschieben verhindert. Die Höhle im spongiösen Knochen enthält nur noch Blutcoagula

Mechanische Analogie

Viele stabile, d. h. ungesplitterte Frakturen, können durch einfaches Biegen des distalen Fragmentes hohlhandwärts auf den Radius ausgerichtet werden. In diesen Fällen zeigt ein merkbares Einschnappen die richtige Stellung des Bruches an. Aber diese Methode ist bei einer Großzahl der Fälle erfolglos, sofern nicht eine gut geübte Manipulation vorher die Bruchstücke dadurch löst, daß man die dorsale Abwinkelung verstärkt und Zug anwendet.

Um zu unterstreichen, wie *wichtig das vorausgehende Lösen* bei der Behandlung eines typischen Speichenbruches ist, sollte man sich zum Vergleich zwei ineinandergreifende Zahnräder vorstellen. Die gezackte Oberfläche der verschobenen Fraktur kann mit den Zähnen zweier Räder verglichen werden, die falsch ineinandergreifen. Nehmen wir an, der distale Zahn sei irrtümlich um zwei Zähne gegen das proximale Rad rückwärts versetzt. Mit einfachem Druck kann man die beiden Räder nicht wieder in die richtige Verzahnung bringen, ohne die Zähne abzuscheren; und mit einfachem Vorwärtsdrehen bleibt es bei der Verschiebung um zwei Zähne (Abb. 103). Es ist klar, daß man das distale

Rad abziehen muß, um die Zähne voneinander zu lösen und dann durch **Rückwärtsdrehen** die „dorsalen Zähne" richtig einrasten zu lassen. Das Vorwärtsdrehen des distalen Rades bringt nun die Ausrichtung (d. h. die „volaren Zähne" stehen richtig, wenn die Beugung vollständig ist).

Einrichtungstechnik

Wichtig ist die volle Muskelentspannung unter Vollnarkose. Ein Rausch unter Lachgas ist wertlos[1] (s. Anmerkung d. Ü.).

Beim Einrichten eines **linksseitigen** Speichenbruches umgreift der Chirurg den Unterarm des Patienten mit seiner linken Hand auf der Volarseite, so daß sein Daumenballen unter dem proximalen Fragment liegt. Die rechte Hand des Chirurgen liegt auf dem distalen Fragment mit dem Daumenballen auf dem Handrücken.

Während der folgenden drei Einrichtungsphasen ist zu beachten, daß **die linke Hand als passive Stütze unverändert liegenbleibt, während die aktive Einrichtung allein durch seine rechte Hand ausgeführt wird.**

Schritt 1: Lösen des Bruches

Ein Assistent ergreift den Ellenbogen, um einen Gegenzug anzuwenden. Der Chirurg zieht, wie oben beschrieben, mit der rechten Hand und

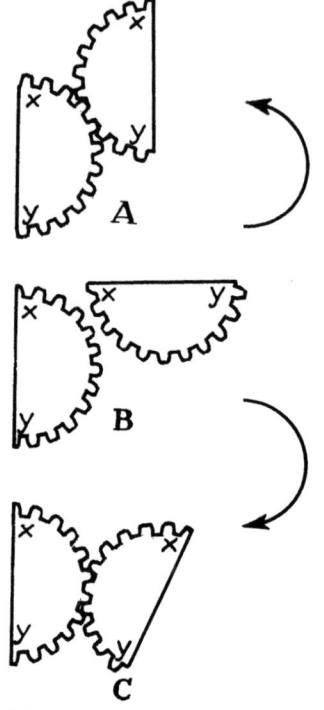

Abb. 103 A—C. Mechanische Analogie zur Einrichtung eines typischen Speichenbruches im Handgelenk
A. verschobener Bruch (die Zähne sind nicht richtig eingerastet)
B. Distraktion der Fraktur und verstärkte Abwinklung nach rückwärts, um die dorsalen Zähne richtig einrasten zu lassen
C. Die Beugung wird nun die volare Rinde in die richtige Stellung bringen

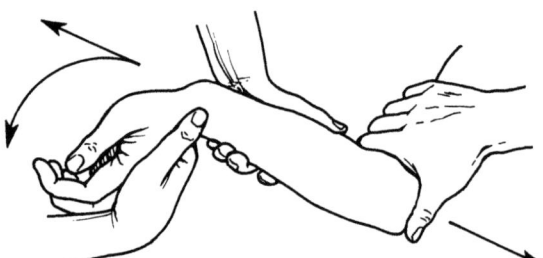

Abb. 104. Lösen und dann Verstärken der Abwinklung in Richtung des Handrückens. Der Zug wird aufrechterhalten

---

[1] *Anmerkung des Übersetzers:* Bei nicht nüchternen Verletzten bewährt sich neben der örtlichen Betäubung die Plexus brachialis-Blockade mit $1/2$% Scandicain 40 ml. Bei leicht reponierbaren Frakturen wird eine ausreichende Muskelentspannung schon durch die intravenöse Narkose (Trapanal oder Epontol mit Atropin 0,5 mg als Prämedikation) erzielt.

verstärkt gleichzeitig die Verformung durch Dorsalflexion des distalen Bruchstückes, („Richtiges Einrasten der dorsalen Zähne", Abb. 104).

Schritt 2: Einrichten

Bei noch aufrecht erhaltenem Zug mit der rechten Hand drückt der Chirurg das distale Fragment in volare Richtung und beugt danach das Handgelenk bis in die Endstellung. Der Daumenballen der linken Hand übt dabei einen Gegendruck auf das proximale Bruchstück aus (Abb. 105). *Am Ende dieser Bewegung ist der Bruch vollständig eingerichtet. Er würde aber abrutschen, wenn die Zugkraft nachließe oder wenn eine der beiden Kräfte, die Druck und Gegendruck bewirken, entfernt würde.*

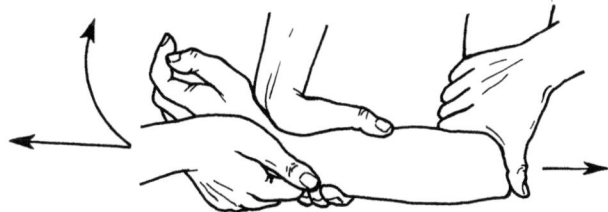

Abb. 105. Robert-Jones-Griff: Der Druck wird mit der „einrichtenden Hand" auf das distale Bruchstück ausgeübt unter Gegendruck der „stützenden Hand" auf das proximale Ende. Der Zug wird aufrechterhalten

Schritt 3: Fixieren der Fraktur durch Pronation

Die Fraktur wird nun durch den Arzt stabilisiert, indem er seine rechte Hand nach innen dreht, so das distale Bruchstück in äußerste Pronation bringt und *gleichzeitig das Handgelenk zur Elle hin abwinkelt* (Abb. 106). **Bleibt die**

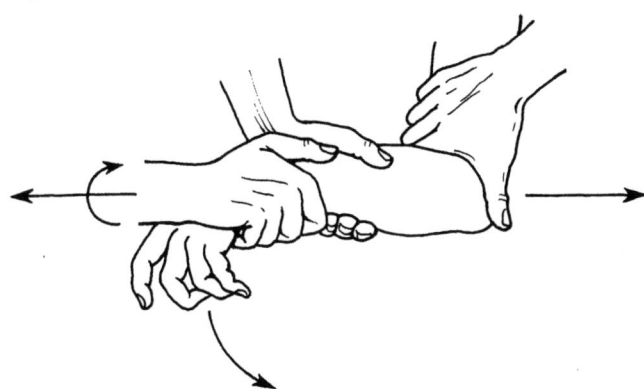

Abb. 106. Fixieren der Einrichtung durch Pronation. Die „stützende Hand" bleibt unbeweglich, während die Innendrehung allein durch die „einrichtende Hand" erfolgt. Das Handgelenk wird durch dieselbe Bewegung in ulnare Abwinklung gezwungen

Innendrehung aufrechterhalten, so bleibt die eingerichtete Stellung ohne Zug bestehen. Dies erklärt sich aus der Tatsache, daß das proximale Bruchstück bei einem typischen Speichenbruch nur aus der guten Stellung zu dem distalen Fragment durch Pronationsbewegung abgleiten kann. Das ist jedoch nicht der Fall, wenn der Unterarm bereits in voller Pronationsstellung steht, weil er sich dann nicht weiter bewegen kann und damit nicht die Ausrichtung zu dem distalen Bruchstück verliert.

Anlegen des Gipsverbandes

Das Anlegen des Gipsverbandes beim typischen Speichenbruch ist eine schwierige Angelegenheit, bei der jeder Chirurg seine eigene Methode hat; sie läßt sich kaum beschreiben. Eine schlechte Bruchstellung ist häufiger das Ergebnis einer ungeschickten Ausführung der Gipstechnik als einer schlechten Einrichtung. Sowohl für den Chirurgen als auch für den Assistenten halte ich das folgende Verfahren für brauchbar:

Eine schnell trocknende Gipslongette wird auf dem Rücken des Unterarmes angelegt und mit einer nassen Mullbinde in dieser Stellung angewickelt.

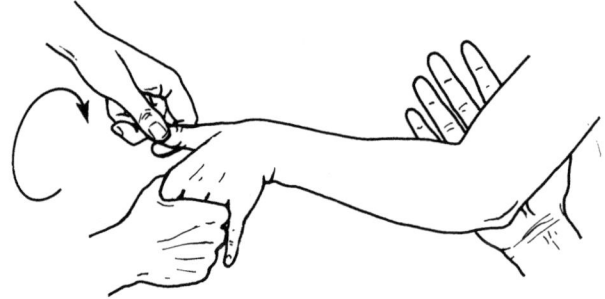

Abb. 107. Fassen und Halten beim Gipsen. Bei äußerster Pronation kann man den Zug verringern, ohne daß die Gefahr eines Abgleitens der Fraktur besteht. Beachte die ulnare Deviation, unter Auslassen des Kleinfingers aus dem Haltegriff und das Abspreizen des Daumens, um das Wickeln der Binde zu erleichtern. Manchmal erschwert die notwendige Pronation das Anlegen der Gipslongette ein wenig, da der Handrücken meistens nach unten verdreht ist

Um dem Assistenten, der den Gips anlegt, das unbehinderte Arbeiten zu erleichtern, nimmt der Chirurg den Daumen in die eine Hand und die Finger in die andere Hand, wie in Abb. 107 illustriert wird. Ziehen ist nicht nötig, denn die Stabilität der Einrichtung hängt von der Stärke der Innendrehung ab. In dieser Stellung ist eine ulnare Deviation und die leichte Palmarflexion möglich.

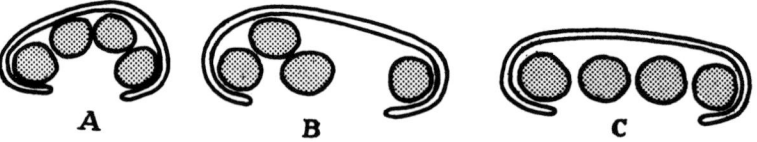

Abb. 108 A—C. Zeigt, warum man den 5. Finger beim Griff in Abb. 107 ausschließt. Faßt man alle Finger gleichzeitig, entsteht ein Gips wie in Abb. A. Schließt man den Kleinfinger beim Gipsen aus, so ergibt sich B, was eine bessere Unterbringung des queren Hohlhandbogens im Gipsverband erlaubt, wie in C gezeigt

Um diesen Haltegriff auszuführen, muß der Chirurg seine Hände vorsichtig aus der Stellung in Abb. 106 in die der Abb. 107 gleiten lassen. Unter Aufrechterhalten einer starken Innendrehung wird die Fraktur nicht abgleiten. Die einzige Schwierigkeit beim Anlegen der Gipslongette in dieser Stellung besteht darin, daß das Handgelenk manchmal fast nach unten verdreht und der Handrücken nach unten gewendet ist.

Wenn der Gipsverband fertig ist, nimmt der Chirurg wieder den Griff der 3. Phase (Abb. 106) ein und modelliert den Gips an den Druckpunkten über den zwei Fragmenten (siehe unten), bis die Longette getrocknet ist.

Beachte in Abb. 107, daß der Kleinfinger nicht vom Griff der Chirurgenhand umfaßt wird; in Abb. 108 wird erläutert, daß das notwendig ist, um die normale Breite der Hohlhand im fertigen Gips zu erhalten.

Die Gipslongette

Aus mechanischen Gründen wäre der *ideale* Gips bei diesem Bruch ein Rundgips; aber in England wird er nicht oft benutzt, weil eine Gipsschiene bei dieser sehr häufigen Fraktur bequemer ist und die Ergebnisse durchaus befriedigen. Der ideale Gips würde in einem Dreipunkt-System gegen die Volarseite des proximalen Bruchstückes und die Dorsalseite des distalen Bruchstückes modelliert werden (Abb. 109). Um das radiale Abgleiten zu verhindern (d. h. Verkürzung der Speiche), müßte der ideale Gips das Daumengrundgelenk soweit mit einschließen, wie es beim Kahnbeingips üblich ist. Von Zeit zu Zeit haben verschiedene Chirurgen vorgeschlagen, den Unterarm in voller Innendrehung unter Einbeziehung des Ellenbogens im Gips einzuschließen.

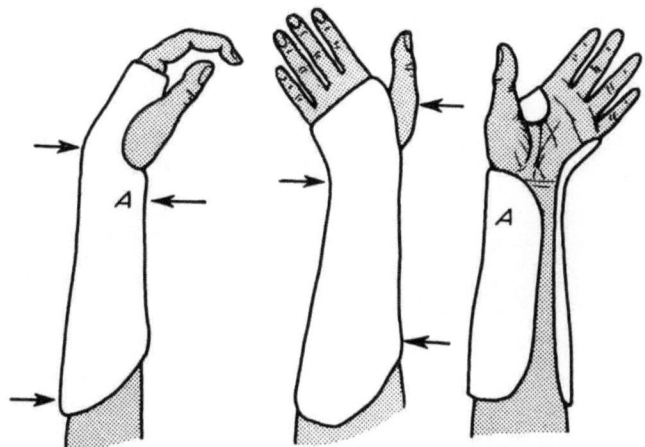

Abb. 109. Die „radiale Gipsschiene". Leichte palmare Flexion. Beträchtliche ulnare Deviation Breite Gipslage in Punkt A, die man nach den Grundsätzen einer Dreipunkt-Schiene gestalten soll

Das ist aber unnötig und verzögert die Heilung. Eine ständige Innendrehung des Unterarms ist nicht nötig, wenn die Bruchstücke durch örtliches Modellieren des Gipses an der Volar- und Dorsalseite als Teil eines Dreipunkt-Systems in richtiger Stellung gehalten werden.

Trotz der theoretischen Überlegenheit des Rundgipses ist die Gipslongette wegen ihrer bequemen Anwendung vorzuziehen, aber für ihren wirkungsvollen Gebrauch besteht ein Grund von so entscheidender Bedeutung, daß er nicht genug betont werden kann: **Es sollte die Dorsallongette stets auf die**

Radialseite übergreifen. Zur Betonung dieses entscheidenden Faktors würde ich vorschlagen, den Ausdruck „Dorsal-Schiene" bei der Behandlung des Speichenbasisbruches abzuschaffen und den Ausdruck „Radial-Longette" anzuwenden. Damit eine Longette eine Dreipunkt-Wirkung ausübt, ist es wesentlich, daß sie an der Volarseite in der Längsrichtung bis zur Unterarmmitte reicht (Abb. 109). **An der Volarseite sollte sie so dick sein, daß der Daumenballen des Arztes eine bleibende Delle hinterläßt,** während der Gips trocknet. Man findet oft eine fehlerhafte Dorsallongette, die an den überlappenden Rändern an der Volarseite des Handgelenkes so dünn ist, daß eine Dreipunkt-Wirkung nicht erreicht werden kann. Manchmal gleitet eine gute Stellung auch nach dem Einrichten dadurch ab, daß die Longette aus einem dorsalen Gipsstreifen besteht, der sich allein auf die Fläche des Handgelenkrückens beschränkt und es so unmöglich macht, ein Dreipunkt-System zu schaffen. Auf die gleiche Weise tritt die radiale Verschiebung nach erfolgreichem Einrichten deswegen wieder auf, weil eine flache Longette am Unterarmrücken benutzt worden ist. **Nur durch den Gebrauch einer tiefgekrümmten Schiene an der Radialseite des Handgelenkes kann eine späte Radialverschiebung vermieden werden.**

Bewertung des Einrichtungsergebnisses durch die Röntgenaufnahme

Manchmal ist es peinlich, wenn man als Endresultat eine beträchtliche radiale Verschiebung der Hand findet, die anfangs nicht vermutet worden war.

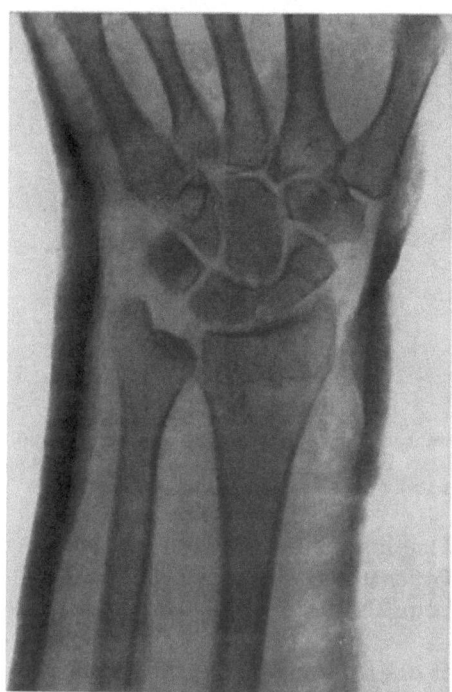
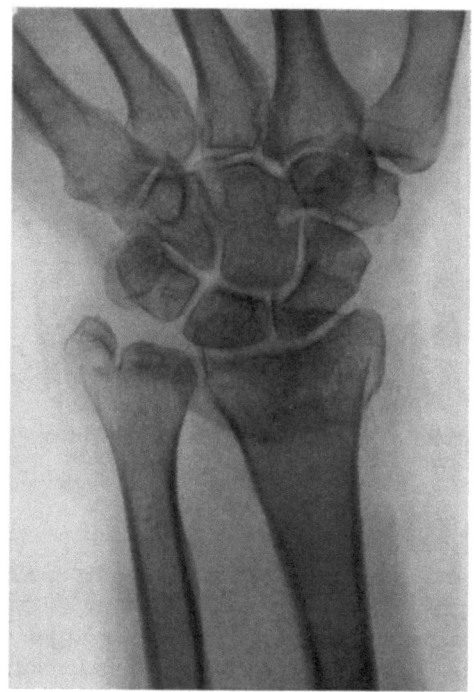

A B

Abb. 110A. Eine gut eingerichtete Trümmerfraktur, aber ein schlechter Gips in neutraler Stellung
B zeigt das unvermeidliche Ergebnis der Verkürzung des Radius

Eine späte radiale Abwinklung beim Speichenbasisbruch ist die einzige Verformung, die ein ernsthaftes Problem hervorrufen könnte. An sie muß man daher bei der Behandlung in erster Linie denken. Gewöhnlich ist die sorgfältige Beobachtung der Höhe des radialen und ulnaren Knöchels ein brauchbarer Hinweis für das Auftreten eines radialen Abgleitens. Man findet aber auch Fälle, bei denen ein gutgeformtes Handgelenk entsteht, selbst wenn die Knöchel in gleicher Höhe liegen. Ein brauchbarer Hinweis für eine mögliche

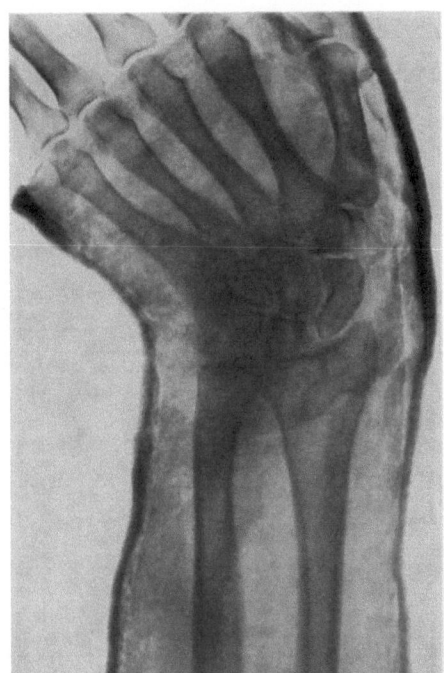
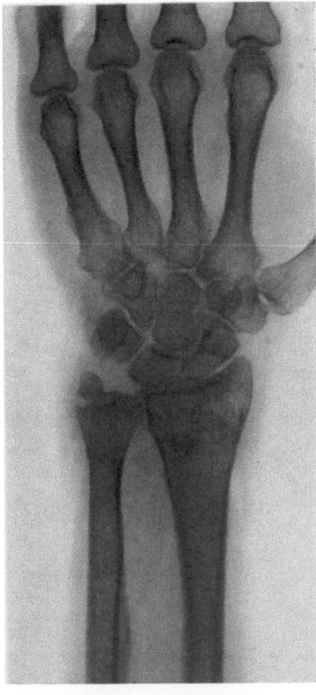

Abb. 110 C. Starke ulnare Deviation nach erneuter Einrichtung
D. Spätergebnis desselben Falles nach 8 Monaten

radiale Abweichung ist die Form des Gipses im Röntgenbild; der Schatten des Gipses sollte stets auf der Radialseite eine gerade Linie bilden, aber an der ulnaren Begrenzung konkav sein (Abb. 110C).

Die Resektion des unteren Ellenendes

Entsteht eine häßliche äußere Deformierung bei einem schlecht geheilten Speichenbruch, kann sie leicht durch eine Darrachsche Operation (Abb. 111) korrigiert werden. Diese einfache aber äußerst wirksame Operation besteht in der Resektion des unteren Ellenköpfchens mit etwa $2^1/_2$ cm des anschließenden Schaftes. Durch diesen einzigen Eingriff wird

1. der vorspringende Ellenknöchel entfernt,
2. der Schmerz im subluxierten distalen Radio-Ulnargelenk zum Verschwinden gebracht und
3. die Drehbewegung des Handgelenkes normalisiert.

Die postoperative Gebrauchsunfähigkeit der Hand dauert nur 3 Wochen, der durch den Eingriff entstehende Gewinn zeigt sich innerhalb von 6 Wochen. **Mit dem Bewußtsein, daß ein befriedigendes Resultat nach dieser Operation erreicht werden kann, ist es vernünftiger, eine radiale Abweichung beim schlecht geheilten Speichenbruch hinzunehmen, als ein erneutes Einrichten zu versuchen.** Beim jungen Patienten beruht das Abgleiten des Speichenbasisbruches in der Regel auf der Unerfahrenheit des Behandlers,

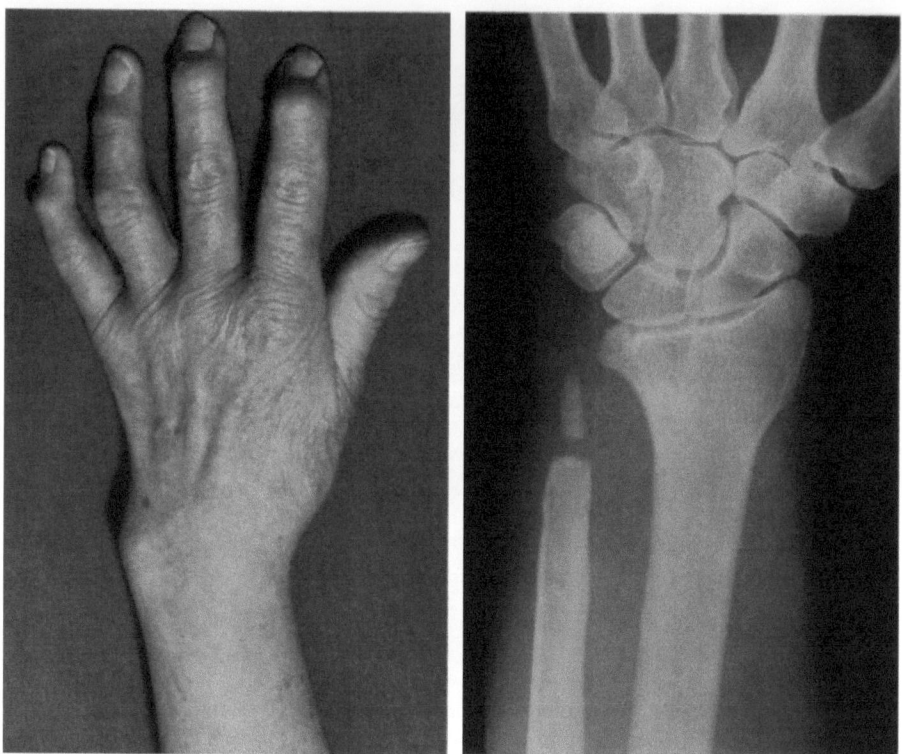

Abb. 111. Häßliche Deformierung einer radialen Abwinkelung, die aus kosmetischen Gründen durch Resektion des unteren Endes der Ulna korrigiert wurde. So kehren volle Umwendbewegungen zurück, und der Schmerz im subluxierten unteren Ellenende verschwindet

während es bei älteren Menschen als eine natürliche Folge ihres Alters angesehen werden muß. Versuche des erneuten Einrichtens werden fast immer fehlschlagen, weil die zertrümmerten Knochenfragmente wahrscheinlich weiter resorbiert werden. Akzeptiert man beim älteren Menschen eine radiale Abwinkelung, sollte die Schiene nicht zu lange liegen; die Fixation sollte man nach 3 Wochen entfernen und dann mit der Bewegung des Handgelenkes beginnen. Die Resektion des Ellenknöchels kann 2 oder 3 Monate später ausgeführt werden, wenn der Patient mit dem Erscheinungsbild nicht zufrieden ist oder über dauernde Schmerzen an dem Ellenknöchel klagt.

Die allerbesten Ergebnisse nach der Resektion des unteren Ellenendes erreicht man bei Fällen, in denen eine erhebliche Sperre der Pro- und Supination bestand. Nur wenige Patienten werden dem Vorschlag einer Resektion der Elle zustimmen, wenn die Beweglichkeit einigermaßen gut ist. Wichtig allein ist die Erkenntnis, daß nach einem Speichenbasisbruch der Schmerz in der Gegend des stark hervorspringenden Ellenköpfchens das meiste Unbehagen verursacht. Eine leichte Deformierung stört den Patienten gewöhnlich nicht. Fast immer aber verschwindet der Schmerz sofort, kann aber auch bis zu einem Jahr anhalten. Überzeugt man die Patienten hiervon, wird die Mehrzahl zufrieden sein.

Die zukünftige Entwicklung der Behandlung des Speichenbasisbruches

Es muß zugegeben werden, daß die konservative Behandlung des Speichenbasisbruches oft hinsichtlich des kosmetischen Resultates zu wünschen übrigläßt, seltener jedoch im funktionellen Ergebnis. Dies ist besonders der Fall, wenn junge Ärzte tätig gewesen sind, obwohl selbst erfahrene Chirurgen gelegentlich enttäuschende kosmetische Ergebnisse beim Speichenbruch erzielen. Wer Vollkommenheit anstrebt und die Neigung zur Spätverformung ausschalten möchte, wird stets nach besseren Methoden suchen, die eine größere Präzision bieten, als es die konservative Methode tut. In dieser Abhandlung soll daher geprüft werden, ob eine Weiterentwicklung der mechanischen Behandlung des Speichenbasisbruches zu rechtfertigen ist und in welcher Hinsicht zukünftige Untersuchungen gefördert werden könnten.

In der Vergangenheit wurden zahlreiche Versuche unternommen zur Verbesserung des anatomischen Ergebnisses nach Speichenbasisbruch dadurch, daß man das Handgelenk während der ersten Phase des Schienens in voller Innendrehung fixierte. Dies geschah durch Einschluß des Ellenbogens im Gips bei voller Pronation. Wenn diese Technik auch anatomisch richtig ist, ist sie doch physiologisch schlecht, da ältere Patienten nach langwöchiger extremer Pronation eine volle Supination nicht wiedererlangen.

Der Handgelenkbruch verkürzt den Radius, begünstigt dadurch die Subluxation des unteren Radio-Ulnargelenkes und schädigt damit den dreieckigen Faserknorpel an seiner Anheftungsstelle am Styloideus ulnae. Um den Styloideus radii auf normaler Höhe zu halten, muß selbstverständlich theoretisch irgendein Zug angewandt werden. Man versuchte eine äußere Knochenfixation (z. B. „den Stader splint" s. S. 221), von der die Wissenschaftler in Toronto begeistert waren. Der gleiche Anspruch auf Bequemlichkeit und präzise Erhaltung der Einrichtung ist für die innere Fixation mit dem Rushnagel geltend gemacht worden.

Die grundlegende Kritik an den mechanischen Methoden zur Erhaltung der vollen Länge des Radius gründet sich auf die biologischen Prinzipien der knöchernen Heilung und Gelenkbewegung, wie sie in Kapitel 1 erörtert wurden. Der Speichenbasisbruch ist eine Fraktur spongiöser Knochen, und ich glaube, daß vier bis sechs Wochen nach einer solchen Fraktur eine Heilung nur dort stattgefunden hat, wo sich die spongiösen Bruchstücke direkt berühren. Wenn die Speiche zur vollen Länge ausgezogen ist, entsteht eine Höhle in der Frakturstelle, die sich erst nach sehr vielen Wochen mit neuem Knochen ausfüllt und zwar durch langsame Osteogenese. Sie geht von den anfänglichen

Berührungspunkten aus und bildet keinen Callus, der die Höhlung ausfüllt. Wenn der Radius zur vollen Länge ausgezogen ist, besteht die anfängliche Knochenvereinigung nur aus einer zerbrechlichen Brücke auf der Volarseite und schlechter dorsaler Konsolidierung, sowie einer mit Bindegewebe ausgefüllten zentralen Höhle. Wenn die Zugvorrichtung (Schiene) nach 4 Wochen entfernt wird, besteht die Gefahr des Zusammenbrechens. Selbst wenn dieses nicht massiv auftritt, bleibt nach meiner Meinung die Gefahr bestehen, daß sich eine Phase des Stillstandes in der Heilung zeigt, wenn nicht der Zustand einer Verschlechterung. *Bei unzulänglicher Knochenheilung ist die Greifkraft und die Funktion des Handgelenkes solange behindert, bis eine volle Konsolidierung eingetreten ist.* Gerade während der Phase der Gelenkbehinderung bei dieser unzulänglichen Heilung entwickelt sich eine dauernde Versteifung. Der Speichenbasisbruch ist daher ein klassisches Beispiel für das, was ich für eine Grundforderung bei der Frakturbehandlung halte, daß nämlich der beste Weg zur funktionellen Wiederherstellung darin liegt, möglichst schnell eine knöcherne Vereinigung zu erreichen. Alles, was die knöcherne Konsolidierung bei der Behandlung verzögern könnte, trägt die Gefahr einer dauernden Beeinträchtigung der Gelenkfunktion in sich.

Aus diesen biologischen Gründen muß man bei der Behandlung von vornherein dem spongiösen Knochen die Möglichkeit lassen, im gewissen Umfang zusammenzubrechen, so daß sich eine größere Berührungsfläche ergibt. Der Kernpunkt der konservativen Behandlung ist daher das „kontrollierte Zusammensinken". Vorausgesetzt, daß man durch geeignete Maßnahmen eine stärkere radiale Verschiebung verhindert, wird die äußere Erscheinung des Handgelenkes kosmetisch annehmbar sein. Bei diesem Verfahren wird der kräftige Faustschluß schnell zurückkehren, und das wird andererseits einen günstigen Druck auf den spongiösen Knochen der Fraktur ausüben.

Ein klinisches Experiment

Wenn der Zug wahrscheinlich die Heilung verzögert, indem er eine Höhle am unteren Ende der Speiche beläßt, erscheint es angebracht, den radialen Knöchel nach dem Einrichten in seiner normalen Höhe zu halten durch Einbringen von Knochenstückchen in die Höhle. Auf diese Weise würde der Patient theoretisch die Knochenstückchen bei jedem Greifversuch zusammenpressen. In der Vergangenheit haben viele Chirurgen angeblich mit dieser Technik bei Impressionsfrakturen des Tibiaplateaus und Kompressionsfrakturen des Fersenbeins gute Erfolge erzielt. Um diese Theorie zu erproben, wurden sechs Speichenbasisbrüche operiert, indem man tiefgefrorene Bankknochen benutzte.

Die Bruchstelle wurde durch einen kleinen Schnitt an der Basis des Speichenknöchels freigelegt. Dann hielt ein Assistent die Fraktur in der eingerichteten Stellung durch Zug am Daumen, und man füllte währenddessen die Höhlung mit Knochensplittern, um die Bruchstelle auseinandergespreizt zu halten. In einigen Fällen wurde ein Rippensegment als Keil eingetrieben. Die Größe der Höhle im distalen Fragment bestätigte eindrucksvoll die Instabilität des eingerichteten Speichenbruches. Am Schluß der Operation war die Stabilität gegen eine eintretende Verkürzung befriedigend, dennoch brachen mehrere

Frakturen während der Heilung trotz der Knochentransplantation zusammen (Abb. 112), woraus zu schließen ist, daß der verpflanzte tote Knochen an der

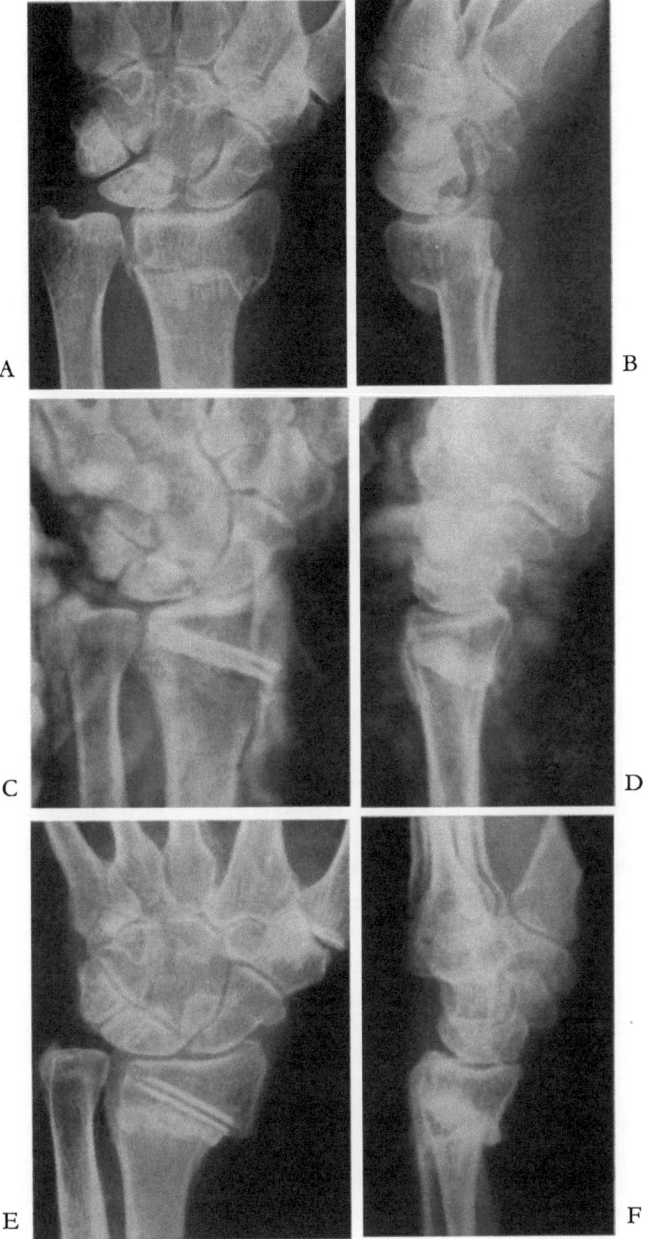

Abb. 112 A—F. s. Text

schnellen Heilung nicht teilnahm, sondern sie verzögerte. Hervorgehoben werden muß jedoch, daß bei der postoperativen Heilung Schwellungen und Schmerzen in den Fingern, wie sie sonst nach einem Speichenbruch im Gipsverband typisch sind, nicht auftraten. Eine solche Blutzirkulationsstörung entsteht sonst durch den Zusammenbruch der Fraktur, wodurch das Handgelenk kürzer und breiter wird, als es beim Anlegen des Gipses nach der vollständigen Einrichtung war. Man konnte einen *gepolsterten* Gips bei dieser experimentellen operativen Technik verwenden, weil sie ein frühes Zusammensinken verhinderte und sich keine Einengung entwickelte. Trotz dieser interessanten und sehr wichtigen Eigenschaft hatte man den Eindruck, daß die operative Methode für den Routinegebrauch in einem stark beanspruchten Krankenhaus ungeeignet war. Wegen möglicher Komplikationen ist es nicht zu rechtfertigen, sie Anfängerhänden anzuvertrauen, wie es meistens in britischen Krankenhäusern der Fall ist. In ausgewählten Fällen und in der Hand erfahrener Chirurgen kann sie gelegentlich von Nutzen sein. Es ist Ansichtssache, ob eine völlige anatomische Wiederherstellung mit einer Operationsnarbe an der sichtbaren Speichenseite des Handgelenks vom Standpunkt der Kosmetik aus einer leichten Speichenabwinkelung ohne Narbe vorzuziehen ist.

Aufgeschobene Einrichtung des Speichenbasisbruches

Der Speichenbasisbruch ist besonders geeignet für eine aufgeschobene Einrichtung, und tatsächlich glaube ich, daß man möglichst erst die stärkste Schwellung des Handgelenkes abwarten sollte, ehe man mit dem Einrichten beginnt. Wenn der Bruch sofort oder innerhalb von ein bis zwei Stunden nach dem Unfall eingerichtet und gegipst wird, tritt fast mit Sicherheit eine erhebliche Schwellung der Finger ein, die starken Schmerz verursacht und ein Spalten des Gipses erfordert, was auch unangenehm sein kann, selbst wenn nur eine Gipsschiene benutzt wurde. Eine starke Fingerschwellung ist nach einem Speichenbasisbruch nur zu häufig und bedeutet eine Gefahr für das funktionelle Heilungsergebnis. Gesunder Menschenverstand und klinische Erfahrung sind nötig, wenn man eine aufgeschobene Einrichtung empfiehlt; denn manche Patienten haben infolge der Knochenverschiebung und des Druckes auf neurovasculäre Gewebe Schmerzen. Eine aufgeschobene Einrichtung sollte man nur bei Patienten erwägen, die geringe oder keine anfängliche Schmerzen haben. Wenn der Fall für eine aufgeschobene Einrichtung geeignet ist, kann man eine leicht gepolsterte Gipsschiene an den frischen Bruch anlegen und den Patienten zu einer geeigneteren Zeit, nach 24 oder 48 Std, wiederkommen lassen. Bis dahin ist der Patient für eine Betäubung vorbereitet, und man wird nach der Einrichtung eine wesentlich geringere Fingerschwellung feststellen.

Der umgekehrte Speichenbasisbruch

Der „umgekehrte Speichenbasisbruch" und der Abbruch der vorderen Radiuslippe führen zu einer Verschiebung des Handgelenkes, bei der die Handwurzel hohlhandwärts subluxiert ist. Obgleich die Verschiebung durch Zug leicht einzurichten ist, besteht immer eine starke Neigung, im Gipsverband abzugleiten, wenn der Zug aufhört. In solchen Fällen empfiehlt man, das Handgelenk in Dorsalbeugung zu schienen, da die Verschiebung das Gegenteil des typischen Speichenbruches ist. Es wird vorgeschlagen, bei der Einrichtung einen örtlichen Druck auszuüben in der stillen Hoffnung, daß man dadurch den gesplitterten vorderen Rand des Radio-Carpalgelenkes in die

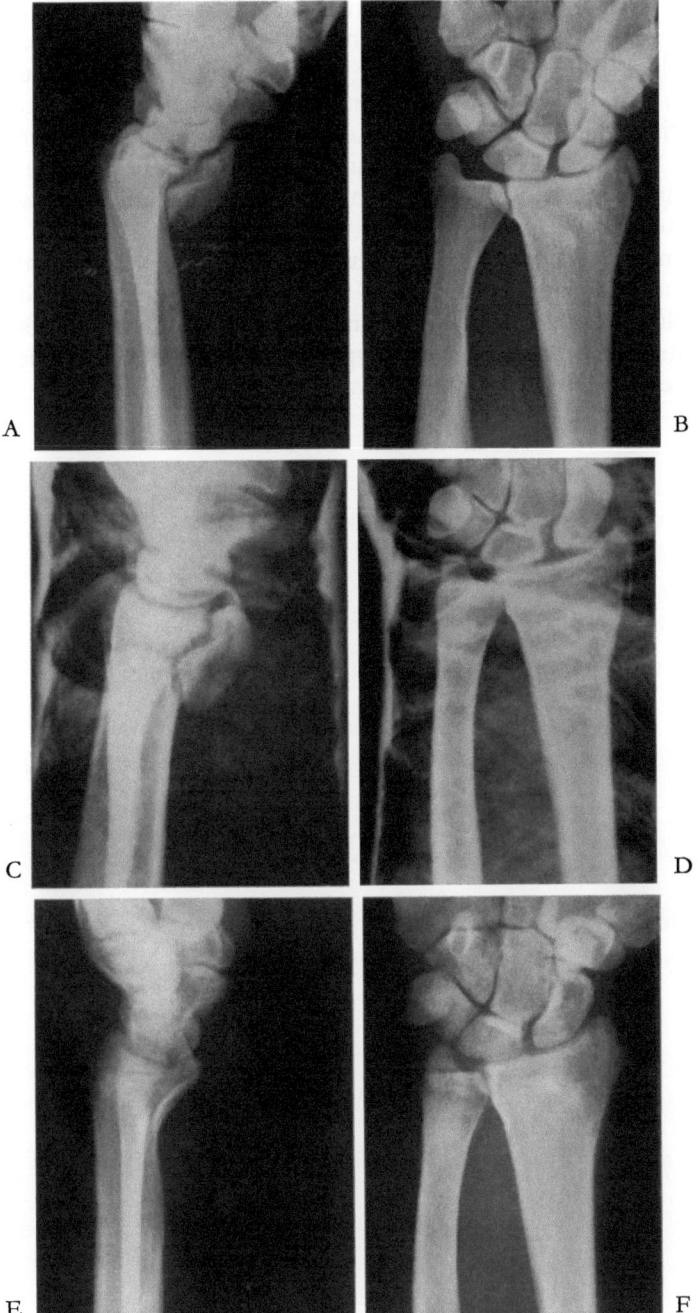

Abb. 113 A—F. Umgekehrter Speichenbruch des Handgelenkes (volare Verschiebung). Eingerichtet und bei Außendrehung im Gipsverband fixiert. Mit der einfachen aufgerichteten Stellung wie bei der typischen Fraktur läßt sich die Einrichtung nie halten

richtige Lage bringen könne. Ich wurde von F. BRIAN THOMAS (Hereford) darauf hingewiesen, daß der umgekehrte Speichenbasisbruch oft dadurch in der eingerichteten Stellung gehalten werden kann, daß man bei *voller Auswärtsdrehung* des Handgelenkes einen Gips anlegt. Notwendig ist es, den Ellenbogen mit einzugipsen, um die volle Supinationsstellung zu halten. Bei voller Außendrehung zwingt die Tendenz des Radius, in Pronation zu fallen, die Fragmente automatisch in die eingerichtete Stellung. Das Beispiel in Abb. 113 zeigt, daß diese sehr einfache Technik die Lösung des Problems einer solchen schwierigen Verletzung sein kann.

Mein Einwand gegen die Behandlung des typischen Speichenbruches mit voller Innendrehung unter Einschluß des Ellenbogens in den Gips gilt hier nicht, weil durch die Verschiebung zur Beugeseite die Gebrauchsfähigkeit viel mehr beeinträchtigt wird als beim typischen Speichenbruch, und außerdem kommt der erstere Frakturtyp oft beim jüngeren Patienten vor.

Kapitel X

Die Bennettsche Fraktur

Über die Häufigkeit spät auftretender Symptome nach unbefriedigender Einrichtung einer Bennettschen Fraktur gehen die Ansichten erheblich auseinander. Unfallchirurgen sind der Meinung, daß sie in der Regel nicht leicht einzurichten ist. Gerade weil es eine gewöhnliche Verletzungsart ist, muß man annehmen, daß viele Patienten von Ärzten ohne Erfahrung behandelt werden; selbst dann ist die Zahl der Fälle mit den Symptomen einer traumatischen Arthritis bemerkenswert gering. Das ist jedoch kein Grund, keinen hohen Maßstab an die Einrichtungstechnik zu legen. Sie macht mechanisch keine großen Schwierigkeiten, aber sie verlangt vom Chirurgen Einfühlungsvermögen, und aus diesem Grunde könnte sie sich sehr gut als „Abschlußtest" für den Lernenden bei der konservativen Behandlung eignen.

Anatomie dieser Fraktur

Die Bennettsche Fraktur wird auch "Box Fraktur" genannt, da sie oft beim Boxkampf vorkommt. Ein schlecht angebrachter Schlag überträgt die Kraft in die Richtung des gebeugten Daumens, schert dabei den vorderen Teil der Basis des Mittelhandknochens ab, wodurch der Knochen in dorsaler Richtung aus dem Gelenk herausschlüpfen kann. Das volare Band des Carpo-Metakarpalgelenkes bleibt intakt, wodurch das keilförmige Bruchstück des Mittelhandknochens seine normale Stellung zur Gelenkoberfläche des großen vielwinkeligen Beins der Handwurzel behält. Die wesentliche Deformierung bei dieser Verletzung besteht in einer konkaven Abwinkelung an der Volarseite; die intakten Weichteile, die als „Zügel" beim Einrichten wirken müssen, werden folglich an der Volarseite der Basis des Mittelhandknochens zu finden sein.

Mechanismen der Einrichtung und Fixation

Es wird manchmal behauptet, daß das Einrichten ohne Zug diese Fraktur überhaupt nicht mit Sicherheit halten kann; folglich wird die Extension mittels eines Pflasterzuges durchgeführt, den man an einen angegipsten Bügel anbringt. Aber wie auf Seite 48 ausgeführt wurde, ist ein Zug nur bei solchen Frakturen angezeigt, die selbst nicht stabil gegen eine Verkürzung sind; die Bennettsche Fraktur hat hingegen eine beträchtliche potentielle Stabilität. Vorausgesetzt, daß sie bei voller Extension des Carpo-Metakarpalgelenkes behandelt wird, kann die Einrichtung stets stabilisiert werden.

Wenn nach dem Einrichten einer Bennettschen Fraktur der Mittelhandknochen des Daumens vollständig gestreckt wird, so daß die volaren Bänder angespannt sind, kann eine dorsale Verschiebung unmöglich wieder eintreten. Wenn jetzt der Daumen in der eingerichteten und gestreckten Stellung langsam gebeugt wird, ist der kritische Punkt erreicht, über den hinaus ein weiteres Beugen die Basis des Knochens in dorsaler Richtung aus dem Gelenk herausheben würde.

Mechanische Analogie

Man kann die Wirkung des Muskeltonus bei dieser Einrichtung mit der Bewegung von Kurbel und Pleuelstange vergleichen. Es gibt einen Punkt in der Bewegung einer Kurbel, die als oberer toter Punkt bekannt ist. Auf der einen Seite dieses Zentrums wird der Druck von der Pleuelstange eine Bewegung in einer Drehrichtung veranlassen (z. B. zur stabilen Einrichtung), während auf der anderen Seite dieses Zentrums eine entgegengesetzte Drehbewegung eingeleitet wird (z. B. zur instabilen Einrichtung) (Abb. 114). In der Streckstellung des Mittelhandknochens wird der auf den Daumen einwirkende Muskeltonus die Stabilität der Einrichtung erhöhen, weil er das untere Ende des Knochens tiefer in die Pfanne des Carpo-Metakarpalgelenkes drückt.

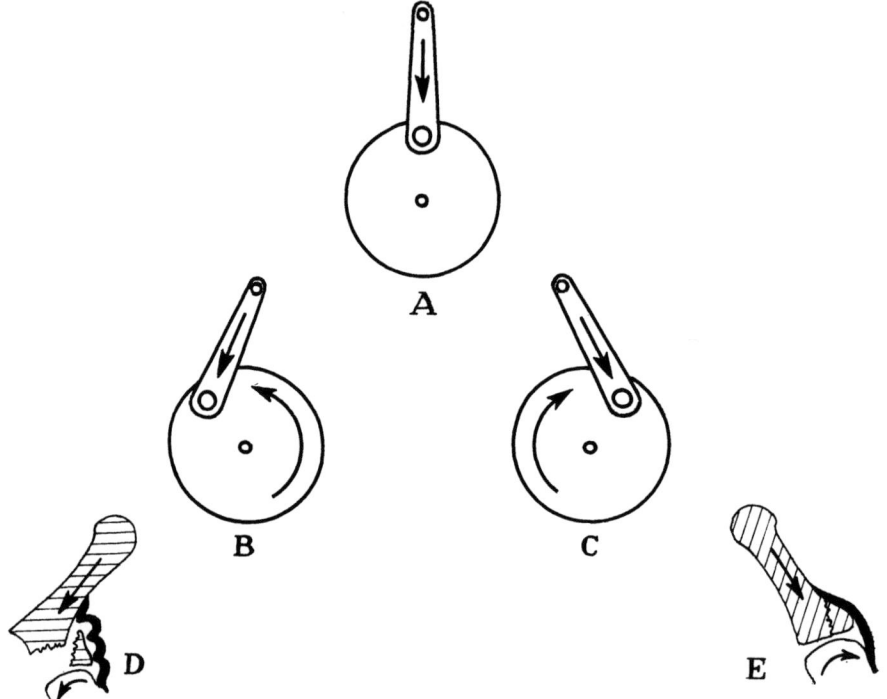

Abb. 114 A—E. Mechanische Analogie für die Einrichtung und Fixation einer Bennettschen Fraktur. Die Kurbel am oberen Totpunkt in A stellt den Fall dar, wenn der Bruch durch Zug behandelt wird. — Der Knochen ist im labilen Gleichgewicht und „schwimmt". Ohne Zug kann der Muskeltonus eine völlige Dislokation herbeiführen, wenn der Daumen sich beugen kann wie in B und D. Ohne Zug wird der Muskeltonus die Sicherheit der Einrichtung steigern, wenn der 1. Mittelhandknochen überstreckt wird, wie in C und E. In diesem Fall erzeugt der Muskeltonus einen positiven Druck gegen das unverschobene Bruchstück

Auf diese Weise erklärt sich auch, warum ein Dauerzug nicht geeignet ist, die Einrichtung einer Bennettschen Fraktur zu halten. Ein Zug wird nur die Basis des Mittelhandknochens in der neutralen Stellung der Instabilität „schwimmen" lassen (oberer toter Punkt). Dagegen erstrebt man eine kräftige Einstauchung des Mittelhandknochens in die Gelenkpfanne ohne Zug und läßt deswegen eine Drehbewegung in die stabile Richtung zu (Abb. 114).

Technik

Diese Bruchverschiebung eignet sich besonders für eine Einrichtung unter Lokalanaesthesie. Sie gestattet auch dem Arzt unter derselben Anaesthesie einen zweiten Repositions-Versuch, wenn er mit dem ersten Ergebnis nicht zufrieden ist.

Das Einrichten einer Bennettschen Fraktur beweist das Fingerspitzengefühl des Chirurgen. Wird sie mit grober Hand ausgeführt in der Erwartung, daß ein lautes Knacken die erfolgreiche Einrichtung anzeigt, so ist ein Mißerfolg wahrscheinlich. Es ist nicht ungewöhnlich, daß der Anfänger unter Gewaltanwendung einrichtet und doch unsicher ist, ob er Erfolg hat. Der einfache Grund für ein Mißlingen ist, daß er den Bruch wahrscheinlich mit der ersten Handbewegung vollständig eingerichtet hat, dann aber, weil er es nicht merkte, ihn mangelhaft eingipste. Das Röntgenbild zeigt daraufhin einen nicht eingerichteten Bruch.

Die Gewißheit dafür, daß eine gute Stellung der Bennettschen Fraktur erreicht worden ist, ist manchmal so schwierig zu erkennen, daß **man sich beim Einrichten oft auf sein Augenmaß verlassen muß, um festzustellen,** daß die Daumenbasis **bei zunehmender und nachlassender Einrichtungskraft tatsächlich aus dem Carpo-Metakarpal-Gelenk zuerst ein- und dann wieder ausschlüpft.** Häufig genug kann die Einrichtung ohne Betäubung ausgeführt werden, sobald der Chirurg das Gefühl dafür erworben hat.

Beim Einrichten muß der Mittelhandknochen auseinandergezogen werden, indem man gleichzeitig einen Druck auf die Volarseite des distalen *Köpfchens* des Metakarpale und auf die Dorsalseite der Basis des Mittelhandknochens ausübt. Man wird bemerken, daß der Zug nicht der wesentliche Teil bei dieser Einrichtung ist, obgleich er die Anfangsbewegung unterstützt. Wenn beide Kräfte nachlassen und man den Mittelhandknochen sich beugen läßt, *sieht* man, wie die Daumenbasis hoch- und aus dem Gelenk herausrutscht. Man muß diese Bewegung mehrmals wiederholen, bis ein Feingefühl beim *Tasten* erreicht wird, durch das die richtige Stellung nach Anlegen des Gipses festgestellt werden kann.

Der Zug am Daumen sollte nicht zu stark sein, da dann ein zweiter Mechanismus die Verrenkung verschlimmert. Die beste Stellung erreicht man knapp vor der stärksten Extension.

Ein Filzpolster wird jetzt über die Basis des Mittelhandknochens geklebt, und die Einrichtung wird erneut durch Abfühlen überprüft. Da das Tastgefühl abgeschwächt sein wird, erfordert das Erkennen der richtigen Stellung noch mehr Aufmerksamkeit als vorher.

Ein ganz nasser Gips wird nun schnell an Hand und Daumen angelegt ohne jeden Versuch, die Einrichtung zu halten. Wesentlich ist es, den Gipsverband

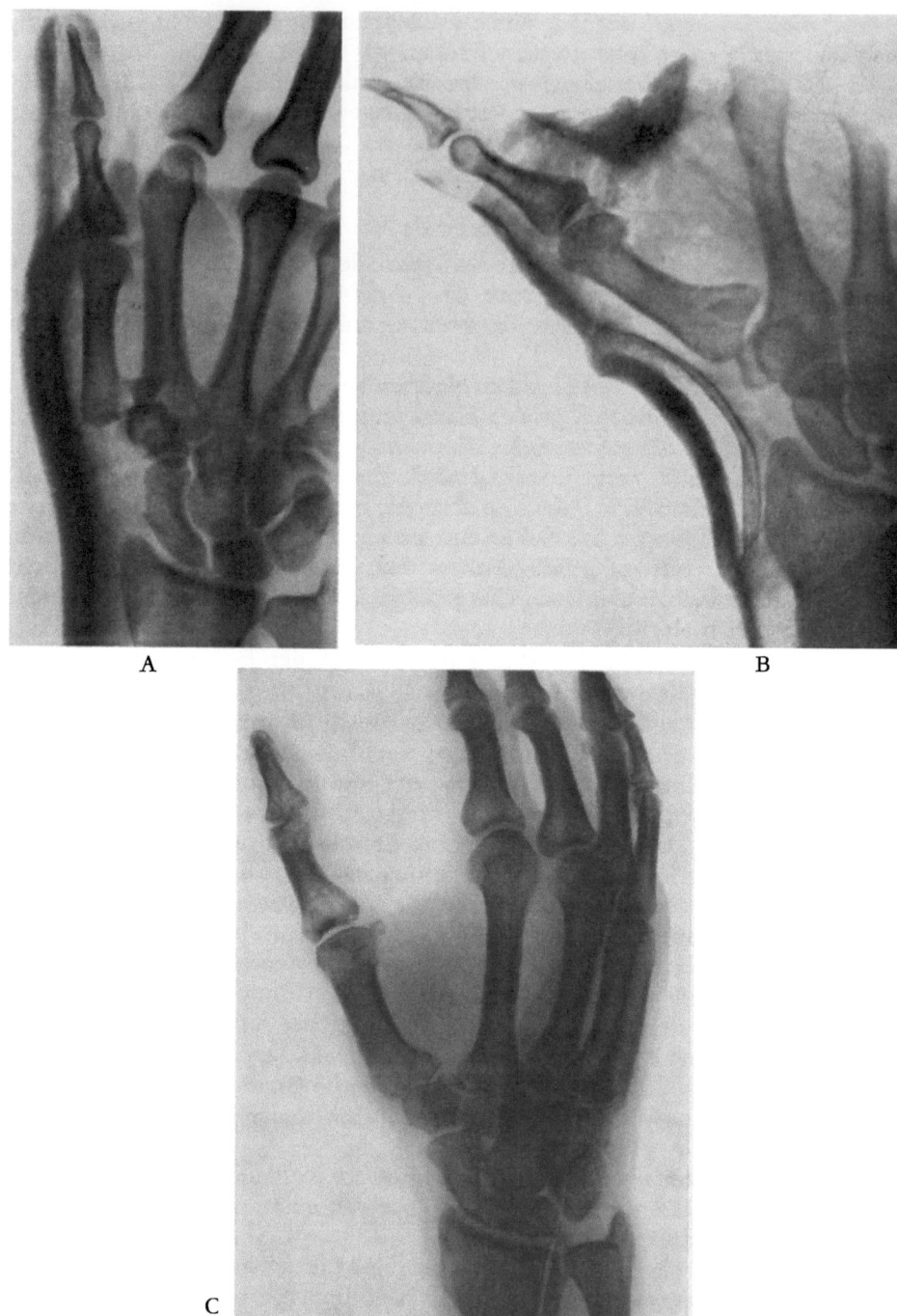

Abb. 115 A. Typischer Mißerfolg beim Einrichten einer Bennettschen Fraktur, weil der 1. Mittelhandknochen im Sattelgelenk nicht völlig gesteckt ist
B. Vollständige Einrichtung bleibt gesichert, wenn der Mittelhandknochen I im Sattelgelenk überstreckt wird
C. Gutes Endergebnis nach 3 Monaten

fertigzustellen, solange er noch ganz weich ist. Da dies nicht mit schnell trocknendem Markengips erreicht werden kann, ist es wichtig, eine gewöhnliche, langsam trocknende Gipsbinde zu benutzen (s. Anm. S. 92).

In dem weichen, nassen und fertigen Gipsverband tastet sich der Chirurg nun wieder in das vorher geübte Gefühl für die richtige Stellung hinein. Hat er sie durch den nassen Gips erkannt, hält er diese Einrichtung unter voller Streckung des Daumens, mit örtlichem Druck am Handrücken über der Basis Metacarpus I, bis der Gips getrocknet ist (Abb. 115).

Ein verbreiteter Irrtum

Ein verbreiteter Irrtum beim Ausführen der oben beschriebenen Einrichtung besteht darin, Druckkraft an der Volarseite des *Daumengrundgliedes* anzuwenden anstatt an der Volarseite des *Kopfes* des 1. Mittelhandknochens (Abb. 116 A). **Dieser Fehler hat zur Folge, daß der Daumen im Grundgelenk überstreckt wird, ohne daß zwangsläufig der 1. Mittelhandknochen mitgestreckt wird.** Mit anderen Worten: Die distalen Daumengelenke brauchen nicht gestreckt zu werden, vorausgesetzt, daß der 1. Mittelhandknochen überstreckt ist. Bei manchen Menschen mit hyperflexiblen Gelenken gibt das Überstrecken des Daumens keinen Hinweis auf die Stellung des 1. Mittelhandknochens.

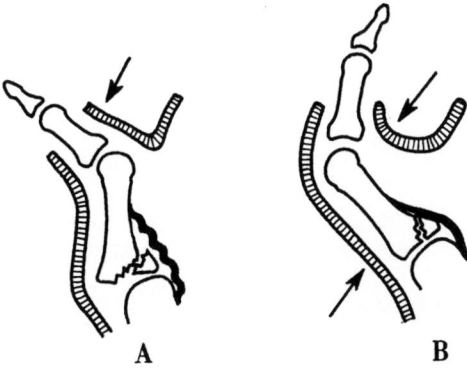

Abb. 116. Zeichnung, die einen verbreiteten Fehler bei der Behandlung der Bennettschen Fraktur zeigt

A. Strecken des Sattelgelenks darf nicht mit dem Strecken des Daumengrundgelenks bei Personen mit übermäßiger Gelenkbeweglichkeit verwechselt werden

B. der Gips muß sowohl gegen die Beugeseite des Köpfchens des Metacarpale I als auch gegen die Basis seiner Dorsalseite modelliert werden, dadurch wird der Weichteilzügel unter Spannung gesetzt

Um diese einfache Einrichtungsmethode erfolgreich anwenden zu können, muß die Verletzung frisch sein. Eine Verzögerung von 4 oder 5 Tagen beeinträchtigt ernsthaft die Fähigkeit, die Einrichtung aufrechtzuerhalten, und ein spätes Abgleiten ist sehr wahrscheinlich. Das ist besonders der Fall, wenn andere bei vorhergehenden Einrichtungsversuchen gescheitert sind.

Wenn ich auch ausdrücklich die Wichtigkeit der vollen Extension des Carpo-Metakarpalgelenkes betont habe, gibt es einige Fälle, bei denen das extreme Strecken die gegenteilige Wirkung hat.

Überstarke Extension kann die Basis des Mittelhandknochens erneut verschieben, und man kann eine stabile Einrichtung kurz vor der maximalen Extension fühlen.

Nachbehandlung

Es ist unnötig, den Gips länger als 6 Wochen zu belassen. Während der Behandlungszeit können Klagen über starke Schmerzen an der Daumenbasis ein Druckgeschwür der darunterliegenden Haut anzeigen. Dieses Symptom sollte ernst genommen werden, ehe die Strecksehne leidet. Niemals ist es notwendig, einen sehr großen Druck auf die Daumenbasis auszuüben. **Mehr Gewicht beim Einrichten sollte auf das Strecken des Carpo-Metakarpalgelenkes gelegt werden als auf den örtlichen Druck über dem Gelenk.**

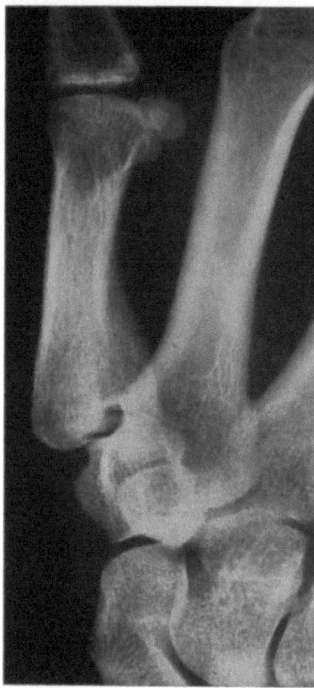

Abb. 117. Alte, nicht eingerichtete Bennettsche Fraktur bei einem Arbeiter. Sie verursachte keine Beschwerden

Die nicht eingerichtete Bennettsche Fraktur

Kommt eine Bennettsche Fraktur erst spät zur Behandlung oder gleitet sie unter der Behandlung ab, sollte man den Patienten nicht durch eine zu pessimistische Prognose beunruhigen. Jede Fixation ist dann zwecklos, und es sollte mit aktiven Bewegungen und Greifübungen begonnen werden. Eine Beweglichkeit von 75—90% der Norm kann nach 1 oder 2 Jahren erwartet werden. Die Entwicklung einer versteifenden Arthrose, die theoretisch denkbar wäre, ist nach meiner Meinung selbst bei hochgradiger Verschiebung nicht häufig. Abb. 117 zeigt den Fall eines Handarbeiters, bei dem keine Gebrauchsminderung bestand.

Bei Patienten mit einer Osteoarthrose im Carpo-Metakarpalgelenk ist es eher eine Ausnahme als die Regel, ihre Ursache in einer schlecht eingerichteten Bennettschen Fraktur zu sehen. Die meisten Fälle der nicht so selten vorkommenden Arthrose dieses Gelenkes entstehen entweder durch eine primäre Arthritis, oder sie sind Sekundärarthrosen auf der Basis einer rheumatischen Erkrankung. Man findet sie gewöhnlich bei Frauen, bei denen die Entstehung durch Unfall wenig wahrscheinlich ist.

Kapitel XI

Fingerbrüche

Der Fingerbruch, der vor allen anderen Frakturen eine besonders fachgerechte mechanische Behandlung erfordert, ist der des Grundgliedes. Der Ruf eines Chirurgen ist bei Behandlung dieser Verletzung genauso gefährdet wie bei der eines Oberschenkelbruches.

In den folgenden Abschnitten wird eine Methode beschrieben, die nach meiner Meinung wertvoll ist, obwohl sie eine ziemlich ketzerische Lehre beinhaltet. Es ist daher wichtig, den Sinn dieser Methode vollständig zu verstehen, da sie eine mögliche Gefahr enthält, wenn sie falsch angewandt wird.

Anatomie dieser Fraktur

Oft sind die Brüche des Grundgliedes offen, da sie gewöhnlich die Folge eines Arbeitsunfalles sind. Die typische Verformung ist eine dorsal konkave Abwinkelung, und beim Einrichten muß man den „Weichteil-Zügel" als auf der Dorsalseite der Fraktur liegend annehmen.

Mechanik der Behandlung

Das Einrichten dieser Brüche bereitet in der Regel keine Mühe; die wirkliche Schwierigkeit liegt im Anbringen einer Haltevorrichtung, die die gute Stellung, welche manuell leicht erreicht wird, sichert.

Man richtet ein, indem man zuerst eine zweckmäßige Hyperextension anwendet, dann benutzt man den Daumen als Drehpunkt an der Beugeseite der Fraktur, läßt auf den Zug eine Beugebewegung folgen und lockert damit den Zug (Abb. 118). Danach kann die eingerichtete Stellung mit dem einfachen Dreipunkt-Kraftsystem gehalten werden, so daß der Finger über einem Drehpunkt gebeugt bleibt.

Schwierigkeiten beim Einrichten können auftreten, wenn das distale Bruchstück um 90° abgewinkelt ist (Abb. 119A). In solchen Fällen hat man gewöhnlich Erfolg, wenn man die dorsale Konkavität noch verstärkt, bevor der Finger gestreckt wird. Dieses Verfahren ist als allgemein gültiges Prinzip so wichtig, daß seine Beschreibung einer Wiederholung wert ist, auch wenn ich es in Einzelheiten bei den Brüchen des distalen Drittels des Femurschaftes beschrieben habe (Seite 178). Während man das proximale Bruchstück in horizontaler Lage festhält, wird das distale Bruchstück vertikal aufwärts gezogen, so daß es einen rechten Winkel bildet (Abb. 119B). In dieser Stellung zieht man das distale Bruchstück kräftig nach oben und drückt das proximale nach unten in der Erwartung, daß dann das distale Fragment oberhalb der Dorsalfläche des proximalen liegt. Aus dieser Stellung heraus wird die Fraktur vorsichtig gestreckt. Die Bruchstücke sollten jetzt linear liegen. Dieser Schritt ist von großem Wert bei der sehr schwierigen Einrichtung der suprakondylären Phalangealfraktur, wenn eine 90°-Abwinkelung des distalen Bruchstückes vorliegt.

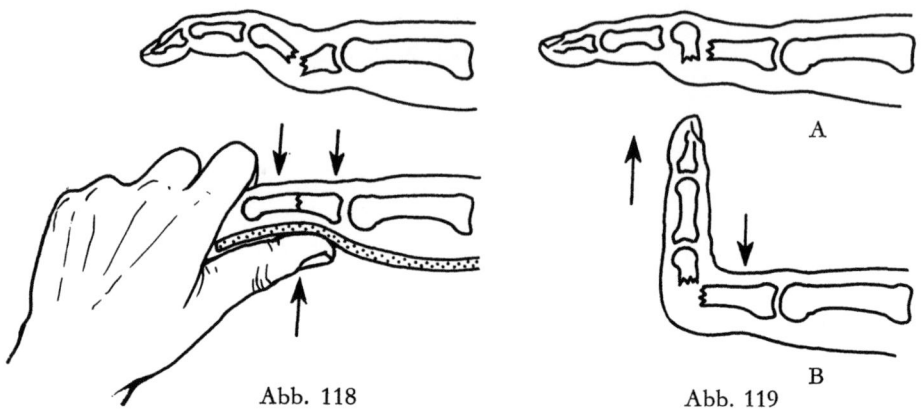

Abb. 118   Abb. 119

Abb. 118. Einrichtung einer Fraktur des Grundgliedes mit dem Drei-Punkt-System. Man beachte die Art des Haltens, wobei die nasse Gipsschiene zwischen dem Daumen des Chirurgen und der Fraktur liegt. Der Druck wird aufrecht erhalten bis der Gips hart ist

Abb. 119. Einrichten eines Grundgliedbruches durch Verstärken der anfänglichen Abwinkelung und nachfolgendes Beugen

Schienen

Die normalerweise vorhandene Schwierigkeit, Fingerbrüche zu schienen, wird noch durch den verbreiteten Wunsch verstärkt, die anliegenden Finger frei zu lassen, damit sie sich einzeln bewegen können.

Die Anwendung von Zug ist bequem, weil man dann das Dreipunkt-System ohne einen dicken Wickelverband, der die Bewegungen der benachbarten Finger beeinträchtigt, verwenden kann. Der Zug ist nicht nötig, um die Fingerlänge zu gewährleisten, sondern um den Finger in Kontakt mit der gekrümmten Oberfläche der volaren Schiene zu bringen, die die Fraktur in die richtige Stellung formt. Diese Methode kann ausgezeichnete Ergebnisse haben, *vorausgesetzt, daß nicht das durch Streckhemmung weniger günstige Verfahren der Markdrahtung angewandt wird.* Um eine Drehverformung zu vermeiden, wird oft geraten, den Zug bei allen Fingern gegen den Kahnbeinhöcker zu richten.

Die hier empfohlene Methode benötigt keinen Zug. Bei ihr **wird der anliegende unverletzte Finger als Schiene und Form für den verletzten Finger benutzt.** Schient man den verletzten Finger zusammen mit dem nächsten normalen, erreicht man automatisch die korrekte Stellung. Die dem anliegenden normalen Finger aufgezwungene Fixation vergrößert die Ruhigstellung des verletzten Fingers, was bei offenen Brüchen wichtig ist.

Lineare Ausrichtung

Sollte man den Versuch machen, einen einzelnen Finger mit gepolstertem Rundgips zu schienen, würden wahrscheinlich zwei Deformierungen entstehen, nämlich Abwinkelung und Rotation. Beim Zeigefinger kann eine radiale Abweichung des distalen Bruchstückes *durch Bindentouren im Spalt zwischen Zeige- und Mittelfinger hervorgerufen werden. Eine Parallelausrichtung ist dann unmöglich* (Abb. 120). Die andere Deformierung, die wahrscheinlich durch isoliertes Schienen eines Fingers erfolgt, ist die Rotation. Es ist oft gesagt worden, daß man die Rotationsverformung dadurch vermeidet, daß man die Finger gegen den Kahnbeinhöcker ausrichtet; aber da man so viele andere

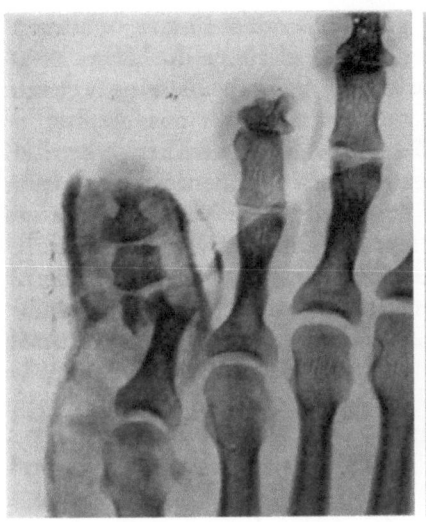 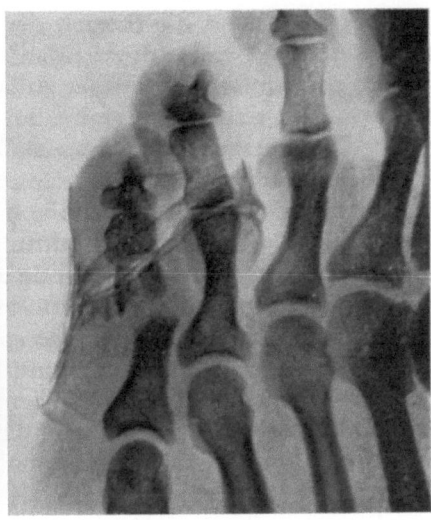

A B

Abb. 120 A. Allein geschiente Zehe. Verformung hervorgerufen durch den dicken Verband zur nächsten Zehe

B. Zeigt die verbesserte Stellung, wenn die gebrochene und die anliegende gesunde Zehe ohne dicken Verband im zwischenliegenden Spalt zusammen geschient werden. Durch das gleiche Verfahren vermeidet man auch die Gefahr eines Rotationsfehlers

Dinge im Augenblick des Einrichtens zu bedenken hat, wird dieser Rat oft vergessen. *Wenn der verletzte Finger Seite an Seite mit dem nächsten gesunden liegt und beide von einem Gipsverband umschlossen werden, ist ein Verdrehen nicht mehr möglich.*

Ruhigstellung

Der Zeitraum der absoluten Ruhigstellung eines gebrochenen Fingers umfaßt nie mehr als 3 Wochen. Nach dieser Zeit kann man intermittierend eine Schiene für weitere 2 oder 3 Wochen gestatten und sie dann ganz fortlassen.

Die 3 wöchige Ruhigstellung des gesunden Fingers kann keinen dauernden Schaden verursachen, denn tatsächlich kann ein gesunder Finger eine Zeitlang besser die Fixierung ohne bleibende Behinderung ertragen als ein kranker Finger.

Bei Fingerverletzungen ist die häufigste Ursache einer dauernden und verkrüppelnden Gelenksteife eine Infektion oder Nervenverletzung. Bei einer einfachen Fingerfraktur kann die Versteifung nach einer Fixierung allein, ohne Infektion, Wochen und Monate bis zur Wiederherstellung brauchen, jedoch *ist die endgültige Prognose gut.* Im Gegensatz dazu ist die Versteifung auf Grund einer Infektion oder einer komplizierenden Nervenverletzung von Dauer und irreparabel. Entwickelt sich im verletzten Finger eine Infektion, dann wird das Ergebnis weitgehend nicht mehr vom Chirurgen bestimmt. Die endgültige Funktion eines septischen Fingers hängt davon ab, wie schnell die Infektion durch Ruhe und Chemotherapie behoben werden kann.

Ernster als die lokalisierte Infektion des verletzten Fingers ist das Übergreifen der Sepsis auf die Sehnen der anschließenden Finger, wodurch die ganze Hand zu versteifen droht. Man sollte sich darüber im klaren sein, daß Versuche, einen infizierten Finger zu bewegen, keineswegs seine Versteifung verhindern. Hat sich die Infektion im verletzten Finger ausgebreitet, sollte man unbedingt versuchen, die *gesunden Finger beweglich* zu erhalten. Normale und verletzte Finger sollten daher nur dann zusammen geschient werden, wenn ein offener Bruch noch frisch und frei von Infektionen ist. **Während der ersten 3 Wochen nach einer offenen Fraktur kann die intensivierte Ruhe, die der ganzen Hand durch diese Methode aufgezwungen ist, entscheidend für die Verhinderung der Sepsis sein.** Indem man eine Verschlimmerung der Infektion vermeidet, kann dann eine spät einsetzende Bewegungsbehandlung zuletzt ein besseres Funktionsergebnis haben als eine frühe Bewegung. Es ist ein schwerwiegender Fehler zu glauben, daß der Gebrauch von Antibiotica es erlaubt, sich über wesentliche Grundsätze der Chirurgie hinwegzusetzen. Die Ruhigstellung bei offenen Wunden muß stets erster chirurgischer Grundsatz bleiben, die Chemotherapie ist sekundär.

Aus diesen Überlegungen heraus ergibt sich, 1. daß die vollständige Fixierung eines normalen Fingers keinen Schaden anrichten kann, *wenn keine Infektion vorliegt*, 2. daß bei einer frischen, offenen Fraktur die Fixation eines anliegenden gesunden Fingers entscheidend für das Verhindern einer Infektion sein kann.

Wenn eine Infektion im verletzten Finger eintreten sollte, wird eine forcierte Bewegung der anschließenden Finger von größter Wichtigkeit. Die Notwendigkeit der Amputation eines entzündeten Fingers darf nicht zu lange unbeachtet bleiben, wenn die Gefahr besteht, daß die Infektion die Beweglichkeit der benachbarten gesunden Finger beeinträchtigen könnte.

Gipstechnik

Der Gebrauch eines schnell trocknenden Gipses ist bei der Behandlung der Fingerbrüche zu empfehlen. In den folgenden Abschnitten wird das Einrichten und Fixieren eines offenen Bruches des Zeigefingergrundgliedes beschrieben.

Die Wunde wird zunächst ausgeschnitten und genäht. Ist ein Gewebsdefekt vorhanden, darf die Wichtigkeit kleiner Hautverpflanzungen in diesem Stadium nicht vergessen werden. Der Arzt kann sie ohne Schwierigkeiten gleichzeitig vornehmen und dadurch wahrscheinlich gute Ergebnisse erzielen. Eine Mull-Lage wird mit Klebstoff, etwa Mastisol, auf die Wunde gebracht; es ist wichtig, daß der Finger frei von einem dicken Verband bleibt.

Eine schnell trocknende Gipslongette[1] (s. Anmerkung d. Ü.) von ausreichender Länge, die vom Handgelenk bis zu den Fingerspitzen reicht,

---

[1] *Anmerkung des Übersetzers:* Cellona- oder Plastrona-Gipslongette, kurz in warmes Wasser getaucht.

Gipstechnik

wird vorbereitet. Die Longette wird so gefaltet, daß sie dick und schmal am distalen Ende und breit und flach am proximalen Teil ist, wo sie an der Beugeseite des Handgelenkes befestigt wird. Am distalen Ende sollte die Longette über 1 cm dick sein, so daß sie eine feste Grundlage für den Finger bildet. Dünne und biegsame Longetten sind absolut nutzlos.

Die nasse Longette wird unter die Beugeseite des Fingers gelegt und von einem Assistenten ans Handgelenk gehalten. Der Chirurg ergreift mit seiner rechten Hand den distalen Teil des Fingers zusammen mit der Longette und zieht. Sein rechter Daumen liegt als Drehpunkt an der Beugeseite des gebrochenen Fingers; auf diese Weise liegt die nasse Gipslongette zwischen Daumen und Fraktur (Abb. 118). Zur Sicherung dieses Griffes wird das Ende des verletzten Fingers von dem gebeugten Zeige- und Mittelfinger des Chirurgen gehalten. Die endgültige Einrichtungsbewegung wird nun, wie früher beschrieben, ausgeführt, so als ob kein Gips dazwischen läge.

Unter Zug mit leichter Hyperextension wird der Finger über den Drehpunkt gebogen, den der Daumen des Chirurgen bildet, dann läßt man mit der Zugkraft nach. Während man das Trocknen des Gipses in der beschriebenen Stellung abwartet, umwickelt der Assistent den proximalen Teil der Longette am Handgelenk mit Touren nasser Mullbinden.

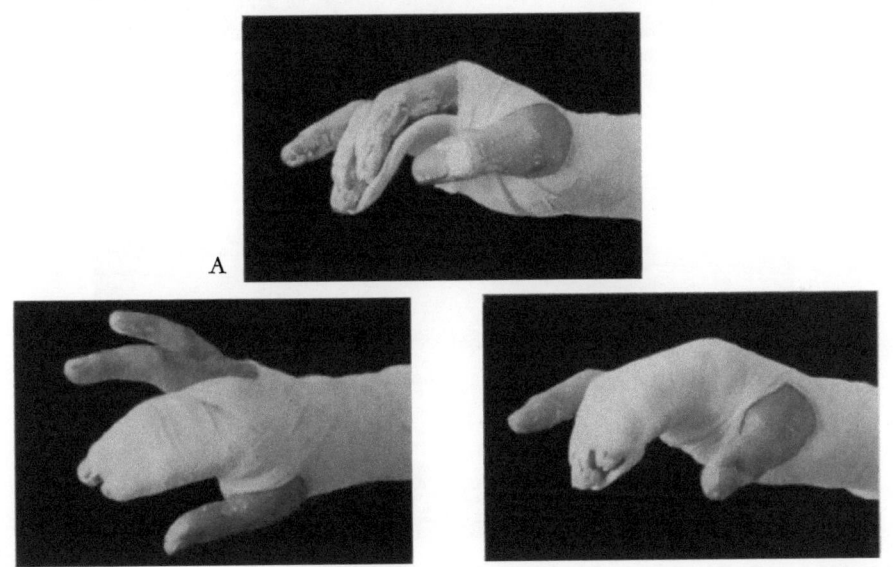

Abb. 121 A. Gipslongette an der Beugeseite bei einem Bruch des Zeigefingergrundgliedes. Die Longette ist unter dem Finger dick und in der Stellung, die ihr durch den Fingerdruck des Chirurgen aufgezwungen wurde, getrocknet

B und C zeigen das endgültige Aussehen des Verbandes, wenn der benachbarte gesunde Mittelfinger zusammen mit dem gebrochenen Zeigefinger bandagiert wurde, um die genaue Ausrichtung zu sichern und die Fixation zu verbessern

Ist der Gips trocken, löst der Chirurg seinen Griff und legt den unverletzten Mittelfinger neben den verletzten. Die Dorsalseite beider Finger wird nun mit Watte bedeckt und eine Gazebinde *circulär um beide Finger und die Gipsschiene gelegt* (Abb. 121 A, B, C). Auf diese Weise liegt der verletzte Finger unmittelbar auf der Gipsschiene, ohne daß ein dicker Verband die positive Wirkung der Schiene als Drehpunkt oder Mulde beeinträchtigt. Die Gipslongette steuert die Abwinkelung in der Sagittalebene, der Nachbarfinger die Seiten- und Drehabweichung. Das dorsale Wattepolster hält den Finger gegen die gebogene

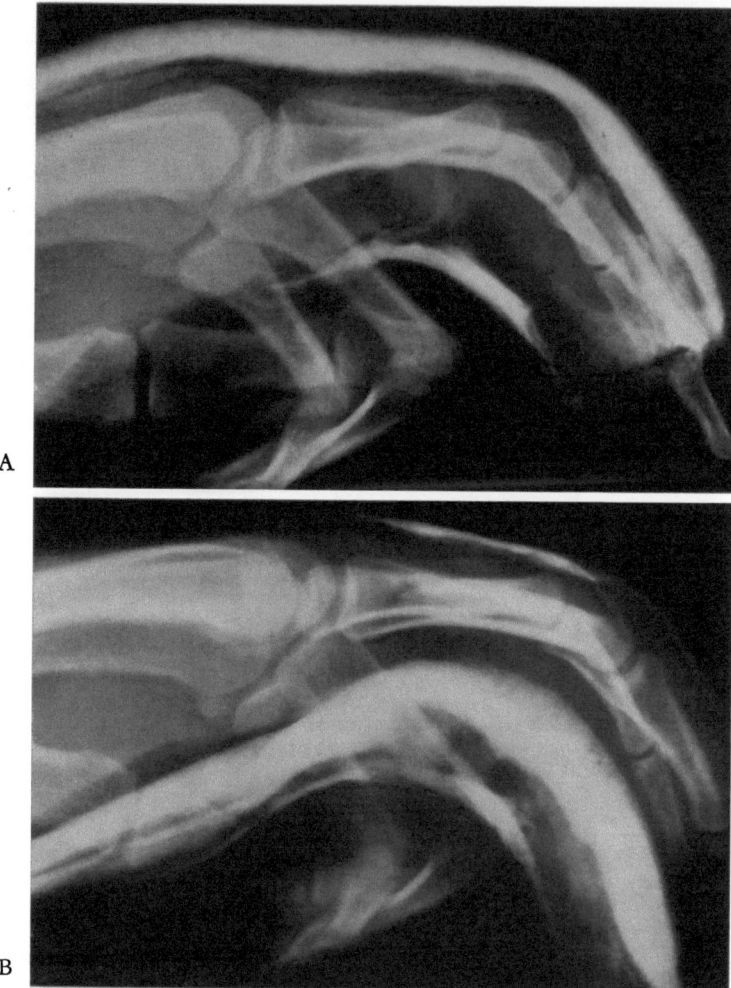

Abb. 122A u. B. Die dorsale Gipslongette A wirkt nicht wie die Palmarlongette in B als Drehpunkt zum Ausgleich der konkavendorsal Abwinkelung

Schiene gepreßt und läßt eine Schwellung ohne Einschnürung zu. Wenn die Wunde mit einem geeigneten Verband versorgt wurde, braucht man nicht zu befürchten, sie mit nassem Gips zu infizieren. Außerdem ist schnell trocknender Markengips praktisch steril.

Das Röntgenbild eines gebrochenen Zeigefingers, der Seite an Seite, parallel ausgerichtet, mit dem gesunden Mittelfinger liegt und auf derselben volaren Gipsschiene angewinkelt wurde, wird in Abb. 122C gezeigt.

Wie wichtig es ist, eine Gipslongette an der Beugeseite des Fingers anzubringen, zeigen Abb. 122A und B. Im oberen Bild besteht eine zurückgebliebene, leicht dorsalkonvexe Abwinkelung des proximalen Fragmentes; der Finger wurde auf seiner dorsalen Oberfläche mit Gips geschient. Da eine Dorsalschiene nicht im Sinne eines Dreipunkt-Kraft-Systems wirkt, war ich unglücklich über diese leichte Abwinkelung, die an sich annehmbar gewesen wäre, wenn nicht die Möglichkeit bestanden hätte, daß sie durch die dorsale

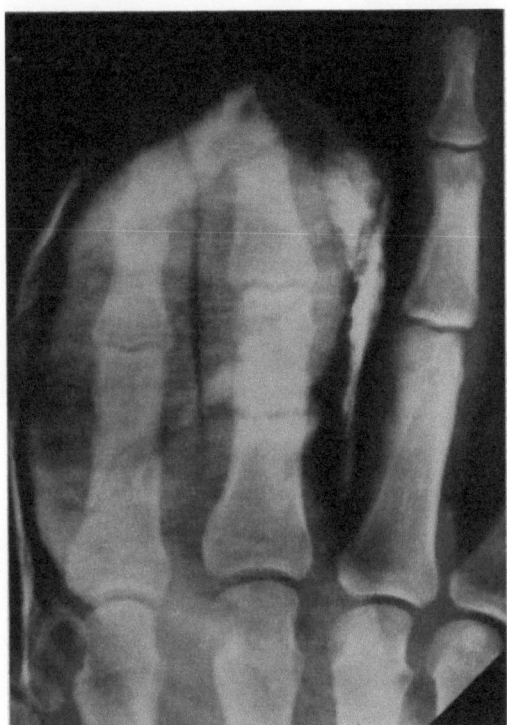

Abb. 122C. Gebrochener Finger, Seite an Seite eingegipst mit einem unverletzten, wodurch eine spätere Abwinkelung vermieden wird

Longette noch verstärkt werden würde. Ich wechselte daher die dorsale Gipslongette gegen eine dicke *Palmar*longette aus, die ausreichte, um als Drehpunkt unter der Abwinkelung zu wirken. Es wurde nicht nur eine merkliche Besserung in der Stellung der Fraktur erreicht, sondern auch eine größere Sicherheit, sie zu halten (Abb. 122B). Man beachte die *Dicke* der Palmarlongette.

Ein Hinweis zur Bewertung des Röntgenbildes

Bei der Behandlung von Fingerbrüchen habe ich häufig beobachtet, daß Röntgenbilder nach dem Einrichten falsch gedeutet wurden, wenn die Finger nicht genau seitlich getroffen worden waren. Oft ist es schwierig, ein gutes seitliches Röntgenbild des Fingers ohne einen überlagernden Schatten des Nachbarfingers zu bekommen.

Aus diesem Grunde haben die Röntgenologen die Neigung, Schrägaufnahmen anzufertigen, so daß der Schatten jedes Fingers getrennt auf den Film projiziert wird. Solche Schrägaufnahmen können irreführen. Man sollte deshalb die überlagerten Schatten zweier Finger vorziehen und, wenn auch mit Schwierigkeiten, versuchen, den richtigen herauszufinden.

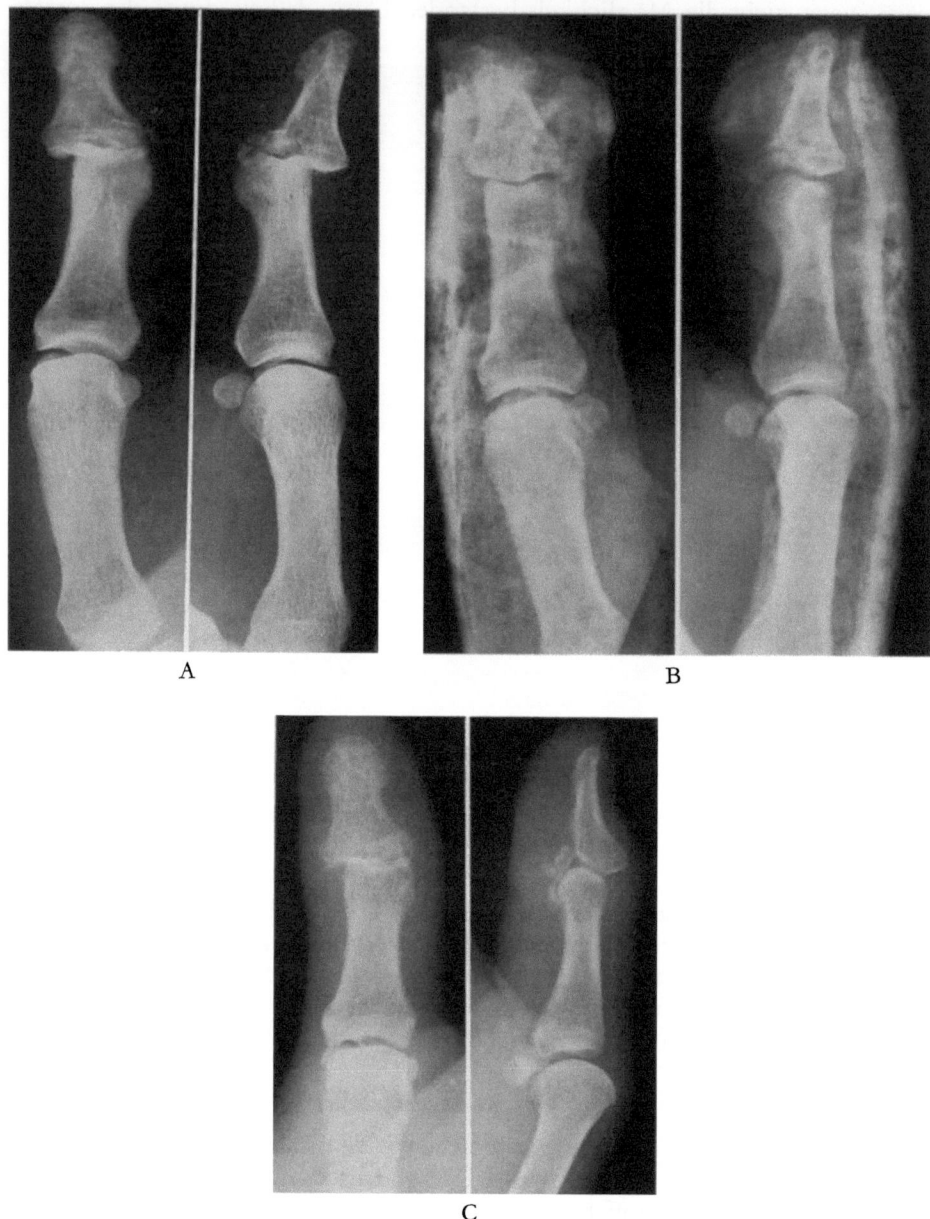

Abb. 123 A, B, C. Siehe Text für die Reihe technischer Irrtümer, die zu diesem schlechten Ergebnis führten

Die in Abb. 123 gezeigte Verschiebung eines Daumenendgelenkbruches ist interessant, da die hier begangenen Fehler einige Wesenszüge der Frakturbehandlung zeigen.

1. Die Richtung der anzuwendenden Kraft, mit der man eine gute Stellung erzielt, ist stets der Kraft entgegengesetzt, die die Verletzung verursachte. Einen durch Überstrecken verursachten Bruch muß man beugen (und umgekehrt).

2. Die Ursache dieser Verletzung war leicht herauszufinden; bei einem Fußballspiel trat einer der Spieler nach dem Ball, den der später Verletzte in der Hand hielt, wodurch dessen Daumen überstreckt wurde. Die zerrissenen Weichteile mußten daher an der Beugeseite des Gelenkes liegen und die intakten Gewebe auf der Streckseite. Daher *mußte das Endgelenk in Beugestellung geschient werden, um die dorsalen Gewebe zu spannen.*

3. Der entscheidende Irrtum bestand darin, einer nicht genau zentrierten, postoperativ angefertigten Röntgenaufnahme zu glauben. Das ist ein verbreiteter Fehler bei der Behandlung der Fingerbrüche, weil es schwierig ist, echte Seitenbilder zu bekommen, wenn sie von anderen Fingern überlagert sind. Notfalls und bei Zweifeln sollte man einen zwischen die Finger gesteckten Zahnfilm benutzen.

Die Nachbehandlung

Nach 3wöchiger Fixation der Finger kann man mit täglich wiederholten Übungen beginnen, wobei man den Gipsverband durch eine abnehmbare Gipsschiene ersetzt. Diese kann ganz fortgelassen werden, wenn die knöcherne Vereinigung sich als fest erweist, was nach weiteren 2 oder 3 Wochen der Fall ist. Eine brauchbare Methode, einen Finger zu schützen und gleichzeitig seine Funktion zu ermöglichen, besteht darin, ihn fest mit dem Nachbarfinger, unter Freilassung der Gelenke, zu verbinden. Bei der frühzeitigen Entfernung der Schiene während der Behandlung von Fingerbrüchen sollte man die geringe mechanische Beanspruchung des Callus bedenken (Seite 56). Die Spätdeformierung des weichen Callus ist unter anderem von dem Gewicht der distalen Gliedmaße und der Länge des distalen Bruchstückes abhängig. Es liegt auf der Hand, daß der Callus eines Fingers einer unendlich geringeren Beanspruchung ausgesetzt ist als der einer Oberschenkelfraktur. Daher kann man hier Bewegungen viel früher zulassen, ohne daß die Gefahr einer Spontanverformung besteht.

Kapitel XII

Pertrochantäre Brüche des Schenkelhalses

Heute ist man sich allgemein darüber einig, daß pertrochantäre Brüche des Oberschenkels, wenn irgend möglich, am besten mit innerer Fixation behandelt werden. Da viele Patienten mit pertrochantären Brüchen im vorgeschrittenen Alter stehen, und manchmal dazu noch unter leichtem Schwachsinn und Inkontinenz leiden, macht die nichtoperative Behandlung dieser Frakturen pflegerisch sehr große Schwierigkeiten.

Nicht alle pertrochantären Frakturen des Oberschenkels eignen sich für die innere Fixation mit der Flügelplatte[1] (s. Anmerkung d. Ü.). Es ist nicht ratsam, auf einer operativen Behandlung zu bestehen, deren Erfolg wegen der Möglichkeit von Splitterungen in Frage gestellt ist. Es ist hier besser, den Fall konservativ mit Zug zu behandeln.

Man muß daher entscheiden, welche technischen Möglichkeiten für das Wohlbefinden des Patienten und zur Erleichterung der Pflege am besten sind.

Die Extension nach RUSSEL

Es ist klar, daß irgendeine Form eines ausbalancierten Zuges die einzig vernünftige Art der nichtoperativen Behandlung ist, da ein Beckengips bei Patienten im Greisenalter nicht in Frage kommt. Die am häufigsten benutzte Methode ist als "Russell-Extension" bekannt. Ursprünglich hat RUSSELL dieses System für die Behandlung der *Oberschenkelschaftfrakturen* erdacht. Er entwickelte ein ziemlich kompliziertes System von Rollenzügen, durch das die Extensionskraft, die die Länge erhalten sollte, *in Übereinstimmung gebracht werden mußte mit der aufwärts ziehenden Kraft, welche die dorsale Abwinkelung zu korrigieren hatte.* Zu diesem Zweck wurde die Fraktur durch eine Schlinge unter dem distalen Drittel des Oberschenkels gestützt und durch ein Rollensystem ein Schwebezug bewirkt (Abb. 129C). Das Seil, an dessen Ende ein Zuggewicht angebracht war, lief über Rollen, die seinen effektiven Zug noch verdoppelten und diese Kraft auf die Länge der Tibia unterhalb des Knies übertrugen. Wenn man die Richtung der Zugkraft, die auf die Schlinge einwirkte, bestimmte, ließ sich ein Parallelogramm der Kräfte erarbeiten, so daß die resultierende Kraft auf die Oberschenkelachse berechnet werden konnte.

Bei der Behandlung pertrochantärer Frakturen mit der Russell-Extension ist das ursprünglich komplizierte Rollensystem wirklich ganz unnötig. Reduziert man es auf seine mechanischen Elemente, dann ist nur eine Vorrichtung

---

[1] *Anmerkung des Übersetzers:* Winkelplatte, Nagelplatte, Laschennagel und Laschenschraube.

zum Aufhängen der unteren Gliedmaße nötig und eine weitere Vorrichtung, die den Zug auf die Oberschenkelachse wirken läßt. Bei der pertrochantären Fraktur braucht man nicht zwei fein aufeinander abgestimmte Kräfte, da der Aufwärtszug, der eine Rekurvation wie beim Schaftbruch verhindert, nicht benötigt wird.

Die Bedeutung des Knochenzuges

Um gute Ergebnisse auf eine Weise zu erhalten, die für den Verletzten angenehm und für das Pflegepersonal am bequemsten ist, bewährt sich ein an der Tuberositas tibiae angebrachter Knochenzug unvergleichlich besser als eine Extension mit Heftpflaster. **Ein Heftpflasterzug mit Gewichten sollte niemals verwendet werden**, da er das „Rutschen" des Pflasters zur Folge haben kann, Druckgeschwüre entstehen, Hautablederungen sind häufig und Schmerzen unvermeidlich. Die Peronaeuslähmung ist eine häufige Folge des Heftpflasterzuges, da er, wenn er langsam am Bein herunterrutscht, die circulären Bindentouren mitnimmt, die die Gliedmaße abschnüren, wenn sie vom kleineren Umfang am Knie zum größeren am Fibulaköpfchen gleiten. **Ein Heftpflasterzug sollte nur in Verbindung mit einem fixierten Zug empfohlen werden.** Dieser darf aber nur vorübergehend übermäßig stark sein, da das Heftpflaster gleitet oder sich verlängert, bis der Zug sich auf ein erträgliches Maß reduziert hat. Anders als beim Gewichtszug kann dann ein weiteres Gleiten nicht stattfinden. Die Schwierigkeiten, die dem Gewichtszug am Heftpflaster folgen, sind schon beim jugendlichen Erwachsenen groß genug; bei alten Leuten mit ihrer pergamentartigen, unelastischen Haut und in der Regel niedrigen Vitalität, ist das Ergebnis jedoch oft qualvoll. Es kommt gelegentlich vor, daß der Knochenzug bei alten Leuten zugunsten der Heftpflasterverwendung unterlassen wird aus dem unangebrachten Empfinden, daß der Knochenzug eine drastische Maßnahme sei, die möglicherweise nicht ertragen werden würde. Ein Steinmann-Stift kann aber mit Leichtigkeit bei örtlicher Betäubung im Bett auf der Station eingeschlagen werden und beendet damit jede Qual des Patienten[1] (s. Anmerkung d. Ü.).

Die Technik

Hat man einen Steinmann-Stift in die Tuberositas tibiae eingeschlagen, ist dringend zu empfehlen, einen Unterschenkelgips mit *entsprechender Polsterung* anzulegen und **dabei den Steinmann-Stift im oberen Ende des Gipses einzuschließen.** Auf diese Weise ist eine *Zugeinheit* hergestellt, wie sie auf Seite 173 beschrieben wird. Sie kann an einem Galgen aufgehängt und mit einem Zuggewicht von 9 Pfund beschwert werden, so daß sie einen horizontalen Zug über Seil und Rollen ausübt (Abb. 124). *Wegen der Gefahr einer Peronaeuslähmung, die entstehen kann, wenn das obere Ende des Gipses locker wird und in die Gliedmaße einschneidet, ist das Eingipsen des Steinmann-Stiftes besonders zu empfehlen.*

---

[1] *Anmerkung des Übersetzers:* In Deutschland wird hierfür vorwiegend der Kirschner-Draht benutzt, der aber in seiner einfachen Form sehr oft zur Infektion des Bohrkanals führt. Diese Gefahr verringert sich erheblich bei zusätzlicher Anwendung eines um den Draht geschlagenen Röhrchens, das außerdem eine Drehbewegung des Drahtes gestattet, was besonders für die „frühfunktionelle Behandlung" dieser Fraktur erhebliche Bedeutung besitzt. (sog. Röhrchendrahtextension).

Der Denham-Stift ist ein großer Fortschritt gegenüber dem Original-Steinmann-Stift bei der Behandlung alter Leute, bei denen die Tuberositas tibiae osteoporotisch ist. Bei solchen Knochen wird der Steinmann-Stift schnell

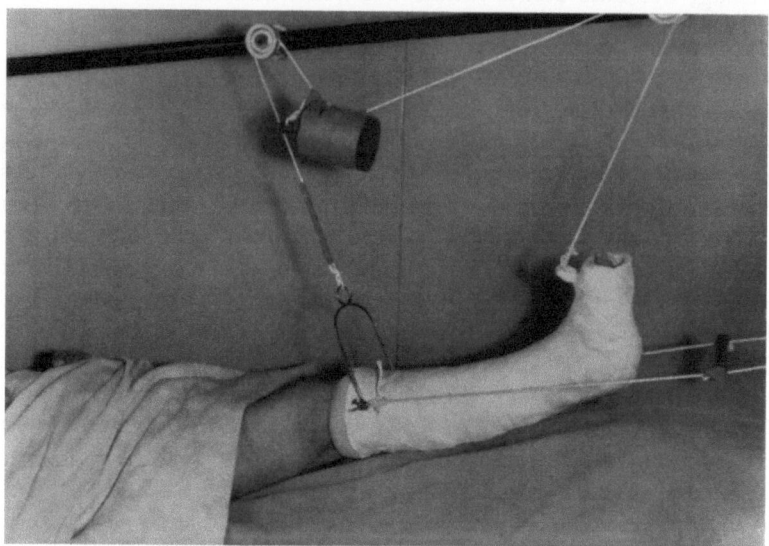

Abb. 124. Modifizierte Russell-Extension für pertrochantäre Frakturen. Stift und Gips als Zugeinheit benutzt. Die ganze Gliedmaße muß stark abgespreizt werden

locker, beginnt seitlich abzugleiten und verursacht ein Hautulcus. Der Denham-Stift (Abb. 125) hat ein kurzes Stück Gewinde, und zwar dicht hinter der Mitte, zum stumpfen Ende hin. Dieses kurze Schraubengewinde wird in die laterale Schienbeinrinde eingedreht und hält den Stift sicher gegen mediale und laterale Verschiebung.[1]

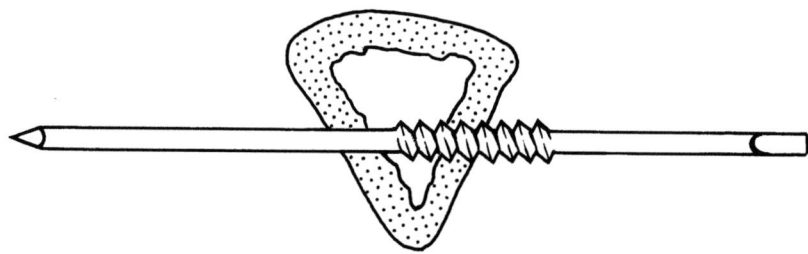

Abb. 125. Der Denham-Stift. Besonders geeignet, um beim porösen Knochen eines älteren Patienten den Zug für 2 oder 3 Monate ohne Lockerung aufrechtzuerhalten

Eine befriedigende Methode, die Zugeinheit aufzuhängen, wird in Abb. 124 gezeigt. Ein Gipshaken ist im Gipsverband eingeschlossen, damit man ein Seil

---

[1] CHARNLEY empfiehlt diesen Stift nicht bei der Kompressions-Arthrodese. Aus Herstellungsgründen besteht er aus viel weicherem Metall als der 4 mm-Steinmann-Stift, der beim Ziehen des Drahtes gehärtet wird. Unter hohem Druck überschreitet der Denham-Stift seine Elastizitätsgrenze und federt nicht mehr. Somit kann das Gewinde die Belastung nicht aushalten und bei einer Kompressions-Arthrodese zu einer Ermüdungsfraktur führen.

am Fuß des Verbandes anbringen kann. Am Galgen befinden sich zwei Rollen im Abstand von 60 cm, über sie läuft ein Seil, an dem der Gips aufgehängt wird. Das Seil soll so lang sein, daß es nicht durchhängt, wenn das gestreckte Bein fast die Oberfläche des Bettes berührt (Abb. 126 A). Ein Gewicht von etwa 3 kg wird nun am horizontalen Stück des Seiles *dicht an der kopfwärts angebrachten Rolle* befestigt. *Dies Gewicht darf nicht locker sein, sondern muß fest am Seil angebunden werden.* Dadurch wird ein stärkerer Aufwärtszug

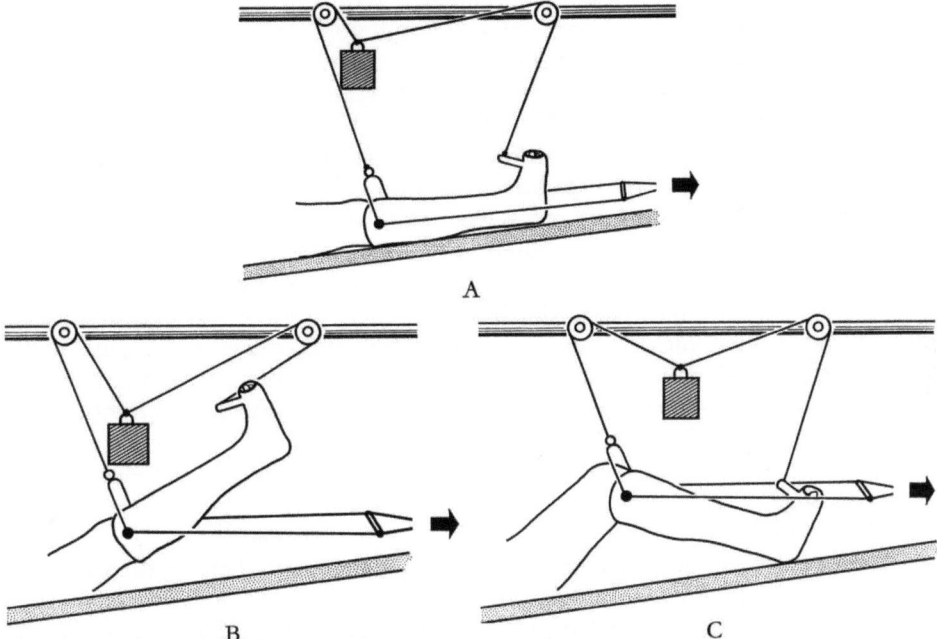

Abb. 126 A—C. Mechanischer Aufbau der Russell-Extension. Das obere Gewicht ist am Seil festgebunden (nicht am Seil gleitend) und näher am Knie als am Fuß angebracht, um das Knie stärker anzuheben als den Fuß (s. A u. C)

am Knie als am Fuß gewährleistet, so daß das Bein nicht ständig mit durchgedrücktem Knie liegt. Der Patient kann das Bein mit gestrecktem Knie heben (Abb. 126 B), und dann das Knie beugen (Abb. 126 C). Um Kniebewegungen zu ermöglichen, sollten die Zugseile, die an den Enden des Steinmann-Stiftes befestigt sind, mit einem Spreizholz weit auseinandergehalten werden.

Das Polstern der Hacke. Es ist wichtig, die Hacke sehr sorgfältig zu polstern. Filz oder Schwammgummi muß vor dem Gipsen unter die Hacke gelegt werden, um einen Spitzfuß zu vermeiden. Wird nur Watte benutzt, so besteht trotz des Gipsverbandes immer noch die Gefahr eines Druckgeschwüres.

Auf keinen Fall sollte ein Unterschenkelgips über einem Heftpflasterzug benutzt werden. Wegen der Gefahr eines Druckgeschwüres ist daher diese Methode abzulehnen.

Weiterbehandlung

Wenn dieses Zugsystem eingerichtet und die Gliedmaße etwas abduziert gelagert wurde, ist die Weiterbehandlung ziemlich klar. Alles übrige ist eine

Sache des gesunden Menschenverstandes. Es muß allerdings warnend erwähnt werden, daß diese Brüche sehr dazu neigen, eine späte Coxa vara-Stellung zu entwickeln, wenn der Zug nicht mindestens 12 Wochen aufrechterhalten wird. Sogar später kann die Verformung wieder auftreten, unzweifelhaft als Folge des Zusammensinkens der Fraktur in die nach der Extension im spongiösen Knochen zurückbleibende Höhle (Abb. 9 u. 10 S. 8 u. 9). Eine zu starke Korrektur der Verformung in Richtung auf die Coxa Valga-Stellung ist daher nicht zu empfehlen, und im Interesse einer schnellen Konsolidierung muß man raten, einen leichten Grad von Coxa vara-Stellung von Anfang an hinzunehmen. Selbst nach 3 Monaten ist der Zusammenbruch der Fraktur bei einer nur teilweisen Belastung sehr wahrscheinlich, daher sollte man diese um wenigstens 6 Monate hinausschieben. Die Neigung dieser Fraktur zur Spätdeformierung ist ein weiterer Grund dafür, daß die innere Fixation durch eine Winkelplatte oder ähnliches ständig an Beliebtheit zunimmt. Man bekommt einen Begriff von den ungeheuren Kräften, die sogar noch im Spätstadium der Behandlung eine Coxa vara-Stellung hervorrufen, wenn man bedenkt, daß Winkelplatten im Anfangsstadium der Nachbehandlungszeit brechen können.

Wenn man die Methode in der beschriebenen Weise anwendet, überrascht das Wohlbefinden dieser alten Patienten, und man erkennt, daß die nichtoperative Methode keineswegs zum Tode führt, wie dies von den Anhängern der Osteosynthese behauptet wird. Die mit der konservativen Methode verbundene hohe Sterblichkeit ist das Ergebnis ständiger Schmerzen und Beschwerden, die die Lebenskraft dieser alten Leute erschöpft. Bei einem Knochenzug sind sie zufrieden, und ihre Genesung schreitet entsprechend voran[1] (s. Anmerkung d. Ü.).

Wenn es wegen der häuslichen Verhältnisse nicht möglich ist, die Patienten vor ihrer Gehfähigkeit zu entlassen, kann sich die nichtoperative gegenüber der operativen Methode behaupten; denn es hat keinen Sinn zu operieren, wenn die Angehörigen den Patienten nicht nach wenigen Wochen heimholen können.

---

[1] *Anmerkung des Übersetzers:* Bei der pertrochantären Fraktur bewährt sich die „frühfunktionelle Behandlung" mit Lagerung auf der schwebenden Bewegungsschiene: Vom 1. Tage an werden Hüft-, Knie- und Fußgelenk bei Abduktion und erhaltenem Gewichtszug ausgiebig bewegt, so daß Muskelschwäche und Gelenkversteifung mit ihren besonders für alte Leute nachteiligen Immobilisationsfolgen wie Thrombosen, Knochenentkalkung und Druckgeschwüre vermieden werden.

Kapitel XIII

Schaftbrüche des Oberschenkels

Die Behandlung von Oberschenkelschaftbrüchen ist von besonderem Interesse, da an ihr einige grundsätzliche Mechanismen demonstriert werden, die schon vorher in mehr allgemeiner Form beschrieben wurden. Mit einiger Wahrscheinlichkeit werden in Zukunft heutige operative Methoden bei der Behandlung der Querfraktur des Oberschenkels, wie etwa der Marknagelung nach KÜNTSCHER, den Vorrang vor geschlossenen Methoden einnehmen, da diese Fraktur konservativ stets schwierig zu behandeln ist. Dasselbe gilt für die meisten anderen Brüche im mittleren und oberen Drittel. Bei gut eingerichteten Femurfrakturen **im distalen Drittel** halte ich die Thomas-Methode dagegen für unvergleichlich besser.

Eine der vielen Lehren, die man aus der Behandlung dieser Fraktur ziehen kann, ist die Gefahr, den Überblick über das Problem zu verlieren, wenn man den Einzelheiten zu viel Aufmerksamkeit schenkt. Dies ist ein Fehler, zu dem unsere schnellebige Zeit verführt. Zwei Tatsachen dürfen niemals vergessen werden: 1. daß der Bruch des Oberschenkelschaftes im körperfernen Drittel oft am leichtesten konservativ behandelt werden kann und 2. daß die volle Wiederherstellung etwa 1 Jahr braucht. (Dieser Zeitraum ist nötig, um den Elfenbeinschaft dieses Knochens voll zu rekonstruieren.) Das sind Tatsachen, die man gern vergißt, wenn man neue Methoden bewertet, die offenbar einen schnellen Erfolg und eine kurze Krankenhausbehandlung versprechen. *Verfahren, die man in der ersten Behandlungsphase anwendet, können zu einem späteren Zeitpunkt manchmal enttäuschende und unerwartete Nachteile haben.* Bei vielen Gewichtszugmethoden wird während der Behandlung einer Oberschenkelschaftfraktur in den ersten 3 Monaten eine beträchtliche Kniebeweglichkeit leicht erreicht. Wenn aber die knöcherne Verbindung nur als eine zerbrechliche Brücke oder als fibröse Verbindung besteht, können der dann notwendige Beckengips oder die Gehschiene die anfänglichen Aussichten auf volle Kniebeweglichkeit zunichte machen. **In einigen Fällen kann eine frühe Kniebewegung zu nur bindegewebiger Vereinigung der Frakturstücke führen und damit das Knie endgültig steifer bleiben, als wenn man keine frühzeitige Gelenkbewegung zugelassen hätte.** Ebenso kann, wenn man sich auf eine frühe Kniebewegung konzentriert, das zur späten Varusverformung führen, was bei jeder Zuganordnung, die keine Kniebewegung zuläßt, leicht zu vermeiden ist. Schließlich ist ein deutlich sichtbares O-Bein nur eine schlechte Kompensation für eine gute Kniebeweglichkeit. Das ist um so schlimmer, wenn man sich vergegenwärtigt, daß man mit einer langsameren Methode höchstwahrscheinlich ein gerades Bein bekommen hätte, noch dazu mit annehmbarer Kniebeweglichkeit.

Eine seltsame Tatsache muß hier einmal erörtert werden. Während ein Patient wegen einer späteren Verformung gewöhnlich dem Arzt die Schuld gibt, wird er die Verantwortung für ein versteiftes Knie bei sich selbst suchen. Ein Patient betrachtet eine Verformung als etwas, das vollständig in der Hand des Arztes liegt, führt aber oft ein steifes Kniegelenk auf mangelhaftes Material zurück, mit dem der Arzt sich herumschlagen mußte. Wenn sowohl eine Verformung als auch eine Kniesteife besteht, wird der Patient beide unweigerlich auf dieselbe Ursache zurückführen und die Kniesteife ganz einfach damit erklären, „daß der Chirurg das Bein niemals richtig eingerichtet hat".

Nachwirkungen der Erstbehandlung auf das Endergebnis müssen ebenso bei der operativen wie auch bei der konservativen Methode bedacht werden. Bei einem Fall, der den Vorteil der inneren Fixation beweist, muß man sich zuerst vergewissern, ob dieses Ergebnis sich nicht auch mit der einfachsten Form konservativer Behandlung hätte erreichen lassen (wie oft bei Schräg- oder Spiralbrüchen). Wird das operative Verplatten wegen der theoretisch leichteren frühen Kniebewegung vorgezogen, darf man nicht vergessen, daß die Callusbildung dabei gewöhnlich gehemmt wird[1] (s. Anmerkung d. Ü.). Verzögert sich die knöcherne Heilung, kann sich die Platte verbiegen[2] (s. Anmerkung d. Ü.) und die langsame Konsolidierung mit einer dauernden Einschränkung der Kniebeweglichkeit enden, weil eine spätere Fixation im Beckengips oder eine Knochenverpflanzung nötig wird. Auf diese Weise erreicht man das Gegenteil von dem, was man anstrebte.

Man darf auch die Gefahr der Infektion bei der inneren Fixation der Oberschenkelschaftbrüche nicht einfach ignorieren. *Ein einziger Fall von Infektion bei einer Behandlungsreihe mindert den Wert der Gruppe als Ganzes.* Eine Infektion nach dem Verplatten des Oberschenkels ist möglich, da bei der Operation oft eine erhebliche Muskelablösung notwendig ist, was viel Zeit und eine ziemlich ausgedehnte Freilegung des Schaftes erforderlich machen kann. Die Operation ist gewöhnlich bei athletischen jungen Leuten angezeigt, bei denen das Abziehen der mächtigen, umhüllenden Muskeln oft beträchtliche Schwierigkeiten bereitet. **Die Infektion ist die häufigste, aber einzige Ursache der dauernden Gelenksteife, und es darf nicht vergessen werden, daß eine Infektion, die unter Chemotherapie zurückgeht, immer noch zum Vernarben der Muskeln des Quadriceps mit ernsthaften Folgen für die Kniebeweglichkeit führen kann.** Man kommt nicht umhin zu vermuten, daß einige Fälle, die nach der Operation erhöhte Temperatur zeigen, aber niemals Eiter absondern, in diese Kategorie fallen.

---

[1] *Anmerkung des Übersetzers:* Jedoch wird bei der stabilen Druckosteosynthese wohl auch eine callusarme Knochenheilung beobachtet, wobei sich aber der Frakturspalt allein von den intakt gebliebenen Haversschen Kanälen aus mit einer knöchernen Masse füllt. Das Persistieren und Breiterwerden des Bruchspaltes ohne Callusbildung dagegen zeigt eine operative Schädigung des callusbildenden Periostes an.

[2] *Anmerkung des Übersetzers:* Die zweckmäßigste Frakturbehandlung des Oberschenkelschaftes im mittleren Drittel ist die Küntscher-Nagelung, bei der sich heute nur selten der Stabilisator verbiegt, wenn eine Aufbohrung vorgenommen wird und so ein möglichst dicker Nagel benutzt werden kann.

Im Ganzen gesehen, ist das Problem des Oberschenkelbruches nicht einfach auf konservativem Wege zu lösen; auch gibt es keinen einfachen Lehrsatz, der den Unerfahrenen anleitet. Es ist mehr als eine Vereinfachung, wenn man sagt, das Problem des gebrochenen Oberschenkels sei das des steifen Kniegelenkes. Ebenso groß ist das Problem der Spätdeformierung (Varusverbiegung),

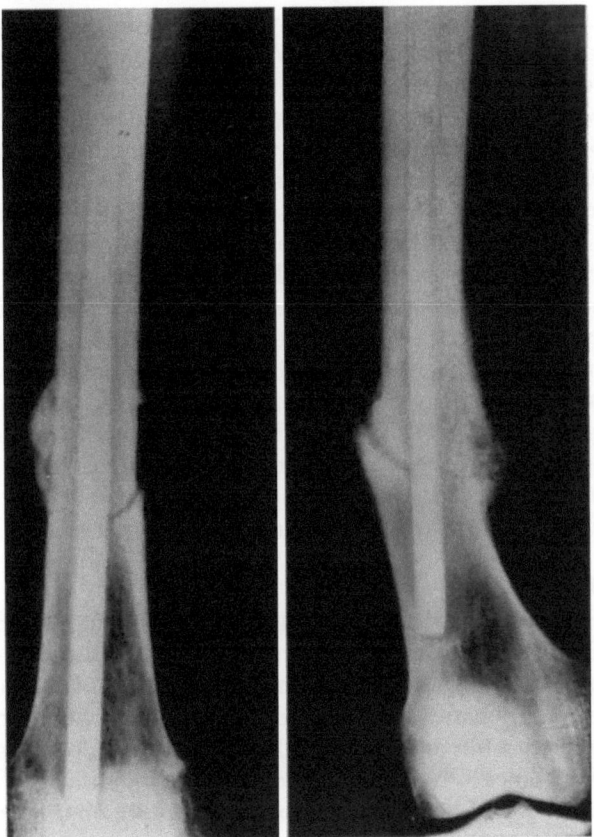

Abb. 127. Eine Abwinkelung im unteren Drittel des Femurschaftes wird verhindert, wenn der Marknagel so weit nach unten geführt wird, daß er beinahe das Kniegelenk durchbohrt

die eine böse Folge von zu früher Kniebewegung ist. **Ein gutes konservatives Resultat ist der geglückte Kompromiß zwischen minimaler Deformierung und minimaler Gelenkbehinderung.** Eine konservative Methode, die gleichmäßig befriedigende Resultate liefert, ist besser als eine Reihe vollkommen gelungener Fälle mit auch nur einem gelegentlich schweren Fehlschlag.

Die Heilung eines gebrochenen Oberschenkels ist als ein Prozeß anzusehen, der sich über einen Zeitraum von mehr als 12 Monaten erstreckt, der notwendig ist für die vollständige Wiederherstellung der Rinde des Oberschenkelschaftes. In erster Linie handelt es sich um die Fraktur eines gewichttragenden Knochens, aber auch um den Bruch eines Knochens mit langen Hebeln, wodurch der Callus abnorm hohen Belastungen ausgesetzt wird. Der vernünftigste Behandlungsplan besteht darin, eine zuverlässige Knochenvereinigung in einer möglichst kurzen Zeit zu sichern. Dies kann nur geschehen, wenn man alle Faktoren ausschließt, von denen man weiß, daß sie die Konsolidierung verzögern. Nach meiner eigenen Erfahrung glaube ich, daß, **sofern eine zuverlässige Knochenvereinigung innerhalb von 3 Monaten gesichert ist, eine ausgezeichnete Wiederherstellung der Kniebeweglichkeit am Ende eines Jahres vorhanden sein wird, selbst wenn man in den ersten Monaten der Behandlung keine Kniegelenkbewegung zuläßt.**

Auf den folgenden Seiten soll der Versuch gemacht werden, die Ansicht zu erläutern, daß die konservative Behandlung mit der Thomas-Schiene *bei Frakturen im unteren Drittel des Femurschaftes* allen anderen Methoden überlegen ist, seien sie operativer oder nichtoperativer Art. In manchen Kreisen ist die Thomas-Schiene zu einer primitiven Erste-Hilfe-Methode degradiert worden. Statt dessen hoffe ich zu beweisen, daß sie mechanische Eigenschaften besitzt, die nicht nur jeder anderen geschlossenen Methode überlegen sind, sondern auch jeder operativen Methode, bei der Platten benutzt werden. Diese können die Beweglichkeit der Muskeln behindern, da sie eine zu große Längenausdehnung haben im Verhältnis zum unteren Drittel des Schaftes. Im *unteren Femurdrittel* ist der Marknagel allein unbefriedigend, da der trompetenförmig sich erweiternde Markkanal dem Nagel nur einen schlechten Halt bietet[1] (s. Anmerkung d. Ü.) (Abb. 127). Bei Frakturen des *mittleren Drittels* ist die Thomas-Methode als einziges Verfahren ungeeignet, da dabei die Kontrolle des proximalen Bruchstückes unsicher ist. Der Marknagel dürfte fast die ideale Lösung bei Brüchen in *Schaftmitte* und im *oberen Drittel* sein.

Deformierung

Typische Frakturen haben typische Deformierungen. Es gibt zwei Arten: anfängliche und späte Verformungen. Erstere entstehen durch die Ungleichheit der Muskelgruppen, die auf die Fragmente einwirken. Spätverformungen hängen häufig von der Behandlungsmethode ab. Sie brauchen den anfänglichen Verformungen nicht unbedingt zu gleichen. So ist die Anfangsdeformierung im unteren Drittel des Oberschenkels eine Verschiebung des unteren Fragmentes nach rückwärts. Die häufigste Spätverformung aber ist eine Varus-(O-Bein)Abwinklung.

Bei der Behandlung einer Femurfraktur wird im allgemeinen die ungeheure Wichtigkeit betont, die Rekurvation auszugleichen, während die Varusverformung als eine simple Angelegenheit betrachtet zu werden scheint, mit der man sich erst in *zweiter Linie* zu befassen habe. In der Praxis aber hat eine kleine Rest-Rekurvation, obwohl sie niemals bei der Thomas-Methode einzutreten braucht, die geringste Bedeutung, da eine Rückwärtswinkelung durch die Beugefähigkeit des Kniegelenkes kompensiert wird und die konvexe Ausbauchung des Quadriceps eine Aushöhlung im Femur verdeckt. Ein extremes Beispiel hierfür wird in Abb. 128 an dem unbehandelten Femur eines Eingeborenen gezeigt, bei dem der einzige Schaden in einer Verkürzung von 5 cm und einer Beschränkung der äußersten Beugung bestand

---

[1] *Anmerkung des Übersetzers:* Durch Aufbohren kommt bei der Marknagelung zum Erreichen einer stabilen Osteosynthese zum mittleren Drittel oben und unten noch je ein Sechstel hinzu. Eine Nagelung außerhalb dieser Grenze wird meist zu einem Mißerfolg führen.

(seltsamerweise fand sich keine abnorme Überstreckung des Kniegelenkes). **Im Gegensatz hierzu wird ein häßliches O-Bein die Folge einer leichten Varusverformung sein, auch wenn sie nur 10° beträgt. Deformierungen in der Varus-Valgus-Ebene können nicht im Kniegelenk kompensiert werden. Sie zeigen sich stets in vollem Umfang, wenn das Knie gestreckt ist.** Die gebeugte Stellung des Knies ist ein häufiger Grund dafür, daß eine Varusverformung nicht erkannt wird. Sie bildet sich leicht bei der Behandlung unter Gewichtsextension aus, wobei gewöhnlich das Knie um 45° abgewinkelt ist. Bei einer solchen Behandlungsanordnung wird eine Varusverbiegung oft nur durch die Röntgenaufnahme entdeckt, wogegen bei Lagerung der Gliedmaße auf der geraden Thomas-Schiene schon 5° der Varusbiegung auf den ersten Blick erkannt werden können.

Vergleich des mechanischen Ablaufs verschiedener konservativer Methoden

Bei der Methode von H. O. Thomas wird ein fester Zug mit Gegenzug durch den Schienenring benutzt. Sie steht in scharfem Gegensatz zu allen anderen konservativen Methoden, die einen Gewichtszug mit Gegenzug durch das Körpergewicht anwenden. Die Methoden des Gewichtszuges werden zusammenfassend einfach als „Schwebezug-Methoden" bezeichnet. Sie sind zahlreich, aber *im wesentlichen nimmt hierbei die Schiene den zweiten Platz hinter der Wirkung der Zugkraft ein,* und tatsächlich wird auch in einigen Fällen überhaupt keine Schiene benutzt. Die Hauptmodifikationen des Gewichtszuges lassen sich durch folgende Auswahl darstellen (Abb. 129):

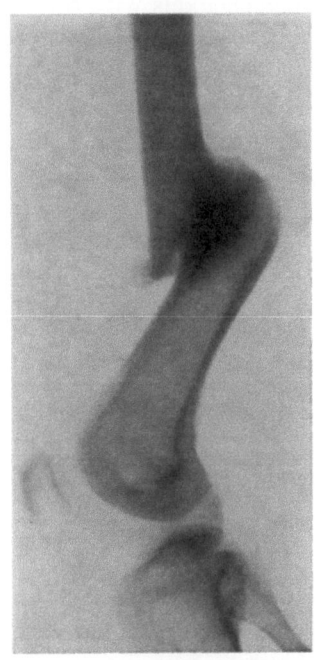

Abb. 128. Unbehandelter Femur eines Eingeborenen. Die Rekurvation stellt keine stark wahrnehmbare Deformierung dar, wenn der Quadriceps die vordere Höhlung ausfüllt und das Kniegelenk sie durch Beugung kompensiert. Varus- oder Valgusverformungen lassen sich andererseits nicht verbergen, und beide bieten einen häßlichen Anblick

A. *Thomas-Schiene mit dem Pearson-Knieansatz:* Hier wirkt die Thomas-Schiene nur als Lager. Sie hat keine feste Beziehung zum Skelet und kann eine Deformierung nicht wirksam verhindern.

B. *Die Braunsche Schiene:* Sie ist wieder nur eine Schiene für das Bein. Ein zusätzlicher Nachteil besteht darin, daß die Stellung der Rollen nicht verändert werden kann und die Größe der Schiene sich oft nicht so genau den Gliedmaßen anpaßt, wie es wünschenswert wäre. Eine seitliche Verbiegung ist häufig, da Schiene und distales Bruchstück festliegen, während der Patient und das proximale Bruchstück sich seitwärts frei bewegen können.

C. *Der Russell-Zug:* Die Rekurvation des distalen Bruchstückes wird durch eine Schlinge kontrolliert. Die aufwärtsziehende Kraft dieser Schlinge steht im Zusammenhang mit der Hauptzugkraft über die Rollen. Ein starres Schienen wird bei dieser Methode nicht verwendet.

D. *Perkins:* Hier wird überhaupt keine Schiene benutzt. Die Rekurvation des Oberschenkels wird durch ein Kissen verhindert. Gradrichtung und Fixation hängen ganz und gar von der Wirkung des Dauerzuges ab.

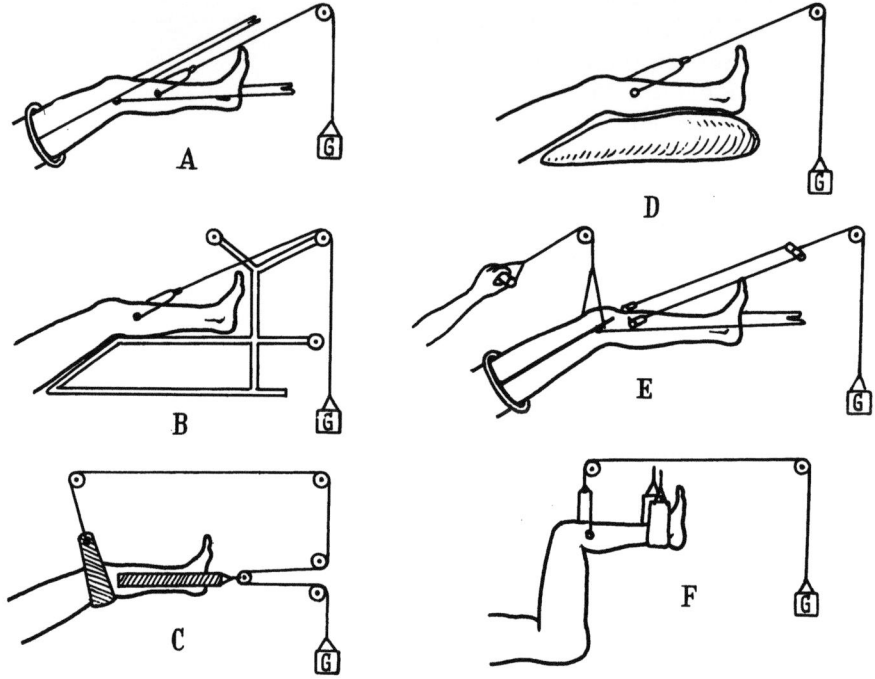

Abb. 129. Verschiedene Methoden des gleitenden Zuges

E. *Fisk:* Hier ist eine geniale Scharnierabwandlung der Thomas-Schiene so angeordnet, daß sie eine Kniebewegung von 90° zuläßt. Sie ist deswegen besonders attraktiv, weil sie ein aktives Strecken des Kniegelenkes gestattet. Fixierung und Gradrichtung hängen vollständig vom Gewichtszug ab, und die Schiene hat nur die Aufgabe, die Kniebewegungen zu unterstützen.

F. „90-90-0": Hier ist der Oberschenkel bei aufwärtsgerichtetem Gewichtszug in der Vertikalebene aufgehängt. Die negative Wirkung der Schwerkraft als Ursache der Rekurvation ist damit ausgeschaltet.

Fast alle Methoden, die auf Gewichtszug beruhen, unterliegen folgender Kritik:

1. Die Wirkung eines Dauerzuges dient oft einer dreifachen Funktion: Aufrechterhalten der Länge, Bewahren der Ausrichtung und Fixation der Bruchstücke. **Es ist unmöglich, das Zuggewicht allein zu vermindern, ohne die Stabilität der Einrichtung zu gefährden.**

2. **Die Schwerkraft wird nicht dazu gebraucht, die Rekurvation zu korrigieren.** Der an seinem distalen Ende aufgehängte Oberschenkel hat das

natürliche Bestreben, an der Frakturstelle unter der Wirkung der Schwerkraft abzusacken. Dem muß man entgegenwirken durch Schlingen oder Polster, die fortwährend nachreguliert werden müssen.

3. Man möchte den Zug immer in Richtung der Oberschenkelachse wirken lassen. **Grundsätzlich sollte die Rekurvation des distalen Bruchstückes niemals durch Zug in der Achse des Oberschenkels ausgeglichen werden;**

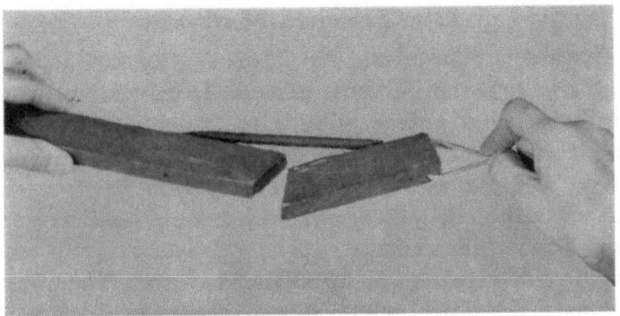

Abb. 130. Ein Zug in der Achse des Oberschenkelschaftes kann keine Rekurvation ausgleichen, sondern nur die Bruchstücke bei persistierender Deformierung auseinanderziehen

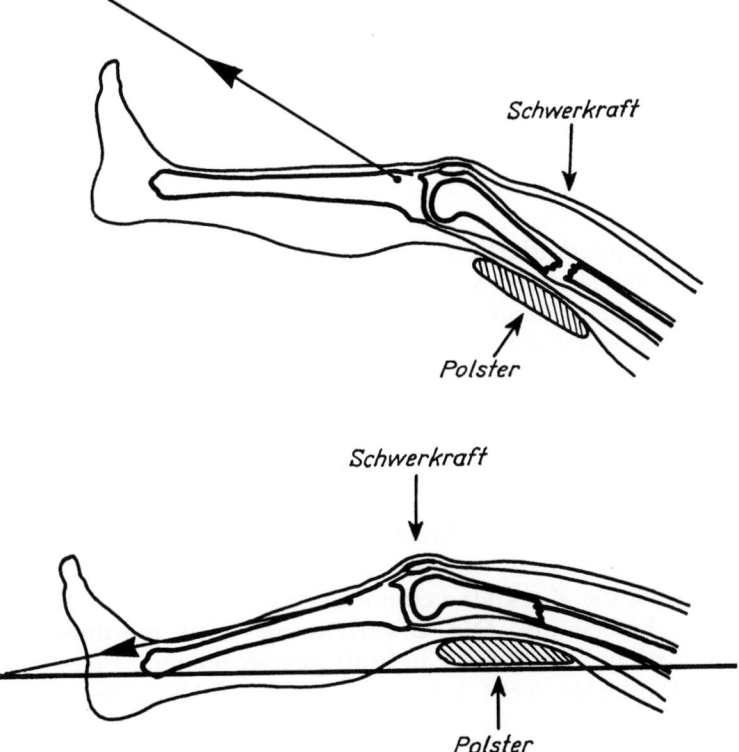

Abb. 131. Die Schwerkraft begünstigt das Absacken an der Frakturstelle bei Schwebezugmethoden. Bei der Thomas-Methode fördert sie aber ein Durchbiegen nach vorn, wobei sie durch einen Zug unterstützt wird, der von der Achse des Oberschenkels weggerichtet ist (d. h. in der Achse der Tibia)

axialer Zug ergibt immer nur eine Verlängerung ohne Korrektur der Abwinkelung (Abb. 130). Um die Rekurvation auszugleichen, muß die Zugkraft gegen einen unter dem distalen Bruchstück angebrachten festen Drehpunkt wirken. *Zu diesem Zweck muß die Zugrichtung von der Oberschenkelachse weggelenkt werden,* so als ob sie eine Drehbewegung auf das untere Fragment um den Drehpunkt ausübte (Abb. 131)[1] (s. Anmerkung d. Ü.).

Die Thomas-Methode

Für die erfolgreiche Benutzung der Thomas-Methode ist es vielleicht entscheidend, **daß die Fraktur für eine manuelle Einrichtung geeignet sein muß, ehe die Schiene angelegt wird.** Die Thomas-Schiene mit festem Zug kann nur eine vorher mit der Hand eingerichtete Stellung *aufrecht erhalten*. Eine verbreitete Fehlerquelle bei dieser Methode liegt, nach mißglückter Reposition, in wiederholten Versuchen, weiter zu extendieren, indem man die Zugseile immer wieder nachspannt.

Ist ein Bruch erfolgreich eingerichtet und auf einer Thomas-Schiene fixiert worden, sollte nach der Narkose die Zugspannung nur durch den Tonus der ruhenden Muskeln hervorgerufen werden. Diese Methode (fixierter Zug) unterscheidet sich daher grundsätzlich von den Gewichtszug-Methoden, bei denen der Zug stets dem angewandten Gewicht entspricht und keine Beziehung zu den physiologischen Erfordernissen der Muskeln haben muß. Unter Gewichtszug ruft der „Streckreflex" weitere Muskelkontraktionen hervor, und bis der Muskeltonus durch Ermüdung oder Anpassung nachläßt, übersteigt das anfängliche Gewicht weit den Bedarf des ruhenden Muskels. **Bei einem fixierten Zug bleibt die Länge konstant,** während dem abnehmenden Muskeltonus eine kontinuierliche Verringerung der Zugkraft folgt, zumal kein Anreiz zu einem Streckreflex auftritt. **Beim Gewichtszug dagegen bleibt die Spannung unveränderlich,** und die Länge hängt ab von der Menge der zerrissenen intramuskulären Septen und fibrösen Gewebe des Oberschenkels. *Mit dem fixierten Zug kann die Fraktur in eine vorbestimmte Länge fest eingestellt werden, unabhängig vom Tonus der Muskeln oder der Schlaffheit der Weichteile.*

Bei der Thomas-Methode ist es unerwünscht, die Zugseile ständig nachzuspannen, wenn sie der Länge der Gliedmaße entsprechen. Den Nachweis mit dem Bandmaß sollte man nicht unterbewerten, weil er fast ebenso dienlich ist wie das Röntgenbild und leichter zu handhaben.

Eine Schrägfraktur kann stets durch leichten Zug in passender Länge gehalten werden. Bei einem Querbruch besitzt diese Methode wie keine andere die erwünschte Eigenschaft, daß man, wenn die Knochenenden beim Einrichten verhakt sind, die Zugkraft vermindern darf, ohne daß man dadurch eine Abwinkelung herbeiführt. **Die Gradrichtung wird nämlich durch die Schiene und nicht durch die Zugkraft gewährleistet.** Eine Querfraktur, bei der das Einrichten nicht gelang, ist für diese Methode ungeeignet. In diesem Fall kann man sich für die offene Einrichtung entscheiden.

---

[1] *Anmerkung des Übersetzers:* Einfacher jedoch läßt sich die Behandlung der suprakondylären Oberschenkelfraktur mit der „schwebenden Bewegungsschiene" durchführen. Bei der hier möglichen Kniestreckung kann man jede Verformung im Varus-Valgus Sinn sofort erkennen und gut ausrichten. Das gleiche gilt für die Rekurvation, die auf der Schiene durch vermehrtes Kniebeugen zu korrigieren ist.

Der in Abb. 132 gezeigte Fall ist ein gutes Beispiel dafür, wie man einen Bruch nach der Thomas-Methode behandeln sollte, wobei das Prinzip des kontrollierten Kollapses benutzt wurde. *Merkmale von besonderem Interesse sind folgende:*
1. Der Patient war 71 Jahre alt.
2. Ein leichter Zug hielt die Länge bei vorher festgelegter Verkürzung (gut 1 cm).
3. Die Seitenholme der Thomas-Schiene verhinderten die Abwinkelung bei gleichzeitig geringer Zugkraft (nicht mehr als 2—3 Pfd.).

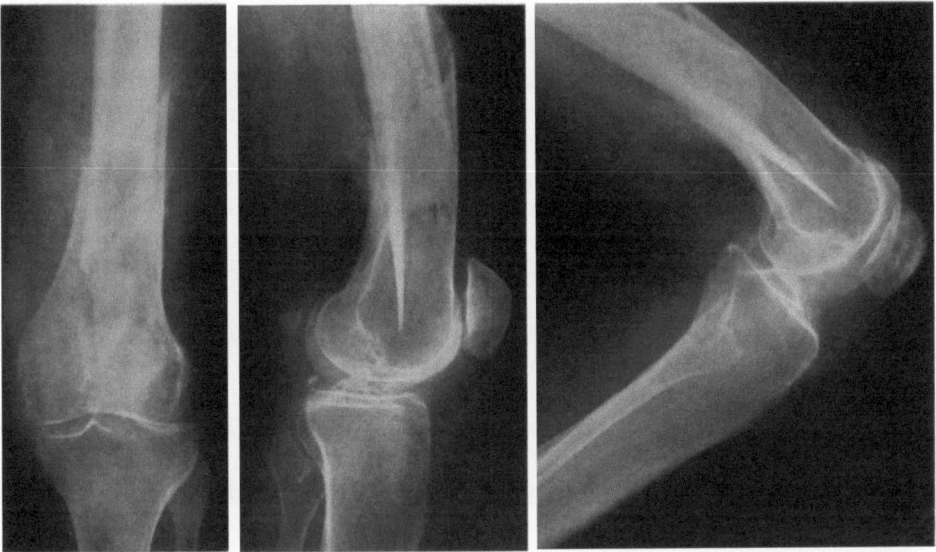

Abb. 132. Oberschenkelschaftbruch im unteren Drittel bei einem 71jährigen Patienten, der mit der Thomas-Schiene, Heftpflasterextension, kontrollierter Einstauchung und Bewegung behandelt wurde, sobald die klinischen Zeichen eine knöcherne Vereinigung anzeigten. Man beachte die Beugefähigkeit (100 Grad) 3 Monate nach der Verletzung. Übermäßiger Zug hätte möglicherweise die Konsolidierung verzögert

4. Die knöcherne Heilung wurde durch den „kontrollierten Kollaps" erleichtert.
5. Die Anzeichen einer knöchernen Vereinigung wurden erst 6 Wochen nach der Verletzung festgestellt, weil die Fixierung unvollständig war; darum war ein selbsttätiges Bewegen innerhalb der Grenzen der Schiene möglich. Die Gliedmaße konnte leicht herausgenommen und auf ihre Festigkeit geprüft werden.
6. Nachdem die knöcherne Heilung festgestellt worden war, nahm man die Schiene fort, und die Gliedmaße lag zwei weitere Wochen auf einem Kissen. Bei einer Querfraktur durfte man dies wegen der Gefahr der späten Abwinkelung nicht erlauben, aber bei einem Spiralbruch war dies ungefährlich.
7. Acht Wochen nach dem Unfall hatte der Patient eine Kniegelenkbeweglichkeit von fast 90°, und man erlaubte ihm, das Bein mit Unterstützung zu belasten.
8. Nach vier Monaten war der Patient mit voller Kniebeweglichkeit geheilt.

Man vergleiche dieses Ergebnis mit dem, das ein Arzt leicht mit einem „ausbalancierten Gewichtszug" hätte herbeiführen können, wenn er die Risiken dieser Methode nicht gekannt hätte.

1. Um die Ausrichtung aufrechtzuerhalten, wäre zur Überwindung der im Fasciengewebe des Oberschenkels herrschenden Spannung ein Längszug von $4^1/_2$—$6^1/_2$ kg nötig gewesen.
2. Die Größe dieser Zugkraft hätte die Fraktur zur vollen Länge ausgezogen (und sie sogar überziehen können).
3. Wenn man dann das Einstauchen nicht herbeiführte, würde dadurch die schnelle Konsolidierung der Fraktur beeinträchtigt, und sie könnte nicht belastet werden.
4. Bei ausbalanciertem Zug hätte nach drei Wochen eine aktive Kniebeweglichkeit von 30° erreicht werden können; bei unvollständiger knöcherner Heilung hätte aber später die Kniebeweglichkeit nur langsame Fortschritte gemacht.
5. Versuche, den Gewichtszug zu vermindern, hätten eine winkelige Verformung begünstigt, weil dadurch die Fascien im Oberschenkel locker geworden wären.

Bei Behandlung mit Gipshülse oder Beckengips würden folgende Nachteile auftreten:
1. Die Verkürzung könnte übermäßig werden
2. Die Fixation wäre starrer als notwendig
3. Es wäre unmöglich, die ersten Zeichen einer wiederkehrenden aktiven Beweglichkeit als Symptom der frühen Heilung zu entdecken.

Der Gipsverband wäre für eine durch Erfahrung bestimmte Zeit belassen worden, d. h. 8 bis 12 Wochen, und erst danach hätte die Rehabilitation bei dem Nullpunkt beginnen müssen.

Ausgleich der Abwinkelung nach hinten

Zum Ausgleich einer rückwärtigen Abwinkelung bei Frakturen des unteren Femurdrittels besitzt die Methode von THOMAS einige besonders interessante und günstige Eigenschaften. Es muß erwähnt werden, daß die hier empfohlene Methode nicht genau der von THOMAS beschriebenen entspricht. Sie unterscheidet sich dadurch, daß das Knie mittels eines großen Polsters unter dem unteren Fragment und der Kniekehle vor die Seitenholme der Schiene gehoben wurde, was einer Kniebeuge von etwa 20° entspricht (Abb. 133 A). In der klassischen Beschreibung war das Knie nicht mehr als 5° gebeugt, und es lag zu $^2/_3$ oberhalb und zu $^1/_3$ unterhalb der seitlichen Holme der Schiene (Abb. 133 B). Bei gestrecktem Knie wirkt die Zugkraft nur in der Längsrichtung des Femurschaftes und kann, wie schon früher als Grundsatz herausgestellt wurde, die Rekurvation nicht ausgleichen. Bei der damaligen Anwendung der Thomas-Methode ist wahrscheinlich oft eine leichte Abwinkelung zurückgeblieben, denn man muß bedenken, daß seine Arbeit vor der Röntgenära lag. Auch dadurch wird bewiesen, daß eine leichte Rekurvation keine äußerlich merkbare Deformierung verursachen muß.

Bei der abgeänderten Methode, wie sie hier beschrieben werden soll, wirkt das große Polster unter dem unteren Bruchstück als Drehpunkt, über den die

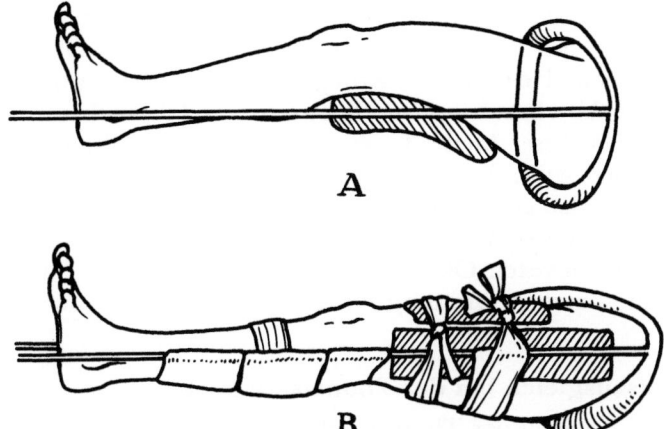

Abb. 133 A. Modifizierte Thomas-Methode, wie sie vom Verfasser empfohlen wird: Der ganze Oberschenkel liegt oberhalb der Seitenholme, nicht etwa nur 2/3 oberhalb und 1/3 unterhalb wie bei der Original-Methode

B. Klassische Anordnung der Thomas-Schiene, wie sie von H. O. Thomas benutzt wurde Wiedergabe aus seinen "Contributions" (Beiträgen)

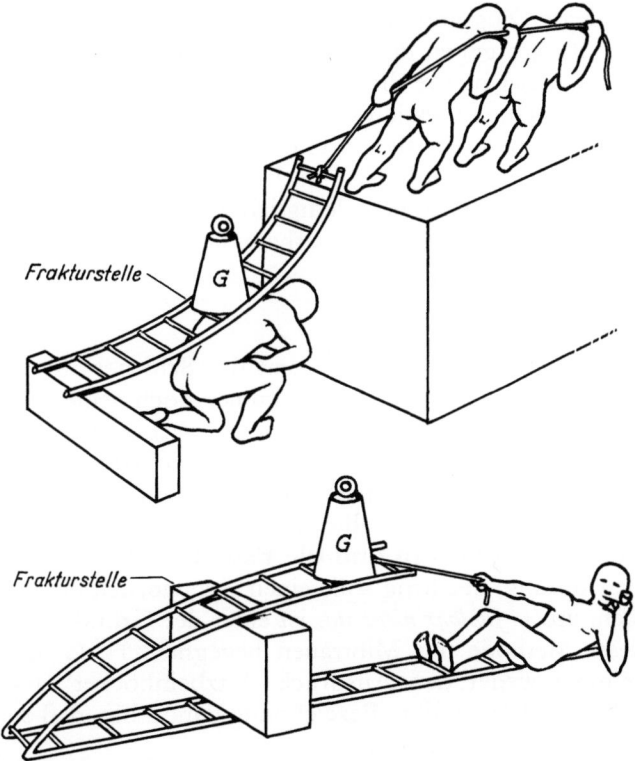

Abb. 134. Die Zeichnung zeigt den wesentlichen Unterschied zwischen der Gewichtszug- und der Thomasmethode. Bei ersterer wird Kraft vergeudet, um die nachteilige Wirkung der Schwerkraft auszugleichen, bei letzterer wirkt die Schwerkraft im positiven Sinne mit. Hieraus resultiert eine bessere Ausnutzung der Zugkraft, und die Gefahr des Überziehens wird geringer

Rekurvation durch die Zugkraft korrigiert wird. Die Richtung der Zugkraft liegt in der Achse der *Tibia*, d. h. 20° gegen die Achse des Oberschenkels. Je höher das Polster und **je mehr das Kniegelenk gebeugt ist, um so wirkungsvoller wird die Abwinkelung durch Zug in der Tibiaachse ausgeglichen.**

Man kann bei dieser Methode feststellen, wie haushälterisch die Schwerkraft dazu benutzt wird, die Durchbiegung des Schaftes nach vorn wiederherzustellen. Anstatt daß er wie bei Gewichtszugmethoden nach dem Aufhängen am distalen Ende unter der Wirkung der Schwerkraft durchsackt, wird der Schaft über der konvexen Oberfläche des Polsters und mit Hilfe des Längszuges geformt. Diese Anordnung wird in der Zeichnung in Abb. 134 dargestellt.

Der Gewichtsausgleich bei der Thomas-Schiene

Der größte Nachteil der Thomas-Schiene mit fixiertem Zug besteht darin, daß sie sehr unbequem sein kann. Die gedrungene Dreiecksanordnung der Kräfte, bei der Schiene und Druckpolster gegenüber der Gliedmaße fixiert sind, hängt ab vom festen Kontakt zwischen dem gepolsterten Schienenring und der Leistenbeuge. Wenn das Pflegepersonal sich nicht sehr sorgfältig um die Haut unter dem Ring kümmert, so werden wahrscheinlich Blasen entstehen, wenn ein festgelegter Zug von mehr als einigen Pfunden angewandt wird. Um den Druck des Ringes gegen den Damm zu mindern, kann man über einen Galgen ein Gegengewicht für die Thomas-Schiene anbringen und am Ende der Schiene einen leichten Gewichtszug ansetzen (Abb. 138, Seite 175). Selten ist ein Gewichtszug von mehr als 4 Pfund notwendig, da die Fraktur ja bereits mit der Hand eingerichtet worden ist. Nach den ersten 2 Wochen ist ein Längszug oft unnötig. Die Fraktur liegt lediglich auf einer im Gleichgewicht gehaltenen Schiene. Durch einen Zug innerhalb dieses Systems bleibt die richtige Länge des Oberschenkels erhalten.

Die Thomas-Schiene

In seiner ursprünglichen Form bestand der Schienenring aus einem einfachen geometrischen Oval, und das ist immer noch seine beste Form. Die zahlreichen Versuche, sie durch Neuerungen zu „verbessern", indem man z. B. eine V-Form einführte, die den Druck am Sitzbein erleichtert, sind wertlos. Die Vorstellung, der Ring übe einen Gegenzug am Sitzhöcker aus, ist ein Trugschluß, was man offen sagen sollte. **Tatsächlich wird der größte Teil des Gegendruckes auf den Damm und die Fettfalten des Gesäßes ausgeübt.** Gerade die Behauptung, der Ring solle einen Gegendruck nur gegen den Sitzhöcker ausüben, *was er fühlbar nicht tut*, ist einer der Gründe, warum kritische Beurteiler dieser Methode mit Mißtrauen begegnen. H. O. THOMAS hat in ihrer Beschreibung weder den Ausdruck „Sitzbeinhöcker" angeführt, noch deutet er durch irgendeine andere Bezeichnung darauf hin, daß der Ring gegen einen Beckenknochen drücken soll.

In seinem ganzen Werk spricht er nur von der „Leiste" und befaßt sich mit dem genauen Anpassen des Schienenringes an die Basis des Oberschenkels.

Besonders zu verwerfen sind jene Erste-Hilfe-Schienen, die nur einen Halbring besitzen, der an der Vorderseite durch einen Gurt vervollständigt ist. Bei diesem Schienentyp wird der Halbring manchmal mit Gelenken an den Seitenholmen angebracht, was, außer bei der Ersten Hilfe, unerwünscht ist.

Man braucht einen vollständigen Satz dieser Schienen, deren Ringdurchmesser jeweils um 5 cm von 30—65 cm variieren. Die Ringe sollten mit Leder weich gepolstert und mit Lederfett behandelt worden sein. Harte, trockene und durch Gebrauch rissig gewordene Ringe sollten nicht geduldet werden. Man sollte Vorsorge treffen, daß schmutzige, gebrauchte Ringe neu bezogen werden und der Lagervorrat immer vollständig ist. Der gewählte Ring sollte so eng wie möglich den Oberschenkel umschließen; doch wird man immer feststellen, daß er sich mit dem Schrumpfen des Oberschenkels lockert. Dann wird ein Polster zwischen der Außenseite des Ringes und dem großen Rollhügel angebracht, das den inneren Teil des Ringes vom Analring weg und näher zur Gegend des Sitzhöckers hält. *Wenn nach 6 Wochen die Fraktur zum erstenmal auf ihre knöcherne Heilung hin geprüft wird, muß die Schiene gegen eine andere mit engerem Ring ausgewechselt werden.*

Die Lagerung

Zur Lagerung sollte man kräftige, 15 cm breite Binden aus Kambrik oder Flanell benutzen, die so angebracht werden, daß sich 4 Lagen unter den Gliedmaßen befinden (s. Abb. 135). Die wichtigste Schlinge unterstützt das Polster unter dem distalen Bruchstück — **sie wird „Hauptschlinge" genannt.** Sie sollte niemals durch Papierklemmen gehalten, **sondern fest an den Seitenholmen fixiert werden, denn von ihr hängt der Erfolg der Einrichtung ab.**

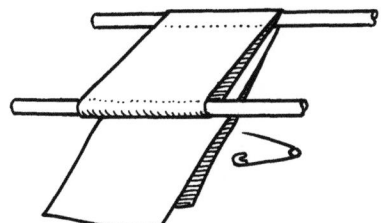

Abb. 135. Die Methode, eine „Hauptschlinge" unter dem unteren Bruchstück anzulegen

Eine Ursache des mechanischen Versagens der Thomas-Schiene liegt darin, daß die „Hauptschlinge" sich auf den Seitenholmen der Schiene verschiebt und so aus der ursprünglichen Lage herausrutscht. Dem kann man leicht dadurch abhelfen, daß man ein kurzes Stück der Seitenholme mit Heftpflaster beklebt, ehe man die „Hauptschlinge" anlegt.

Das Polster

Auf der „Hauptschlinge" liegt ein Polster zur Unterstützung des unteren Bruchstückes und der Kniekehle. Es besteht aus Watte, die mit 15 cm breiten elastischen Binden umwickelt worden ist, wobei man die Enden eindreht. Drückt man das Polster zwischen den Händen zusammen, sollte es etwa 5 cm dick, 15 cm breit und ungefähr 25 cm lang sein. Es wird quer über die Schiene unter das distale Bruchstück und die Kniekehle gelegt.

Der fixierte Knochenzug

Bei der klassischen Methode wurde als fixierter Zug auf der Thomas-Schiene immer ein Heftpflasterzug benutzt. Dieser aber ist unbequem, und einige Patienten empfinden das Jucken unter dem Heftpflaster lästiger als die Unannehmlichkeit der Fraktur selbst. Ist kein erfahrenes Pflegepersonal vorhanden, das eine solche Behandlungsmethode überwachen kann, besteht die große Gefahr, daß Druckgeschwüre in der Nähe der Achillessehne entstehen. Eine Peronaeus-Lähmung auf der Thomas-Schiene ist bei Anwendung des Heftpflasterzuges eine nicht seltene Komplikation. Meiner Meinung nach entsteht sie durch die Neigung des Beines, sich nach außen zu drehen, was durch Heftpflasterzug schwer zu verhindern ist. Bei Außenrotation verlagert sich der Peronaeusnerv aus seiner normalen posterio-lateralen Lage im oberen Teil des Unterschenkels und liegt jetzt auf der Schiene unter dem vollen Gewicht des Beines, eingeklemmt zwischen den Kambrik-Schlingen und dem Hals des Fibulaköpfchens.

Zur Erstbehandlung einer frischen Oberschenkelschaftfraktur bei einem kräftigen jungen Erwachsenen ist der Heftpflasterzug nicht zu empfehlen, da Zeit verschwendet werden würde, in der die Fraktur besser durch die wirksamere Kraft des Knochenzuges eingerichtet werden könnte. Trotzdem ist die Erfahrung mit dem Heftpflasterzug von großem Wert: sie zeigt, wie leicht und mit wie wenig Kraftaufwand einige Oberschenkelfrakturen in voller Länge gehalten und sogar überzogen werden können. Solche Erfahrungen fördern die Achtung vor dem Knochenzug.

Zu dem von mir empfohlenen fixierten Knochenzug gehört ein Steinmann-Stift durch die Tuberositas tibiae, kombiniert mit leichtem Unterschenkelgips. Die Verbindung von Stift und Gipsverband habe ich eine „Extensions-Einheit" genannt (Abb. 124, Seite 156), die folgende Eigenschaften besitzt:

1. Der Fuß wird im rechten Winkel zum Schienbein gehalten.
2. Der Peronaeusnerv und die Wadenmuskeln werden gegen den Druck der Schiene geschützt. Die Tibia wird durch den Steinmann-Stift innerhalb des Gipsverbandes so aufgehängt, daß sich ein leerer Raum unter der Wade bildet, sobald die Muskeln atrophieren.
3. Man beherrscht die Außendrehung des Fußes und des distalen Femurfragmentes.
4. Die Achillessehne wird vor Druckgeschwüren bewahrt.
5. Wohlbefinden: Der Verletzte spürt den Zug nicht, den der Stift ausübt.

Die Zugeinheit wird angebracht, bevor man einrichtet und nachdem die Thomas-Schiene über das Bein gezogen wurde. Schon vorher beginnt man mit der Narkose, denn man benötigt etwa 10 min, bis der Gipsverband trocken ist und man manuell einrichten kann.

Ein Steinmann-Stift wird durch die Tuberositas tibiae geschlagen und ein Extensionsbügel angebracht. Das Bein wird durch Hilfskräfte am Bügel und Fuß gehalten und ein leichter Unterschenkelgips angelegt, nachdem Fußknöchel und Hacke reichlich gepolstert worden sind. Der Gips muß den Steinmann-Stift einschließen. Dies ist wichtig, da andernfalls der obere Rand des Gipsverbandes beim Liegen auf der Thomas-Schiene in die Wade einschneidet.

Eine kleine Verfeinerung wird hier eingefügt, die zunächst etwas pedantisch erscheint, sich aber später als sehr nützlich erweisen wird: Ein Holzstab wird quer über der Fußsohle, ungefähr in der Mitte, mit eingegipst. Dieses Holzstück sollte etwa 15 cm lang sein und so auf den Holmen der Schiene ruhen, daß es eine Drehung des Fußes verhindert. Falls erwünscht, ist die Lagerung des Fußes mit etwa 10° Außendrehung durch entsprechende Neigung des Kreuzstückes zur Längsachse des Fußes möglich (Abb. 136).

Ist der Gipsverband der Zugeinheit trocken, wird die Fraktur eingerichtet, indem man am Steinmannbügel einen kräftigen Zug mit der Hand ausübt. Während des Einrichtens trägt die Schiene nur die „Hauptschlinge" und das Druckpolster als Unterstützungsfläche und Drehpunkt. Ist es dem Arzt gelungen, die Knochenenden zu verhaken, und ist er sicher, daß eine Verkürzung

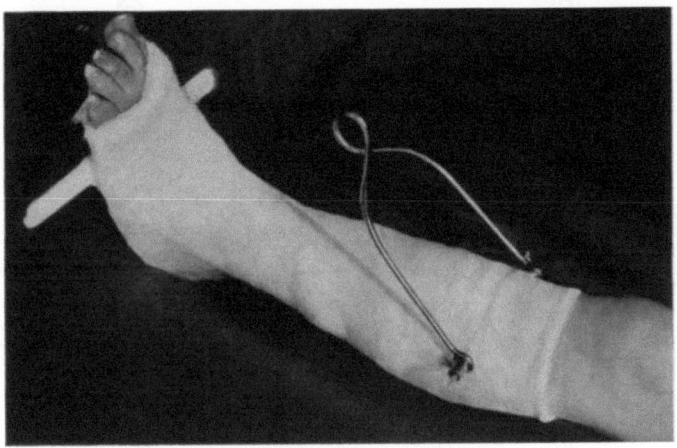

Abb. 136. Steinmann-Stift und Gips-Zug-Einheit bei der Behandlung einer Oberschenkelschaftfraktur auf der Thomas-Schiene

nicht mehr eintreten kann, wird die Einrichtung durch Zugseile gehalten, *die man an beiden Enden des Steinmann-Stiftes festbindet* und über die ganze Länge der Schiene hinwegführt. Dort werden sie an deren unterem Ende befestigt. Der Bügel dient nicht zum Befestigen der Zugseile.

Der Oberschenkel wird dann durch das Druckkissen auf der „Hauptschlinge" unterstützt und der Fuß durch das Querholz an der Sohle des Gipsverbandes gehalten. Diese Folge von Maßnahmen erlaubt dem unteren Bruchstück eine so große Kippbewegung, daß die Rekurvation ausgeglichen werden kann, setzt aber gleichzeitig die Weichteile an der Rückseite des Oberschenkels dem größten Druck gegen das Polsterkissen aus. Diese Kompression setzt sich zusammen aus dem Gewicht der Gliedmaße, dem des Gipsverbandes und einer abwärtsgerichteten Komponente der fixierten[1] (s. Anmerkung d. Ü.) Zugkraft. Dieser Druck kann vermindert werden, indem man eine Schlinge unter das obere Ende des Gipsverbandes legt und solange daran zieht, bis man beurteilen kann, ob der übermäßige Druck an der Rückseite des Oberschenkels nachläßt. Die Wichtigkeit dieser Einzelheit wird oft übersehen. Um sie zu betonen, könnte diese Schlinge „Reglerschlinge" genannt werden, weil sie den Druck der „Hauptschlinge" reguliert. Man kann sich vorstellen, daß die Regler-

---

[1] *Anmerkung des Übersetzers:* Zusammenfassend ist zu sagen, daß hier der Ausdruck „Fixierter Zug" nur für die Zugeinheit innerhalb der Thomas-Schiene benutzt wird. „Gleitender Zug" ist gleichbedeutend mit Gewichtszug.

schlinge die Weichteile hinter dem Wadenbein nicht komprimiert, da sie ohne Druck durch den im Gips eingeschlossenen Steinmann-Stift aufgehängt sind (Abb. 137).

Die detaillierte Beschreibung der Zugeinheit mag zu ausführlich erscheinen, und man könnte darin sogar eine persönliche Marotte vermuten. Ich habe sie jedoch viele Jahre lang benutzt, und fast jedesmal, wenn ich sie zugunsten anderer Methoden verlassen hatte, habe ich es bedauert. Ich bin dann zu der Zugeinheit mit der wiedergewonnenen Überzeugung zurückgekehrt, daß sie

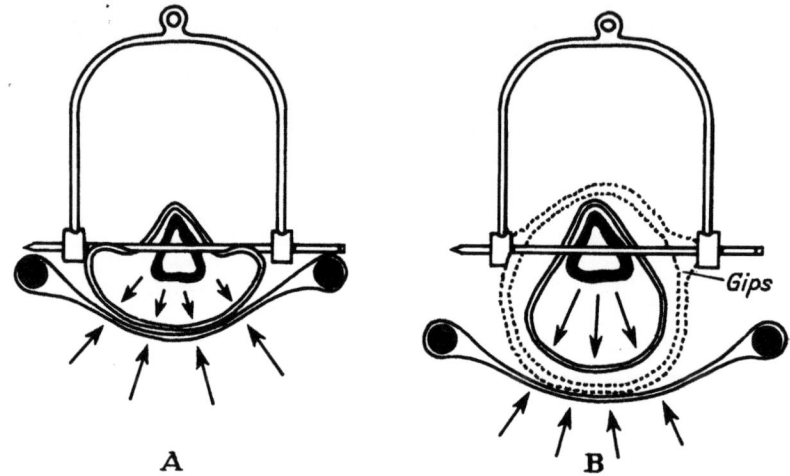

Abb. 137 A u. B. Zeichnerische Darstellung der Gefahr, wenn das Bein bei einem Knochenzug auf den Schlingen der Thomas-Schiene liegt (A). Bei der Stift- und Gips-Einheit (B) wird die Wade nicht durch das Gewicht der Gliedmaße gegen die darunterliegenden Schlingen gedrückt

ein wertvolles Behandlungsmittel ist. Wenn die Zugeinheit erst einmal angebracht ist, kann sie unberührt 12 Wochen lang liegen und macht den Fall zu einem leichten Pflegeproblem. Während des Krieges 1939—1945 war es mit diesem Verfahren möglich, 35 gebrochene Oberschenkel mit der Zugeinheit gleichzeitig zu überwachen.

Das Aufhängen der Schiene

Jetzt kann die Thomas-Schiene an einem Längsbalken über dem Bett aufgehängt und ausbalanciert werden, so daß sie sich bei jeder Bewegung des Patienten im Bett leicht mitbewegt. Erscheint der Druck des Ringes gegen die Leiste infolge der erforderlichen Zugkraft zu stark, kann ein Gewicht am Fuß der Schiene angebracht werden, das den bereits vorhandenen fixierten Zug erhöht (Abb. 138). Leichtes Hochstellen des Bettendes ist notwendig, um den gleitenden[1] (s. Anmerkung d. Ü.) Zug auszubalancieren.

Man wird bei dieser Anordnung feststellen, daß das Hinzufügen des Gewichtszuges die Relation zwischen Frakturstelle, Schiene und Druckkissen nicht beeinträchtigt, da das Druckkissen an der Schiene angebracht ist und der fixierte Zug das Bein an die Schiene fesselt. Auf diese Weise ist diese Methode

---

[1] Siehe *Anmerkung des Übersetzers* S. 173.

vielen anderen überlegen, bei denen eine Erhöhung der Zugkraft die ganze Gliedmaße gegen die Schiene bewegen und die Stellung zwischen Druckkissen und Fraktur beeinträchtigen kann. Solange der Gewichtszug geringer ist als der fixierte Zug, wird der Druck des Ringes gegen die Leiste des Patienten vermindert werden, aber der Mechanismus des fixierten Zuges unverändert bleiben.

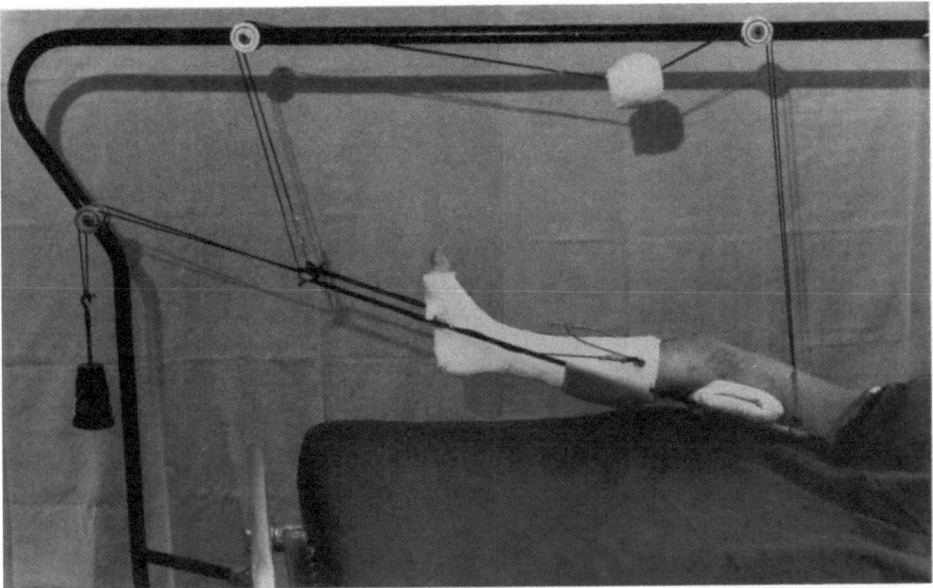

Abb. 138. Aufhängevorrichtung der Thomas-Schiene mit Steinmannstift und Gipszug-Einheit und zusätzlichem leichten Gewichtszug in der Längsachse, um den Druck des Schienenringes gegen die Leiste zu vermindern, ohne die vorteilhaften Eigenschaften des fixierten Knochenzuges ernsthaft zu beeinträchtigen. Dieses Behandlungsverfahren ist für den Patienten sehr angenehm

Vergleich mit der Braunschen Schiene

Nur sehr wenige Chirurgen wollen zugeben, daß ein bedeutender Unterschied zwischen der Mechanik der Thomas-Schiene und der Braunschen Schiene besteht, die auf dem Kontinent so häufig benutzt wird. Obgleich kurz nach dem Anbringen der Braunschen Schiene kein großer Unterschied zur Thomas-Schiene besteht, wird das Kräftesystem schnell unwirksam, weil das Bein sich auf der Schiene in ihrer Längsrichtung bewegen kann. Dadurch ändert sich die Lage des Druckkissens in seiner Beziehung zur Fraktur. Bewegt sich das Becken gegen die Schienenrichtung nach innen, wird eine Varusverformung hervorgerufen, weil das Knie durch die Schiene fixiert ist. Hätte die Braunsche Schiene einen Ring zum Festhalten des Oberschenkelendes, würden diese Nachteile ausgeglichen sein, aber dann wäre sie eben eine Thomas-Schiene!

Einzelheiten der Einrichtung

Das Einrichten einer Schräg- oder Splitterfraktur ist einfach und kann durch den Operateur allein ausgeführt werden. Der Arzt übt, am Fußende der

Schiene stehend, einen Längszug aus, indem er mit einer Hand den Extensionsbügel ergreift und das untere Ende der Schiene gegen seinen Körper stemmt, um so den Schienenring gegen den Damm des Patienten zu drücken. Der Oberschenkel wird dann auf das Druckkissen gelegt, und die Zugseile werden angebracht, um die erreichte Stellung zu halten.

Bei einer Querfraktur ist ein Assistent nötig, der einen kräftigen Zug ausübt, während der Operateur sich darauf konzentriert, die Bruchstücke durch bestimmte Handgriffe zusammenzufügen. Während der Assistent am Fußende der Schiene steht und mit seinem Körper einen Gegendruck ausübt, wobei er mit beiden Händen am Bügel zieht, steht der Operateur an der Längsseite der Schiene und versucht mit Geduld und Liebe, die Bruchstücke linear zu stellen. Wenn keine Verkürzung mehr eintritt, sobald er den Zug vermindert, weiß er, daß die Bruchstücke sich verhakt haben.

Die häufigste Verschiebung ist eine rückwärtige Winkelstellung des unteren Bruchstückes, und der Operateur sollte versuchen, das distale Fragment von unten anzuheben und das proximale Bruchstück mit der anderen Hand von oben nach unten zu drücken (Abb. 139). Wenn die Neigung zum Verkürzen nicht mehr besteht, wird der Oberschenkel auf dem Druckkissen gelagert. Sobald die Zugseile befestigt sind, zieht man die Hand, die zwischen Oberschenkel und Kissen lag, heraus.

Eine Röntgenkontrolle ist zu diesem Zeitpunkt sehr wertvoll.

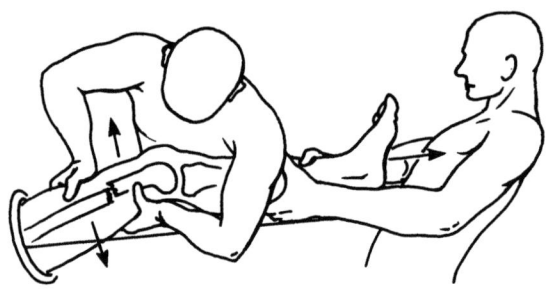

Abb. 139. Operateur und Assistent reponieren einen Bruch im unteren Drittel des Femur. Ist der Bruch eingerichtet, senkt man den Oberschenkel auf das Druckkissen und zieht die Hand zwischen Unterfläche des Oberschenkels und Kissen heraus, sobald die Zugseile angebracht sind

Diese manuelle Einrichtung wird am besten im Bett ausgeführt, so daß die letzte Kontrolle der Schiene ohne große Störung durchgeführt werden kann.

Grundsätzlich zu beachten ist die Art, wie sich das proximale Bruchstück verschiebt. Es ist nicht zu empfehlen, eine Schlinge unter der Hinterfläche des Oberschenkels proximal zu der „Hauptschlinge" anzubringen. Tut man es, wird das proximale Bruchstück nach vorn geschoben, und dann wird es erneut seinen Kontakt verlieren, obgleich die Bruchstücke immer noch parallel stehen (Abb. 140). Um dies zu verhindern, ist es wichtig, unterschiedliche Kraftgrößen ober- und unterhalb der Frakturstelle anzuwenden. Manchmal ist eine umgekehrte Schlinge in diesem Stadium zweckmäßig, z. B. eine, die zwischen den Seitenholmen hindurchgeführt wird, aber von vorn über dem proximalen Bruchstück, so daß dieses nach hinten gezogen wird.

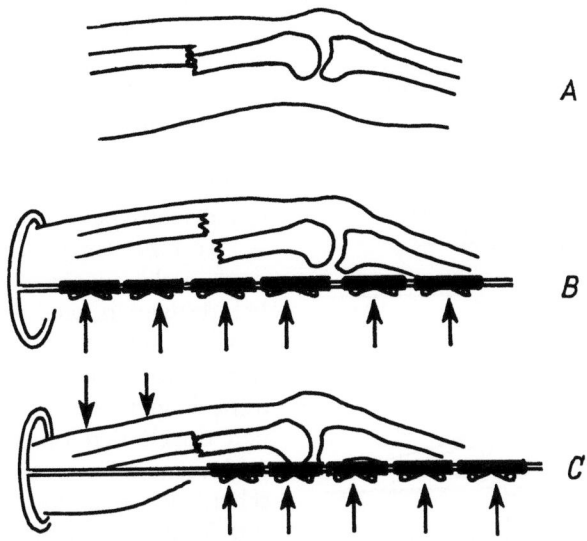

Abb. 140. Es ist gefährlich, die Schlingen unter dem proximalen Bruchstück festzuziehen. Wichtig ist es, eine ausgleichende Wirkung zu erzielen, indem man den Unterschenkel, die Kniekehle und das distale Drittel des Oberschenkels unterstützt, während das proximale Bruchstück unter seinem Eigengewicht nach hinten fallen darf
A. Eingerichtete Stellung
B. Verschiebung, die durch Festziehen der proximalen Schlingen verursacht wurde
C. Anwendung unterschiedlicher Kräfte und Wiederherstellung der Einrichtung

Mißerfolg beim Einrichten einer Querfraktur

Gelingt es nicht, die letzten 2 mm der vollen Länge einer Querfraktur auszugleichen, so entscheidet das über Erfolg und Mißerfolg. Querfrakturen des Oberschenkelschaftes halte ich im allgemeinen nicht für eine konservative Behandlung geeignet; für sie empfehle ich den Marknagel. Wenn es aus besonderen Gründen notwendig ist, eine Querfraktur in der Mitte des Oberschenkelschaftes konservativ zu behandeln und wenn es nicht gelingt, durch einfachen Zug die volle Länge zu erreichen, dann kann manchmal ein Verstärken der anfänglichen Abwinkelung Erfolg bringen. Zu diesem Zweck hebt der Arzt das Knie von der Schiene ab, bis das distale Bruchstück vertikal und im rechten Winkel zum proximalen steht. Dann drückt er die Vorderseite des proximalen Fragmentes nach unten, während er mit der anderen Hand das distale aufwärts zieht (Abb. 141). Nach dem Strecken der Gliedmaße kann aus der Unverschiebbarkeit gefolgert werden, daß die Bruchstückenden in Kontakt miteinander stehen.

Kann der Zug, der am Stift in der Tuberositas tibiae angreift, eine verkürzte Querfraktur nicht einrichten, dann habe ich gelegentlich mit einem suprakondylären Stift Erfolg gehabt (Abb. 38, S. 43). Ein solcher Knochenzug ist für das distale Fragment wirksamer als eine gleiche Kraft, die an einem Schienbeinstift über die Bänder und Kapsel des Kniegelenkes angreift.

Wird ein suprakondylärer Zug benutzt, sollte man ihn nicht länger als 2 oder 3 Wochen belassen, dann muß er gegen einen Tuberositasstift ausgewechselt werden. Die schlechten Ergebnisse des suprakondylären Zuges sind Folgen einer leichten Infektion der Muskelschichten, die zum Strecken des Kniegelenkes dienen. Eine Infektion ist unvermeidlich, wenn ein suprakondylärer Stift zu lange stecken bleibt und wenn Übungen mit dem Quadriceps begonnen werden.

Ist eine Einrichtung trotz allem noch nicht zu erreichen, so gewöhnlich deswegen, weil der Oberschenkel stark geschwollen ist; der Widerstand gegen die volle Längsausdehnung liegt in der Spannung, entstanden durch den Bluterguß in die geschlossenen Fascienräume des Oberschenkels, was zu einer Kugelform mit Breitenausdehnung auf Kosten der Länge führt. In diesem Fall kann eine offene Einrichtung nach einem Aufschub von 1 oder 2 Wochen angezeigt sein.

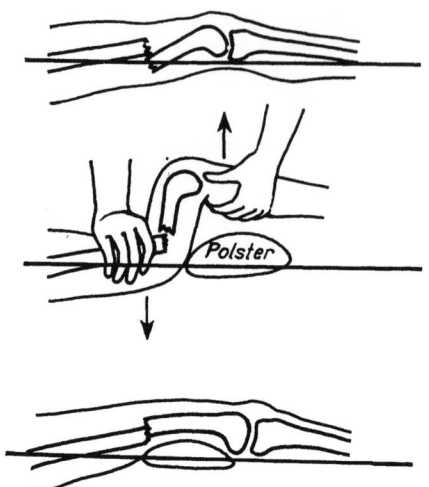

Abb. 141. Die Technik des Einrichtens einer Querfraktur im unteren Drittel, wenn der Längszug versagt. Man beachte, daß die „Hauptschlinge" mit dem aufliegenden Polster als wichtiger Drehpunkt vor dem Einrichten an der Schiene angebracht wird

Das Abspreizen der Schiene

Bei jeder konservativen Behandlung ist die Neigung zur Varusabwinkelung nach Femurschaftfraktur groß. Das liegt an dem kraftvollen Muskelzug der Adduktoren. Bei jeder beginnenden Varusdeformierung verstärken diese Muskeln sie mechanisch wie eine Bogensehne.

Eine Varusverformung ist häßlich, da sie im Stehen mit gestreckten Knien nicht zu verbergen ist.

Hält man die Schiene während der Heilphase stark abgespreizt, kann man der Zugkraft der Adduktoren entgegenwirken und die Varusverformung verhindern (Abb. 142).

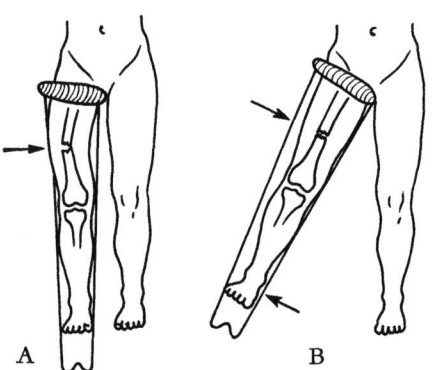

Abb. 142A u. B. Die Adduktionsstellung A der Thomas-Schiene begünstigt die seitliche Varusabbiegung. Die Abduktionsstellung B der Schiene hebt den kräftigen Tonus der Adduktoren auf und damit die Abwinklung nach innen. Man beachte, daß in der Zeichnung die Fraktur in der Mitte des Oberschenkelschaftes liegt. Ein Bruch an dieser Stelle eignet sich nicht für eine solche Behandlungsmethode, im Gegensatz zu Frakturen im unteren Drittel. Im mittleren Drittel hingegen zieht der Verfasser einen Küntscher-Nagel vor

Die Beobachtung des Schienenringes

Während der Behandlung muß der Schienenring und der Zustand der von ihm berührten Haut am Damm beobachtet werden. Bei einem Gewichtszug von 4—8 Pfund kann der Druck des fixierten Zuges gegen die Haut gemildert werden. Wichtig aber ist, daß der Ring nicht zu weit vom Damm abgezogen wird und nicht in der Gegend des oberen Drittels des Oberschenkels sitzt. Das geschieht nur, wenn der Gewichtszug erheblich den fixierten Zug innerhalb der Schiene überschreitet. Wenn die Zugseile rutschen oder sich ausdehnen, kann man den Ring der Leiste nähern, indem man die Seile des fixierten Zuges kürzt.

Nur wenn der Ring nahe am Damm liegt, kann das proximale Bruchstück in seiner Lage gehalten werden. Liegt der Ring in der Mitte des Oberschenkels, ist diese Methode nicht besser als der einfache Gewichtszug am distalen Bruchstück ohne Schiene.

Übungen nach dem Einrichten

Grundlegend wichtig ist es, den Patienten so oft wie möglich zu Quadricepskontraktion nach dem Anbringen des Apparates zu ermuntern. Dies geschieht dadurch, daß die Kniekehle gegen das Druckkissen gepreßt wird und der Patient gleichzeitig versucht, seinen im Gips eingeschlossenen Fuß zu heben. Quadricepskontraktionen werden durch möglichst weitgehendes Strecken des Knies ausgelöst, während eine dorsale Angulierung am besten durch eine Beugestellung des Knies von etwa 20° verhindert wird.

Nach meiner Erfahrung ist die Fähigkeit, frühzeitig Quadricepskontraktionen auszuführen, stets mit einer schnellen Heilung und einer Callusbildung verbunden, die nach 6 Wochen im Röntgenbild gut sichtbar ist. Man kann unmöglich sagen, wo hier Ursache und Wirkung liegen. Phlegmatiker scheinen guten Callus, guten Quadricepstonus und frühe Rückkehr der vollen Kniebewegung zu entwickeln, während bei furchtsamen Patienten das Gegenteil der Fall ist. Alles, was Schmerzen beim versuchten Anspannen des Quadriceps verursacht, muß herausgefunden und beseitigt werden, so daß eine Reflexhemmung der Muskeltätigkeit nicht auftreten kann.

Nach 6 Wochen kann sich die klinische Heilung so zufriedenstellend entwickeln, daß man das System auf einen einfachen Heftpflasterzug umstellen kann. Dieser wird dann nur dazu benutzt, die Thomas-Schiene so zu halten, daß die Fraktur nicht abwinkeln kann. Ist der Knochenzug entfernt, sollte auch die Thomas-Schiene gegen eine andere, mit einem kleineren, sich dem stark verminderten Oberschenkelumfang anpassenden Ring ausgetauscht werden. In diesem Stadium wird das Bein mit möglichst gestrecktem Knie geschient. Anstelle des zu Beginn nötigen großen Polsters, das eine Beugung von 20° hervorruft, wird ein kleines Polster benutzt, so daß sich das Knie nicht mehr als 5° beugen kann. Das ist wichtig, weil es das Anspannen des Quadriceps erheblich erleichtert. In dieser Lage ist es dem Patienten möglich, eine Längsbewegung der Kniescheibe von etwa 2 cm über dem unteren Ende des Oberschenkels auszuführen. Diese Bewegung entspricht einer Beugefähigkeit des Kniegelenkes von etwa 40°, so daß selbst bei Ruhigstellung des Gelenkes der Streckapparat für die spätere Behandlung noch beweglich gehalten wird.

Das Entfernen der Schiene

Es ist unmöglich, eine feste Regel aufzustellen, wann die Schiene gefahrlos entfernt werden kann; vielleicht können folgende Anmerkungen die Überlegungen zeigen, denen ich als Richtschnur folge. Die größte Gefahr in diesem Zustand ist die Spätabwinkelung oder sogar die Refraktur. Dies ist besonders bei Querfrakturen, die End zu End eingerichtet worden sind, der Fall, da bei ihnen nur sehr wenig periostaler Callus vorhanden sein kann und dieser mechanisch bei einer Querfraktur sehr stark beansprucht wird (siehe Seite 56). Soll eine Kniesteife vermieden werden, muß man ein gewisses Risiko auf sich nehmen, aber wenn die folgenden Regeln beachtet werden, und wenn der Arzt selbst die Aufsicht führt, sollte ein Mißerfolg zu vermeiden sein.

Ist die Fraktur klinisch nach 6 oder 8 Wochen fest, kann das Knie täglich kurzfristig bewegt werden, indem die Krankengymnastin vorübergehend die Zugseile löst und dem Patienten hilft, das Bein gestreckt anzuheben und Kniebeugen auszuführen. Oft ist der Patient zu diesem Zeitpunkt kräftig genug, nicht nur das Bein, sondern Schiene und Bein gleichzeitig zu heben. Jetzt ist es wichtig, am Ende jeder Übung die Seile sorgfältig wieder festzubinden und den Schienenring gut hinauf in die Leistenbeuge zu bringen. Ungenaues Festbinden der Seile und Herabrutschen des Ringes macht aus ihm einen Drehpunkt, der eine Abwinkelung begünstigt, statt sie zu verhindern.

Die letzte Entscheidung, ob man auf die Schiene ganz verzichten kann oder nicht, ist oft schwierig. Geht der Arzt zu vorsichtig vor, besteht die Gefahr, die Kniesteife länger als nötig andauern zu lassen, während er andererseits nicht leichtfertig mit dem Risiko der Refraktur spielen darf. Es ist gefährlich, die Schiene nach 3 Monaten ganz fortzunehmen, wenn: 1. der Callus bestimmt noch weich ist, 2. die Masse des im Röntgenbild sichtbaren Callus gering oder nur auf einer Seite der Fraktur vorhanden ist und 3. wenn eine ständige Tendenz zur Spätabwinkelung bestanden hat, die eine schlechte Konsolidierung vermuten läßt.

Selbst wenn das alles überlegt ist, kann sich immer noch eine Refraktur ereignen, *wenn der Arzt nicht das Ausmaß der Kniebewegung beachtet und die Gefahr der späten Abwinkelung bedenkt.* Um dessen sicher zu sein, sollte eine Tabelle über die Zunahme der Kniebewegung durch die Krankengymnastin geführt werden, während der Verletzte zu intermittierenden Übungen angehalten wird. Hat man sich entschlossen, die Schiene wegzunehmen, sollte man den Patienten eine Nacht ohne Schiene schlafen lassen und am folgenden Tage die Kniebeweglichkeit messen. Als erstes Zeichen einer Spätabwinkelung wird man eine verminderte Kniebewegung finden (Abb. 143). Wenn der Patient länger als eine Woche ohne Schiene auskommt, ohne daß die Kniebeweglichkeit nachläßt, ist die Gefahr einer spontanen Refraktur oder Spätverformung gebannt. Dieser Test beruht darauf, daß ungesunder Callus formbar ist und daß eine Spontanfraktur sich nicht unter der Wirkung der Schwerkraft ereignet, ohne daß ein leichtes Nachgeben dem endgültigen Brechen vorausgeht. Wenn der Callus schlecht ist und nachgibt, hemmen die Muskeln reflektorisch, und die Kniebeweglichkeit geht zurück. Dieser Test ist nur ein Warnzeichen für das *spontane* Nachgeben des *schlechten Callus* unter Schwerkraft und Muskelzug; sie vermindert nicht, als Ergebnis einer unvernünftigen Belastung oder äußerlicher Beanspruchung, die Gefahr der Fraktur einer dünnen Brücke von echtem Knochen.

Selbst bei Anwendung dieses Testes *sollte die Schiene nur in Einzelfällen ganz entfernt werden, ehe nicht mindestens 3 Monate vergangen sind.* Während dieser Zeit muß der Patient also im Bett bleiben.

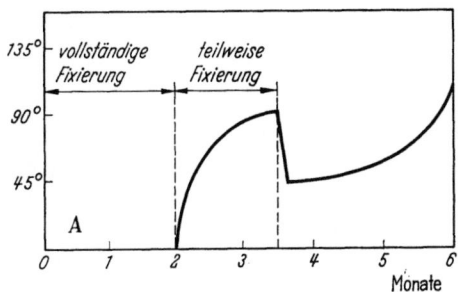 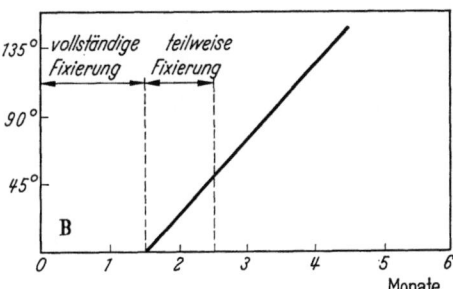

Abb. 143 A. Plötzliche Verschlechterung der Kniebeweglichkeit nach der 13. Woche, nach Entfernen jedes äußeren Haltes. Es muß als gegeben angenommen werden, daß die Heilung sich verzögerte und die Konsolidierung noch nicht gesichert war

B. Kräftige Knochenvereinigung fand ohne Zwischenfall und ohne Gefahr einer Refraktur oder Spätverformung statt. Die Kniebeweglichkeit kehrte spontan und fortschreitend wieder

Die Wiederherstellung der Kniebewegung

Für die Gegner der Thomas-Methode ist das Fehlen eines frühen Kniebewegens ein hinreichender Grund, sie nicht zu benutzen. Trotzdem ist im Endresultat die Wiederherstellung der Kniebeweglichkeit öfter gut als schlecht. Es überrascht, wie schnell die Kniebewegung von selbst und kontinuierlich noch 18 Monate nach konservativ behandelten Oberschenkelfrakturen zurückkehrt; dies ist besonders beim jüngeren Erwachsenen der Fall. Daß man in bezug auf die Wiederherstellung der Kniebeweglichkeit nach später als 6 Monaten pessimistisch ist, leitet sich von der schlechten Prognose der offenen Frakturen mit Knocheninfektionen ab und davon, daß die meisten anderen Gelenke, besonders das Ellbogengelenk, selten nach 6 Monaten eine weitere Beweglichkeit erreichen. Das steife Knie nach der septischen Fraktur ist störrischer als nach einer überlangen Fixierung ohne Infektion.

Die Wiederherstellung der Kniebeweglichkeit steht wahrscheinlich in engerer biologischer Beziehung zu dem knöchernen Heilprozeß als zu der einfachen mechanischen Bewegung des Kniegelenkes während der Behandlung. Ein Oberschenkel, der innerhalb von 3 Monaten eine gesunde Knochenheilung zeigt, wird mit Sicherheit eine schnelle und fortschreitende Kniebeweglichkeit erreichen. Wenn das Knie nur langsam in der Beweglichkeit zunimmt, ist in der Fraktur fast immer ein schlechter Callus vorhanden.

Der Stützapparat

Bei der Original-Methode von Thomas war der Gebrauch einer Gehschiene in Form eines Greifzirkels bei der Behandlung des gebrochenen Oberschenkels üblich. Die „Bettschiene" wurde nämlich nach 3 Monaten in eine „Gehschiene"

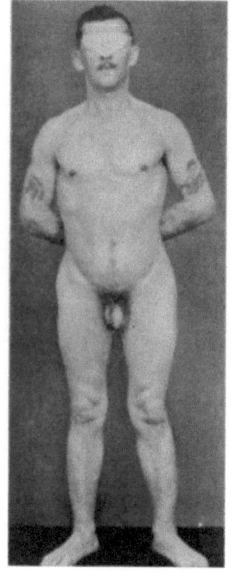
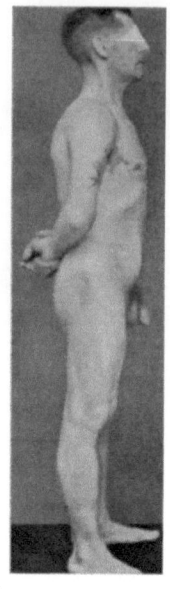
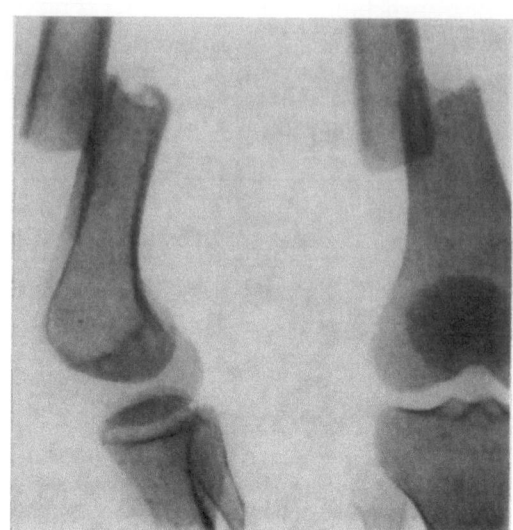
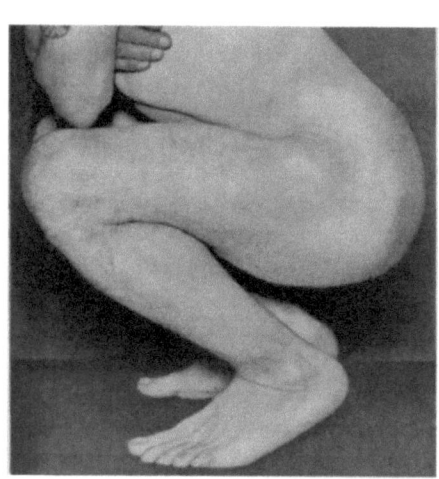
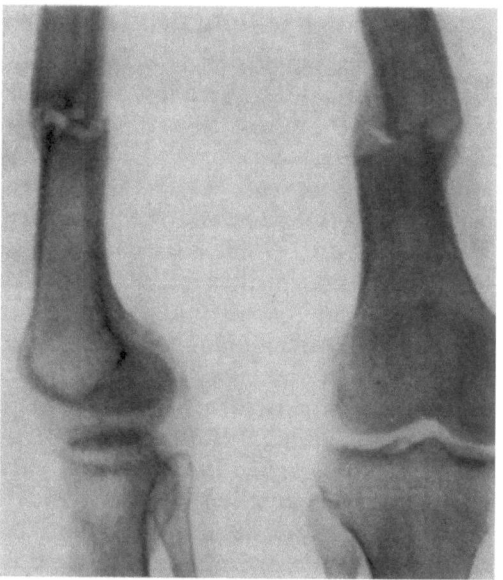

Abb. 144   B

A   C

Abb. 144. Doppelseitige Oberschenkelbrüche. Das Aufrechterhalten einer perfekten Einrichtung bei der Behandlung eines doppelseitigen Bruches ist eine harte Bewährungsprobe der mechanischen Brauchbarkeit konservativer Methoden. Ein ganz leichter Valgus blieb im linken Bein bestehen

B. Rechter Oberschenkel vor dem Einrichten

C. Rechter Oberschenkel verheilt

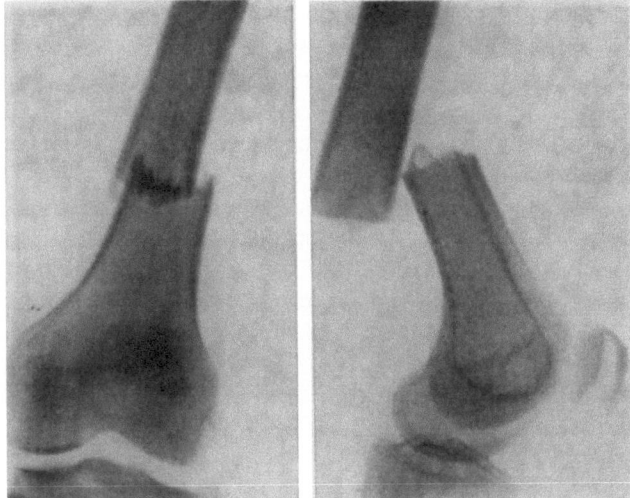

Abb. 144 D. Linker Oberschenkel vor dem Einrichten

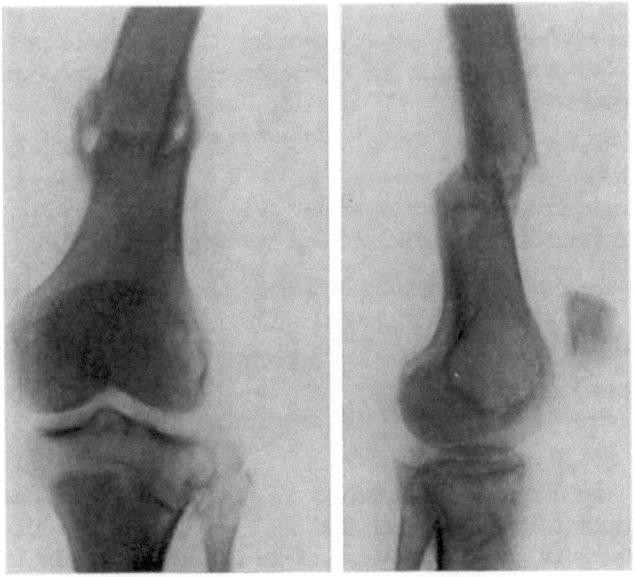

Abb. 144 E. Linker Oberschenkel verheilt

umgewandelt, indem man das untere Ende der Schiene absägte und die Enden so bog, daß sie in gebohrte Löcher in der Hacke eines Schuhes paßten.

Bei einem unkomplizierten Fall ist ein Stützapparat unnötig, ebenso wenn eine klinische Heilung nach 8 Wochen eintritt und bei einem langen Schrägbruch (Seite 56). Größere Vorsicht ist bei der Querfraktur angebracht, aber sogar dann besteht keine Gefahr einer Refraktur, wenn eine klinische Heilung nach 8 Wochen eingetreten ist, guter Callus sich nach 3 Monaten gebildet hat und die Kniebeweglichkeit sich fortschreitend ohne Schiene bessert. Aber selbst bei geringer oder einseitiger Callusbildung, wenn die Wiederherstellung der Kniebeweglichkeit langsam oder gar nicht vorangeht und man stets an die Gefahr einer Refraktur denken muß, kann man sich nicht darauf verlassen, daß eine Gehschiene die Refraktur verhindert. Auch die prophylaktische Knochenverpflanzung nach der Phemister-Technik wäre heute anzuraten (siehe Seite 234 und 235).

Beispiele:

In Abb. 144 werden einige Ergebnisse gezeigt, die man bei dieser Methode erwarten kann. Wichtig ist es, die Einrichtungsnorm zu beachten, die als die beste anzusehen ist. *Eine Verschiebung des Knochens um den halben Durchmesser in linearer Stellung muß als wünschenswert angesehen werden.*

Ergebnisse

Die einzigen bekannten Meßergebnisse nach Behandlung mit der klassischen Thomas-Methode (d. h. 3 Monate Bettschiene, 3 Monate Gehschiene ohne Kniebewegung) sind von DIGGLE, 1944, angegeben und sind nur ein Überblick über 200 unausgewählte Fälle. Eine durchschnittliche Gelenkbeweglichkeit von etwa 90° wurde nach 9 Monaten bei einer Verkürzung von höchstens 2 cm erreicht. Diese Werte schlossen alte und junge Patienten ein.

Bei meinen eigenen 34 Fällen (CHARNLEY, 1947) wurden nur Patienten im Alter von 20—45 Jahren und nur Frakturen im mittleren und unteren Schaftdrittel berücksichtigt.

Durchschnittsalter . . . . 26 Jahre.
Beginn der Kniebewegung . . . . 10$^{1}/_{4}$ Wochen.
Durchschnittliche Besserungszeit . . . . . . 12 Monate.
Durchschnittliche endgültige Kniebeweglichkeit. 128°.

Nach 6 Monaten liegen die Zahlen über die Kniebeweglichkeit nur von 27 Fällen vor, 24 Patienten erreichten in dieser Zeit 90° = 88%.

Eine Vergleichsserie, die ich den Veröffentlichungen des Massachusetts-General-Hospitals (1930) entnahm (Alter 20—45 Jahre, geschlossene Frakturen im mittleren und unteren Drittel) zeigten bei 18 Fällen:

Durchschnittsalter . . . . 37 Jahre.
Beginn der Kniebewegungen . . . . 10 Wochen.
Durchschnittliche Besserungszeit . . . . 15 Monate.
Durchschnittliche endgültige Kniebeweglichkeit . 125°.

10 von 18 dieser Serie erlangten volle Kniebeweglichkeit.

Um eine *frühe* Kniebewegung bei dieser Fraktur zu erreichen, benutzte Pearsson, 1918, den suprakondylären Bügel und bewegte das Knie nach einem Monat oder so früh, wie andere Faktoren es zuließen. Nach 6 Monaten konnten in 68 Fällen 55 —80% das Knie bis zu 90° beugen. Burns und Young, 1944, erreichten im Gewichtszug mit früher Kniebewegung nach 6 Monaten in 35 Fällen 90° bei 31 Patienten = 88%.

Zusammenfassung der Thomas-Methode

1. Ich behaupte, daß diese Methode bei einem Bruch *im unteren Drittel des Femurs* jeder anderen Behandlung überlegen ist, vorausgesetzt, daß eine manuelle Einrichtung möglich war.

Am unteren Drittel kann man im Gegensatz zum oberen Drittel die innere Fixation schwer durchführen.

2. Bei dieser Methode läßt sich der Zug vermindern, ohne die Stabilität der linearen Ausrichtung der Knochenfragmente zu beeinträchtigen.

3. Die Fraktur muß manuell eingerichtet werden. Nur in diesem Falle sichert die Methode eine gute Stellung.

4. Der Knochenzug fördert das persönliche Wohlbefinden, was den Beginn aktiver Quadricepskontraktionen begünstigt.

5. Es ist notwendig, 3 Monate Liegezeit für die konservative Behandlung eines gebrochenen Oberschenkels zu veranschlagen: 6 Wochen mit Knochenzug und 6 Wochen mit Heftpflasterzug[1] (s. Anmerkung d. Ü.) und teilweiser Bewegung.

Vergleich des Kirschner-Drahtes und des Steinmann-Stiftes

Manche Ärzte sehen den Kirschner-Draht und den Steinmann-Stift als gleichwertige Hilfsmittel beim Knochenzug an; die Wahl des einen oder anderen halten sie für eine Frage des persönlichen Geschmacks. Die Überlegenheit des Steinmann-Stiftes ist jedoch sowohl in der Praxis als auch in der Theorie so groß, daß es angebracht ist, diese Behauptung zu begründen.

Der Kirschner-Draht bewegt sich zusammen mit dem durchbohrten Knochen. Da der Draht fest an dem ihn spannenden Bügel fixiert ist, verursacht jede Beinbewegung, die die Richtung der Zugkraft verändert, ein Drehen des Bügels und gleichzeitig des Drahtes innerhalb des Knochens. Außerdem ist der mit dem Kirschner-Draht auf den Knochen ausgeübte Druck bei einer gegebenen Zugkraft viel höher als der des 4 mm dicken Steinmann-Stiftes auf Grund der unterschiedlichen Oberfläche. Der Kirschner-Draht wirkt ähnlich wie der Draht eines Käsemessers, während der gut eingeschlagene 4 mm-Steinmann-Stift im dicken Rindenknochen mehr als 6 Wochen fest liegen bleibt. Der Böhler-Bügel, der am besten zum Befestigen des Zugseiles geeignet ist, kann sich frei auf dem Stift drehen, selbst wenn die Zugrichtung sich in einem beträchtlichen Winkel ändert. Wegen der absoluten Unbeweglichkeit des Stiftes im Knochen wird eine Infektion nur selten auftreten. Eine percutane Infektion des Knochens wird verhindert, wenn die Bohrstellen mit geeigneten Methoden abgedichtet werden. Nach meinen Erfahrungen ist eine mit Mastisol getränkte Watte sehr wirkungsvoll. Sie wird ebenso fest am Metallstift wie an den

---

[1] *Anmerkung des Übersetzers:* Röhrchendraht ist vorzuziehen. Siehe Anmerkung S. 155.

durchbohrten Hautstellen kleben. Die dichte Verbindung zu Haut und Nagel trägt wesentlich dazu bei, Bewegungen zwischen beiden zu verhindern. Klebemittel, wie Kollodium (Arasol) auf Mull aufgetragen, haften nicht am Metall, so daß eine Bewegung gegen Nagel und Haut stattfinden und eine leichte Infektion hervorgerufen werden kann (Abb. 145).

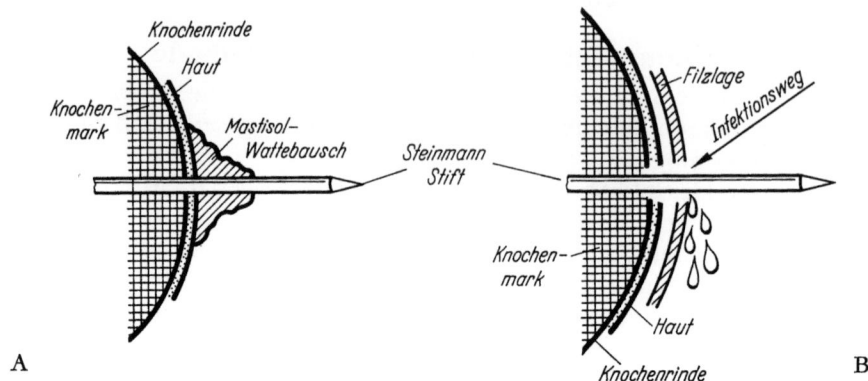

Abb. 145. Wirkung eines Wattepolsters, das mit Mastisol getränkt ist

A. Mastisol haftet am Metall ebenso fest wie an der Haut, schließt die Bohrstellen in der Haut hermetisch ab und verringert damit die Infektionsgefahr

B. Die häufig benutzte dünne, mit Mastisol bestrichene Filzplatte haftet nicht am Stift und begünstigt eine Infektion

Vor dem Durchschlagen des Steinmann-Stiftes sollte man an beiden Seiten je einen kleinen Schnitt in die Haut vornehmen. Das vermindert die Spannung der den Stift umgebenden Haut, so daß sie nicht abstirbt. Noch wichtiger aber ist es, die Haut an den Bohrstellen sorgfältig zu beobachten, um sicher zu sein, daß sie nicht an einer Seite Zugfalten bildet, die man durch nochmaliges Einschneiden beseitigen müßte (Abb. 146).

Manchmal kann sich ein großes Geschwür entwickeln, wenn ein Steinmann-Stift ohne den Gipsverband der „Zugeinheit" benutzt wird (Abb. 137, Seite 174). Wird der Stift eingeschlagen, ohne daß die von der Tibia herabhängende Wadenmuskulatur angehoben wird, könnte die Haut gegen den Stift gedrückt werden, wenn das Bein anschließend auf einer Schiene gelagert wird. Im Gips der „Zugeinheit" dagegen wird die Wade im Gips aufgehängt und gegen Druck beim Liegen geschützt.

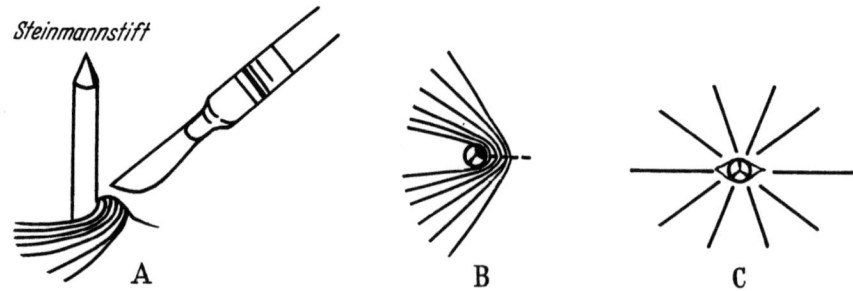

Abb. 146 A—C. Um den Steinmann-Stift entstandene Zugfalten (A), deren Spannung (B) durch einen Einschnitt (C) ausgeglichen werden kann

Diese Technik in Gebrauch und Pflege des Steinmann-Stiftes ist sehr wichtig für seine vielfältige Anwendung in der Unfall-Chirurgie; wird sie beachtet, dürfte es nicht schwierig sein, eine Infektion der Durchbohrungsstellen der Haut während der 3 monatigen Behandlung zu vermeiden.

Oberschenkelfrakturen, die durch Verbrennung oder Hautschäden kompliziert sind

Knochenzug am Fersenbein

Wird eine Schaftfraktur im unteren Drittel durch ausgedehnten Hautverlust oder Verbrennungen kompliziert, kann die Tuberositas tibiae für die Anwendung eines Steinmann-Stiftes ungeeignet sein; ebenso kommt auch ein Heftpflasterzug dabei nicht in Frage.

In solchen Fällen dürfte ein Steinmann-Stift im Fersenbein die Lage retten.

Oberschenkelbrüche mit gleichzeitigem Schienbeinbruch

Nicht selten wird eine Oberschenkelfraktur durch einen gleichzeitigen offenen Bruch der Tibia kompliziert. Die Behandlung mit zwei solchen Frakturen wird auf Seite 230 erörtert.

Oberschenkelschaftbrüche bei Kindern

Bis zu einem Alter von 10 Jahren sollte die Behandlung der Oberschenkelschaftfrakturen sich grundsätzlich durch Einfachheit auszeichnen. Fast ist es unnötig, eine Röntgenkontrolle vorzunehmen, da die äußere Form der Gliedmaße entscheidend ist.

Während der ersten 3 Behandlungswochen sollte der Arzt nur die Länge der Gliedmaße beachten, wobei die Gradrichtung nur annähernd aufrecht erhalten werden muß. Jede Form von Heftpflasterzug kann angewendet werden (z. B. fixierter Thomas-Zug bei Kindern über 5 Jahren, BRYANTs Aufhängung unter 5 Jahren). Während der ersten 3 Wochen sollte eine Verkürzung von gut 1 cm angestrebt werden. Die volle Länge ist nicht erwünscht, da die Gefahr besteht, daß das Wachstum durch die Fraktur angeregt und das Bein nachher zu lang wird.

Nach 3 Wochen wird sich so viel Callus gebildet haben, daß eine Verkürzung nicht mehr eintreten kann, wenn der Zug entfernt wird. Dann wird ein einseitiger Beckengips unter Narkose angelegt, so daß der plastische Callus sorgfältig modelliert werden kann, denn er läßt sich so leicht wie ein Bleirohr biegen, und damit entfällt das Problem, eine Abwinkelung nach 2 Richtungen gleichzeitig zu kontrollieren, wie es bei einer frischen Fraktur notwendig wäre. Unter Röntgenkontrolle kann jetzt eine genaue und leicht zu haltende Gradrichtung erreicht werden.

Benutzt man diese Technik der geplanten, „aufgeschobenen Formung" (siehe auch Brüche von Radius und Ulna bei Kindern, Seite 122), ist die Behandlung dieser Frakturen nicht nur sehr einfach, sondern sie führt auch zu sehr genauen Ergebnissen.

Literatur

BURNS, B. H., and R. F. YOUNG: Lancet **1944**I, 723.
CHARNLEY, J.: J. Bone Jt Surg. 29, 679 (1947).
DIGGLE, W. S.: Lancet **1944**II, 355.

Kapitel XIV

Brüche der Oberschenkel- und Schienbeinkondylen

Folgende Verletzungen sollen hier besprochen werden: 1. T-förmige suprakondyläre Oberschenkelfrakturen, 2. Frakturen des medialen Oberschenkelcondylus, 3. T-förmige Frakturen des Schienbeinkopfes und 4. abgeglittene Frakturen des äußeren Schienbeincondylus.

Die Richtlinien, welche die Behandlungsmethode bestimmen, sollten die folgenden drei gemeinsamen charakteristischen Merkmale in Betracht ziehen.

1. Es handelt sich um Frakturen mit Gelenkbeteiligung.
2. Sie sind Frakturen spongiöser Knochen, die entweder gesplittert oder eingestaucht sind.
3. Sie kommen gewöhnlich bei älteren Patienten und nur selten bei jungen athletischen Menschen vor.

Diese gemeinsamen Eigenschaften stellen folgende Forderungen an die Behandlungsmethode:

1. Die frühzeitige Bewegung, weil das Gelenk beteiligt ist.
2. Vermeiden eines Zuges und Förderung des „kontrollierten Kollapses". Der kontrollierte Kollaps begünstigt bei spongiösen Knochen eine schnelle Konsolidierung und indirekt die Wiederkehr der Gelenkbeweglichkeit.
3. Hinnahme einer röntgenologisch sichtbaren Verformung, wenn die klinische Deformierung nicht erheblich ist. Das hängt oft vom Alter des Patienten ab und ist ein Teil des Prinzips des „kontrollierten Zusammensinkens".

Werden diese Grundsätze beachtet, ist die Geschwindigkeit der Konsolidierung und der Gelenkmobilisierung bei älteren Patienten manchmal erstaunlich. Es ist nicht ungewöhnlich, daß Frakturen unter dieser Behandlung nach 3 Wochen völlig schmerzfrei sind. Bei der 81 jährigen Patientin, die in Abb. 147 gezeigt wird, wurde die T-förmige suprakondyläre Fraktur des unteren Femurendes auf einer Thomas-Schiene mit fixiertem Zug behandelt. Während man die Fraktur aus ihrer ursprünglichen Stellung nach dem Einrichten zusammensinken ließ, entwickelte sich eine erhebliche Verkürzung (Abb. 148). Da ich Sorge hatte, daß die vorstehenden scharfen Spitzen der Diaphyse das Gleiten des Streckapparates hindern könnten, versuchte ich eine nochmalige Einrichtung, aber schon nach nur 2 Wochen war sie auch in Vollnarkose nicht mehr möglich. 12 Wochen nach dem Unfall war eine Kniebeweglichkeit von 90° vorhanden, und das Gehen war schmerzlos, obwohl damals noch ein Defizit von 10° in der aktiven Streckung bestand. Das Endergebnis war ausgezeichnet.

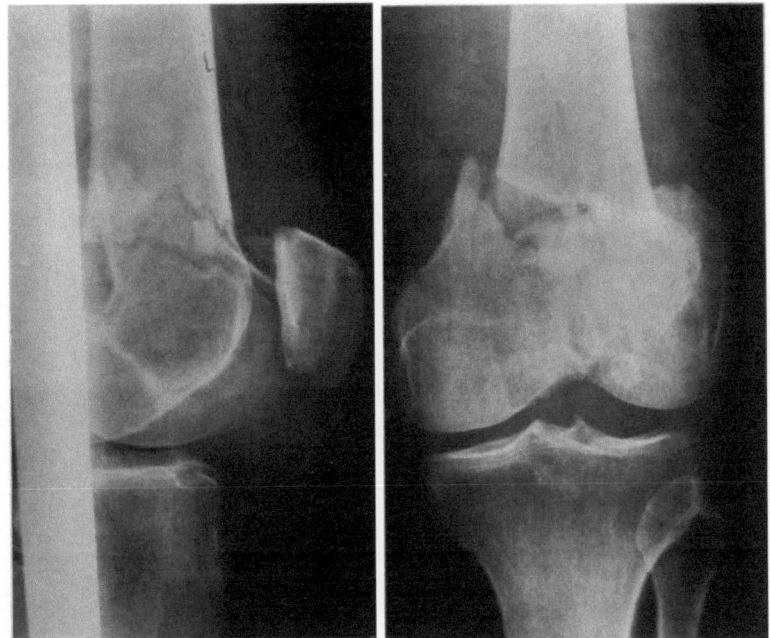

Abb. 147 (s. Text)

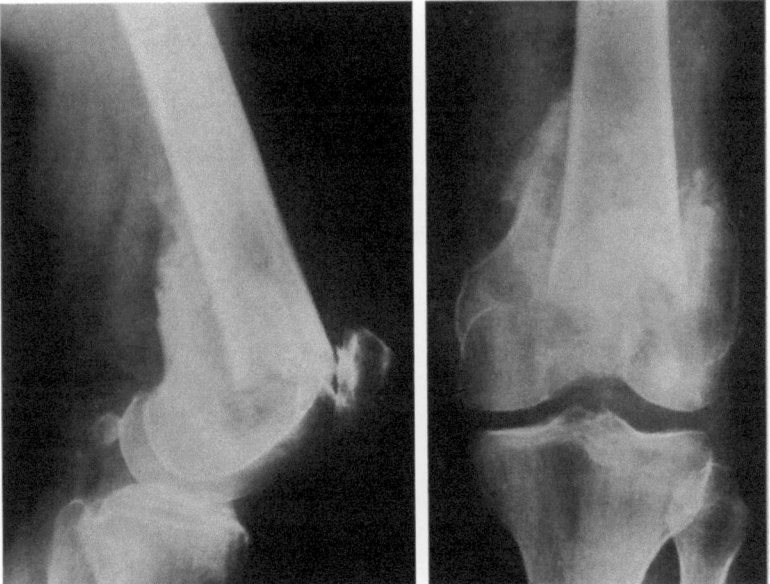

Abb. 148 (s. Text)

Gewichtszug und frühe Kniemobilisierung

Ausgezeichnete funktionelle und anatomische Resultate sind durch Gewichtszug und frühes Bewegen ohne Schiene bei Frakturen mit Beteiligung

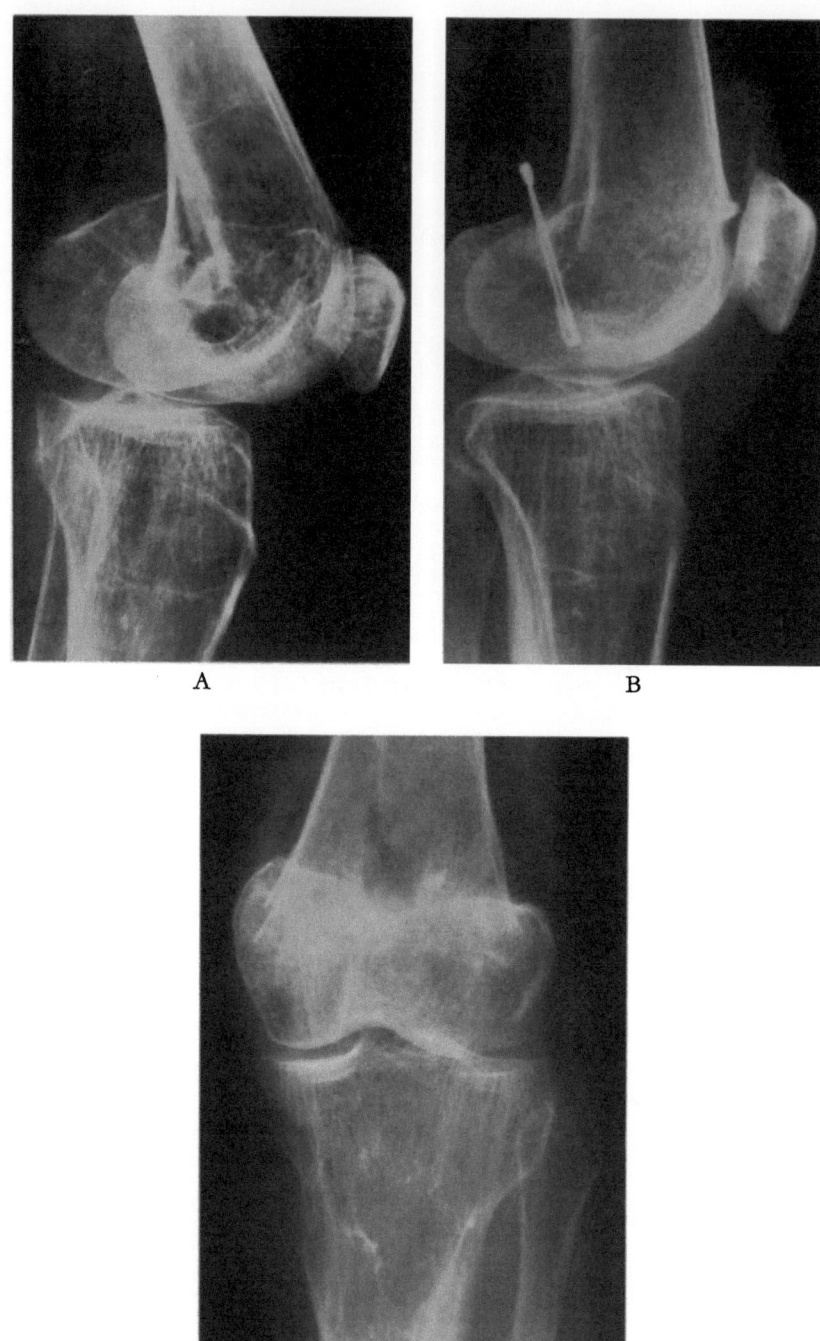

Abb. 149. Supracondyläre Oberschenkelfraktur bei einer 65jährigen Frau mit „kontrolliertem Kollaps", 5 Wochen lang auf gerader Thomas-Schiene und mit Heftpflasterzug behandelt. Man beachte die Kniebeweglichkeit von 90° 7 Wochen nach der Verletzung

des Kniegelenkes erreicht worden (FAIRBANK, 1954; APLEY, 1956)[1] (s. Anmerkung d. Ü.). Ich habe nicht die Absicht, den Gewichtszug ohne Schiene bei Frakturen mit Beteiligung des Kniegelenkes herabzusetzen, und es ist möglich, daß ich die Gefahren eines Einbrechens der eingestauchten Fraktur im spongiösen Knochen beim Gewichtszug überbewerte. Trotzdem

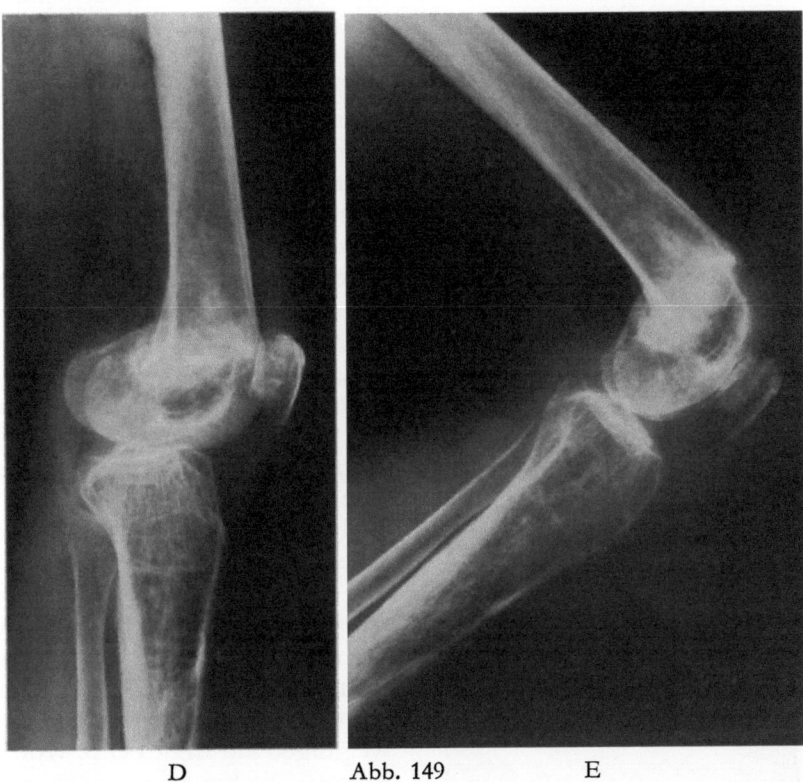

D Abb. 149 E

bin ich immer noch der Meinung, *daß man prinzipiell* erst eine ausreichende Vereinigung der Fragmente sicherstellen muß, ehe man mit Kniebewegungen beginnt. Man darf aber mit ihnen nicht zu lange warten, selbst auf die Gefahr hin, daß durch sie Faktoren auftreten, die die Heilung verzögern könnten[2] (s. Anmerkung d. Ü.). Bei dem Beispiel in Abb. 149 handelte es sich um eine

[1] *Anmerkung des Übersetzers:* BARDENHEUER hat 1889 in seinem Buch „Die Permanente Extensionsbehandlung" über frühe Gelenkbewegungen bei der Behandlung von Kniegelenkfrakturen berichtet. Er hängte unter Extension das Bein mit einer Schlinge im Kniegelenk auf und ließ es über Rollenzüge bewegen.

[2] *Anmerkung des Übersetzers:* Auch nach den Erfahrungen im Unfallkrankenhaus Frankfurt ergibt die Bewegung der Tibiakopffraktur vom ersten Tage an die besten Ergebnisse. Wir behandeln unter dem Schutz einer schwebenden Bewegungsschiene mit exzentrischer Extension. Hierbei ist der Unterschenkel gewissermaßen schwerelos aufgehangen, so daß die nach dem Hebelgesetz an den Kniegelenksbändern angreifende Kraft vom 10fachen Eigengewicht des Unterschenkels nicht auf die Bänder verlängernd oder heilungsverzögernd wirken kann. Deswegen fanden wir immer eine feste Bandführung und keine Zeichen einer verzögerten Konsolidierung (s. Anmerkung Seite 80).

gebrechliche 65jährige Frau, die mit „kontrolliertem Zusammensinken" auf einer Thomas-Schiene mit fixiertem Zug behandelt wurde. Bewegungen im Verband wurden von Anfang an angestrebt. Das Knie wurde am Ende der 3. Woche mit Unterbrechungen und nach 5 Wochen ganz von der Schiene genommen. Nach 7 Wochen war eine Beugung von 90° erreicht, und schließlich war das Knie praktisch normal. Diese schnelle Wiederherstellung der Kniegelenkfunktion hätte bei keiner Gewichtszug-Methode mit früher Gelenkbewegung besser sein können.

Ein Nachteil der Thomas-Schienen-Methode liegt darin, daß sie eine tägliche Bewegungsbehandlung durch eine Krankengymnastin erfordert, die auch die Zugseile ab- und anbinden müßte. Andererseits aber ist diese Methode dem Knochenzug überlegen, weil die Kontrolle der Gradrichtung bei gestrecktem Knie möglich ist. Wenn ein Steinmann-Stift in das obere Ende der Tibia eingeschlagen wird, besteht keinerlei Gefahr einer Infektion des Frakturhämatoms in dem ödematös blutig durchsetzten Gewebe.

Ein interessantes Beispiel der konservativen Behandlung einer Fraktur des lateralen Femurcondylus wird in Abb. 150 gezeigt. Er ereignete sich bei einem kräftigen Mann von 45 Jahren. Wahrscheinlich hätten viele Ärzte eine Querschraube verwandt. Da man ihn nur in der beschriebenen Weise auf einer Thomas-Schiene behandelte, wurde die Neigung zur Valgusverformung fast völlig verhindert, und man konnte mit intermittierenden Bewegungen am Ende der 3. Woche beginnen. Die Funktion war so gut, daß die Schiene nach 5 Wochen entfernt und der Patient mit einer Kniebeweglichkeit von 90° mit Krücken entlassen werden konnte. Das Endresultat war von einem Normalbefund nicht zu unterscheiden und hätte nach Gelenkeröffnung und innerer Fixation nicht besser sein können. Die einzige Rechtfertigung einer Operation bei dieser Fraktur wäre es gewesen, wenn man auf dem postoperativen Röntgenbild eine „Haarlinien"-Einrichtung erstrebt hätte. Das würde aber eine sehr viel umfangreichere Gelenkeröffnung erfordert haben, als man bei Beginn der Operation erwartete. Eine solche offene, aber unvollständige Einrichtung hätte nur einen überflüssigen Eingriff bedeutet. Eine Schraube hätte man proximal anbringen müssen, um weit genug vom Gleitmechanismus der Gelenkkapsel entfernt zu bleiben. Diese Schwierigkeit entfiele aber beim Anbringen von Querschrauben bei Frakturen des Schienbeinkopfes.

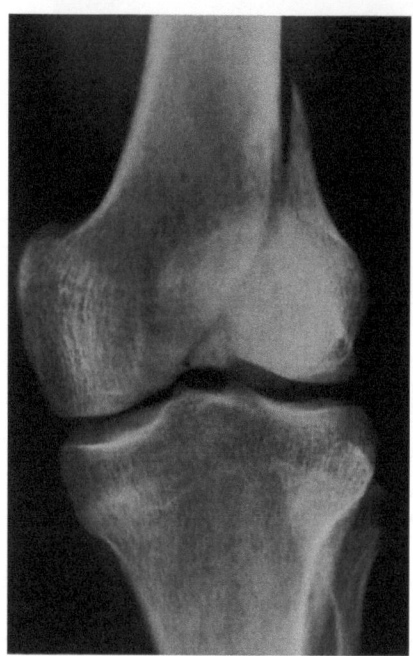

Abb. 150. Bruch eines lateralen Femurcondylus bei einem 45jährigen Mann. Die konservative Behandlung wurde einer Querschraube vorgezogen (s. Text)

Die Technik

Die mechanischen Grundlagen bei der Behandlung aller Frakturen mit Beteiligung des Kniegelenkes auf der Thomas-Schiene sind die gleichen, ob es sich um Frakturen der Kondylen des Oberschenkels oder der der Tibia handelt. Die Stellung der Fraktur wird „verbessert" (der Ausdruck „Einrichten" wäre hier euphemistisch). Dies geschieht, indem ein Assistent Zug anwendet, während der Chirurg den verletzten Teil des Kniegelenkes von beiden Seiten oder von vorn nach hinten zusammendrückt, so wie der Fall es erfordert[1] (s. Anmerkung d. Ü.). Vorher wird Heftpflasterzug und eine Thomas-Schiene angelegt. Mit dem auf der Thomas-Schiene ruhenden Knie ist es nun möglich, durch Heftpflasterzug die Verkürzung zu beherrschen und gleichzeitig die Valgusverformung auszugleichen.

Nicht jeder schätzt bei einer solchen Verletzung den mechanischen Vorteil der Thomas-Schiene mit dem fixierten Heftpflasterzug richtig ein gegenüber dem Gipsverband. Man muß betonen, daß die Thomas-Schiene durch ihre

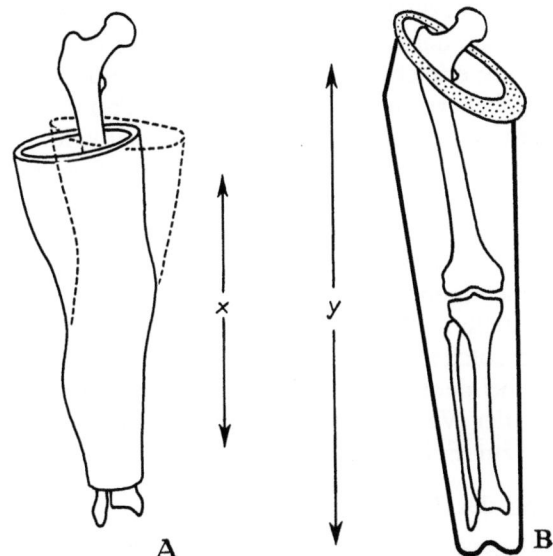

Abb. 151 A u. B. Die mechanische Unwirksamkeit einer Kniegipshülse A zur Verhinderung der Abknickung am Knie, verglichen mit den wirksamen langen Hebelarmen einer Thomas-Schiene B. Die kurze Wirkungsstrecke gezeigt in X, die lange in Y

fixierte Hebekraft in der Leiste eine genaue Kontrolle der Valgusverformung erlaubt. In dieser Hinsicht ist sie dem unzulänglichen Halt eines Gipsverbandes an einem dicken, kurzen und schlaffen Oberschenkel überlegen (Abb. 151). Wahrscheinlich besitzen diejenigen, die den mechanischen Vorteil der Thomas-Schiene nicht schätzen, nicht die Original-Apparatur mit ihrem vollständigen Ring und keine geeignete Größenauswahl. Oft besteht eine sog. Thomas-

---

[1] *Anmerkung des Übersetzers:* Auch bei der „frühfunktionellen Behandlung" der Tibiakopffraktur auf der „schwebenden Bewegungsschiene" nehmen ebenfalls wir die Kompression der verbreiterten Kondylen vor, meist mit der Böhler-Zwinge.

Schiene nur aus einem Sortiment Erster-Hilfe-Schienen mit einem so großen Ring, daß er über die Hosen gezogen werden kann, oder aus einem Halbring, der nur mit Watte und Bandagen umwickelt ist.

Die Thomas-Schiene ist besser als ein Gipszylinder, *weil sie es dem Arzt ermöglicht, das Fortschreiten der klinischen Heilung* an den ersten Zeichen der Funktionswiederkehr *zu erkennen.* Der Gipsverband muß erfahrungsgemäß 4 oder 6 Wochen belassen werden. Auf der Thomas-Schiene kann das Zeichen, daß das Kniegelenk für eine aktive Bewegung bereit ist, 2—3 Wochen nach der Verletzung darin bestehen, daß der Patient das Knie ein wenig von dem darunterliegenden Polster abheben kann. Diese Bewegung wird mit aufliegender Hacke ausgeführt und ist wesentlich früher möglich, als ein Anheben des gestreckten Beines. Das Kniegelenk ist nicht für den Beginn einer aktiven Gelenkübung reif, wenn der Patient es nicht selbst ein wenig in dem Verband anheben kann, der es an die Schiene fixiert. Außer der Thomas-Schiene gibt es keinen Apparat mit *fixiertem* Zug, der gleichzeitig 1. eine nicht völlige Immobilisierung erlaubt, 2. die Varus- und Valgusabwinkelung beherrscht und 3. den Grad der Verkürzung der Gliedmaße beibehält. Dagegen kann eingewandt werden, daß der einfache balancierte Zug mit Gewichten und Rollen die Kniebewegung erleichtern und eine Abwinkelung auf bequemere und angenehmere Weise beherrschen würde, als es die Thomas-Schiene mit fixiertem Zug täte. Aber ein Gewichtszug kann eine Abwinkelung nur ausgleichen, wenn die intermuskulären bindegewebigen Septen straff gespannt sind, was bedeutet, daß die Gliedmaße zur vollen Länge ausgezogen werden muß. Kein anderer Apparat außer der Thomas-Schiene mit fixiertem Zug erlaubt eine leichte Verkürzung der Gliedmaße (kontrollierter Kollaps), ohne gleichzeitig die Gradrichtung zu beeinträchtigen.

Aus dieser Darstellung dürfte klar sein, wie wenig die Röntgenkontrolle bei der Behandlung solcher Fälle hilft. Die Wiederherstellung der Beweglichkeit eines Gelenks, bei dem die Gelenkflächen frakturiert sind, ist unabhängig von dem Ausmaß der Verschiebung; kleinere Verschiebungen können oft sehr steife Gelenke zur Folge haben.

Zusammenfassung der Technik

Um die grundlegende Einfachheit der Methode zu zeigen, können die Behandlungsstufen noch einmal wie folgt zusammengefaßt werden:

1. In Vollnarkose wird ein Heftpflasterzug am Bein angelegt, eine Thomas-Schiene über den Oberschenkel geschoben und Bindenschlingen zwischen den Seitenholmen befestigt, um die Knieregion zu unterstützen.

2. Während ein Assistent einen Längszug am Fuß ausübt, drückt man das Knie von beiden Seiten zusammen und läßt das Bein auf die Schlingen der Schiene sinken.

3. Die Zugseile werden am unteren Ende der Schiene befestigt.

4. Unter Maßband- oder Röntgenkontrolle darf das Bein sich ein wenig verkürzen, nachdem man die Stellung „verbessert" hat.

5. Anspannen des Quadriceps wird angeraten und darauf geachtet, wann der Patient zum erstenmal fähig ist, das Knie einige Zentimeter von der Schiene anzuheben, was ungefähr 3 Wochen nach der Verletzung möglich sein wird.

Gemeint ist das Anheben des Knies bei aufliegender Hacke. Erst sehr viel später wird das Anheben des gestreckten Beines möglich sein.

6. Nach dem Beginn einer aktiven Kniebewegung müssen die Zugseile täglich abgenommen und mit Hilfe einer Krankengymnastin selbständige Beugeübungen ausgeführt werden.

7. Wenn das Bein nach 4 bis 8 Wochen leicht und gestreckt gehoben werden kann, ist die Schiene fortzulassen und das Knie auf einem Kissen zu lagern.

8. Eine leichte Valgusverformung bei älteren Patienten ist kein Grund zur Aufregung — unter einem langen Rock oder in Hosen ist sie nicht zu sehen.

9. Die Körperbelastung ist nach 8—12 Wochen erlaubt.

Indikationen zur operativen Behandlung

Eine operative Behandlung ist in relativ seltenen Fällen bei athletischen Personen angezeigt, besonders dann, wenn die Bruchstücke deutlich erkennbar durch ein verlagertes Fragment auseinandergehalten werden. In diesen Fällen muß eine vollständige Arthrotomie fast immer unter Wegnahme eines Zwischenknorpels ausgeführt werden, um das Tibiaplateau freizulegen und das eingestauchte Bruchstück in eine normale Höhe zu bringen (Abb. 152). Bei diesen jüngeren Patienten ist wahrscheinlich eine Querschraube die beste Methode, um die getrennten Bruchstücke aneinanderzubringen.

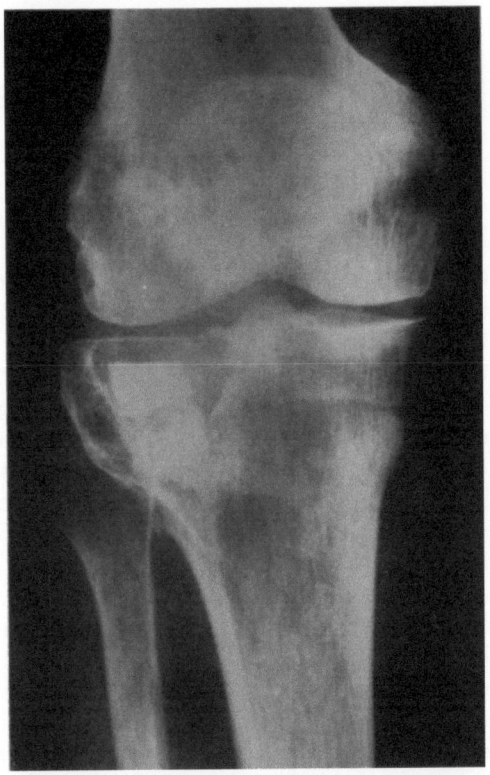

Abb. 152. Ergebnis einer offenen Einrichtung bei einer eingestauchten Fraktur des Schienbeinplateaus — ischämische Nekrose des Fragmentes nach operativem Anheben. Spättraumatische Arthrose ist wahrscheinlich, obwohl das unmittelbare Ergebnis gut sein kann

Literatur

APLEY, A. G.: J. Bone Jt Surg. **38**B, 699 (1956).
FAIRBANK, J. T.: Proc. rog. Soc. Med. **48**, 95 (1954).

Kapitel XV

Tibiaschaftbrüche

Schlechte Resultate nach offener Einrichtung und innerer Frakturfixation sieht man am häufigsten bei Tibiaschaftbrüchen. Dafür gibt es verschiedene Gründe: Die Tibia ist der lange Röhrenknochen, der am häufigsten bricht; sehr oft handelt es sich um eine offene Fraktur; sie ist leicht freizulegen und führt darum unerfahrene Operateure oft in Versuchung. Sie liegt unmittelbar unter der Haut und neigt nach der Osteosynthese zur defekten Wundheilung.

Wir werden noch lange warten müssen, ehe die beste Behandlungsmethode des Schienbeinschaftbruches endgültig feststeht. Ich bin sicher, daß es am Ende eine geschlossene Methode sein wird, aber wir brauchen mechanische Hilfsmittel, um die Stellung der Fragmente zu verbessern. Möglicherweise wird die Zeit erweisen, daß ein von der Tuberositas tibiae eingeführter Markstift als Hilfsmittel der konservativen Methoden ausreicht, um die Gradrichtung zu verbessern, *ohne die Fraktur freizulegen*. Benutzt man den Markstift auf diese einfache Art, so führt er nicht zur unbedingten Ruhigstellung; er wird den Bruch nur geradestellen und verhindern, daß die eingerichtete Fraktur abrutscht.

Die meisten Chirurgen gehen bei der inneren Fixation der Tibiabrüche von dem Gedanken aus, daß ein genaues Aufeinanderstellen der Bruchstücke zusammen mit starrer Fixation die Heilung fördert. Ich habe in Kapitel 1 zu zeigen versucht, daß diese mechanistische Vorstellung nicht der biologischen Wirklichkeit entspricht.

Betrachtet man die ausgezeichneten Ergebnisse, die häufig der Verplattung der Tibiafraktur zugeschrieben werden, so darf nicht vergessen werden, daß die besten Ergebnisse der operativen Behandlung in den Fällen zu finden sind, die durch eine einfache Gipsfixation ebenso hervorragend geworden wären. Mit anderen Worten, die schnelle knöcherne Heilung nach der Osteosynthese der gebrochenen Tibia ist nicht das Ergebnis der Verplattung, sondern abhängig von den Eigenschaften der Weichteile, die mit dieser besonderen Fraktur verbunden sind.

Beispiel: Abb. 153 könnte ausgezeichnet die Vorteile der operativen Behandlung der gebrochenen Tibia illustrieren. Zur Kritik möchte ich sagen, daß das gute Ergebnis nicht der Operation zugeschrieben werden sollte. Die Deformierung in der ersten Röntgenaufnahme ist kaum mehr als eine einfache Abwinkelung, die manuell hätte gerichtet werden können. Auf der Aufsichtsaufnahme war die ursprüngliche Verformung an der Anheftungsstelle der Zwischenknochenmembran konvex, ein intakter Periostzügel konnte also angenommen werden. *Diese Annahme wird durch die letzte Röntgenaufnahme bestätigt, die reichlichen Callus an dieser Stelle zeigt*. Das Wesentliche an diesem Fall ist nicht die Wirksamkeit der inneren Fixation *an sich*, sondern hier wird nur gezeigt, daß die innere Fixation benutzt wurde, obwohl er für konservative Maßnahmen sehr geeignet gewesen wäre. Das Ergebnis beweist nicht, daß ein ähnlich befriedigender Erfolg bei einem Fall mit ausgedehntem Abstreifen aller Weichteilanheftungen als Folge einer schweren Anfangsverschiebung mit starker Verkürzung erzielt worden wäre.

Betrachtet man die schlechten Resultate nach einer Osteosynthese bei Schienbeinfrakturen, kann man ohne Übertreibung sagen, daß eine Amputation nach 1 oder 2 Jahren immer auf eine unüberlegte Osteosynthese gleich nach der Verletzung zurückzuführen ist. Keine Unterschenkelfraktur muß

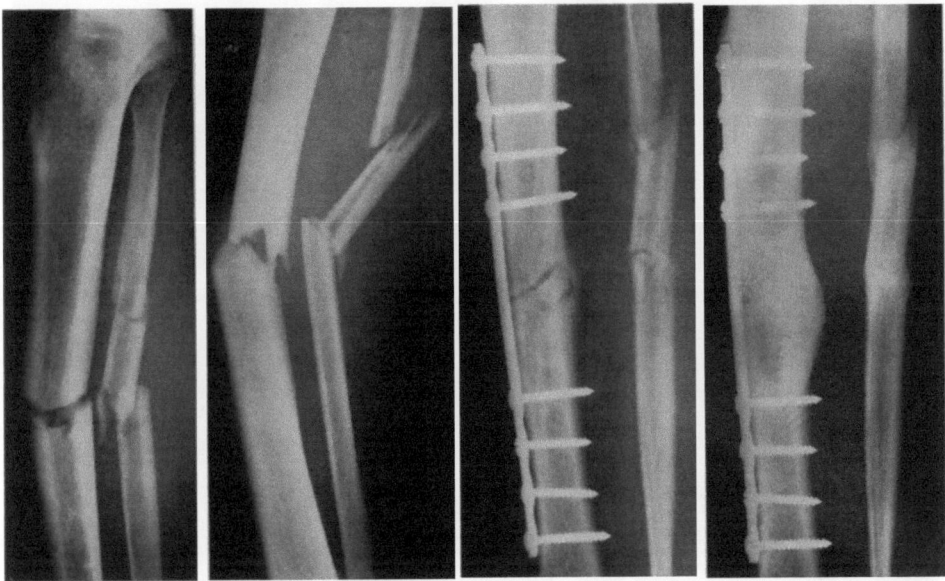

Abb. 153. Erfolgreiches Ergebnis einer inneren Fixation, das nicht generell für die der Tibiafrakturen gilt. Die ursprüngliche Verformung läßt vermuten, daß der Callusleitweg in den Weichteilen wahrscheinlich intakt ist (Gruppe A, Abb. 155, S. 202). Auch durch einfache konservative Methoden dürfte eine Heilung zu erwarten sein. Man beachte die Callusbrücke an der Anheftungsstelle der Zwischenknochenmembran

wegen einer übermäßigen Splitterung oder der Größe des Knochenverlustes gleich amputiert werden. Die Frühamputation ist stets eine Folge schwerer Gefäß- oder Nervenverletzungen, von Gasbrand oder ausgedehntem Hautverlust. Überlebt ein Patient mit ausgedehnter Splitterung nach offener Schienbeinfraktur die anfänglichen Gefahren, so ist die möglicherweise nachfolgende Osteomyelitis bei konservativer Behandlung niemals so schwerwiegend, daß sie eine Amputation erfordern müßte. Sequester, die ein ganzes Segment der Tibiadiaphyse umfassen, werden niemals nach konservativer Behandlung einer offenen, stark gesplitterten Fraktur angetroffen. Der röhrenförmige Sequester ist in der Unfallchirurgie stets das Ergebnis einer Sekundär-Infektion nach operativem Eingriff. Die Infektion grenzt immer die Länge des nach Anwenden einer Platte mit 6 Schrauben ischämisch gewordenen Knochens ab.

Lehnt man die „Verplattung" der Tibiaschaftfraktur in der Lehre von der gefahrlosen Chirurgie grundsätzlich ab, so bedeutet das nicht eine völlige Verurteilung der Technik an sich. Viele Verfechter dieser Methode können eindrucksvolle Erfolgsserien zeigen. Ich glaube aber, daß diese nicht so sehr auf der Methode beruhen, vielmehr das Ergebnis eines hoch entwickelten klinischen Gefühls sind. Es wurden für die Operation Fälle ausgewählt, bei denen durch geeignete Maßnahmen drohende postoperative Komplikationen sofort vermieden werden konnten. In den Händen des Unvorsichtigen kann diese Methode zu unheilvollen Resultaten führen, die, wie im folgenden Beispiel gezeigt wird, sogar bei einem sonst tüchtigen Operateur vorkamen.

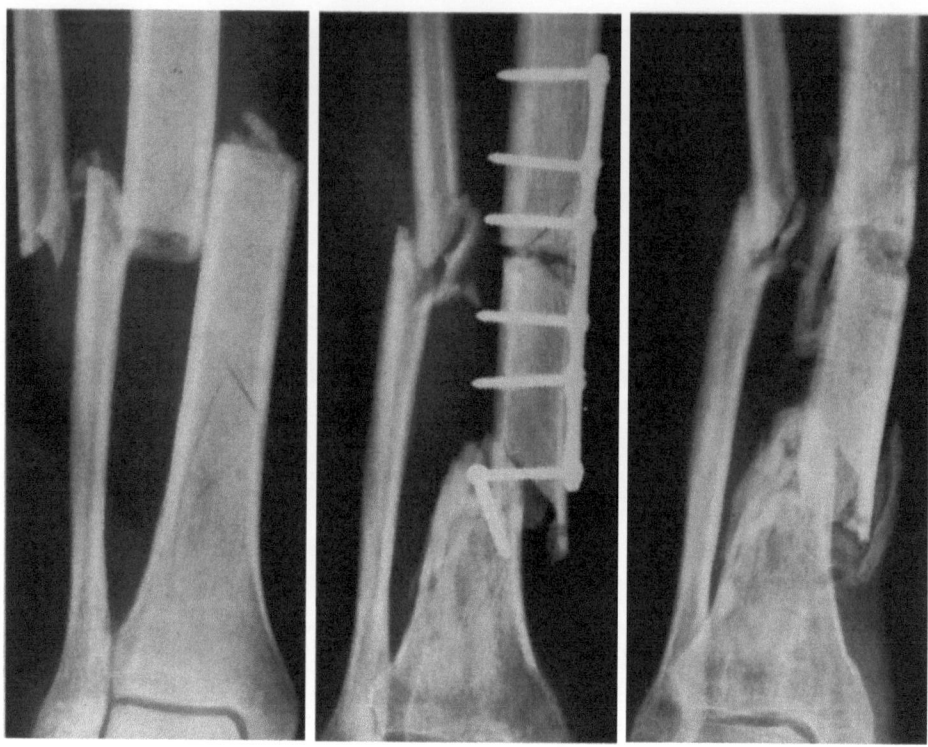

Abb. 154. Schlechtes Resultat nach innerer Fixation. Röhrenförmiger aseptischer Sequester (s. Text)

Beispiel Abb. 154. Hier wird ein Unglück erster Ordnung gezeigt, das sich nach konservativer Behandlung nicht hätte ereignen können. Der Operateur unterschätzte die Bedeutung des unverschobenen Spaltes im unteren Bruchstück. Er ließ sich auf eine, wie er glaubte, einfache verplattende Operation an der Hauptbruchstelle ein. Während der Operation verschob sich die Bruchstelle vollständig, und eine zweite Platte konnte nicht angebracht werden, da die Fraktur zu nahe am Knöchel lag. Der Versuch, eine Schrägschraube anzubringen, mißlang. Unter diesen Umständen entschloß sich der Operateur klugerweise, die Wunde zu schließen mit dem Vorsatz, 2 oder 3 Monate später einen spongiösen Knochenspan einzupflanzen. Als die Narbe 3 Monate später zur Transplantation geöffnet wurde, fand man unglücklicherweise ein völlig ischämisches mittleres Fragment. Es war so blutleer, daß nach dem Entfernen der Platte das proximale Ende sich nicht einmal mit dem proximalen Tibiafragment vereinigt hatte, obwohl die Fraktur vollständig immobilisiert worden war und keine Hebelkraft auf sie wirkte. Die Verpflanzung spongiöser Knochen auf die distale und proximale Fraktur war erfolglos, und das Röntgenbild zeigt deutlich die Blutleere des röhrenförmigen Bruchstückes. In diesem Fall war niemals eine Infektion aufgetreten. Möglicherweise muß aus ökonomischen Erwägungen heraus dieser Patient sich einer Unterschenkelamputation unterziehen, weil selbst nach 2 Jahren und einer zweiten Knochenverpflanzung immer noch keine knöcherne Heilung aufgetreten ist. Das Verplatten dieser Fraktur führte zur totalen Ischämie des mittleren Fragmentes, was unter konservativer Behandlung niemals aufgetreten wäre.

Lehnt man die primäre operative Behandlung der Tibiafrakturen ab, so liegt der entscheidende Grund in der schädlichen Wirkung der offenen Freilegung der Fragmente. Sie ist dann am schlimmsten, wenn eine Platte an der Tibia angebracht wird in der irrigen Annahme, daß die starre Fixation eine knöcherne Heilung fördert. Es gibt durchaus andere Methoden, die Exaktheit konservativer Behandlungen zu verbessern, die zwischen konservativen und operativen Prinzipien liegen. Man kann die Gradrichtung der Tibiafraktur durch einen Markstift gewährleisten, auch wenn man nach keiner starren inneren Fixation trachtet. Eine intramedulläre Fixation, wie sie z. B. von RUSH vorgeschlagen wurde, läßt sich ohne oder nur mit minimaler Freilegung der Frakturstelle durchführen. Wird sie zusätzlich zur präzisen Gradrichtung bei der konservativen Behandlung benutzt, widerspricht diese Fixationsart nicht den biologischen Grundsätzen. Diese Art innerer Fixation kann nicht die äußere Fixation überflüssig machen. In den folgenden Erläuterungen wird von mir als einzige Art der operativen Behandlung bei der Tibiafraktur die Gradrichtung durch den Markstift befürwortet, der *weder eine Freilegung der Fraktur* noch einen festen Halt der Nagelspitze im distalen Bruchstück benötigt.

Die konservative Behandlung und die Phemister-Knochenverpflanzung

Der größte Fortschritt in der Behandlung der Tibiaschaftfraktur während des letzten halben Jahrhunderts liegt nicht nur in der Technik der Versorgung frischer Frakturen, sondern auch in der Sekundärbehandlung durch einfache subperiostale Knochenverpflanzung, die erstmalig durch Phemister auf eine wissenschaftliche Basis gestellt wurde (1947). Die Bedeutung dieser sicheren und einfachen Methode der Knochenverpflanzung, die ich später in Einzelheiten noch beschreiben will, werde ich an zwei Besonderheiten des Phemistertransplantates beweisen, bei dem Späne von körpereigenem Hüftknochen benutzt werden. Erstens ist dieses Transplantat gegen Infektionen so resistent und wächst selbst bei leichter Infektion so gut an, daß man die Knochenübertragung sehr viel früher vornehmen kann, als man es bisher für möglich hielt. Zweitens erleichtert die Flexibilität der spongiösen Knochenspäne ihre Anwendung bei schlecht stehenden Brüchen. Wenn man unter gleichen Bedingungen ein Rindenknochen-Transplantat benutzte — gleich ob auf oder unter dem Periost — so würde dies ein Unglück heraufbeschwören.

Führt man die Phemister-Knochenverpflanzung 3 Monate nach dem Unfall aus, dann kann praktisch eine knöcherne Heilung garantiert und 6 Monate nach der schwersten Tibiafraktur jede äußere Schienung weggelassen werden. Plant man, die Phemister-Transplantation vorschriftsmäßig nach 3 Monaten durchzuführen, so versucht man es nicht mit radikalen operativen Initialbehandlungen, in der Hoffnung, eine primäre Knochenvereinigung in 3 Monaten zu erreichen. Bei einer großen Anzahl von Fällen wird man einen konstant hohen Erfolg haben, wenn man anfangs konservativ behandelt, aber radikal nach Phemister transplantiert, sobald dies nach etwa 3 Monaten indiziert ist.

Nach diesem Verfahren hat man bei der Tibiafraktur in den ersten 2 oder 3 Monaten in erster Linie darauf zu achten, daß die Durchblutung der Bruchstücke wieder einsetzt. Man muß Eingriffe vermeiden, die wahrscheinlich das Volumen des blutleeren Knochens, der sich ohnehin durch das Zerreißen der Längszirkulation in den Knochenenden entwickelt, zunimmt. Diese Periode des Aufschubs erleichtert es der Haut und den Weichteilen, sich von der unmittelbaren Unfallwirkung zu erholen. Der gute Ernährungszustand der Weichteile ist nicht nur wichtig bei offenen Frakturen; allzuleicht wird vergessen, daß die Haut über einer geschlossenen Tibiafraktur für den Operateur ein unzuverlässiges Gewebe ist. Die schwierige Naht nach der primären operativen Behandlung der Tibiafrakturen führt oft zu schlechter Wundheilung. Eine Haut, die zu Spannungsblasen neigt, wie es an der vorderen Schienbeinkante der Fall ist, unterscheidet sich erheblich von der normalen Haut. Deswegen ist die Tibia viel weniger für eine offene Freilegung geeignet als die gut mit Muskeln bedeckten Knochen. Heute wird gefordert, daß die frühe Beteiligung der Haut bei der Tibiafraktur eine offene Einrichtung so bald als möglich nach der Verletzung erfordert, noch bevor die Haut ödematös wird[1] (s. Anmerkung d. Ü.).

Die Wahl der Behandlungsart

Die geeignetste Behandlungsart läßt sich individuell nach Art und Größe der Fragmenteverschiebung auswählen. Das Unfall-Röntgenbild kann helfen, die Ausdehnung der Verschiebung abzuschätzen. Am wichtigsten aber ist die klinische Untersuchung des Beines unter Narkose. Beim ersten Röntgenbild kann man die Ausdehnung der Weichteilverletzung unterschätzen, besonders dann, wenn die Fraktur bei der „Ersten Hilfe" grob eingerichtet wurde.

Aus dieser Überlegung lassen sich zwei Voraussagungen ableiten: Die Stabilität der Fraktur entscheidet 1. ob sie für die einfachste konservative Methode geeignet ist oder durch einen intramedullären Stift verstärkt werden muß und 2. ob man eine verzögerte Heilung erwarten kann. Im zuletzt genannten Fall muß man die Behandlung so planen, daß sich das Bein für eine Knochenverpflanzung im besten Zustand befindet, falls nach 10 oder 12 Wochen der Bruch noch beweglich ist.

Der Leser sollte aus meinen Ausführungen nicht entnehmen, daß ich bei fast allen Unterschenkelbrüchen eine Phemister-Verpflanzung innerhalb von 3 Monaten empfehle. Zu dieser Zeit ist die Entscheidung darüber, ob die Verpflanzung vorzunehmen ist oder nicht, abhängig von dem klinischen Befund, denn die Mehrzahl der Frakturen erfordert eben keine Transplantationen. Der häufigste Behandlungsfehler lag in der Vergangenheit darin, die Knochenverpflanzung zu spät vorzunehmen. Bei zu langem Abwarten kann sich eine *Pseudarthrose* entwickelt haben. Die Schwierigkeit, sie zu beseitigen, ist viel größer, als wenn man einen einfachen Fall von verzögerter Heilung mit Verpflanzung behandeln muß. Früh-Verpflanzung ist nach dieser Überlegung darum eine Art von „vorbeugender Verpflanzung". Auch wenn es wahrschein-

---

[1] *Anmerkung des Übersetzers:* Die von der Schweizer A. O. empfohlene automatische Saug-Drainage nach REDON beugt der Hämatombildung vor, vermeidet somit die Bildung von Ödemen und Spannungsblasen und vermindert die Infektionsgefahr.

lich ist, daß mehr Verpflanzungen als absolut notwendig unter diesen Gesichtspunkten ausgeführt werden, wird die Dauer der Arbeitsunfähigkeit bei einer großen Anzahl verschiedener Tibiafrakturen herabgesetzt sein.

Beurteilt man die ursprüngliche Fraktur hinsichtlich des Ausmaßes ihrer Anfangsverschiebung, so ist es wesentlich zu erkennen, ob ein intakter „Weichteilzügel" anzunehmen ist, da er die Heilung durch konservative Methoden begünstigt. Die Weichteile, die entscheidend an der knöchernen Überbrückung der Tibiabruchstücke beteiligt sind, liegen in der Zwischenknochenmembran dort, wo diese an der Tibia angeheftet ist. Callus findet man selbst dann dort, wenn er an anderen Stellen der Fraktur fehlt. Ich möchte darauf hinweisen, daß ich den Begriff „intakter Weichteilzügel" sowohl im biologischen als auch im mechanischen Sinne als einen Leitweg der knöchernen Vereinigung benutze, nämlich als einen Zügel, durch den die verschobenen Bruchstücke während der manuellen Einrichtung in die richtige Stellung gebracht werden können.

Zwei Grade der Anfangsdislokation lassen sich unterscheiden:

1. Keine Verschiebung, aber nur eine geringe Abwinkelung. *Diese Frakturen können einfach durch Korrektur der Abwinkelung gerichtet werden.* Die leichte, bleibende Verkürzung kann man belassen, da die Fraktur bei dieser Länge stabil ist und eine weitere Verkürzung nicht eintritt. Ein intakter Weichteilzügel kann in der Regel an der Konkavseite der Fraktur angenommen werden und zwar meistens in der Gegend der Zwischenknochenmembran. Die Heilung ist bei dieser Gruppe fast nie ein Problem, und eine gute Konsolidierung bei konservativer Behandlung wird fast immer innerhalb von 3 Monaten eintreten. Die Bruchtypen dieser Gruppe sind in Abb. 155A abgebildet.

2. Verschiebung mit Verkürzung. Hierbei sind die Anheftungsstellen der Zwischenknochenmembran abgerissen, und der wichtige Leitpfad für das Überbrücken des Callus von einem Fragment zum anderen ist zerstört. Selbst wenn man die Bruchstücke genau oder wenigstens in halber Schaftbreite aufeinanderstellt, muß man immer noch mit einer verzögerten Heilung rechnen. Das einfache Ausgleichen der Abwinkelung reicht bei diesem Frakturtyp nie aus. Wesentlich ist auch das Wiederherstellen der Länge des Unterschenkels. Mechanische Hilfsmittel zur Stabilisierung der Einrichtung sind nicht zu umgehen. Nach den biologischen Grundsätzen, die in dieser Arbeit diskutiert wurden, muß die Methode, die die Fraktur gegen eine erneute Verschiebung stabilisiert, nicht in einer starren Fixation bestehen. Frakturarten dieser Gruppe werden in Abb. 155B gezeigt.

Bei dieser zweiten Gruppe von Frakturen der Tibia und Fibula muß man ganz besonders eine erneute Verschiebung im Gipsverband nach der Einrichtung verhindern. Ist durch Zug- und Gipsverband eine Fraktur der Tibia und Fibula eingerichtet, besteht eine ernsthafte Gefahr darin, daß der venöse Rückfluß innerhalb dieses Verbandes unterbunden wird, wenn sich die Fraktur nach Entfernen des Zuges wieder verschiebt. Jeder Zug verlängert das Bein und macht es gleichzeitig schmäler. Vermindert man den Zug, wird das Bein im Verband sowohl kürzer als auch dicker. Der „Circulus vitiosus" einer venösen Abflußstörung, die aus dieser Form der Venenstauung entstehen kann, ist außerordentlich gefährlich, besonders dann, wenn relativ unerfahrene junge Ärzte diese Patienten während der entscheidenden 24 Std nach der Einrichtung überwachen müssen. Bekanntlich kann man sich nicht darauf verlassen, daß die Durchblutung intakt ist, wenn man eine Zehe zusammenpreßt und die wiederkehrende Rötung der weißgewordenen Stelle beobachtet. Häufig genug war dieser Test trügerisch. Man muß betonen, daß schwere postoperative Schmerzen keine normalen Folgen

Geringe anfängliche Verschiebung

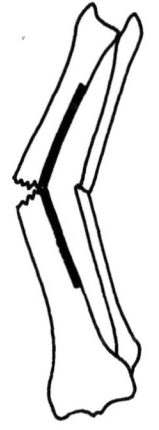

Einrichtung nicht erforderlich
oder nur
Korrektur der Abwinkelung

Intakter Periostzügel, minimale unbedeutende Schädigung der Zwischenknochenmembran

1   2   3   4

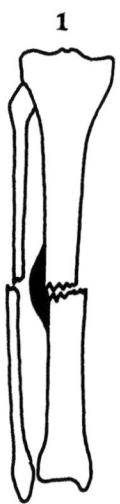 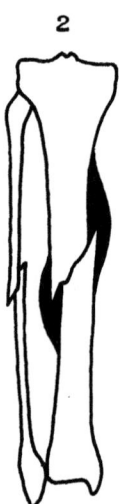 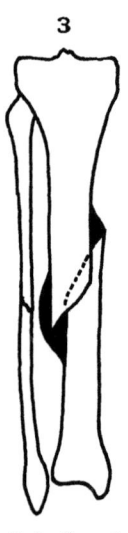 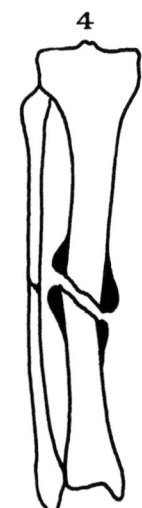

Querbruch   Schrägbruch   Spiralbruch   Schrägbruch mit Spalt
                                         Wadenbein intakt   *Wadenbein intakt*
                                         (oder unverschoben)   (oder unverschoben)

Einfacher Gips ausreichend   **Verzögerte Heilung möglich** (Markstift wäre anzuraten)

Abb. 155 A

der gelungenen Einrichtung und Fixierung der Tibia sind. Jeder Patient, der sich nicht nach einer einzigen Dosis Morphium nach dem Einrichten wohlfühlt, kann eine ernsthafte Gefäßkomplikation haben, die während der ersten 6 oder 12 Std nach dem Anlegen des Gipses festgestellt werden muß. Der Gefühlsverlust in den Zehen und besonders die Unfähigkeit einer selbsttätigen Beweglichkeit der Zehen sind ernst zu nehmende Zeichen, selbst wenn nach Druck auf das Nagelbett eine gute Blut-Zirkulation erwiesen zu sein scheint.

Schwere Anfangsverschiebung

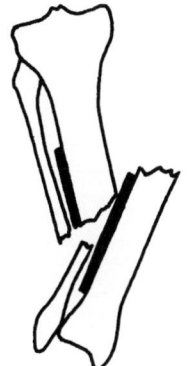

Einrichtung ist nicht zu umgehen — Einfache Korrektur der Abwinklung reicht nicht aus

Periostzügel und Zwischenknochenmembran vollkommen zerrissen

Vorliegende Verkürzung. Verzögerte Heilung wahrscheinlich. Knochenverpflanzung nach 3 Monaten zu erwägen

Röntgenbild nach manueller Einrichtung

5	6	7	8
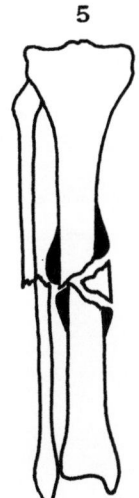	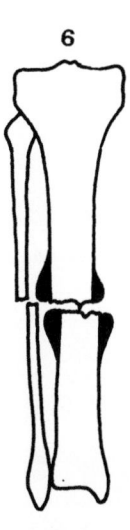	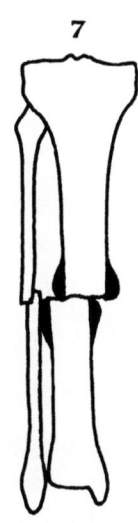	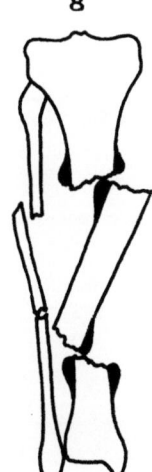
Schmetterlingssplitterung (Biegungskeil)	Querbruch auseinandergehalten durch Knochenzacken	Querbruch ohne Spalt	Doppelbruch der Tibia

McKee-Methode oder Stabilisierung mit Marknagel zusätzlich zum Gipsverband

Operation nicht angebracht (Transplantat nach 3 Monaten immer noch beweglich)

Abb. 155 B

204   Tibiaschaftbrüche

Querfrakturen der Tibia

Die Behandlung der Tibiaquerfrakturen mit starker Initialverschiebung ist schwierig. Selbst wenn eine ausgezeichnete End-zu-End-Stellung durch manuelle Einrichtung erreicht wurde, ist die Gefahr einer verzögerten Knochenheilung immer noch groß, weil sie durch die Ausdehnung der anfänglichen Verschiebung bestimmt wird. Die innere Fixation fördert die Heilkraft nicht. Bei starker Anfangsverschiebung ist die Gefahr des Abrutschens groß, wenn ausschließlich eine Gips-Fixation benutzt wurde. Deshalb ist es ratsam, die Gradrichtung solcher Frakturen durch Marknagelung zu erwägen.

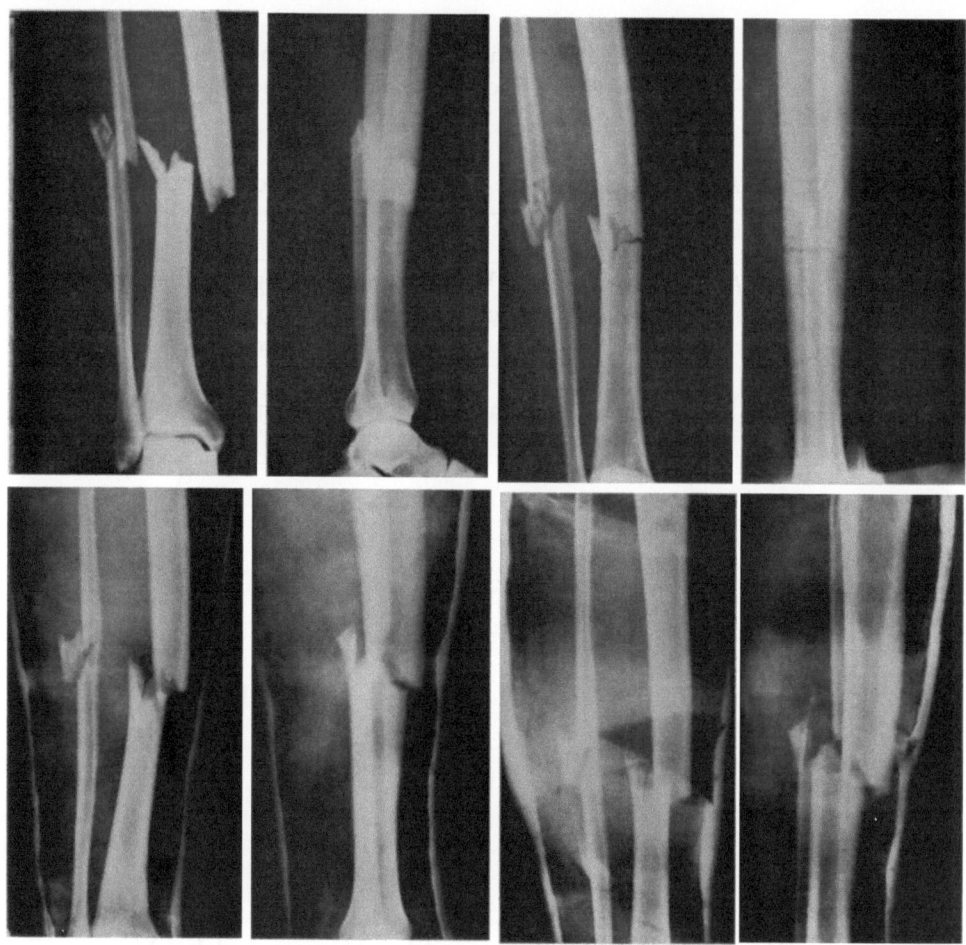

Abb. 156. Beispiel (s. Text)

Beispiel — Abb. 156 veranschaulicht dieses. Der Patient war 60 Jahre alt, und eine verzögerte Heilung war als Folge der großen Anfangsverschiebung vorauszusagen. Voraussehbar war auch — oder hätte es doch sein sollen — eine erneute Verschiebung, wenn man einen solchen Bruch mit einfachem, geschlossenen Gipsverband ohne jede zusätzliche mechanische Hilfe behandelte. Diesen Fall hätte man zusätzlich mit einem Markstift zur Gradrichtung versehen sollen, ohne starre Fixierung. Den Patienten sollte man so schnell wie möglich nach der Verletzung darauf vorbereiten, daß eine frühzeitige Knochenverpflanzung auf Grund des großen Ausmaßes der Knochenverschiebung voraussichtlich ausgeführt werden muß. Stellt sich 3 Monate nach der Verletzung heraus, daß eine knöcherne Vereinigung besteht oder stattfindet, so wird sich der Patient freuen, daß eine Operation sich erübrigt, andererseits wird er bei noch vorhandener Beweglichkeit sich bereits an den Gedanken gewöhnt haben, so daß die Nachricht für ihn keinen Schock bedeutet.

Beim Behandeln der Tibiaquerfraktur mit starker Verschiebung sollte der Arzt besonders dann vor der Möglichkeit einer verzögerten Knochenheilung gewarnt sein, wenn ein Aufeinanderstellen in vollem Schaftumfang erreicht wurde. Ich kann mir vorstellen, daß ein unerfahrener Arzt zwar manchmal erfreut ist, wenn er nach der manuellen Einrichtung eine End-zu-End-Stellung erreicht hat. Infolge mangelnder Erfahrung überlegt er nicht, daß die Bruchflächen durch sperrende Knochenzacken keinen Kontakt haben, so wie es bei den nicht ineinandergleitenden Zähnen eines Zahnrades der Fall ist. Diese Splitter sind in der Regel völlig ischämisch. Gelingt das Aufeinanderstellen im nur halben Umfang, so ist es wahrscheinlich, daß die Bruchstücke vollständig ineinander gesunken sind.

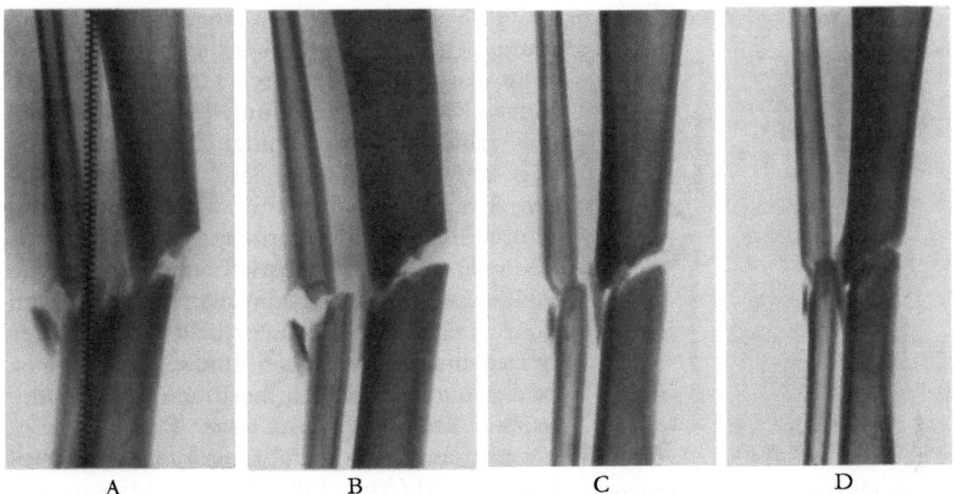

Abb. 157. Beispiel, wie der Spalt in einer kurzen Schrägfraktur durch eine Knochenzacke offengehalten wird (s. Text)

Beispiel — Abb. 157. Bei diesem Patienten handelte es sich um einen 45jährigen Mann mit kurzer Schrägfraktur von Tibia und Fibula. Nach dem Einrichten fand man die Bruchflächen ohne Kontakt infolge sperrender Knochenzacken. Der auf dem Röntgenfilm gemessene Spalt betrug in der Mitte 5 mm. 8 Wochen später fand sich nicht das geringste Anzeichen für eine Überbrückung des Spaltes, der auf dem Röntgenbild auf 3 mm verringert war. Hier sah man bei genauer Betrachtung der Knochenoberfläche in Frakturnähe eine frühe periostale Tätigkeit, und an der Fibulafraktur bereits guten Callus. 16 Wochen nach der Verletzung war die Fraktur immer noch vollständig mobil. Der Spalt zwischen den Knochen war durch die Körperbelastung auf 1 mm vermindert.

6 Monate nach der Verletzung führte man bei diesem Patienten eine Knochenverpflanzung durch. Auf Grund der ursprünglichen Verformung und der bestehenden Beweglichkeit nach 3 Monaten, hätte man diesen Patienten dann sofort und nicht erst nach einer Wartezeit von 6 Monaten mit einem Phemisterspan behandeln müssen.

Nach den schon erwähnten biologischen Voraussetzungen hätte die offene Einrichtung mit genauem Aufeinanderstellen der Knochenzacken die Heilkraft der Knochen nicht gefördert.

Der korrekte Behandlungsplan dieses Falles hätte darin bestanden, eine frühzeitige Knochenverpflanzung zu planen, weil der Arzt bei der Untersuchung unter Narkose aus der Ausdehnung der Knochenverschiebung diesen Eingriff hätte voraussehen können.

Bedenkt man die Rolle der intramedullären Fixation eines Falles, wie oben geschildert, so muß betont werden, daß das Fehlen eines starren inneren Stabilisators bei dieser Technik nicht nachteilig ist. Es ist unzweckmäßig, eine mangelnde knöcherne Heilung durch eine innere Fixation zu verschleiern, anstatt sie nach 3 Monaten bei konservativer Behandlung durch eine klinische Untersuchung aufzudecken. Ein innerer Stabilisator macht zwar die Tibia „platten- oder nagelfest", verzögert damit aber die Feststellung einer fehlenden Konsolidierung, bis ein Versagen der inneren Fixation sie zu einem viel späteren Zeitpunkt ans Licht bringt.

Das „Schmetterling"- oder dreieckförmige Bruchstück (Biegungskeil)

Eine der gefährlichsten Tibiafrakturen, die den unvorsichtigen Arzt zur Operation verführt, besteht darin, daß eine querverlaufende Haupt- und eine weitere schräge Bruchlinie ein dreieckförmiges „Schmetterling"-Fragment abtrennen. Die Gefahr bei dieser Fraktur besteht darin, daß ein dreieckiges Bruchstück nicht aktiv an der Heilung teilnehmen kann, weil seine längsverlaufenden Haversschen Kanäle schwer geschädigt sind und der operative Eingriff die Ischämie noch vergrößern würde. Schalten wir in unserer Vorstellung das „Schmetterling"-Bruchstück aus dem aktiven Heilprozeß aus, dann sieht man, daß nach dem Einrichten die Hauptbruchstücke der Tibia sich nur an einem ganz kleinen Punkt, an der Spitze zweier Knochenzacken, berühren und daß der größere Teil der Fraktur einen Spalt darstellt, der nur durch die metallische Fixierung überbrückt wird (Abb. 158). Die Hauptfragmente sollten einander genähert werden, und nach Möglichkeit sollte eine Knochenzacke in den Markkanal des anderen Bruchstückes eindringen. Darüber hinaus fehlt bei einer gesplitterten Fraktur die potentielle Festigkeit, die durch das Verhaken der nicht gesplitterten Bruchstücke bei eingerichteter Stellung vorhanden ist. Der innere Stabilisator, der für die Fixation dieser Fraktur benutzt wird, ist schutzlos allen deformierenden Kräften ausgesetzt ohne Unterstützung durch den Knochen, wie dies bei Querfrakturen in gewissem Umfang der Fall ist. Ein Mißerfolg bei dieser Fixation wird wahrscheinlich eintreten[1] (s. Anmerkung d. Ü.).

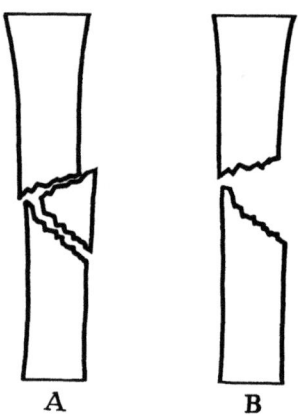

Abb. 158 A u. B. Bildliche Darstellung, wie das „Schmetterling"-Bruchstück A nur passiv bei der knöchernen Vereinigung beteiligt ist, besonders wenn es durch die offene Operation devitalisiert wird. Biologisch gesehen ist der Zustand so, als ob das Fragment B fehlte

---

[1] *Anmerkung des Übersetzers:* Die Schweizer A. O. stellt bei einer solchen Drehkeilfraktur mit kurzen Frakturlinien eine störungsfreie Heilung nur in Aussicht bei gewebeschonendem Operieren, gutem Kontakt zwischen den Hauptfragmenten und sicherer Stabilisierung mit Platten und Schrauben.

Die konservative Behandlung dieser Fraktur kann durch einen Markstift unterstützt werden, um die Gradstellung aufrechtzuerhalten, vorausgesetzt, daß er ohne Freilegen der Frakturstelle eingeführt wird.

Schrägfrakturen der Tibia mit intakter Fibula

Sieht man diese Fraktur zum ersten Mal, so erscheint sie häufig so harmlos, daß sie oft ohne Betäubung eingegipst wird. Die Einrichtung wird vielfach als überflüssig angesehen, weil die Verschiebung gering erscheint. Eine Betäubung ist beim Gipsen nicht nötig, weil die intakte Fibula wie eine Schiene wirkt. Diese Bruchart ist eine häufige Ursache der verzögerten Heilung und die einzige Ausnahme der allgemeinen Regel, daß eine Störung der knöchernen Vereinigung meistens nach einer ausgedehnten Anfangs-Deformierung auftritt.

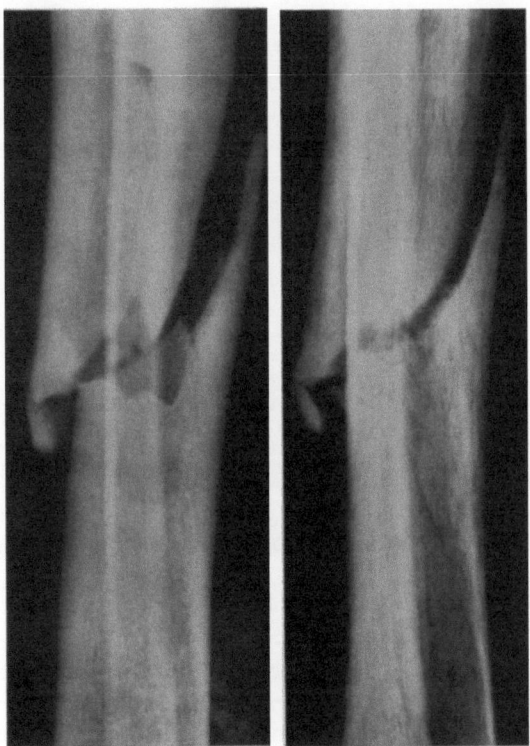

Abb. 159. Beispiel wie ein Frakturspalt durch eine intakte Fibula offengehalten wurde, was zur verzögerten Heilung führte

Die Spreizwirkung (Sperrwirkung) der intakten Fibula führt zu einem Schweben der nahe gegeneinanderliegenden Tibiafragmente, so daß sie häufig in seitlicher Richtung abgleiten. Wenn man das Bein in verschiedenen Ebenen röntgt, läßt sich ein deutlicher Spalt zwischen den Bruchstücken erkennen (Abb. 159 u. 160). Dieses Klaffen verstärkt die Tendenz der Tibia, sich in Richtung der intakten Fibula abzuwinkeln. Dasselbe gilt bei gebrochenem, aber unverschobenen Wadenbein in fast gleichem Maße.

Die verzögerte Heilung bei dieser Frakturart wird oft als Gegenbeweis für die Behauptung angeführt, daß die Ausdehnung der anfänglichen Verschiebung die Schnelligkeit der Heilung bestimmt. Wahrscheinlich verdeckt die Flexibilität des Wadenbeins und die der oberen und unteren Tibia-Fibula-Verbindungen die Tatsache, daß im Augenblick der Verletzung der Tibiabruch sehr stark verschoben gewesen sein konnte und so eine erhebliche Abtrennung

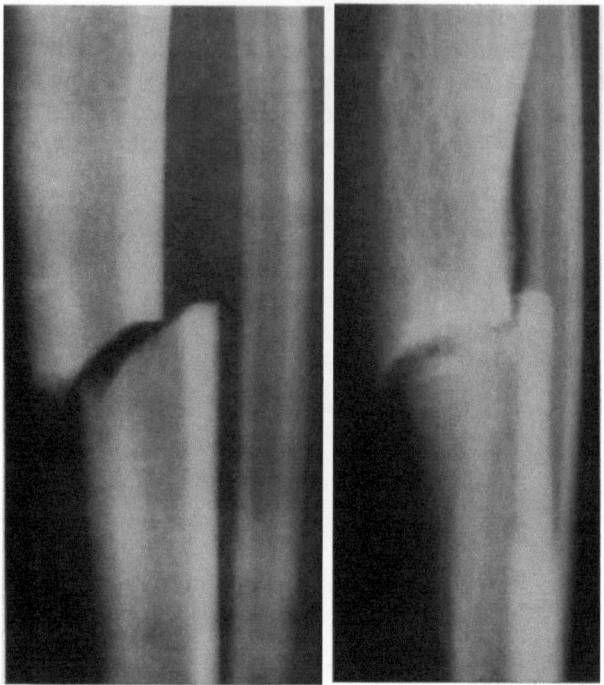

Abb. 160. Weiteres Beispiel eines Bruchspaltes, der durch die intakte Fibula offengehalten wurde, was zur verzögerten Heilung führte

der Fragmente von der Zwischenknochenmembran und dadurch ein Zerreißen des natürlichen Leitweges des Callus bewirkte.

Schrägfrakturen eignen sich schlecht für eine Fixation mit Querschrauben. Die Bruchstücke müssen praktisch gänzlich bloßgelegt werden, um sie in „Haarlinie" zu stellen, und die Fixation ist zu schwach, um Bewegungen in der Bruchfläche zu unterdrücken.

Spiralbrüche

Man muß betonen, daß *Spiral*brüche der Tibia, selbst wenn die Fibula intakt ist, fast immer ohne Verzögerung heilen. Ist eine Fraktur tatsächlich spiralig, so wird es unmöglich sein, einen klar begrenzten Spalt zu erkennen, welche Ebene man auch immer bei der Röntgenuntersuchung anwendet. Die Verschiebung einer echten Spiralfraktur, besonders wenn sie ein wenig verkürzt ist, verursacht ein gewisses Verhaken der Fragmente mit idealem Kontakt der periostalen und endostalen Oberflächen. Die Neigung einer

Spiralfraktur, sich zum Wadenbein hin abzuwinkeln und einen deutlichen Spalt durch laterales Verschieben zu bilden, ist sehr gering.

Die Unzuverlässigkeit der Querschraube

Es ist oft verlockend, die Bruchstücke einer Schräg- oder Spiralfraktur der Tibia durch eine oder zwei Querschrauben zu fixieren[1] (s. Anmerkung d. Ü.). Obgleich ich früher ein eifriger Verfechter dieser Methode war, rate ich heute nur mit Vorsicht zu ihrer Anwendung und empfehle, nur eine Schraube zum Anpassen, nicht aber zur Fixation zu benutzen. Dabei sollte die Knochenhaut so wenig wie möglich beschädigt und eine Gipsfixation hinterher, wie bei der geschlossenen Behandlung, benutzt werden. Die Minderung der biologischen Aktivität einer heilenden Fraktur nach operativer Freilegung wurde in Kapitel 1 erwähnt (Seite 20—27). Die mechanische Kraft dieser Fixierung ist zu gering, um der Beanspruchung während der langen Periode eines künstlich verzögerten Heilprozesses widerstehen zu können (Abb. 24, Seite 24).

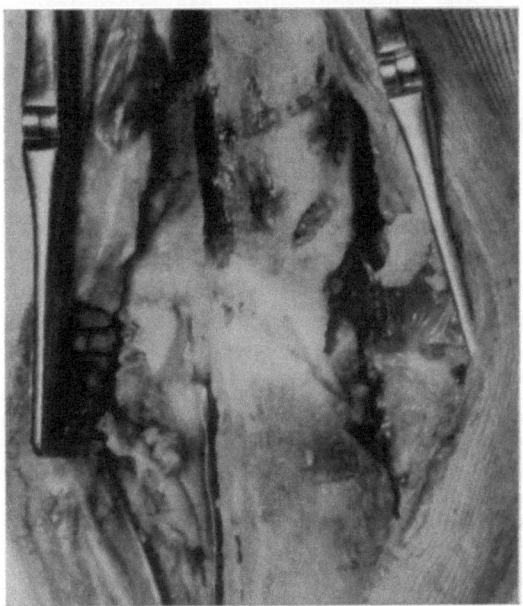

Abb. 161. Fehlende Heilung bei einem kurzen, schrägen Tibiabruch 4 Monate nach dem Anbringen von drei Querschrauben. Man beachte die toten weißen Knochenenden entlang der Bruchlinie

Ein Beispiel für die nachteilige Wirkung von drei Querschrauben sieht man in Abb. 161. Die Operation wurde ausgeführt, weil die Bruchstelle nach 4 Monaten völlig mobil und die Knochenenden in einer Ausdehnung von nahezu 1 cm an jedem Frakturende ischämisch waren. Das Einführen der Schrauben

---

[1] *Anmerkung des Übersetzers:* Auch die A. O. hält nach ihrer Erfahrung die richtige angebrachte Verschraubung der Spiralfraktur für eine geeignete Methode, bei der man mit wenig Metall und schonender Freilegung der Frakturstelle eine ideale Reposition und eine genügend stabile Osteosynthese erhält, um sofort postoperativ die Gelenke bewegen zu können. Hierfür müssen die Fragmente mit Hilfe der Schrauben unter Druck gesetzt werden.

und Abstreifen des Periostes verschlimmert den bereits im geringen Grad nach jedem Bruch eines Röhrenknochens bestehenden Zustand der Blutleere an den Knochenenden.

Gewöhnlich vergegenwärtigt man sich nicht, daß *zwei* Schrauben bei einer *Schräg*fraktur eine nicht so zuverlässig feste Fixierung herbeizuführen wie *eine* Schraube bei einem *Spiral*bruch. Eine gut eingerichtete *Spiral*fraktur verhakt sich unter leichtem Druck und kann dann ziemlich kräftigen Belastungen nach mehreren Richtungen widerstehen. Die Stärke dieser Verbindung hängt in erster Linie von dem Verhaken der spiraligen Knochenfragmente ab, und die Schraube ist gegen die meisten äußeren Kräfte, die auf die Tibia wirken, geschützt. Dagegen besitzt die *Schräg*fraktur nur eine einzige Fläche, die sich nicht verhaken kann, sie hat daher keine eigene Stabilität gegen Bewegungen in dieser Ebene. Diese Behauptung läßt sich leicht experimentell beweisen. Schrauben bei Schrägfrakturen werden außerordentlich beansprucht, da die Fixierung vollständig von ihrer Kraft abhängt. Außerdem gibt es Beweise, daß zwei oder drei Querschrauben das Schrägfragment devitalisieren können, wenn sie weniger als etwa 1 cm voneinander entfernt liegen. Darum kann eine verstärkte mechanische Fixierung die ausgedehnte Knochennekrose nach sich ziehen.

Trotz des schlechten Heilerfolges ist es eine Ironie, daß gerade die Schrägfraktur der Tibia häufig zu einer operativen Behandlung verleitet, auch wenn sie mit einer intakten Fibula kombiniert ist, während die Spiralfraktur, die mechanisch für eine Querschraube günstig wäre, an und für sich gar nicht operiert zu werden braucht, da bei ihr kein Spalt entsteht.

Nur zu oft wird man bei der Operation eines offenbar einfachen Spiralbruches finden, daß er in Form haarfeiner Risse gesplittert ist, die bei der ersten Röntgenaufnahme nicht entdeckt wurden. Es ist töricht, in solchen Fällen darauf zu bestehen, mehrere Querschrauben anzubringen.

Es sollte überflüssig sein, den Leser daran zu erinnern, daß beim Verwenden einer Querschraube das Schraubloch in der oberflächlichen Rinde (d. h. in dem Teil, den der Schraubenkopf berührt) größer als der äußere Durchmesser des Schraubengewindes sein sollte und daß nur in die untere Rinde im Bereich der Schraubenspitze ein passendes Loch gebohrt werden sollte. Die Nichtbeachtung dieser technischen Einzelheiten führt häufig zu Störungen. Aber selbst wenn sie sorgfältig beachtet worden waren (wie im Fall Abb. 24, Seite 24), habe ich Mißerfolge bei der Behandlung der Schrägfrakturen mit einer Querschraube gesehen.

Doppelbruch der Tibia

Den Doppelbruch der Tibia, bei dem das große zentrale Bruchstück praktisch das ganze mittlere Drittel einschließt, sollte man niemals operativ behandeln (Abb. 162A). Die Gefahr, daß es sich durch die Operation in einen röhrenförmigen Sequester verwandelt, ist groß und dieses Risiko nicht wert. Man sollte nicht vergessen, daß die Teile der Tibia, die sich bei der Knochenspanverpflanzung als abgestorben erweisen, sich röntgenologisch nicht durch größere Dichte erkennen lassen (COMPERE, 1949).

Es ist am sichersten, diese Doppelfraktur konservativ zu behandeln und 3 Monate später eine geplante Knochenverpflanzung folgen zu lassen (was man dem Patienten vorher sagt).

Das Bein kann durch einfachen Gips ohne Zug in ausreichender Länge gehalten werden (wobei man eine leichte Verkürzung fördert). Nach 3 Monaten wird das eine Ende des großen zentralen Bruchstückes (gewöhnlich das proximale) klinisch fest sein, während das andere Ende noch beweglich ist. Ein Hüftknochen-Transplantat (Seite 234/235) kann nun an der unverheilten Fraktur angebracht werden, und nach weiteren 3 Monaten im Gipsverband

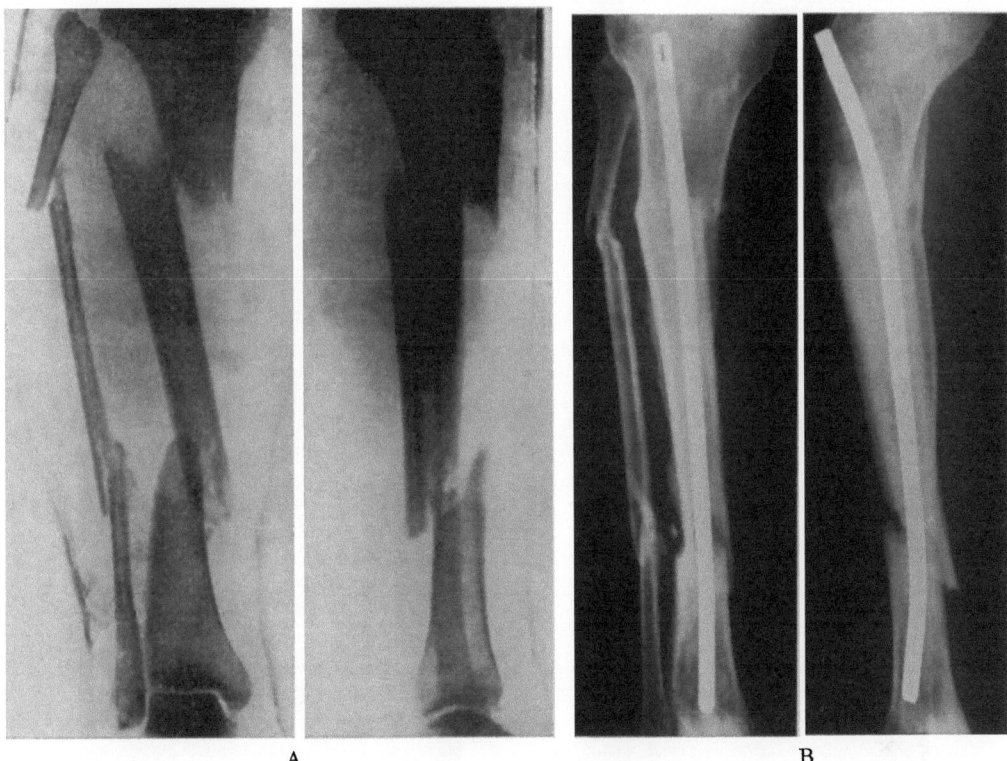

A   B

Abb. 162A u. B. Doppelfraktur der Tibia. Die innere Fixation zeigte röntgenologisch eine gute Stellung, aber die Fixation mußte durch einen Gipsverband verstärkt werden, und die distale Fraktur entwickelte eine Pseudarthrose. Es wäre besser gewesen in konservativer Behandlung eine Verkantung des mittleren Bruchstückes in Kauf zu nehmen, aber mit engem Kontakt der Bruchstücke

wird dieses sehr schwierige Problem erfolgreich gelöst sein. Die Zeit der Arbeitsunfähigkeit beträgt nicht mehr als 6—9 Monate. Die Lage des mittleren Fragmentes ist unwichtig, weil die Ausrichtung des proximalen und distalen Fragmentes durch die Stellung zu ihren benachbarten Gelenken leicht kontrolliert werden kann. Selbst wenn man eine grobe Verformung in Kauf nimmt, kann man während der Knochenverpflanzung einen häßlichen Knochenvorsprung abmeißeln. Die ernste Gefahr der langen Arbeitsunfähigkeit — oder sogar einer Amputation — die einer unüberlegten Behandlung dieser sehr schwierigen Fraktur folgen kann, muß mit besonderem Nachdruck herausgestellt werden. Eine mit Marknagelung behandelte Fraktur wird in Abb. 162B gezeigt. Aber nach einer sehr schwierigen Operation, wobei die Infektions-Gefahr im geschädigten Gewebe als Folge einer langwierigen Operation nur durch Glück vermieden wurde, entwickelte sich dennoch eine Pseudarthrose in der distalen Fraktur, die eine Knochenverpflanzung erforderte. Der Patient war daher nicht besser dran, als wenn er von Anfang an konservativ behandelt worden wäre, und man mußte einen Gipsverband anlegen, weil der Marknagel die Fragmente nicht vollständig gegen Rotation immobilisierte[1] (s. Anmerkung d. Ü.).

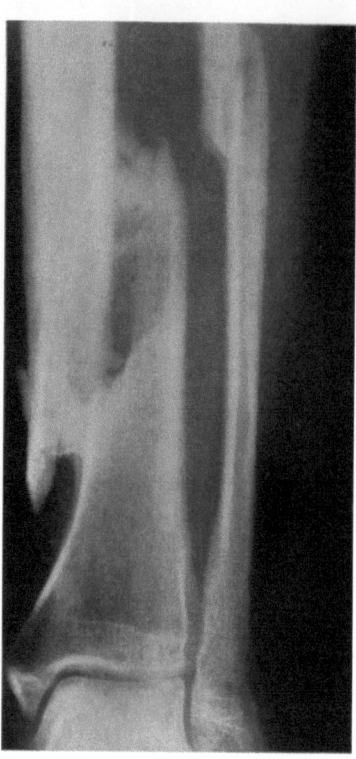
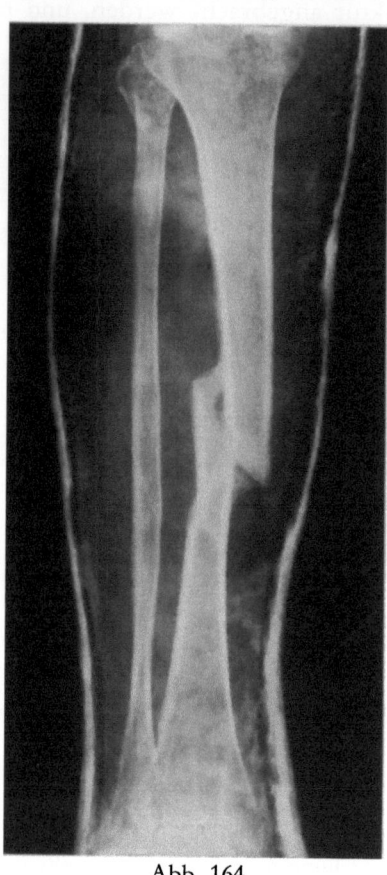

Abb. 163   Abb. 164

Abb. 163. Deutliches Beispiel einer Deformierung, die bei äußerer Betrachtung des Beines nicht vermutet wird. Es handelte sich um einen kräftig gebauten Mann. 6 Wochen nach dem Unfall wurde der Beginn einer knöchernen Heilung erstmalig festgestellt

Abb. 164. Der Knochenvorsprung an der subcutanen Schienbeinfläche, hervorgerufen durch das proximale Bruchstück, wird kosmetisch durch eine leichte Valgusverformung des distalen Fragments noch häßlicher

Kosmetische Faktoren der konservativen Behandlung

Das zukünftige Aussehen des Beines nach einer kompletten Unterschenkel-Schaftfraktur kann gewöhnlich schon nach seiner Form bei Anlegen des

---

[1] *Anmerkung des Übersetzers:* Es ist bemerkenswert, daß diese Doppelfrakturen der Tibia auch ohne Operation auf der „Teleskop-Gelenkschiene" eingerichtet und in guter Stellung gehalten werden können. Dabei fixiert man das distale Fragment mit einem Steinmannstift durch den Calcaneus auf einer allseitig beweglichen Repositionssandale, während man das mittlere Bruchstück durch Kirschnerdrähte reponiert.

Gipsverbandes beurteilt werden, was oft vergessen wird. Der Wert dieses einfachen Verfahrens ist wohl zu schätzen, selbst dann, wenn man sich vorstellt, daß dies fast eine Rückkehr dabei zu alten Methoden ist. Ein gutes Beispiel, das ich aber nicht nachzuahmen empfehle, wird in Abb. 163 gezeigt. Bei äußerer Betrachtung des Beines nach 1 Jahr hätte man niemals den Grad der tatsächlichen Verschiebung vermutet, und das sollte als Richtschnur dienen. Es liegt nämlich eine Gefahr darin, sich mit der im Röntgenbild sichtbaren parallelen Ausrichtung zufriedenzugeben, *ohne sich die Gestalt des Beines anzuschauen*. Dieser Widerspruch tritt auf, wenn der Chirurg sich mit der Stellung einer Fraktur abfindet, bei der das proximale Bruchstück, wie dies zumeist der Fall ist, medial vom distalen Fragment liegt (Abb. 164). Steht das distale Bruchstück im Röntgenbild streng parallel mit dem proximalen, kann ein sichtbarer Vorsprung an der vorderen Schienbeinkante hervorgerufen werden. Eine leichte Valgusstellung (Abb. 164) wird in diesem Falle den Höcker noch auffallender machen. Andererseits, und dies möchte ich besonders betonen, wird eine geringe Varusverformung wie in Abb. 163, die durch den

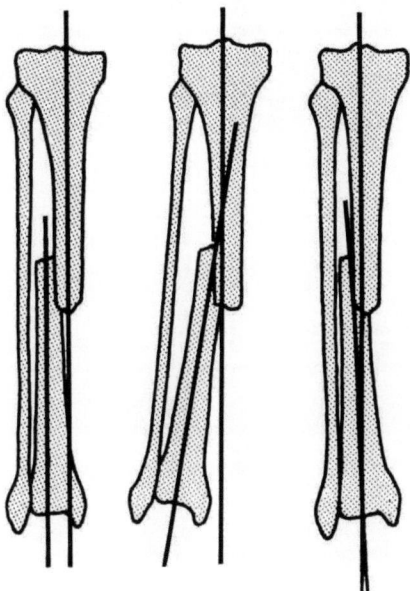

Abb. 165. Der klassische Rat, Tibiabruchstücke genau parallel zu stellen, ist weder kosmetisch noch physiologisch richtig, wenn die Fragmente leicht seitlich versetzt sind. Die Valgusverformung ist kosmetisch stets häßlich, hingegen wird die Spur einer Varusverformung einen Knochenvorsprung verbergen und den Mittelpunkt des Sprunggelenkes in die Belastungslinie zurückbringen

Chirurgen absichtlich veranlaßt wurde, eine solche Knochenbeule verbergen (Abb. 165). Weitere Beispiele siehe Abb. 166 und 167. Die Größe der erforderlichen Varusstellung ist nur so, daß sie den Mittelpunkt des oberen Sprunggelenkes in die Achse des proximalen Bruchstückes bringt. Besteht man auf Parallelausrichtung im Röntgenbild, wird der Mittelpunkt des oberen Sprunggelenkes seitlich von der natürlichen Achse der Körperbelastung stehen.

Die allgemeine Behauptung, eine Abwinkelung von nur 5° verursache unweigerlich eine spätere traumatische Arthrose des Fußgelenkes, wird durch die Praxis nicht bewiesen. Ich kann mich an keinen derartigen Fall bei einer Tibiaschaftfraktur erinnern, im Gegensatz zu Brüchen, bei denen das Fußgelenk unmittelbar beteiligt ist.

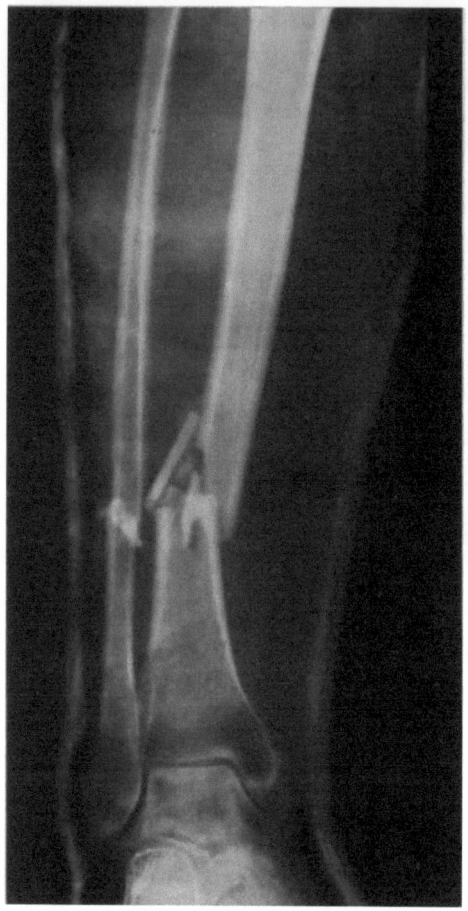 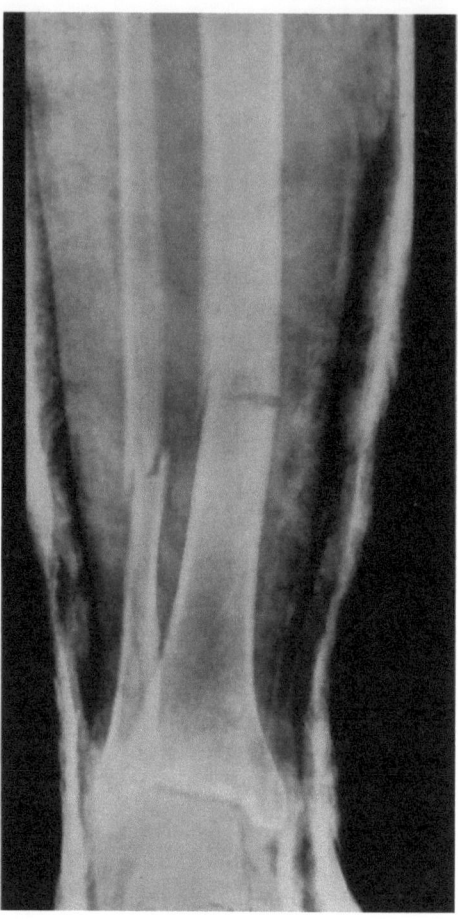

Abb. 166   Abb. 167

Abb. 166. Übermäßige Varusabwinklung, die jedoch äußerlich kaum zu erkennen war. Die Achse des proximalen Bruchstückes ist zum Tibio-Fibular-Gelenk ausgerichtet, während sie in der Nähe der Talusmitte verlaufen sollte

Abb. 167. Diese geringe Valgusabwinklung war kosmetisch unschön, weil sie das Konkavprofil der vorderen Schienbeinfläche unterbrach

Die Technik der konservativen Behandlung

1. Einfache Gipsfixation

Tibiafrakturen, die sich für diese Behandlungsart eignen, sind durch die Größe der ursprünglichen Verformung bestimmt und fallen in die Kategorie des Diagramms in Abb. 155 A.

Die einzige Ausnahme in dieser Gruppe relativ unverschobener Frakturen ist die Schrägfraktur der Tibia in Verbindung mit intakter Fibula. In solchen Fällen schlage ich die Marknagelung vor, besonders wenn die Verschiebung erheblich ist. Diese Frage sollte lieber unter Allgemeinnarkose geklärt werden als nach der einfachen Beurteilung des Röntgenbildes, welches das Problem verkleinern könnte. Ist die Fraktur bei der Untersuchung in Narkose stabil und nicht schlimmer, als sie sich im Röntgenbild zeigte, kann man wahrscheinlich von einer inneren Fixation absehen.

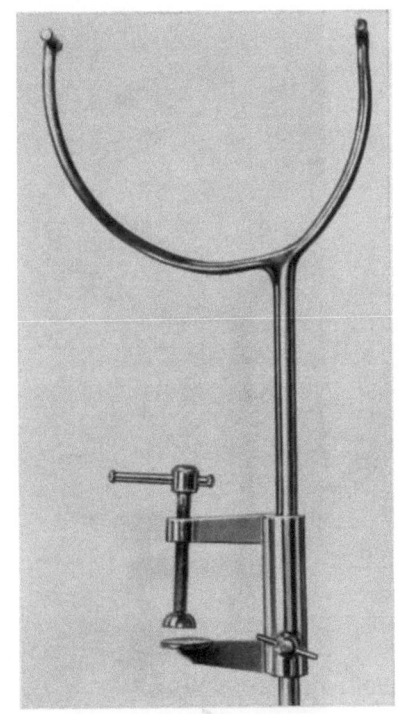

Abb. 168. Einfache Kniestütze, die an jedem Tisch angebracht werden kann. Eine Flanellbinde wird an den beiden Enden des U-förmigen Bügels befestigt, den man unter dem Knie anbringt

Hat man festgestellt, daß die Fraktur gegen weiteres Verkürzen stabil und somit für die Fixation im einfachen Gips geeignet ist, dann ist es immer noch sehr schwierig, das Ergebnis der manuellen Einrichtung gleich beim erstmaligen Anlegen eines hohen Beingipses aufrechtzuerhalten. Ich habe die folgende Technik besser gefunden als die andere Möglichkeit, zuerst einen Unterschenkelgehgips bei gebeugtem Knie anzulegen und später den Gipsverband oberhalb des Knies zu vervollständigen:

Eine feste Unterstützung des Knies ist besser als die Hilfe eines Assistenten, der das Knie hält. Das Gerät, das ich nach dem Muster des orthopädischen Putti-Tisches entwickelt habe (Abb. 168, 169A, B, C), hat sich als nützlich erwiesen. Das Knie ruht auf einer Flanellbinde, die an den freien Enden der Stütze angebunden ist. Um sie leicht aus dem trockenen Gipsverband ziehen zu können, wird sie reichlich mit Watte bedeckt, die man im Gipsverband zurückläßt.

Die Gefahr ist erheblich, daß die Gefäße in der Kniekehle durch die Stütze abgeklemmt werden, wenn der Operateur sich nicht auf die Methode versteht, die Stütze herauszuziehen, sobald der Gipsverband trocken ist. Die röhrenförmige Wattehülle soll verhindern, daß die Flanellbinde am Gipsverband haftet und innerhalb des Gipses eine einschnürende Falte bildet.

Eine technische Einzelheit wird in Abb. 170 gezeigt. Häufig verschiebt sich das obere Bruchstück in eine Rekurvation, wenn man die Stütze direkt unter der Kniekehle anbringt (Abb. 170A). Um das zu verhindern, sollte die Kniestütze unter dem oberen Viertel der Tibia angesetzt werden. Um das normale Bestreben der vorderen Schienbeinfläche zur konkaven Durchbiegung zu verstärken, dreht man das Bein leicht nach außen (Abb. 169C).

Die Polsterung des Gipsverbandes sollte aus einer gleichmäßigen, gut 1 cm dicken Wattelage bestehen, die mit elastischen Binden umwickelt wird. Unter festem Zug werden dann die Gipsbinden angelegt, um die Watte zu komprimieren und die Fixation zu vergrößern.

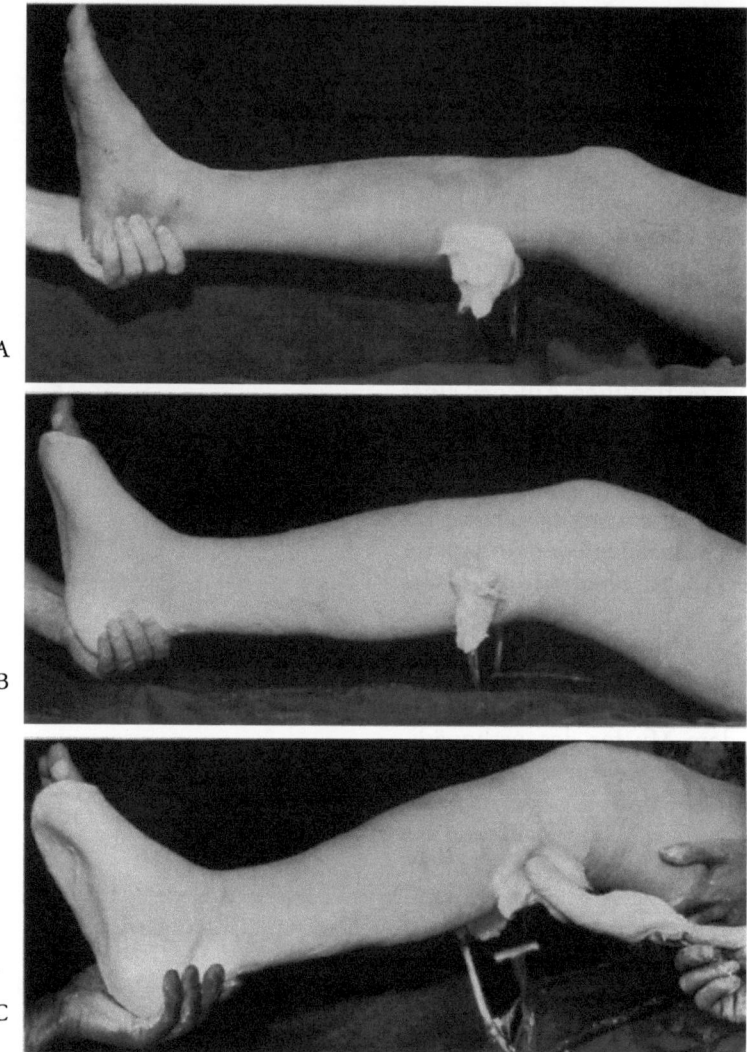

Abb. 169 A—C. Der Gebrauch der Kniestütze
A. Wattebedeckte Stütze in richtiger Stellung
B. Der Gipsverband ist angelegt
C. Die Stütze wird nach Durchschneiden der Binde herausgezogen

In diesem Anfangsstadium sollte unter Betäubung der Fuß in einen rechten Winkel gebracht werden, obgleich man auf eine genaue Gehstellung keinen übermäßigen Wert legen sollte, wenn dadurch eine dorsale Abwinkelung der

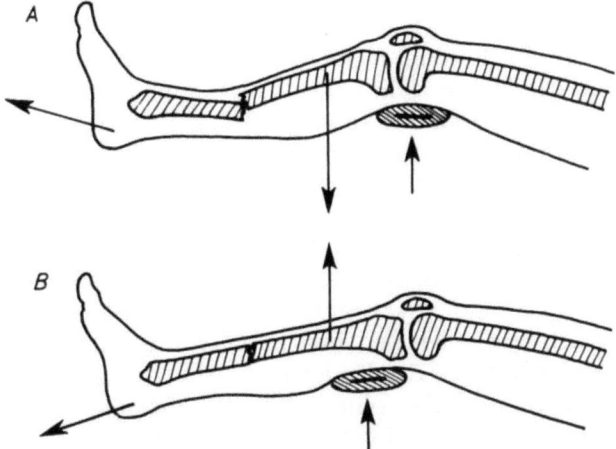

Abb. 170. Die Zeichnung erklärt die Notwendigkeit, in einigen Fällen die Tibia lieber unter dem oberen Viertel als in der Kniekehle zu stützen, um das proximale Fragment nach vorn zu drücken und eine Rückwärtsabwinklung zu vermeiden

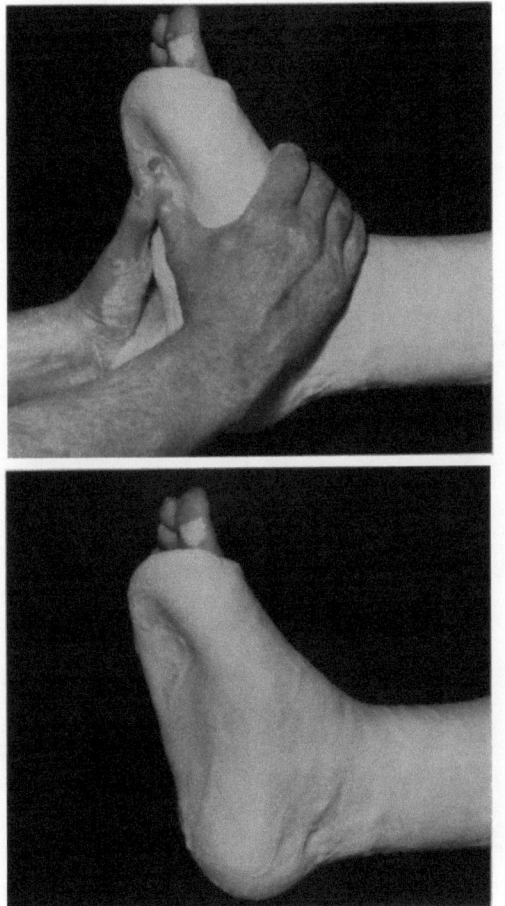

Abb. 171. Das Modellieren der Gipssohle, um den queren Mittelfußbogen wiederherzustellen

Fraktur hervorgerufen wird. Kann man den Fuß nicht leicht durch geringen Druck auf die Fußsohle bis zum rechten Winkel beugen, muß man gleichzeitig mit der Hand an der Hacke ziehen. Dieses kombinierte Verfahren ist besser als ein gewaltsamer Druck am Vorfuß in Fußrückenrichtung, da sie die dorsale Abwinkelung der Fraktur verursachen könnte. Der Chirurg steht am besten so, daß er den Vorfuß des Verletzten gegen seine Brust drückt, während er die Hacke mit einer Hand herabzieht.

Sollte der Fuß nach Fertigstellen des Gipses eine leichte Spitzfußstellung zeigen, empfehle ich dringend, den Gipswechsel nach 6 Wochen zur Umwandlung in einen Gehverband *unter voller Narkose* auszuführen, da es nur mit Betäubung möglich sein wird, den Fuß in einen rechten Winkel zu bringen, unabhängig von der Mithilfe des Verletzten.

Das quere Mittelfußgewölbe sollte als letztes in die Sohle des Gipsverbandes modelliert werden, wenn dieser fast trocken ist (Abb. 171).

Keilförmiges Spalten des Gipses

Der wohlüberlegte Gebrauch eines Markstiftes bei schwierigen Tibiafrakturen wird die Notwendigkeit, den Gipsverband keilförmig quer zu spalten,

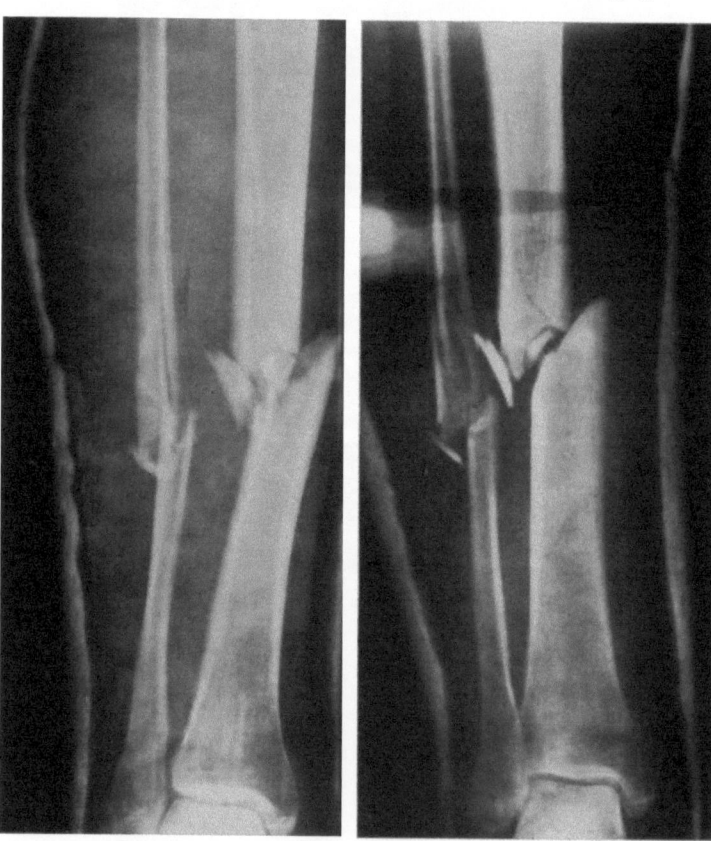

Abb. 172. Das keilförmige Spalten des Gipses an der Konkavseite kann den Bruch auseinanderziehen und verschieben. Dieser Fall führte zu einer Pseudarthrose, die man bei der Breite des Bruchspaltes hätte voraussagen können

verringern. Allerdings wird sich das nicht immer vermeiden lassen. Man sollte darin eher eine unliebsame Notmaßnahme als eine Methode der Wahl sehen. Zeigt das Röntgenbild eine nachbleibende Abwinkelung, dann kann sie durch Keilen korrigiert werden.

Die übliche und leichte Methode, den Gips keilförmig zu spalten, indem man ihn an einer Seite aufschneidet, um ihn konvex zu biegen und den Sägeschnitt mit einem Holzkeil zu spreizen, kann sich dadurch nachteilig auswirken, daß die Tibiabruchstücke dabei auseinandergezogen werden (Abb. 172). Ich habe den Eindruck, daß ein ungewöhnlich hoher Anteil der Unterschenkelbrüche mit verzögerter Heilung im Anfang mit einem solchen keilförmig gespaltenen Gips behandelt worden sind. In Wahrheit führt weniger das keilförmige Spalten als vielmehr das Ausmaß der ursprünglichen Verschiebung bei solchen Fällen wie in Abb. 172 zur verzögerten Heilung.

Die beste Methode ist es, den Ausschnitt an derjenigen Seite zusammenzudrücken, die nachher konkav werden soll. Dabei besteht die Gefahr, daß die Haut im Spalt eingeklemmt wird, wenn nur ein schmaler Keil ausgeschnitten worden ist. Es ist daher viel besser, ein großes Fenster in die Konvexseite zu schneiden, das immer noch offensteht, wenn die Gradrichtung beendet ist. Der Gipsverband kann dann geschlossen werden, ohne daß man die Weichteile einklemmt (Abb. 173).

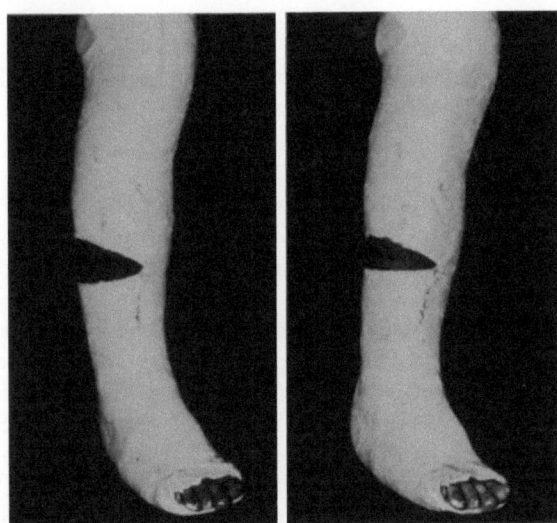

Abb. 173. Spalten des Gipsverbandes an der *Konvexseite* der Deformierung. Man muß einen breiten Keil herausschneiden, so daß der Spalt am Ende der Gradrichtung nicht vollkommen geschlossen ist und Weichteile nicht eingeklemmt werden können

Jedes keilförmige Spalten sollte innerhalb der ersten zwei oder drei Tage nach dem Einrichten beendet sein und der erste Gipsverband danach 6 oder 8 Wochen unberührt liegen bleiben.

2. Instabile Brüche und konservative Behandlung

Die Brüche dieser Kategorie werden zeichnerisch in Abb. 155B dargestellt. *Die Taktik in der Behandlung dieses Frakturtyps besteht darin, eine größere Operation am Anfang zu vermeiden und sich auf die Möglichkeit einer frühen Phemister-Knochenverpflanzung einzustellen, wenn eine Beweglichkeit 3 Monate nach der Verletzung noch festzustellen ist.*

Diese Brüche sind für eine einfache Gipsfixation ungeeignet, da nach dem Einrichten unter Zug die Möglichkeit des Abgleitens sehr groß ist.

Diese Fälle können mit Knochenzug nach der auf Seite 222 angegebenen McKee-Methode behandelt werden. Mit dieser Technik wird die Gradrichtung 4—6 Wochen aufrechterhalten. Ein Gipsverband wird angelegt, wenn die Weichteile maximal geschrumpft sind und eine Verschiebung der Bruchstücke unwahrscheinlich ist. 6 Wochen später wird der Gipsverband entfernt, und nach dem Fortschritt der Heilung wird klinisch beurteilt, ob eine sofortige Phemister-Knochenverpflanzung notwendig ist.

Intramedulläre Fixierung

Bei den instabilen Frakturen mit großer Anfangsverschiebung sollte man sich entschließen, einen Markstift nach RUSH anzuwenden, wenn man ihn *ohne Freilegung der Fraktur benutzen kann.*

Nach Einschlagen des Stiftes wird die Fraktur konservativ mit Oberschenkelgips 3 Monate lang behandelt, und danach wird der Zustand der Heilung unter dem Blickwinkel einer dann etwa vorzunehmenden Phemister-Knochenverpflanzung beurteilt. Zur intramedullären Fixation muß man mit Hilfe eines starken Knochenzuges die Bruchstücke in einem Schraubenzugapparat aufeinanderstellen, z. B. mit dem von WATSON-JONES. Dabei wird das Knie um 90° über der Tischkante abgewinkelt.

Offene Tibiafrakturen

Der häufigste Typ der offenen Tibiafraktur, bei der die Haut nur an einer kleinen Stelle von dem Knochen durchbohrt wird, ist genauso zu behandeln, wie eine geschlossene Fraktur, wenn die Haut sauber ist und der Unfall nicht länger als 6 Std zurückliegt.

Bei einer offenen Splitterfraktur von Tibia und Fibula mit ausgedehntem Verlust von Weichteilen und Haut ist das Problem sehr viel schwieriger. Die Behandlung dieses Verletzungstyps mit einfachem Gipsverband ist unbefriedigend, da eine Infektion unvermeidlich ist und eine venöse Stauung des im Gips ohne Extension eingezwängten Beines sich verheerend auf die Heilung leicht infizierter Wunden auswirken kann[1] (s. Anmerkung d. Ü.).

Es wird gesagt, daß bei einer offenen Fraktur die Immobilisierung der Knochenfragmente wichtiger sei als bei einer geschlossenen, da bei frei beweglichen Fragmenten die bakterielle Infektion sich eher ausdehnen kann als bei immobilisierten Bruchstücken. Unter diesem Gesichtspunkt wenden einige Chirurgen bei offenen Frakturen der Tibia Platten und Schrauben an besonders dann, wenn ein Hautverlust besteht, weil die innere Fixation eine sofortige gekreuzte Beinlappenplastik ermöglicht, die den Knochen abdeckt. Es wird behauptet, daß eine Infektion, wenn sie überhaupt auftritt, einen leichten

---

[1] *Anmerkung des Übersetzers:* Ohne Extension und ohne Gipsverband bietet die druckfreie Lagerung der offenen Unterschenkelfraktur auf der „Teleskop-Gelenkschiene" die Vorzüge der offenen Wundbehandlung.

Verlauf nimmt und auf den Bereich der Platte beschränkt bleibt und schließlich abklingt, wenn die Knochenheilung zu einem späteren Zeitpunkt die Entfernung der Platte erlaubt. Sicherlich sind bemerkenswerte Erfolge mit dieser Technik seit Einführung der Antibiotika erreicht worden[1] (s. Anmerkung d. Ü.). Man darf aber nicht die Fälle vergessen, bei denen ein solcher operativer Eingriff eine ununterbrochene Arbeitsunfähigkeit von 1 bis 2 Jahren bedingte, ja sogar eine vollständige Ischämie der ganzen Tibiafragmente eingetreten war, was schließlich eine Amputation erforderte. Ich habe bereits erwähnt, daß eine Osteomyelitis mit möglicher Spätamputation nicht vorkommt, wenn eine Fraktur von Anfang an konservativ behandelt wird.

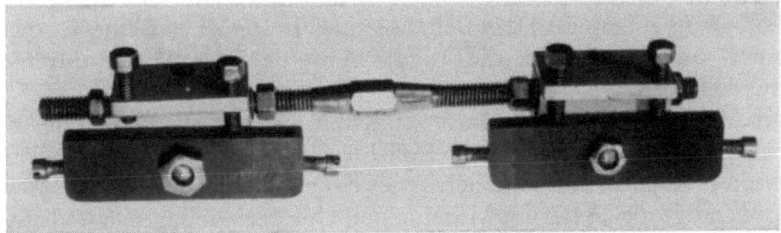

Abb. 174. „Stader splint" zur Transfixation bei der offenen Unterschenkelfraktur (s. Text)

Vielleicht kann die äußere Knochenfixation auf dem begrenzten Gebiet der offenen Tibiafrakturen, die eine Hautdeckung verlangen, wieder an Interesse gewinnen. Bei einer solchen Technik werden das proximale und distale Bruchstück an gesunden Hautstellen und in einiger Entfernung von der Fraktur mittels „Halb-Stift-Einheiten" transfixiert und dann durch einen starren äußeren Eisenstab wie bei der „Stader splint" verbunden (Abb. 174). Unglücklicherweise wurde diese Methode in den Vereinigten Staaten und Kanada während des Zweiten Weltkrieges in großem Maßstabe mißbraucht und ist dadurch in Mißkredit gekommen. Unabhängig davon bietet dieses Prinzip theoretisch die besten Bedingungen für die Heilung einer offenen Tibiafraktur ohne Knocheninfektion. Die äußere Knochenfixation sollte aber ausschließlich der Behandlung solcher Frakturen vorbehalten bleiben und bei keinem anderen Knochenbruch angewandt werden. Der schlechte Ruf, den diese „Stader splint" hatte, ist allein das Ergebnis ihres Mißbrauches. Die Transfixationsstifte sollten niemals einen Muskel durchbohren, da seine Bewegungen im Bereich der Steinmann-Stifte (Kirschnerdrähte) bei Übungen mit den benachbarten Gelenken zur Infektion führen. Man behandle Verletzte mit äußerer Knochenfixation in situ niemals ambulant und gestatte ihnen auch nicht, das Bein herabhängen zu lassen, da es auf diese Weise längere Zeit mit Blut überfüllt ist. Sobald die offene Fraktur es erlaubt, sollte die äußere Fixierung entfernt und nicht monatelang, in der Hoffnung auf eine knöcherne Heilung, belassen werden.

Bei Tierexperimenten, zur Feststellung der Heilungsquote nach verschiedenartiger mechanischer Fixation, kam HEY GROVES, 1921, zu dem Schluß, daß

---

[1] *Anmerkung des Übersetzers:* Diese Grundeinstellung für die operative Behandlung der offenen Fraktur deckt sich mit den Prinzipien der Schweizer A.O., die aber vor einem ungenügenden Eingriff wegen der hier von CHARNLEY geschilderten Gefahren warnt.

es unter allen Versuchsanordnungen die besten Callusbildungen bei der äußeren Knochenfixation gab. Bei seinen Versuchen benutzte er Platten unterschiedlicher Größe mit unterschiedlicher Art der Anbringung, wie Schrauben und Splinte, sowie auch die intramedulläre Fixation. HEY GROVES sagt:

„Soweit die Beweiskraft der Experimente geht, führt die Methode der indirekten Fixation zweifellos zu einer vollkommeneren Heilung als alle direkten Methoden, die ich angewandt habe."

Der Knochenzug

Eine verbreitete Methode, schwere Tibia- und Fibulafrakturen zu behandeln, besteht darin, einen Knochenzug am unteren Ende der Tibia oder am Fersenbein anzubringen und das Bein auf einer Braunschen Schiene zu lagern. Fast immer unterstützt man die Ausrichtung der Gliedmaße durch einen Unterschenkelgips.

Dieser Methode fehlt die präzise Kontrolle des proximalen Bruchstückes, und wenn ein ausgedehnter Weichteilschaden bestand, kann ein Gewichtszug von 4 kg ein beträchtliches Überziehen der Bruchstücke hervorrufen. Hält man es für notwendig, die Fixierung durch einen Unterschenkelgips zu verstärken, so hat dies den Nachteil, daß die Wunde schwer zu überwachen ist. Bei der Methode der äußeren Knochenfixation, die ich für die beste halte (McKee-Methode), ersetzt eine gebogene Thomas-Schiene die Braunsche Schiene, und das proximale Bruchstück wird durch einen zweiten Nagel auf der Schiene gehalten. Bei diesem fixierten Zug kann die Tibia auf jede vom Arzt gewünschte Länge gebracht werden.

Hierbei ist ein Gips überflüssig: das Bein wird durch Flanellschlingen von unten gestützt, die Wunde kann verbunden werden, und Verpflanzungen nach THIERSCH oder aber mit Hautfleckchen sind dabei jederzeit möglich.

Ich ziehe diese Methode dem einfachen Verfahren mit Transfixationsstiften im Gips vor. Ein einziger Stift sowohl im proximalen als auch im distalen Bruchstück reicht zusammen mit einem Gips nicht aus, um eine Abwinkelung in zwei Ebenen zu beherrschen; aber in Verbindung mit einer Thomas-Schiene kann man die Ausrichtung stufenweise nach der Ersteinrichtung korrigieren.

Richtet man sein Augenmerk auf das Verheilen der Haut, während man die Fraktur in der gewünschten Stellung hält, kann man fast immer die Weichteile heil und trocken werden lassen, so daß selbst schwerste offene Tibiafrakturen sich für eine Knochenverpflanzung mit der Phemister-Technik vor Ablauf von 3 Monaten eignen.

Die offene Tibiafraktur wird mit einem Knochenzug auf der Schiene gehalten, während der Verletzte für 4—6 Wochen im Bett liegen muß. Danach legt man einen hohen Gips an und entfernt die Nägel.

Einzelheiten der Technik. McKee-Methode

Man wählt eine neue Thomas-Schiene aus mit einem Ring, den man vorher an der Leiste der unverletzten Seite ausgemessen hat. Die Schiene wird an der Stelle, die dem Kniegelenk entspricht, um 30° über eine Tischkante gebogen.

Der Verletzte erhält Vollnarkose, und die Haut wird vor der chirurgischen Wundversorgung mit Wasser und Seife usw. gereinigt. Ist die Wunde ausgeschnitten, wickelt man das Bein in sterile Tücher, während die Thomas-Schiene über die Gliedmaße gezogen wird und die Steinmann-Stifte streng aseptisch mit der „Nichtberührungstechnik" eingeschlagen werden. Die Seitenholme der Thomas-Schiene können durch antiseptische Mittel keimarm gemacht werden.

Der erste Steinmannstift wird am proximalen Bruchstück in der Tuberositas tibiae eingeschlagen, wobei vor allem darauf geachtet werden muß, daß das quer zur Längsachse des proximalen Fragmentes geschieht.

Der zweite Steinmannstift wird nun durch das Fersenbein geführt, und zwar unter den Schienenholmen, während ein Assistent die Schiene hochhält.

Der proximale Steinmannstift wird dann an den Seitenholmen der Schiene mit McKee-Klammern (Abb. 175) so eingeklemmt, daß der Schienenring sich bequem der Leiste anpaßt.

Die McKee-Klammern werden nun über den Fersenstift geschoben und locker an die Seitenholme *unter* der Schiene angeklemmt (Abb. 176).

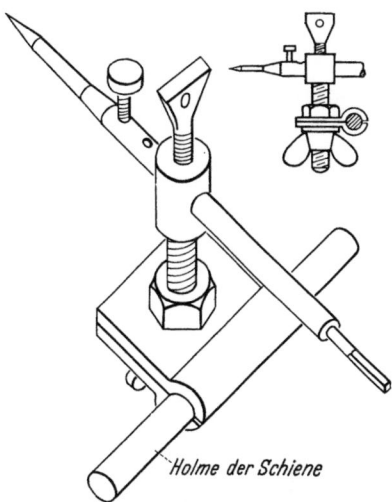

Abb. 175. McKee-Klammer, die den Steinmannstift an den Seitenholmen der Thomas-Schiene hält

Man zieht kräftig am distalen Stift, wobei man das untere Schienenende gegen den eigenen Körper drückt (Abb. 177). Die unteren McKee-Klammern werden angezogen und die gute Frakturstellung bei starkem Zug abgeschätzt.

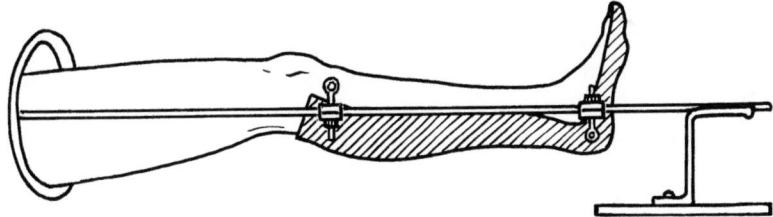

Abb. 176. McKee-Klammer an der Thomas-Schiene mit Gipsschale, um die Fixation gegen Bewegungen in der Sagittal-Ebene zu verstärken

Dann kann die Schiene mit sterilen Tüchern abgedeckt und Fraktur und Wunde freigelegt werden. So ist eine direkte Inspektion der Bruchstücke möglich, und man kann prüfen, wie es sich auswirkt, wenn man den Zug am distalen Nagel verringert. Herauszufinden ist die geringste Zugstärke, die die Bruchstücke in der Ausrichtung stabilisiert[1] (s. Anmerkung d. Ü.).

---

[1] *Anmerkung des Übersetzers:* Bei der „Teleskop-Gelenk-Schiene" ist das distale Tibiafragment mit Hilfe eines durch die Ferse getriebenen Steinmann-Stiftes mit einer Holzsandale zu einer Einheit verbunden. Die Sandale ihrerseits kann zusammen mit dem unteren Fragment leicht in jede erdenkliche Stellung gebracht und in ihr gehalten werden. Das neu entwickelte Schienensystem erlaubt außerdem eine frühzeitige Bewegung im Knie- und Fußgelenk. In diesen beiden wichtigen Punkten besteht der Unterschied zu der McKee-Methode.

Bei geschlossenen Frakturen hilft das Röntgenbild bei der endgültigen Einrichtung.

Steht die Fraktur befriedigend, so wird die Wunde verbunden und Flanellschlingen werden unter der Wade angebracht, um ein Durchsacken nach hinten zu verhindern.

Zum Schluß muß man den Vorfuß unterstützen, um eine Spitzfußstellung in den Mittelfußgelenken zu vermeiden. Dazu nimmt man eine Gipssohle, die man an den Seitenholmen der Schiene mit Achtertouren befestigen kann.

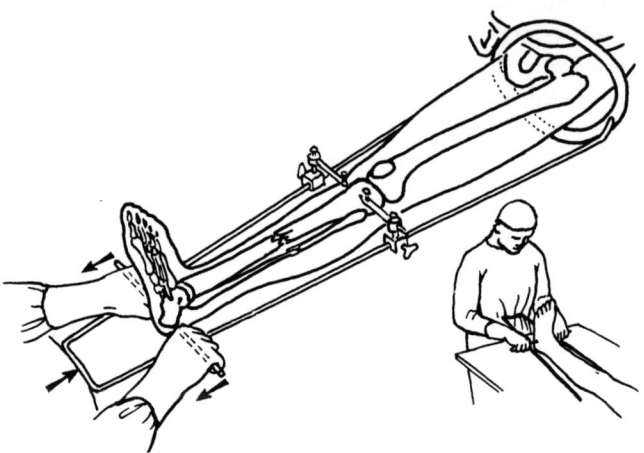

Abb. 177. Einrichten der Fraktur durch Zug. Sobald eine gute Stellung gesichert ist, muß der Zug entfernt werden. Die Stifte beläßt man nur zur Fixierung und nicht, um den Zug aufrechtzuerhalten

Weiterbehandlung nach dem Einrichten

Der Verletzte wird im Bett gepflegt, wobei man seine Ferse mit einem festen Gestell anhebt (Abb. 186B, Seite 230). Noch besser ist es, die Schiene an einem Galgen über dem Bett mit einem Gegengewicht aufzuhängen (Abb. 186C, Seite 230).

Es ist möglich, daß nach 3 oder 4 Wochen die Weichteile erheblich schrumpfen, besonders wenn das Bein anfänglich durch einen Bluterguß stark geschwollen war. Es kann sich als notwendig erweisen, die Schlingen nachzuziehen, wenn das Schrumpfen des Beinumfanges das Durchbiegen nach hinten veranlaßt hat.

4 Wochen lang sollten in regelmäßigen Zeitabständen Röntgenbilder angefertigt werden im Hinblick auf eine evtl. notwendige Neueinrichtung der Fraktur. Dafür kann eine Kurznarkose erforderlich sein.

Anlegen des endgültigen Gipsverbandes

Nach 4—6 Wochen wird die Fraktur fest genug sein, um sie mit einem hohen Gipsverband ohne Transfixationsstifte zu halten. Ohne Betäubung bringt man an der Vorder- und Rückseite des Beines je eine nasse Gipslage an und umwickelt sie fest mit Mullbinden, während das Bein noch in der Schiene bleibt. Ist der Gips trocken, entfernt man die Schiene, und die Gipslagen werden in einen vollständigen Rundgips verwandelt.

Besondere Einzelheiten

Zwei Einzelheiten bei der Behandlung schwerer, offener Tibiafrakturen mit dieser Methode müssen besonders betont werden:

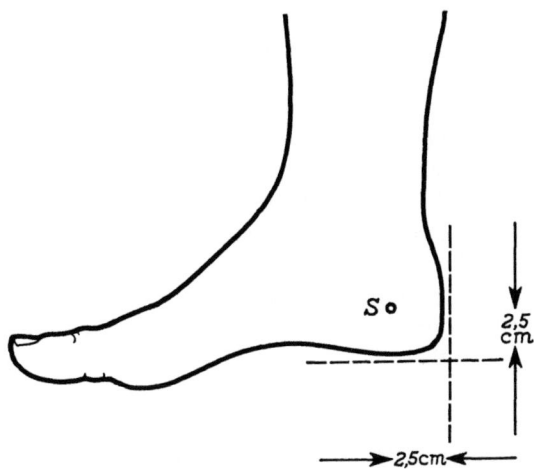

Abb. 178. Markierungspunkte, um das Durchbohren des unteren Sprunggelenkes zu vermeiden, wenn ein Stift durch das Fersenbein getrieben wird. Die Maße richten sich nach dem äußeren Profil der Hacke, wie hier in der Seitenansicht zu sehen ist

1. Die Lagemarken für das Einschlagen des Stiftes im Fersenbein. Man muß unbedingt vermeiden, das untere Sprunggelenk mit diesem Stift zu durchbohren. Die beste Einschlagstelle liegt $2^1/_2$ cm oberhalb des Hackenprofiles und vor ihm (Abb. 178). Um eine fehlerhaft auftretende Rotationsstellung des Fußes beim Anklemmen des Nagels an die Seitenholme der Schiene zu vermeiden, muß der Assistent den Fuß senkrecht halten, während der Chirurg den Steinmannstift genau horizontal einschlägt.

2. Kontrolle des proximalen Bruchstückes. Bei der Gradrichtung der gebrochenen Tibia richtet sich das untere Bruchstück nach der Achse der Schiene aus und kann nicht direkt beeinflußt werden, da es im Fußgelenk beweglich ist. Das proximale Bruchstück muß folgendermaßen in seiner Richtung gesteuert werden: *Valgus- und Varusabwinkelung* lassen sich regeln,

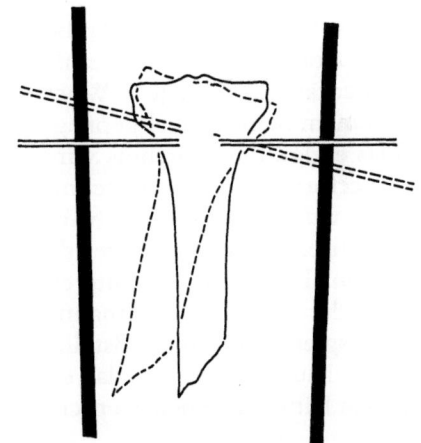

Abb. 179. Man regelt die Varus- und Valgusrichtung des proximalen Tibiabruchstückes bei McKees Methode, indem man die Anheftungshöhe der Klammern an den Seitenholmen der Schiene ändert

wenn man die äußeren Enden des Stiftes an den Seitenholmen der Schiene in unterschiedlicher Höhe anbringt. Verschiebt man die äußere Klammer nach proximal und die innere nach distal, so wird das proximale Fragment in die Valgusrichtung geführt, und umgekehrt (Abb. 179).

Die *Abwinkelung nach vorn und hinten* wird geregelt durch Heben und Senken des Kniegelenkes und des unteren Drittels des Oberschenkels auf der Thomas-Schiene. Mit einer Flanellschlinge und einem Polster unter dem unteren Drittel des Oberschenkels kann das proximale Tibiafragment durch Senken des Knies nach vorn und durch sein Anheben nach hinten geführt werden.

Eine außergewöhnliche Rettung eines Beines, von dem die Haut wie ein Handschuh abgestreift worden war und bei dem eine Querfraktur von Tibia und Fibula bestand, wird in Abb. 180 gezeigt. Der Verletzte war ein 20jähriger junger Mann, der von einem Bus überfahren worden war. Sein anderes Bein zeigte eine zirkuläre Durchblutungsstörung durch eine Zerquetschung der Wadenmuskulatur. Daher mußte man alles versuchen, das abgelederte, von der Haut entblößte Bein zu erhalten. Selbst eine Unterschenkelamputation hätte keine Sofortlösung des Problems bedeutet, weil dadurch ein Stumpf entstanden wäre, der mit Haut hätte gedeckt werden müssen.

Nachdem man die zerquetschten Muskeln entfernt, den Lappen gesäubert und das Fett abgetragen hatte, wurde die Haut wieder lose angenäht und das ganze Bein im McKee-Apparat geschient. Es wurde so behandelt, daß die Haut der Luft ausgesetzt und das Bein durch Schlingen von hinten unterstützt wurde. Der ganze Hautlappen starb ab, und es entwickelte sich keine fortschreitende Infektion, da man ihn an der Luft austrocknen ließ. Nach 3 Wochen war der ganze Hautlappen schwarz und hart. Gefühl und eine gute Zirkulation waren im Fuß erhalten geblieben, und der Bruch wies eine gute Stellung auf.

Unter Betäubung wurde die trockene, schwarze Hautdecke abgetragen. Darunter befand sich eine saubere Granulationsfläche, die alle Muskeln bedeckte (Abb. 181). Briefmarkenförmige Hautverpflanzungen wurden dann in Zwischenräumen von je 1 Woche durchgeführt und das Bein an der Luft unter einem Schutzbügel gepflegt (Abb. 182).

Das endgültige Ergebnis wird in Abb. 183 und 184 gezeigt. Der Fuß war stark verformt, weil die Streckmuskeln bei der Wundversorgung größtenteils entfernt worden waren und man dadurch den Vorfuß in Spitzfußstellung belassen hatte. Das wurde später durch eine Keilosteotomie der Fußwurzel ausgeglichen. Das Knie erreichte eine Beweglichkeit von 70°. Im anderen Bein entwickelte sich eine Volkmannsche Kontraktur der Wade, die Operationen zum Ausgleich der Spitzfußstellung notwendig machten.

Es ist kaum vorstellbar, daß ein so stark geschädigtes Bein mit einer anderen Methode hätte behandelt werden können.

Die häufigsten Ursachen der Mißerfolge

Obwohl die McKee-Methode bei der Behandlung schwerer Tibiafrakturen eine bessere Kontrolle der Bruchstücke erlaubt als jede andere einfache Methode, erfordert diese Technik eine beachtliche Geschicklichkeit und eine sehr sorgfältige Beobachtung. Aus der Tätigkeit meiner Assistenten habe ich festgestellt, daß Versager bei dieser Methode gewöhnlich auf die eine oder andere der folgenden Ursachen zurückzuführen sind:

Abb. 180. Am linken Bein ist die Haut handschuhartig abgestreift bei gleichzeitiger Fraktur des Tibiaschaftes. Offene Behandlung nach der McKee-Methode

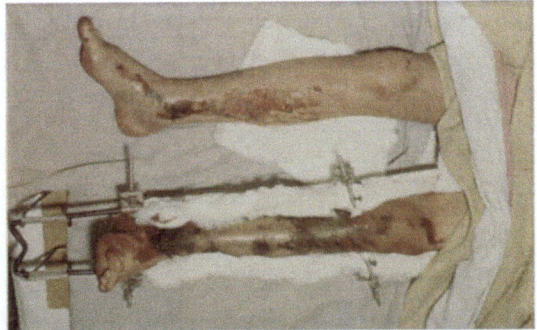

Abb. 181. Derselbe Fall etwa 1 Monat später, nachdem die tote Haut abgelöst war und eine granulierende Fläche zurückblieb

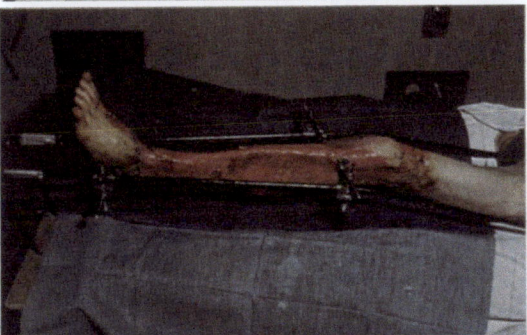

Abb. 182. Erste briefmarkenförmige Hautverpflanzung. Beachte den Bettbügel, der die Pflege des Beines ohne Verband und an der Luft ermöglicht

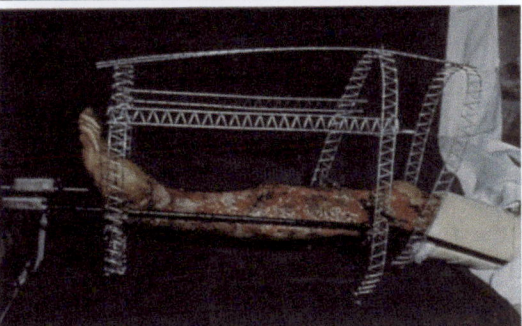

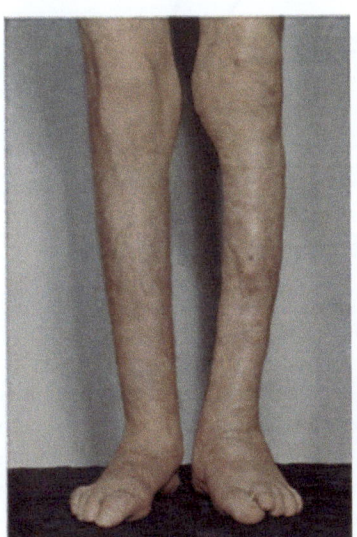

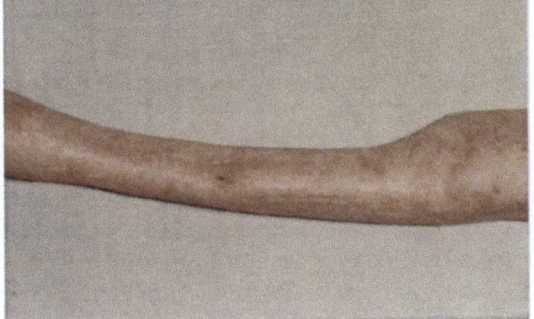

Abb. 184. Zustand nach 2 Jahren

Abb. 183. Heilergebnis nach 6 Monaten

1. Die Stellung wurde nicht kontrolliert, da man die äußere Kontur des Beines nicht beachtete.

2. Die äußere Form des Beines wurde nicht beobachtet, weil es mit Gipslagen oder mit Binden bedeckt war und man es unterließ, diese zur Besichtigung während der ersten 3 Wochen zu entfernen. Ein annehmbares Röntgenbild ist hierbei möglich, obwohl ein Tibiabruchstück die Haut durchspießt. Eine ursprünglich geschlossene Fraktur kann so zu einer offenen werden, mit einem häßlichen Knochenvorsprung an der Frakturstelle.

3. Man versäumte es, die Fragmente ein- oder zweimal während der ersten 2 Wochen nach der Verletzung in Narkose wieder einzustellen. Man hoffte, daß die Bruchstücke in guter Position blieben, ohne daß man die Apparatur nach der ersten Behandlung veränderte. Die Überwachung des Bruches bei dieser Methode ist nicht vollkommen, aber sie hat gegenüber anderen einfachen Verfahren den Vorteil, daß sie kleinere Korrekturen erlaubt, ohne die Frakturstellung zu stören.

4. Man machte sich nicht klar, daß die Stellung des proximalen Bruchstückes in gewissem Maße durch Unterstützen des unteren Endes des Oberschenkels geregelt wird[1] (s. Anmerkung d. Ü.).

Vergleich des Knochenzuges am Fersenbein und an der Tibia

In McKees Methode ist der Zug am Fersenbein wesentlich besser als der am unteren Ende der Tibia. Treibt der Arzt hier einen Steinmannstift ein, kann er das Mißgeschick haben, die Tibia an dieser Stelle zu sprengen, wenn er

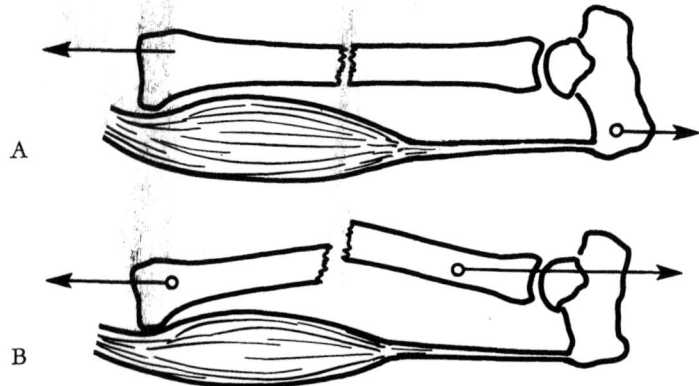

Abb. 185. A u. B. Zug am Fersenbein (A) ergibt eine bessere Ausrichtung der Tibiafrakturen als der am unteren Ende der Tibia (B)

den Einschlagpunkt zu hoch über dem sich verbreiternden unteren Ende wählt. Ist der Stift dort richtig angebracht, werden die Bruchstücke bei der Extension auseinandergehen und trotzdem, bei Nachlassen des Zuges, immer wieder in ihre verschobene Stellung zurückkehren. Die Ursache dafür ist der Zug der hinteren Wadenmuskeln, besonders derer, die an der Achillessehne an-

---

[1] *Anmerkung des Übersetzers:* Bei der Behandlung solch schwerer Tibiafrakturen in der „Teleskop-Gelenkschiene" mit ihren neuen technischen Möglichkeiten der exakten Brucheinstellung entfallen die hier aufgeführten nachteiligen Punkte 2—4.

setzen. Bei Knochenzug am unteren Ende der Tibia werden die Bruchstücke auseinandergehoben (Abb. 185B). Vergl. das Öffnen der Tower-Bridge. Die Muskeln an der Rückseite werden nämlich nicht verlängert, wenn der Zug in der Tibiaachse wirkt. Greift der Knochenzug aber am Fersenbein (185A) an, liegt die Kraft direkt in der Achse der Wadenmuskeln, die in erster Linie für die Verkürzung verantwortlich sind. In diesem Fall werden die Bruchstücke der Tibia wieder in die richtige Stellung gezogen.

Tibiafrakturen mit gleichzeitiger Oberschenkelfraktur

Bei einer Fraktur von Tibia und Femur wird das Problem vereinfacht, wenn man für einen der beiden Knochen eine innere Fixierung anwendet. Ist einer von ihnen schwer zertrümmert, wird der andere für die innere Fixation ausgewählt. Der in Abb. 186 gezeigte Fall wies eine hochgradige Trümmerfraktur des unteren Oberschenkeldrittels und eine Trümmerfraktur der Tibia auf, so daß die innere Fixation für keine der beiden Frakturen in Frage kam. Die McKee-Methode mit äußerer Knochenfixation bot sich als brauchbare Lösung des Problems an[1] (s. Anmerkung d. Ü.).

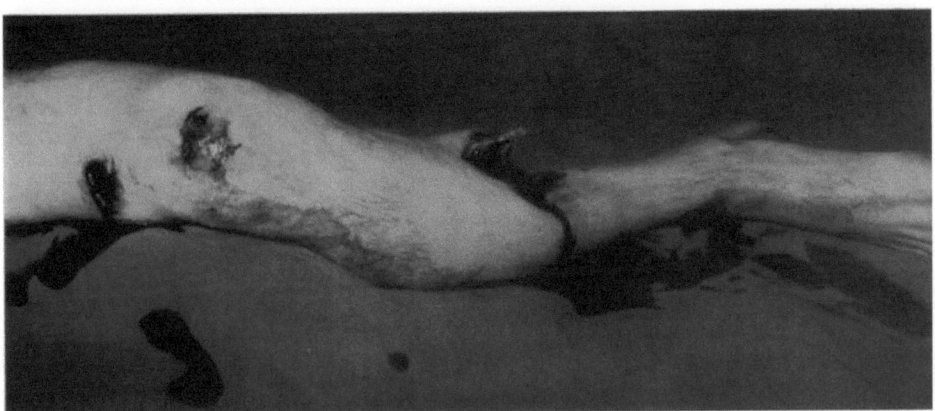

Abb. 186A. Beispiel einer offenen Trümmerfraktur im unteren Ende des Femur und in der Mitte des Tibiaschaftes, die nach der McKee-Methode behandelt wurden (s. Text)

Beispiel — Die Oberschenkelschaftfraktur wurde zuerst eingerichtet, indem man den Druck des Schienenringes gegen die Leiste des Verletzten benutzte und kurz mit der Hand am Tuberositasstift zog. Ein Polster wurde auf Schlingen unter der Kniekehle und dem unteren Ende des Oberschenkels angebracht. Der Tuberositasstift wurde dann an den Seitenholmen der Thomas-Schiene mit McKee-Klammern fixiert. Danach war es möglich, die Oberschenkelfraktur sich selbst zu überlassen und sich allein auf die Einrichtung der Tibiafraktur zu konzentrieren. Die endgültige Anordnung der Schiene wird in Abb. 186C gezeigt, wobei eine gleitende Zugkraft von 3 kg am Schienenende angebracht wurde, indem

---

[1] *Anmerkung des Übersetzers:* Die schwebend aufgehängte Teleskop-Gelenkschiene bietet die Möglichkeit, gleichzeitige Ober- und Unterschenkelbrüche frühfunktionell zu behandeln. Ist jedoch der Oberschenkel im mittleren Drittel gebrochen, ist eine zusätzliche Küntscher-Nagelung zweckmäßig, die aber wegen der Vorzüge der Gelenkschiene nicht stabil zu sein braucht. Man kann sich danach auf die Behandlung der Unterschenkelfraktur voll konzentrieren, was bei einem offenen Bruch von nicht unerheblicher Bedeutung ist.

man den Druck des Schienenringes gegen die Leiste minderte, nur um die Einrichtung für den Patienten angenehmer zu gestalten. Noch besser wäre eine vollkommen schwebende Gegenextension für die ganze Schiene.

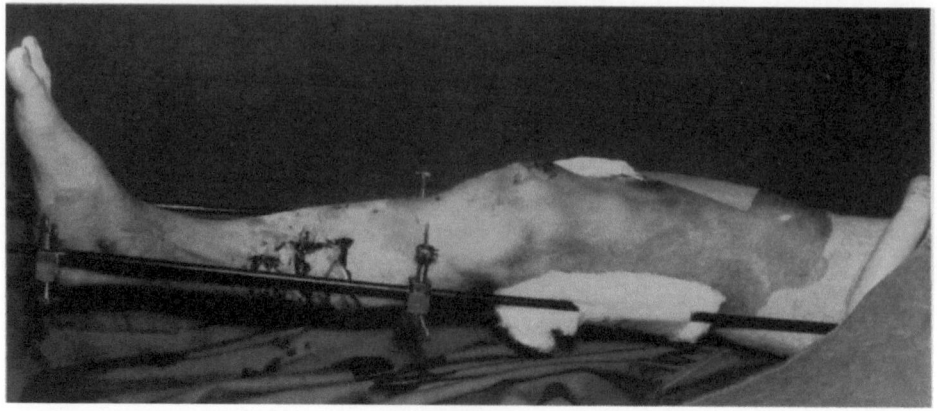

B

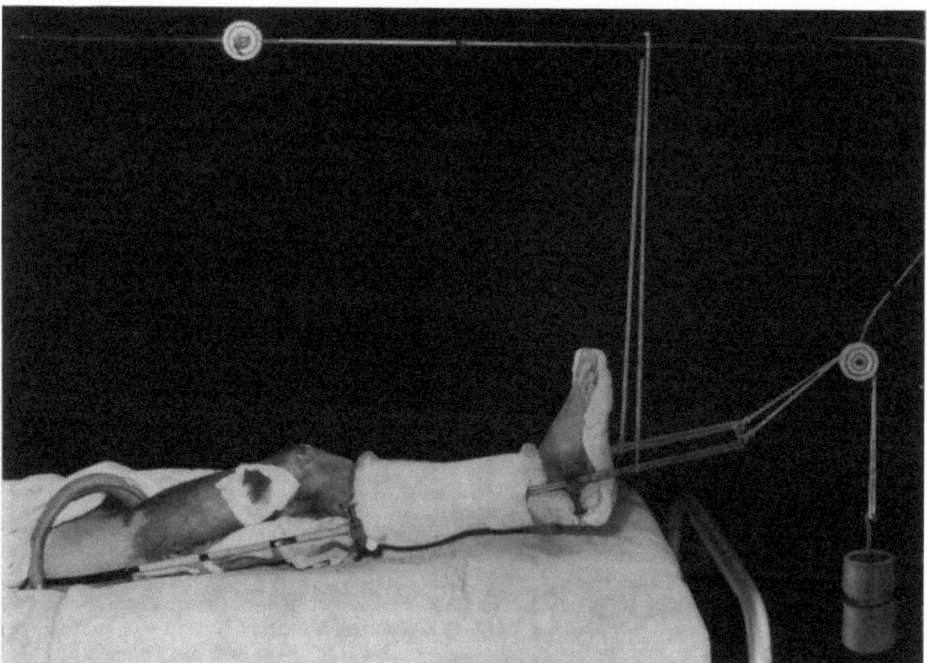

C

Abb. 186 B, C. Weitere Behandlungsphasen

Die Knochenverpflanzung bei der verzögerten Heilung der Tibia

Zwar ist diese Monographie der konservativen Bruchbehandlung gewidmet, doch muß hier auch die Technik der Knochenverpflanzung beschrieben werden. Die Kenntnis einer bestimmten sicheren und einfachen Methode der

Knochenverpflanzung ist von großer Bedeutung für den Behandlungsplan frischer Tibiafrakturen. Gäbe es nur das als „Auflage" aus der normalen Tibia geschnittene Rindentransplantat, das nach der Albee-Technik bei Pseudarthrosen angewandt wird, dann würde kein Chirurg mehr an einen solchen größeren Eingriff denken, wenn nicht konservative Methoden über einen langen Zeitraum gezeigt hätten, daß eine Spontanheilung im Gehgips oder Gehapparat ausgeschlossen ist. Das gleiche gilt für den Verschiebespan der Tibia, bei welchem Verfahren die unverletzte Tibia nicht notwendigerweise auch noch in Mitleidenschaft gezogen wird. Wenn die Fraktur am Anfang offen und infiziert war, ist ein längerer Aufschub von mindestens 6 Monaten erforderlich, ehe man massive Tibiaknochenspäne benutzen darf; ein Aufflackern der Infektion kommt bei infizierten offenen Frakturen selbst nach mehreren Jahren immer noch vor. Die Wiederkehr einer Infektion nach einer massiven Tibia-„Auflage" ist eine Katastrophe erster Ordnung, weil aus einem Rindentransplantat ein infizierter Sequester wird, der wenig Chancen hat, eingebaut zu werden (Abb. 187). Die Verletzung der gesunden Tibia (mit dem 10%igen Risiko der Spontanfraktur im Spenderbein) ist ein Wagnis wegen der Gefahr eines sequestrierten Transplantats und des Fortbestehens der Pseudarthrose.

Auch wenn man von dem katastrophalen Ergebnis einer Infektion absieht, kann man bei ein wenig Nachdenken die Transplantation eines Rindenknochens weder biologisch noch mechanisch rechtfertigen. Biologisch ist ein Rindenknochen nicht „osteogenetisch"; knochenbildend allein ist der lebende Knochen, an dem er angebracht wird. Es ist eine Verschwendung von wertvollem körpereigenen Knochen, wenn 75% des Transplantates sich entfernt von dem Bereich der Pseudarthrose befinden, anstatt sich von allen Seiten um sie zu konzentrieren. Mechanisch kann ein Rindenknochentransplantat niemals so stark wie eine Stahlplatte sein, die nur $^1/_4$ seiner Masse besitzt. Theoretisch würde die wirksamste Kombination einer mechanischen Fixierung mit Knochenspan darin bestehen, daß man eine Platte zur Fixation benutzt und die Pseudarthrose mit Stückchen spongiöser Knochen umgibt, um auf diese Weise *künstlich umhüllenden Callus* zu erhalten.

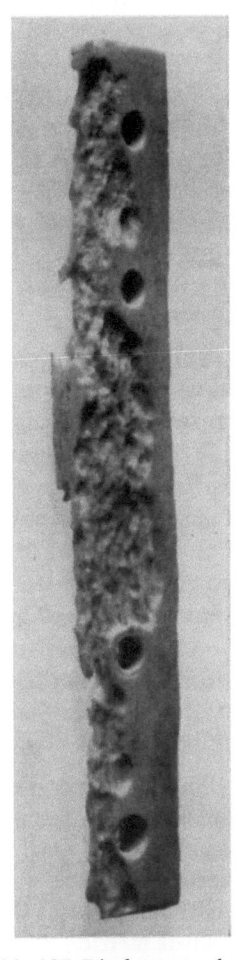

Abb. 187. Rindentransplantat nach ALBEE, das ein Jahr nach infizierter Operationswunde entfernt wurde. Man beachte die Erosion des toten Transplantats durch Granulationsgewebe. Dieses Transplantat wirkte als Sequester, und eine Wundheilung fand erst statt, als es entfernt war

NAUGHTON DUNN, 1939, zeigte, daß bei Pseudarthrosen der Tibia, wenn kein großer Knochendefekt und daher kein breiter Spalt zwischen den Knochenenden bestand, eine Knochenverpflanzung unnötig war. Mit Hammer und

Meißel hob er das Periost von der Pseudarthrose ab, so daß Rindenstückchen am Periost hängenblieben. Er nannte diese Technik sein „Subcortical-Verfahren", und man gab sich große Mühe, das Periost nicht von der Oberfläche der Tibia abzustreifen, ehe man diese Stückchen anhob. Der Frakturspalt wurde gelegentlich ausgekratzt und der Markkanal eröffnet, aber kein Transplantat angebracht. Die Gliedmaße wurde lediglich 3 Monate lang in einem Gipsverband ruhiggestellt. JACKSON BURROWS, 1940, erklärte in einem Bericht über die Technik von R. C. ELMSLIE, daß es unnötig, ja sogar schädlich sei, Knochenenden zu resezieren oder die Fraktur auf andere Weise anzufrischen (was zu jener Zeit üblich war). Bei dieser Technik wurde ein subperiostales Rindenknochentransplantat aus der anderen Tibia über die Pseudarthroselinie angelegt, ohne daß man sie auf andere Weise störte. Trotzdem verdanken wir D. B. PHEMISTER, 1947, die erste klare Darstellung dessen, was nach meiner Meinung als Grundsatz für die Knochenverpflanzung bei Pseudarthrosen gelten sollte:

1. Eine bindegewebige Verbindung sollte nicht zerstört, noch sollten die Knochenenden angefrischt oder reseziert werden. Wenn man es tut, entfernt man nur jede bereits vorhandene mechanische Stabilität.

2. Die röntgenstrahlendurchlässigen Gewebe zwischen den Knochenenden der Pseudarthrose ossifizieren spontan, wenn sie dazu durch ein auf die Oberfläche gelegtes Knochentransplantat angeregt werden.

3. Eine starre Immobilisierung des Transplantates durch Schrauben usw. erübrigt sich, wenn das Transplantat subperiostal auf die Oberfläche der Pseudarthrose gebracht wird.

4. Ein subperiostales Transplantat kann auch bei gerade abgeheilter Infektion angewandt werden, wenn es durch gesundes Gewebe hindurch und entfernt von der Stelle der ursprünglichen Wund- oder Knochenöffnung eingepflanzt wird.

Die Technik der Phemister-Knochenverpflanzung läßt sich durch das „Subcorticalis-Verfahren" von NAUGHTON DUNN verbessern und dadurch, daß man Scheiben körpereigener spongiöser Knochen aus dem Darmbeinkamm nimmt anstelle des von Phemister benutzten Rindenknochens. Diese Methode ist so einfach und wirkungsvoll, daß sie schon 3 Monate nach einer Fraktur angewandt werden kann, das heißt, eher bei „verzögerter Heilung" als bei echter „Pseudarthrose". Sie kann bei eben erst abgeklungener Infektion benutzt werden, auch dann, wenn das Transplantat selbst infiziert wird. Dennoch wird der größere Teil des spongiösen Knochens überleben und kein Sequester zurückbleiben, weil der infizierte Teil entweder resorbiert oder abgestoßen wird (Abb. 188).

Der Entschluß zur Knochenverpflanzung kann 3 Monate nach einer Tibiafraktur, allein auf Grund der noch klinisch vorhandenen Beweglichkeit, gefaßt werden. Das Röntgenbild spielt für diese Entscheidung keine oder nur eine geringe Rolle. Wenn 3 Monate nach der konservativen Behandlung nur eine Spur von bindegewebigem „Federn" besteht, das so gering sein kann, daß man es nur mit großer Aufmerksamkeit erkennt, kann man eine Spontanheilung im Gehgips oder Gehapparat vertrauensvoll abwarten. Zeigt eine Tibiafraktur

3 Monate nach konservativer Behandlung ein deutliches Ausmaß einer freien Bewegung, ist unverzüglich eine Phemister-Verpflanzung zu empfehlen, statt weiterhin bei der Gipsfixation zu bleiben.

Die Mißerfolgsrate der Phemisterknochenverpflanzung beim Benutzen körpereigener Hüftkammscheiben ist außerordentlich klein. Ein Grund hierfür liegt darin, daß man sie bei der hier empfohlenen Behandlungsweise prophylaktisch anwendet und zwar, ehe der schwerere Zustand der Pseudarthrose eingetreten ist. Unter den eigenen 30 Fällen waren nur 3, bei denen die Fraktur nicht vollständig fest war, als der Gipsverband 3 Monate nach der Verpflanzung entfernt wurde. Einer davon heilte später spontan, ein anderer

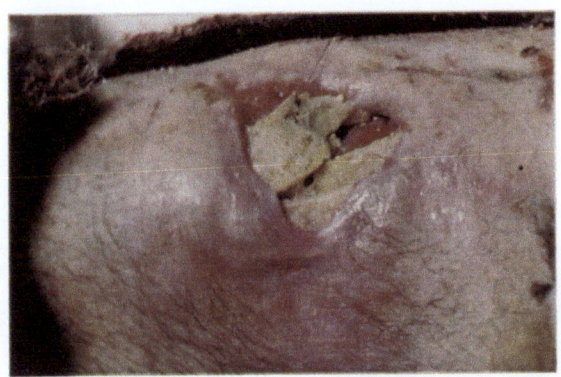

Abb. 188. Extremes Beispiel einer Infektion eines körpereigenen Hüftknochentransplantats, das in eine infizierte offene Fraktur eingesetzt worden war. 3 tote Fragmente stießen sich von selbst ab, aber die darunterliegenden 4 oder 5 Fragmente heilten erfolgreich ein, und die Fraktur wurde fest. Dieses Verfahren wäre mit einem körpereigenen Rindenknochentransplantat überhaupt nicht zu rechtfertigen gewesen

wurde erfolgreich mit einem zweiten Phemister-Transplantat behandelt. Bei dem einzigen Mißerfolg bestand zur Zeit der Knochenverpflanzung ein großes, den ganzen Durchmesser einnehmendes ischämisches Tibiasegment (Abb. 154, Seite 198).

Ich bin D. B. Forbes für die Auswertung der Ergebnisse in der Reihe meiner Phemister-Verpflanzungen an der Tibia zu Dank verpflichtet. Die infizierten Fälle sind besonders interessant. Von den 30 mit Verpflanzung behandelten Patienten hatten 5 eine Eiter absondernde Knochenhöhle zur Zeit der Operation, und 4 bekamen eine Wundinfektion, obgleich die offene Tibiafraktur zur Zeit der Operation steril zu sein schien. Alle 9 Fälle mit Infektionen heilten knöchern. In einem Fall war eine zweite Verpflanzung nötig, da $2^{1}/_{2}$ cm des Tibiaschaftes bei der Unfallverletzung verloren gegangen waren. Bei 3 Patienten war die anfängliche Knochenhöhle geschlossen, als der Gipsverband nach der Verpflanzung entfernt wurde. Bei 6 Patienten war der Bruch verheilt, und die Patienten konnten das Bein belasten, ehe die endgültige Wundheilung eingetreten war. Bei diesen schweren offenen Frakturen betrug die durchschnittliche Zeit zwischen Verletzung und Heilung 14 Monate, aber bei denjenigen, bei denen eine Verpflanzung innerhalb von 20 Wochen nach der Verletzung ausgeführt wurde, betrug sie nur 8 Monate.

234 Tibiaschaftbrüche

Diese Zahlen sind das Ergebnis einer Beobachtungszeit von 12 Jahren, in denen ich Erfahrungen mit dieser Methode sammelte und bevor der volle Wert dieser Technik erkannt wurde. Sehr wenige Fälle wurden vor der Zeit von 6 Monaten mit der Verpflanzung behandelt. Hätte man das Verfahren eher angewandt, d. h. etwa 3 Monate nach der Fraktur, dann wäre sicherlich diese Statistik wesentlich besser ausgefallen und man wäre mit einer frühen Verpflanzung kein ernsthaftes Risiko eingegangen.

Technik

Auf einige Einzelheiten der Technik muß besonderer Wert gelegt werden. Die Operation ist im wesentlichen ein *subcorticales* Verfahren, bei dem man das

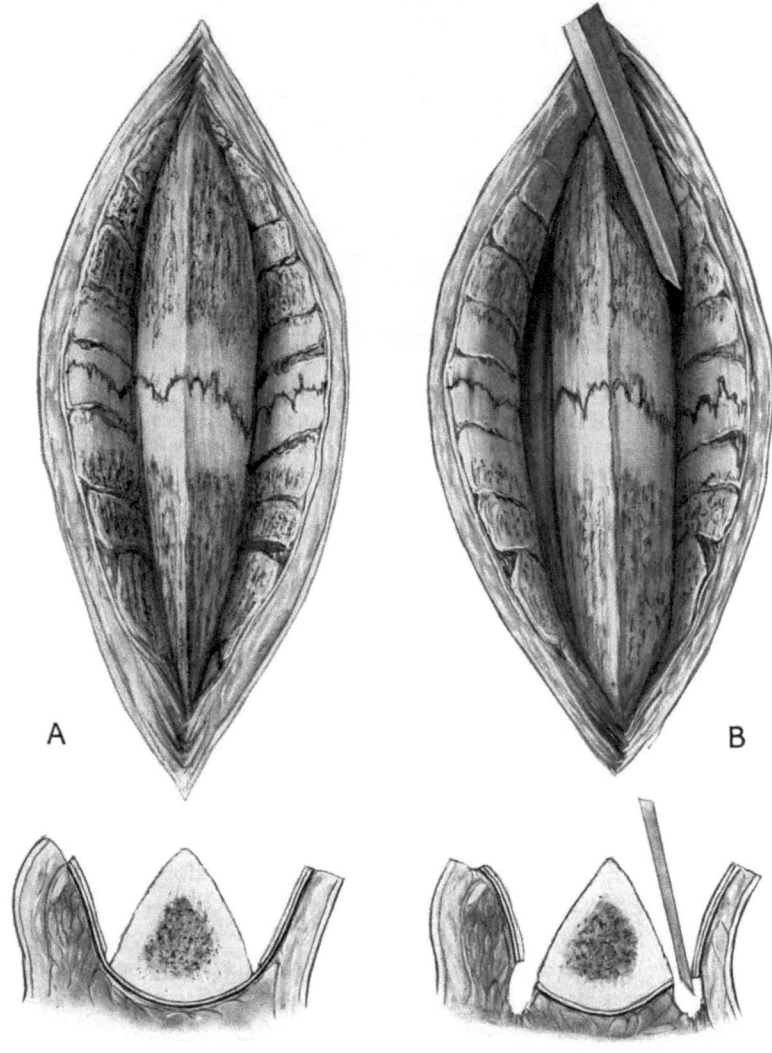

Abb. 189. Stadien der Phemister-Knochenverpflanzung
A. Subkortikales Freilegen in einer Gewebsschicht
B. Eröffnen des hinteren Grabens, um die Knochenperiostlappen zu mobilisieren

Periost mit Hammer und Meißel abhebt und eine Art „Schindeln" aus den an ihm hängenden Rindenknochen bildet. Damit soll ein *künstlicher umhüllender Callus* hergestellt werden.

Ein gerader Längsschnitt wird in der Linie der subcutanen Tibiakante gelegt, in deren Mitte die Fraktur liegt. Der Schnitt wird in der ganzen Länge der Wunde in Richtung auf den Knochen vertieft, *wobei man vermeidet, die* gewöhnlich verhärteten und an dem darunterliegenden Periost hängenden *subcutanen Gewebe zu unterminieren*.

Mit einem scharfen Meißel werden nun dünne Späne oder „Schindeln" vom Rindenknochen so sorgfältig abgeschlagen, daß man das Periost in Form eines Knochenperiostlappens hochheben kann, ohne es von dem darunterliegenden

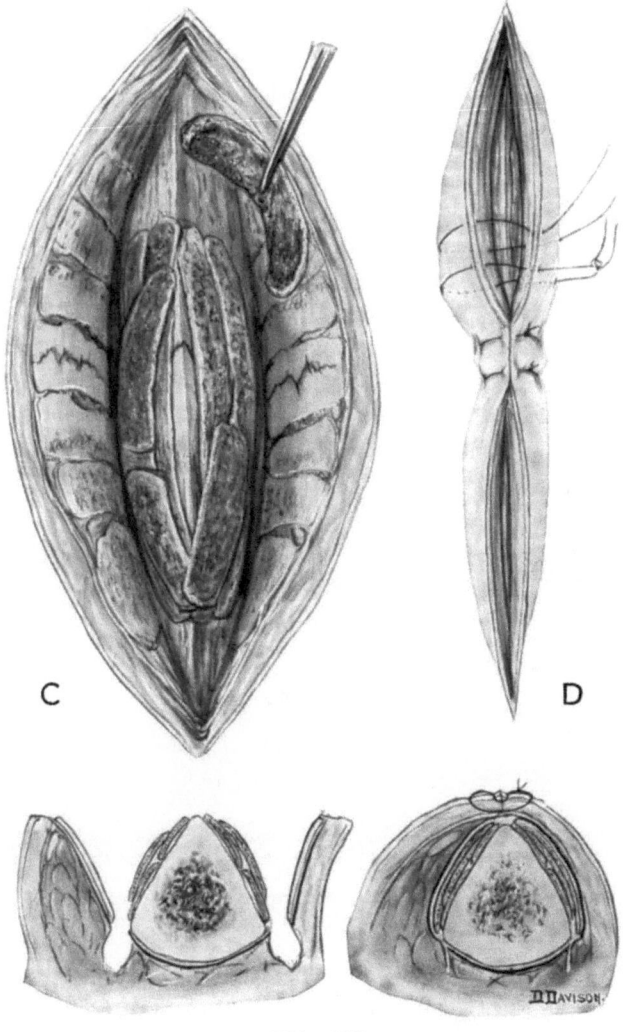

Abb. 189
C. Anbringen der Hüftknochenscheiben
D. Verschluß in einer Schicht, nur Hautnähte

Knochen abzustreifen. Dieses Verfahren führt man an der subcutanen und lateralen Oberfläche der Tibia durch, sollte es aber nicht an der hinteren Oberfläche versuchen (Abb. 189A). Am Ende dieses Operationsabschnittes hat man zwei tiefe Rinnen geschaffen, die beide mit anhaftenden Knochenspänen gefüttert sind. Es wird sofort klar, daß diese Rinnen, wenn man sie mit Stückchen vom Hüftknochen vollpackte, offengehalten würden, und es wäre unmöglich, die Wundränder einander zu nähern. Die Schwierigkeit des Wundverschlusses ist deswegen noch größer, weil die umgebenden Weichteile verhärtet und unelastisch sind. Um den Verschluß zu erleichtern, muß man den Meißel durch den Boden der Rinne schlagen, indem man ihn als Hebelarm und die Tibia als Drehpunkt benutzt, um so den tiefsten Teil des Grabens aufzuspalten (Abb. 189B). Das bedeutet, daß man das Periost und das fibröse Gewebe in der Gegend der hinteren Innen- und hinteren Außenkante der Tibia zerreißt. Indem man Kocherklemmen an die Ecken der Wunde setzt, zieht man an den Knochenperiostwänden des Grabens. Durch Tasten kann man jeden bindegewebigen Strang feststellen, der das Ablösen verhindert. Die Zeit, die man damit zum Lösen der Knochenperiostlappen benötigt, um einen leichten Verschluß nach Anbringen des Hüftknochentransplantats zu erreichen, wird der Mühe wert sein.

2—3 mm dicke Hüftknochenscheiben werden nun aus dem Hüftkamm ausgeschält, auf die Oberfläche der Tibia gelegt und die Wunde zusammengezogen (Abb. 189C). Der Verschluß erfolgt in einer Schicht, indem man nur die Haut zusammennäht. Ich halte es für wichtig, darauf zu bestehen, daß die Hüftknochentransplantate die Form biegsamer Streifen von wenigstens 6 cm Länge haben. Auf kleine Knochenspäne kann man sich nicht verlassen, da sich zwischen ihnen eine Pseudarthroselinie bilden kann. Es ist unmöglich, die Knochenperiostlappen getrennt zu verschließen, was auch nicht wünschenswert ist. Eine unterbrochene Horizontalnaht wird für diesen Verschluß in einer Schicht empfohlen (Abb. 189D).

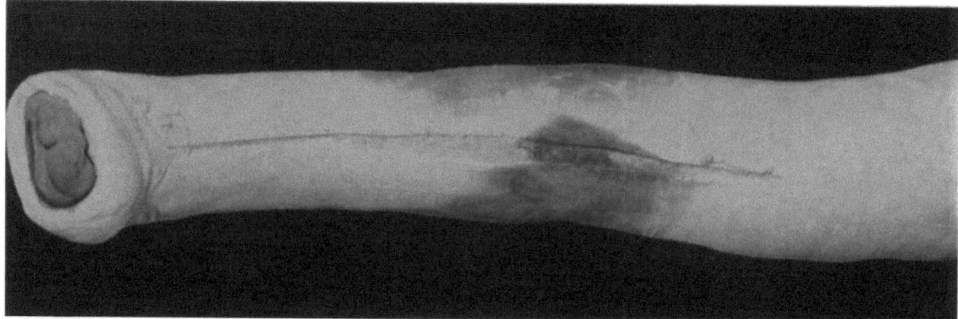

Abb. 190. Der Gipsverband wird sofort nach dem Anlegen gespalten. Man beachte das Klaffen des Spaltes nach den ersten 12 Stunden

Der Gipsverband, den man in Längsrichtung spalten muß, wird dann über der Polsterwatte angelegt. In den folgenden 24 Std tritt stets ein erhebliches Auseinanderdrängen dieses Spaltes auf, was beweist, daß ohne ihn Schmerzen und ernste Zirkulationsstörungen auftreten könnten (Abb. 190).

Man läßt den Gipsverband 6 Wochen lang bei ambulanter Behandlung liegen; der Patient darf in dieser Zeit an Krücken gehen, ohne das Bein zu belasten. Dann wird der Gipsverband gewechselt, die Hautnähte werden entfernt und ein hautenger Gehgips für die nächsten 6 Wochen angelegt. Gewöhnlich wird die Tibia beim Gipsverbandwechsel 6 Wochen nach der Operation klinisch fest sein, und man kann 3 Monate nach der Operation mit vollen Funktionsübungen ohne Gipsverband beginnen, *ehe noch das Röntgenbild eine Konsolidierung des Tibiaschaftes beweist* (Abb. 191). Nach Körperbelastung bei klinischer Heilung, unabhängig von der röntgenologischen Darstellung, entwickelte sich in meiner Reihe von 30 Fällen später niemals eine Lockerung oder Pseudarthrose.

Besondere Bemerkungen

Ich muß betonen, daß *Streifen* spongiöser Knochen den Spänen oder kleinen Stückchen bei dieser Transplantations-Methode überlegen sind. Benutzt man kleine Knochenspäne, so können sie sich zu 2 oder 3 Knäuel mit fibröser Verbindung innerhalb der Hauptmasse vereinigen. Dieses Risiko tritt nicht auf, wenn verhältnismäßig lange Scheiben des Hüftknochens auf die Knochenoberfläche gelegt werden.

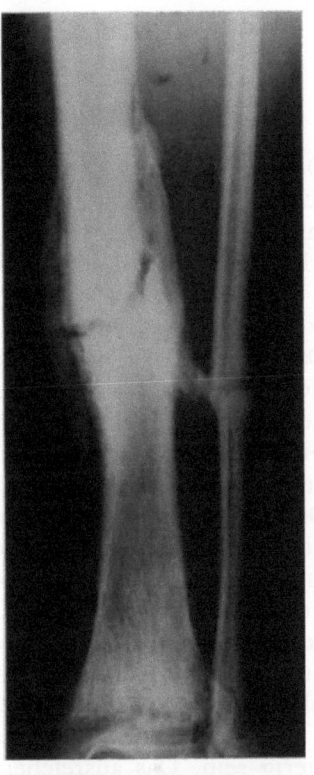

Abb. 191. Typisches Ergebnis einer Phemister-Verpflanzung 3 Monate nach der Operation. Klinisch fest, obgleich röntgenologisch der Bruch in der Tibia immer noch sichtbar ist. Dem Patienten wurde volle Belastung ohne Gipsverband erlaubt

Literatur

BURROWS, H. J.: Proc. R. Soc. Med. **33**, 157 (1940).
COMPERE, E. L.: J. Bone Jt Surg. **31**, 47 (1949).
DUNN, NAUGHTON: Treatment of un-united fracture. Brit. med. J. **2**, 221 (1939).
GROVES, E. W. HEY: Modern methods of treating fractures. Bristol: Wright 1921.
PHEMISTER, D. B.: J. Bone Jt Surg. **29**, 946 (1947).
URIST, M. R., R. MAZET JR., and F. C. MCLEAN: J. Bone Jt Surg. **36**A, 931 (1954).

Kapitel XVI

Die Luxationsfraktur des Fußgelenkes

Die Präzision, mit der man eine Luxationsfraktur des Fußgelenkes manuell einrichten kann, macht Freude, wenn der Arzt erst einmal die Einrichtungstechnik beherrscht. Sie befriedigt mich um so mehr, wenn ich an meine ersten unsicheren Versuche denke, eine solche Luxationsfraktur einzurichten, und mich daran erinnere, wie abhängig ich damals vom Röntgenbild war und mich glücklich fühlte, wenn ich darauf meinen Erfolg sah.

Das Problem der Behandlung einer Luxationsfraktur ist nicht so sehr die Einrichtung selbst als die Sicherheit, diese Einrichtung auch zu halten. Ich werde mich bemühen zu zeigen, wann es meiner Meinung nach gefährlich ist, auf einer geschlossenen Einrichtung zu bestehen und wann eine Operation erforderlich ist.

Die operative Behandlung der Luxationsfraktur im Fußgelenk darf keine Routinebehandlung sein, weil es bei ihr besondere Komplikationen gibt, die ebenso gefährlich sind wie die Mängel der geschlossenen Behandlung. Bei der gewöhnlichen Luxationsfraktur des Fußgelenkes sollten die funktionellen und anatomischen Ergebnisse nach geschickter Einrichtung vollkommen sein. Selbst wenn ein kleines hinteres Fragment verschoben bleibt, besitzt das Fußgelenk einen oft erstaunlichen Spielraum in der Wiederherstellung der Funktion. Die offene Einrichtung dieser Dislokation kann technisch ungewöhnlich schwierig sein. Das ausreichende Freilegen in dem verfügbaren begrenzten Raum kann die Blutzufuhr eines abgetrennten Bruchstückes beeinträchtigen. Sollte aus irgendeinem Grunde die offene Einrichtung unternommen werden, kann sie nur durch „Haarlinien-Stellung" gerechtfertigt sein. Die unvollständige Einrichtung nach einer Operation ist als ein Kunstfehler anzusehen. Ist die offene Einrichtung nicht zu umgehen, sollte ein Minimum von Metall benutzt werden. Ein verletztes Fußgelenk neigt zum chronischen Ödem, und da es keine Muskeldecke besitzt, ist es extremen Temperaturschwankungen ausgesetzt, die Schmerzen verursachen, wenn Schraubenköpfe dicht unter dem subcutanen Gewebe liegen.

Die Anatomie der Luxationsfraktur im Fußgelenk

Es gibt verschiedene Versuche, die Gelenkfrakturen je nach der Kraft, die sie verursacht hat, in Klassen einzuteilen, was aber die Behandlung keineswegs erleichtert.

Die übliche Dislokation des Fußgelenkes bei der Luxationsfraktur, die manchmal auch „Abduktions-Außendrehungs-Fraktur 3. Grades" genannt wird, besteht aus drei verschiedenen Frakturen, kombiniert mit einer posteriorlateralen Verschiebung des Fußgelenkes. Gebrochen sind der innere und äußere

Knöchel und der sog. „dritte Knöchel", der aus einem Randfragment der Tibiagelenkfläche besteht. Bei einer stark verschobenen Fraktur kann das Röntgenbild ein großes Durcheinander zeigen, und der Anfänger hält sich für glücklich, wenn er nur einen dieser „Malleoli" einrichten kann statt alle drei auf einmal. Sein irriges Verhalten ergibt sich aus der Konzentration allein auf das Röntgenbild, ohne daß er die Anatomie der Verletzung als Ganzes begreift. (Abb. 37, Seite 42).

Tatsächlich besteht diese schwierige Fraktur nur aus zwei Teilen (Abb. 192): Dem proximalen Teil, d. h. aus den Schäften von Tibia und Fibula, und dem distalen Teil, der aus dem ganzen *Fuß* besteht. Man muß wissen, daß die

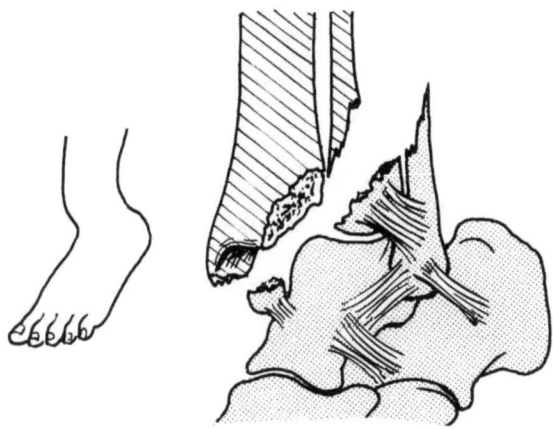

Abb. 192. Die Anatomie des Verrenkungsbruches im Sprunggelenk. Sie zeigt, wie sich der Fuß zusammen mit dem distalen Bruchstück als eine Einheit bewegt, während die proximalen Bruchstücke nur aus dem Schaft der Tibia und Fibula bestehen

Schwierigkeit der Einrichtung darin liegt, **daß sich Sprungbein, medialer Knöchel, hinteres Tibiadreieck und lateraler Knöchel wie ein einziges Stück bewegen,** da sie untrennbar durch die Bänder des Fußgelenkes verbunden sind. *Die Einrichtung wird dadurch erreicht, daß man sich auf die richtige Stellung des Sprungbeines gegenüber der Gelenkfläche der Tibia konzentriert, anstatt einen örtlich begrenzten Angriff auf den einen oder anderen Knöchel vorzunehmen.* In der Praxis muß daher lediglich der Fuß zur Beinachse ausgerichtet werden. Der Tastsinn, der die geglückte Einrichtung oft fühlen läßt, wird durch ein geschultes Auge für feine äußere Verformung unterstützt. Tatsächlich kann ein scharfer Beobachter oft aus der äußeren Gestalt des Gipsverbandes schließen, ob die Einrichtung Erfolg hatte oder nicht. Ich benutze als eine visuelle Hilfe die Projektion des Hackenprofils auf die Linie der subcutanen Schienbeinkante. Der Horizontalabstand zwischen beiden erhöht sich bei der hinteren Verschiebung des Fußes.

Ausnutzung der Schwerkraft bei der Einrichtung

Nirgends kann man die Rolle der Schwerkraft als Ursache einer Verformung besser erkennen als am Beispiel der Luxationsfraktur des Fußgelenkes. Es kann nicht oft genug betont werden, **daß beim narkotisierten**

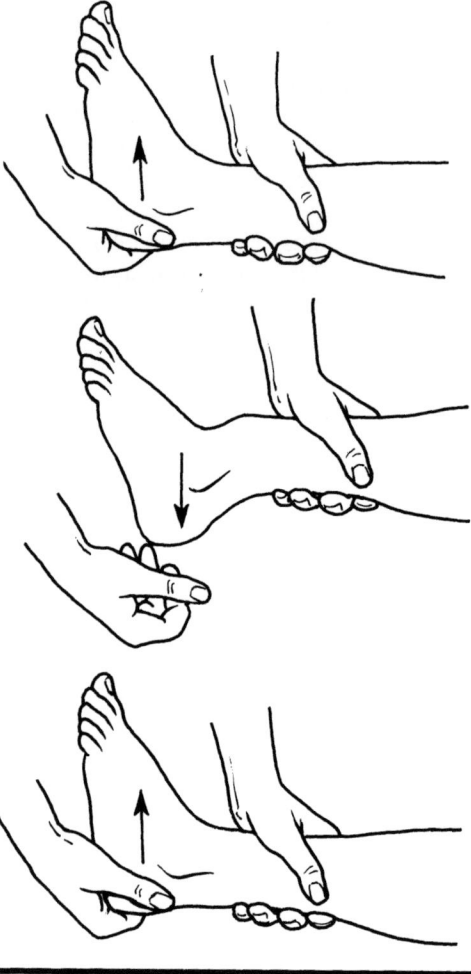

Patienten die richtige Einschätzung der Schwerkraft auf die Verformung für die Einrichtung ebenso wichtig ist wie das Wissen um die Wirkung des Muskeltonus ohne Narkose.

Wenn beim horizontal gehaltenen Bein nur die Wade und nicht der Fuß unterstützt wird, fällt der Fuß bei einer Luxationsfraktur in die volle Rückwärtsverschiebung. Ein wichtiger Schritt der Einrichtung besteht jetzt darin, *die Entfernung der größten hinteren Verschiebung zur vollkommen eingerichteten Stellung abzuschätzen* (Abb. 193). Prägt der Chirurg sich diese Entfernung gut ein, so wird ihm das später bei der Einrichtung helfen. Auf die gleiche Weise sollte man *das Ausmaß der Beweglichkeit zwischen der maximalen seitlichen Verschiebung und der vollen Einrichtung abschätzen* und sich einprägen (Abb. 194).

Abb. 193. Verdeutlicht das Ausmaß der Verschiebung von vorn nach hinten vor Anlegen des Gipsverbandes. Der Einfluß der Schwerkraft, die eine erneute Verschiebung verursacht, muß dabei abgeschätzt werden

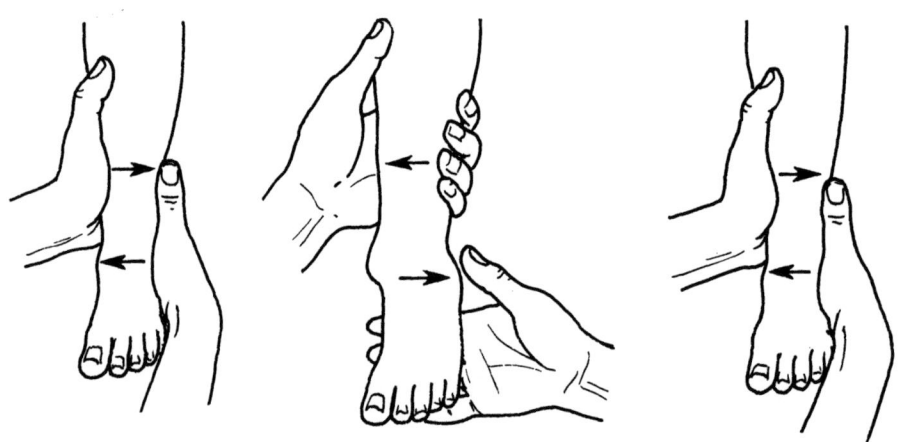

Abb. 194. Verdeutlicht das Ausmaß der seitlichen Verschiebung zwischen der maximalen Verformung und der Stellung von klar erkennbarer Einrichtung

Untersucht man so die Beweglichkeit der Luxationsfraktur des Fußgelenkes, wird man sich bald darüber im klaren sein, daß eine Einrichtung ohne Kraftanwendung erreicht und gehalten werden kann, indem man nur die Schwerkraft und das Gewicht des Fußes ausnutzt. **Hält man Fuß und Bein mit der Hacke in der einen Hohlhand in horizontaler Außendrehung, dann wird das Fußgelenk automatisch in die richtige Stellung fallen** (Abb. 195 A, B). Erst wenn der Arzt weiß, wie unnötig die Anwendung von Muskelkraft dabei ist, wird er wirklich die Mechanik der Luxationsfraktur des Fußgelenkes begreifen.

Nachdem die unterstützende Wirkung der Schwerkraft bei dieser Einrichtung dargelegt worden ist, braucht man wohl kaum darauf hinzuweisen, daß diese Technik, d. h. das Unterstützen des Fußes unter der Hacke, niemals bei den seltenen Frakturen benutzt werden darf, bei denen eine *vordere* Verschiebung des Sprungbeines besteht. In solchen Fällen muß umgekehrt der Fuß unter seinem eigenen Gewicht nach rückwärts fallen, indem man das Bein nur unter der Wade unterstützt. Dieses zeigt, wie wichtig es ist, einen Bruch nicht mit

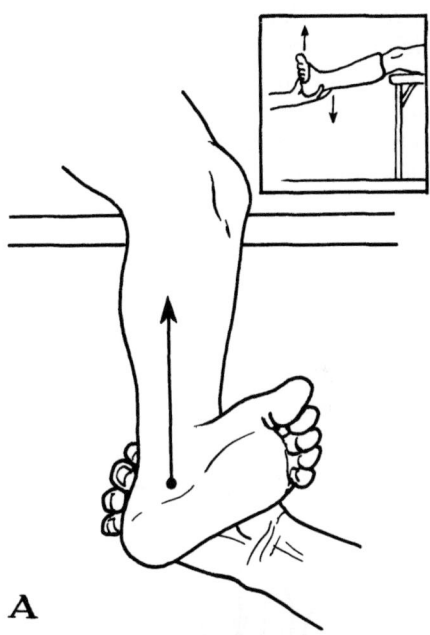

A

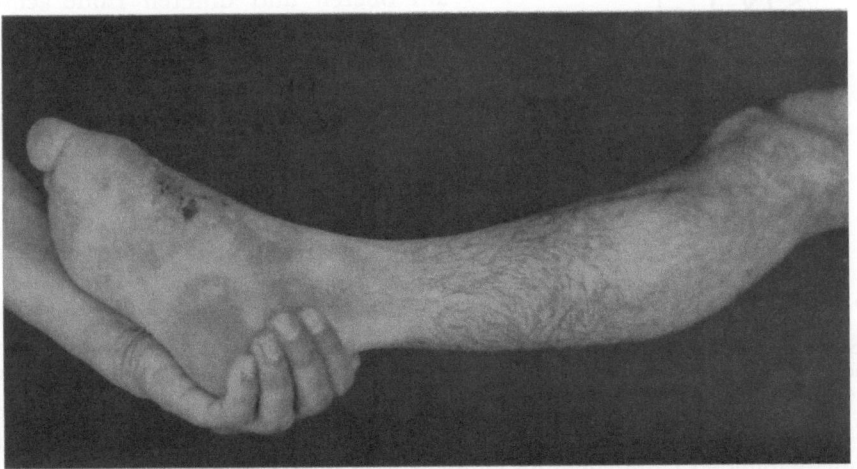

B

Abb. 195 A. u. B. Gezeigt wird, wie man die Schwerkraft zur Hilfe nehmen kann, um die gute Stellung aufrechtzuerhalten, wenn man die Hacke unterstützt und Bein und Fuß bis zu einem gewissen Maß in Außendrehung fallen läßt. Dies gleicht die hintere seitliche Verschiebung des Fußes gegenüber dem Unterschenkel aus. Eine Hilfskraft unterstützt das Knie

gewohnten, eingefahrenen Bewegungen einzurichten, sondern den Einfluß verschiedener mechanischer Faktoren bei jeder Verletzung individuell einzuschätzen.

Das Ausschalten der Schwerkraft

Statt so zu verfahren, wie es eben beschrieben wurde, ziehen manche Ärzte es vor, ihre eigene Kraft so zu gebrauchen, daß die Schwerkraft ausgeschaltet wird. Bei der Luxationsfraktur des Fußgelenkes geschieht dies durch Einrichten in vertikaler Stellung mit über dem Tisch hängendem Unterschenkel. Das ist ein gutes Verfahren, und wer mag, kann es gern anwenden. Die Korrektur der hinteren seitlichen Verschiebung wird, wie oben beschrieben, ausgeführt, aber hierbei muß der Arzt einen Druck in der erforderlichen Richtung ausüben. Die weiteren technischen Einzelheiten lassen sich ebenfalls anwenden, obgleich die Vertikal-Methode von mir hier nicht empfohlen wird.

Das Anlegen des Gipsverbandes

Bei der Luxationsfraktur des Fußgelenkes legt der Arzt am besten den Gips selbst an. Nur der Arzt übersieht, wie schnell gehandelt werden muß und weiß, daß der Gipsverband fertig sein muß, solange dieser noch weich ist und bevor er die Konsistenz von feuchter Pappe erreicht, die das Tastgefühl beeinträchtigt.

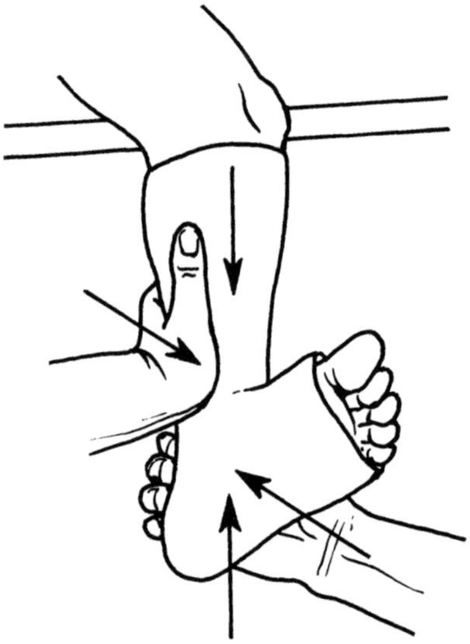

Zu Beginn sollte nur soviel Gips benutzt werden, daß er die Einrichtung für kurze Zeit hält, sobald er trocken ist. Dafür reichen gewöhnlich drei 20 cm breite Gipsbinden. Hierbei sollte man nicht an die endgültige Form des Gipses am oberen und unteren Ende achten, weil dadurch Zeit vergeudet werden könnte und der Gips trocken ist, ehe eine gute Stellung erreicht wurde. Während des schnellen Anlegens der drei Binden braucht die Fraktur weder genau eingerichtet zu sein noch der Fuß genau im rechten Winkel zu stehen. Es genügt, wenn der Assistent *den Fuß an den Zehen hält*.

Abb. 196. Die Stellung beim Modellieren des trockenen Gipsverbandes. Beachte die Stellung der Hände in verschiedener Höhe und die Außenrotation des Beines um 45° (d. h. Außenrotation von Knie und Fuß)

Nachdem diese drei Binden rasch angelegt worden sind, übernimmt nun der Chirurg den Fuß aus der Hand des Assistenten und „fühlt" die Fraktur, indem er sie im weichen Gips bewegt. Nach der vorangegangenen Untersuchung sollte er jetzt imstande sein, die richtige Stellung sich wieder zu vergegenwärtigen, obwohl sein Tastsinn ein wenig durch den Gipsverband gedämpft sein wird. Hat er die genaue Lage erfüllt, hält er sie ohne weiteres Bewegen, bis der Gips fest ist; dabei benutzt er die Hilfe der Schwerkraft, wobei ein Assistent Fuß und Bein in Außenrotation hält, während er selbst den Fuß unter der Hacke mit der Hand unterstützt (Abb. 196). Der Gipsverband wird oben und unten vervollständigt und gegebenenfalls verstärkt.

Man erkennt aus dem Vorangegangenen, *daß nur 2 oder 3 eingeübte einfache Bewegungen, auf die eine Zeitspanne der vollkommenen Ruhe folgt, den Fuß in seine Normallage zurückbringen.* Man vergleiche hiermit die Anstrengungen eines Anfängers ohne genügende Unterweisung. Nach großen Mühen und Anwenden von Muskelkraft glaubt er, eine gute Stellung erreicht zu haben, so daß er mit dem Gipsen beginnt. Eine Hilfskraft legt den Gips an, wird aber daran durch den Arzt gehindert, der in letzter Minute die Stellung „verbessern" möchte, da ihm plötzlich neue Einfälle kommen. Durch diese Behinderung formt der Assistent einen unschönen und unregelmäßigen Gips, der gerade dann hart wird, wenn der Arzt sich zu einer nochmaligen Änderung seiner Taktik entschließt. Wenn endlich alle weiteren Versuche, die Stellung zu verbessern, offensichtlich nutzlos gewesen sind, entschließt man sich zu einer Röntgenaufnahme, um zu sehen, welche Stellung man glücklich erreicht hat.

Der gepolsterte Gipsverband

Wenn die Polsterung richtig vorgenommen wird, kann sie tatsächlich die Fixation der Bruchstücke durch ihre leicht elastische Wirkung *erhöhen*. Der Gips paßt sich der Gliedmaße an, je nachdem, ob sie anschwillt oder im Umfang schrumpft. Dies steht im Gegensatz zu der verbreiteten Auffassung, daß Polstern den Gipsverband stets locker macht. Um das Polstern richtig auszuführen (Kapitel 5), muß die Watte mit sehr großer Sorgfalt in einer Lage von etwa 1 cm Dicke angewickelt und ihre Oberfläche geglättet werden, ehe der Gipsverband begonnen wird. Die Gipsbinden müssen dann unter erheblichem Zug angewickelt werden, damit die Watte gleichmäßig gegen das Bein gepreßt wird. Es ist erstaunlich, wieviel Zug angewandt werden kann, ohne daß der Patient darunter leidet, da sich der Druck über ein großes Gebiet gleichmäßig verteilt. Besonders am oberen Ende muß man die Binde eng anziehen, da nach der Fertigstellung des Gipsverbandes sonst der Spalt zwischen seiner oberen Öffnung und der Wade sehr groß ist. *Deshalb ist es ratsam, die Watte im proximalen Teil wegzulassen.*

Es ist wahrscheinlich am besten, wenn der Gips an den Zehenansätzen aufhört und so die Zehen freiläßt. Wenn eine Gipssohle nicht sorgfältig angelegt wird, biegt sie oft die Zehen nach oben.

Drei verbreitete Fehlerquellen bei der Einrichtung der Luxationsfraktur des Fußgelenks

Drei Punkte bei der Einrichtung dieser Fraktur werden oft nicht genügend beachtet. Sie sind aber sehr wichtig, weil sie es dem Arzt ermöglichen, den Einrichtungserfolg einer frischen Fraktur fast zu garantieren.

1. Der Fuß muß im rechten Winkel zum Unterschenkel gehalten werden

In dem lobenswerten Wunsch, eine gute Gehstellung des Fußes während des Hartwerdens des Gipsverbandes zu erhalten, wird oft eine kräftige Dorsalflexion durch Drücken auf die Sohle des Vorfußes ausgeübt. Diese Methode kann zu einem Rückfall der hinteren Talusverschiebung führen. Hat man Schwierigkeiten, den Fuß in den rechten Winkel zu stellen, wenn die Achillessehne z. B. kurz ist, wird sich durch Druck gegen die Sohle des Vorfußes der Drehpunkt vom Fußgelenk entfernen und auf die Ansatzstelle der Achillessehne übergehen (Abb. 197A), in anderen Worten heißt das, aus einem Hebelarm ersten Grades einen solchen zweiten Grades zu machen. Wenn die Ansatzstelle der Achillessehne an der Hacke der Drehpunkt ist, **wird die durch Druck auf die Vorfußsohle verursachte Dorsalflexion das Sprungbein aus dem Fußgelenk nach hinten schieben.**

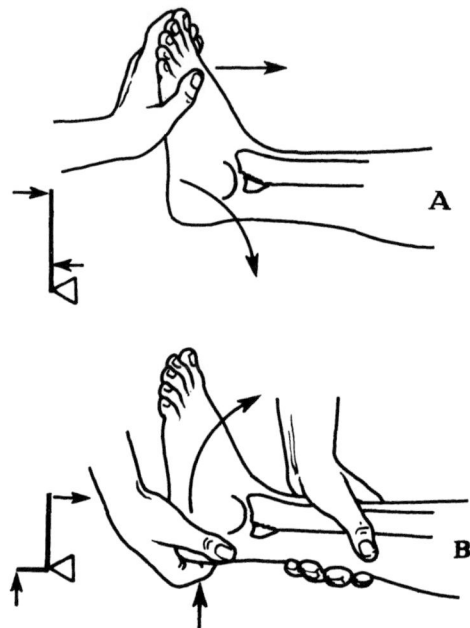

Abb. 197A. Wenn man, um eine gute Fußstellung zu erreichen, den Vorfuß aufwärts zwingt, zeigt sich eine verheerende Wirkung, besonders bei kurzer Achillessehne. Dadurch wird das Sprungbein über das dargestellte Hebelsystem nach hinten aus dem Fußgelenk geschoben

B. Zeigt, wie die gute Stellung durch Aufwärtsziehen der Hacke erreicht werden sollte. Der Fuß wird mittels des dargestellten Hebelsystems dorsal flektiert. Diese Methode erhöht die Sicherheit der Einrichtung

Es ist möglich, eine Dorsalflexion des Fußes zu erreichen, ohne eine Verschiebung des Bruches nach hinten hervorzurufen, indem man die manuelle Kraft indirekt auf die Hacke wirken läßt anstatt unmittelbar auf den Vorfuß. **Um den Fuß richtig dorsal zu flexieren, sollte die Hand, die die Hacke unterstützt, die Ferse distal und gleichzeitig ventral ziehen, um damit den Fuß in die rechtwinkelige Stellung zu bringen** (Abb. 197B). Diese Bewegung unterstützt die Einrichtung erheblich, da sie das Sprungbein nach vorn zieht. Steht nun der Vorfuß immer noch in einer leichten Plantarbeugung, weil er im Mittelfußgelenk zurückfällt, darf der Arzt die Sohle des Vorfußes leicht nach aufwärts und gegen seine Brust drücken. Das hat keine nachteilige Wirkung, solange die Hacke durch einen Handgriff gestützt wird. Das in Abb. 198 dargestellte Beispiel zeigt, wie eine anfänglich schlechte Stellung durch Vor- und Abwärtsziehen des Fersenbeines ausgeglichen wurde.

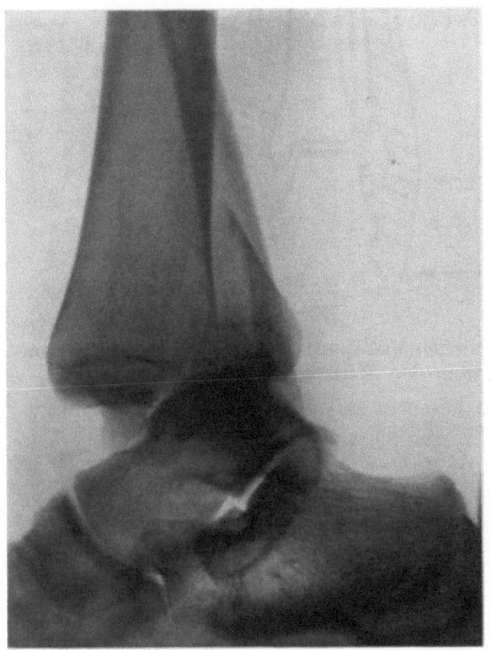
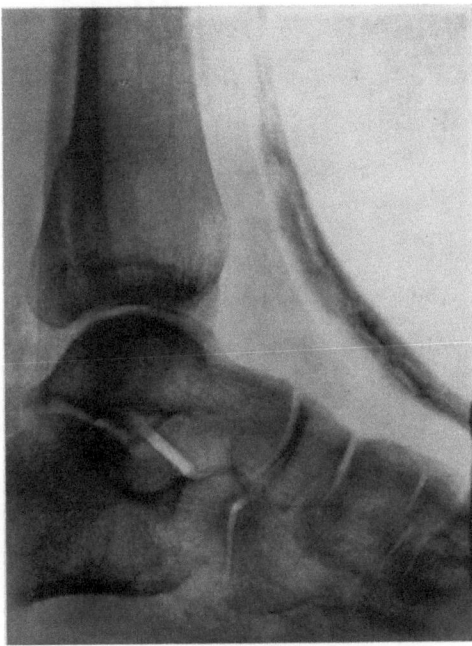

A B

Abb. 198 A. Luxationsfraktur des Fußgelenkes mit abgebrochenem hinteren Dreieck

B. Erfolgreiche Einrichtung nach der in Abb. 197 B dargestellten Methode. Diese Einrichtung wird ein befriedigendes Ergebnis haben, selbst mit nicht vollständig eingerichtetem hinteren Kantendreieck

2. Das Zusammendrücken der Malleolengabel

Dieser Ausdruck wird oft benutzt, um anzudeuten, daß man versucht, die Diastase des Tibio-Fibular-Gelenkes zu reduzieren, indem man die Knöchel gegeneinanderdrückt und die Breite des Knöchelgelenks verschmälert. Dieser Versuch neigt zum Mißlingen, wenn man, wie es naheliegt, beide Knöchel direkt aneinanderdrückt. Der Grund hierfür liegt darin, daß die auf die Knöchel angewandte Druckkraft an den Weichteilen im geschwollenen Fußgelenk verschwendet wird. In diesem Fall wird das **einfache seitliche Zusammendrücken nur den gleichen Druck auf jede Seite des Sprungbeins ausüben, das daher in der verschobenen Stellung bleibt, ohne sich weder zur einen noch zur anderen Seite hin zu bewegen** (Abb. 199 A).

Die am Knöchel angreifenden Kräfte müssen *verschieden hoch* angesetzt werden, damit sich das verschobene Sprungbein mit dem äußeren Knöchel tatsächlich nach innen bewegen kann. **Der Druck an der Außenseite des Fußes soll unter dem äußeren Knöchel, der an der Innenseite oberhalb des inneren Knöchels angreifen.** Unter diesen Bedingungen unterliegt das

Sprungbein an der Außenseite einem hohen und an der Innenseite einem niedrigen Druck und wird sich daher auf den inneren Knöchel hin bewegen, *selbst wenn das Fußgelenk stark geschwollen ist* (Abb. 199 B).

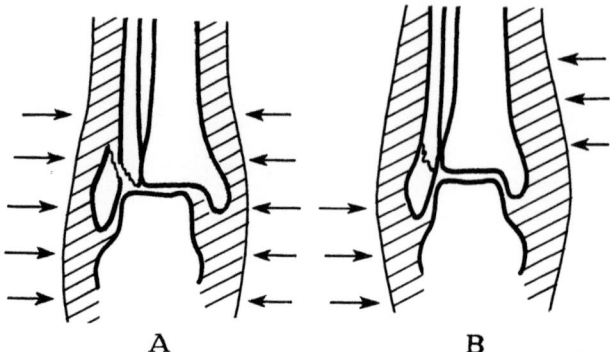

Abb. 199 A. Zeigt, daß es nicht gelingt, die Knöchelgabel durch Druck zu verengen, wenn er auf beide Seiten in gleicher Höhe über den Malleolen ausgeübt wird

B. Zeigt, wie das Sprungbein sich zusammen mit dem äußeren Knöchel in die richtige Stellung begibt, wenn ein Druck in verschiedener Höhe angesetzt wird

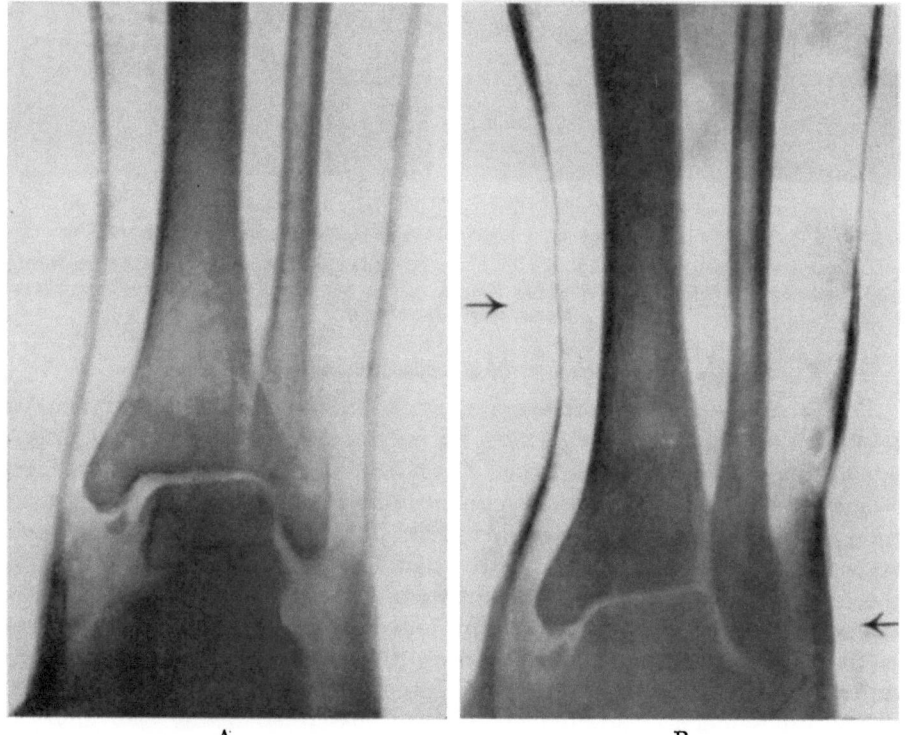

Abb. 200 A. Schlechte Einrichtung, weil die Knöchelgabel von beiden Seiten in gleicher Höhe zusammengepreßt wurde

B. Die Knöchelgabel liegt nun eng an. Man beachte die Form des Gipsverbandes, der die Stelle anzeigt, an der ober- und unterhalb der Frakturhöhe Druck angewandt wurde

In Abb. 200 A sieht man, wie die Verschmälerung der erweiterten Knochengabel durch falsche Technik mißlingt, und daneben in B den guten Erfolg bei richtiger Methode. Man beachte hier das Formen des Gipses in Höhe des größten Druckes ober- und unterhalb der Frakturebene.

3. Die Rotation

Wenn man die richtige Rotationsstellung des Fußes zur Tibia durch Ausrichten der Zehen auf die Kniescheibe nicht beachtet, führt das gewöhnlich zur unvollständigen Einrichtung. Die Luxationsfraktur des Fußgelenks neigt zur Außenrotation durch die Kraft, die die ursprüngliche Deformierung hervorgerufen hat, und es ist daher wichtig, *den Fuß während des Einrichtens und Anlegens des Gipsverbandes nach innen rotiert zu halten*. Die Außendrehung des Sprungbeins nimmt den äußeren Knöchel mit nach hinten und ruft dabei leicht seine bleibende Verschiebung hervor, was man im Seitenbild erkennen kann (Abb. 201 A). Bei dieser Verschiebung des äußeren Knöchels, der sich häufig nicht völlig einrichten läßt, kommt es wahrscheinlich zur Zwischenlagerung von Weichteilen. Trotzdem scheint die im Seitenbild sichtbare leichte Verschiebung keine Beschwerden zu verursachen, wenn das Sprungbein im Verhältnis zur Gelenkoberfläche der Tibia gut eingerichtet ist.

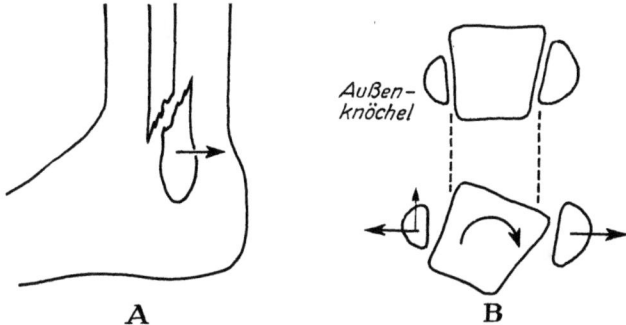

Abb. 201 A. Hintere Verschiebung des äußeren Knöchels wahrscheinlich als Folge einer Außenrotation

B. Zeigt das Auseinanderdrängen der Knöchel durch Rotation des Sprungbeins. Knie und Fuß müssen daher stets in korrekter Achsenbeziehung während des Einrichtens stehen

Der Einfluß der Rotation auf die Erweiterung der Knöchelgabel wird verständlich, wenn man sich daran erinnert, daß das Sprungbein im Querschnitt viereckig ist. Jede Drehung aus seiner normalen Stellung wird daher die Knöchelgabel erweitern, weil sie die Knöchel auseinanderdrängt (Abb. 201 B). Hält man daher das ganze *Bein* in Außenrotationsstellung wie auf Seite 241 gezeigt wurde (Abb. 195), muß man darauf achten, *daß der Fuß leicht nach innen gedreht steht*.

Die Furcht vor Überkorrektur

Die unvollständige Einrichtung einer Luxationsfraktur läßt sich oft auf die geheime Sorge des Arztes zurückführen, er könne das Sprungbein und den anhängenden inneren Knöchel zu weit nach innen verschieben. Ein gutes

Beispiel hierfür sieht man in Abb. 202, wobei der Arzt bei der ersten Einrichtung bewußt davon Abstand nahm, einen maximalen Druck auszuüben, und doch die Einrichtung durch einfaches Zusammendrücken der Knöchelgabel versuchte, was in Abb. 200 kritisiert wurde. Beim zweiten Versuch mit dem Dreipunkt-Kraft-System gelang die Einrichtung. Man beachte die veränderte Form des Gipses bei der letzten erfolgreichen Einrichtung im Vergleich zur vorherigen.

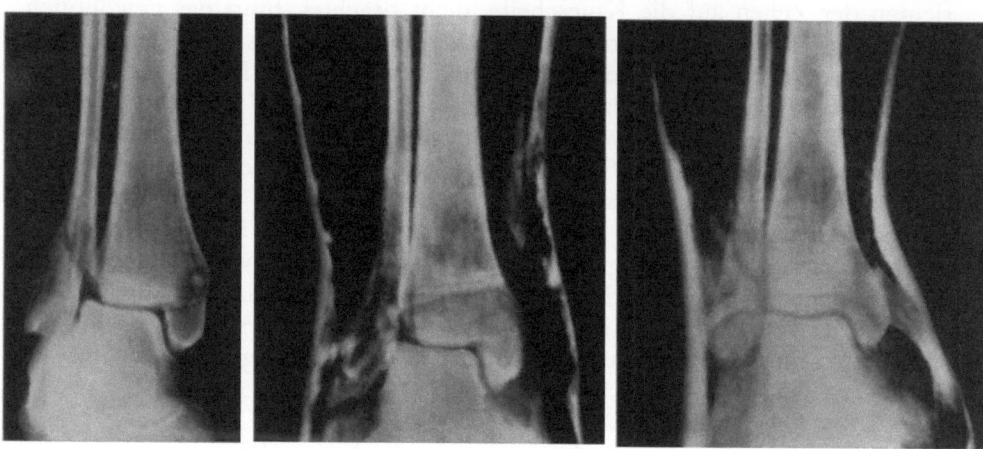

Abb. 202. Beispiel einer schlechten Einrichtung aus Furcht vor Überkorrektur. Der Arzt preßte die Knöchelgabel in gleicher Höhe zusammen (Abb. 199). Man beachte die gute Einrichtung durch Überkorrektur und die Form des Gipses ober- und unterhalb des Fußgelenkes

Einer der sehr wenigen Fälle einer echten Überkorrektur, die ich je gesehen habe, wird in Abb. 203 gezeigt, aber ebenso interessant ist es zu beobachten, daß eine Korrektur dadurch von selbst eintrat, daß man einfach dem Patienten schon während der ersten Wochen eine Belastung erlaubte.

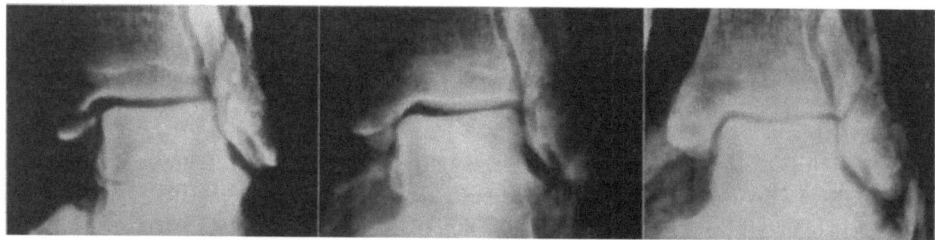

Abb. 203. Ein seltener Fall einer Überkorrektur. Man ließ den Patienten schon in der ersten Woche belasten, und die vollständige Einrichtung trat von selbst ein

Das Fußgelenk im Röntgenbild

1. Die Aufsichtsaufnahme

Eine erhebliche Erweiterung der Knöchelgabel läßt sich sofort erkennen, aber bei geringer Verschiebung wird der Unerfahrene Schwierigkeiten in der Beurteilung haben. Bei normalen Knöcheln ist es unmöglich, einen deutlichen

Spalt zwischen dem Sprungbein und gleichzeitig beiden Knöcheln in irgendeiner Aufnahme (ausgenommen in der Schichtaufnahme) zu sehen. In der üblichen Aufsichtsaufnahme kann man durch den Spalt zwischen Sprungbein und innerem Knöchel hindurchsehen, aber am äußeren Knöchel besteht stets ein wechselnder Grad der Überschneidung. Wichtig ist es, die normale Spaltbreite zwischen Sprungbein und innerem Knöchel zu erkennen. Dieser Spalt zeigt auch im normalen Bild leichte Unterschiede. Meistens entspricht er dem Spalt zwischen der unteren Tibiagelenkfläche und der Oberseite des Sprungbeins; in anderen Fällen aber ist der Abstand zwischen Tibia unten und Sprungbein oben um ein weniges geringer als der mediale Spalt, bei älteren Leuten wahrscheinlich als Folge einer Atrophie des belasteten Knorpels.

Bei der a.p.-Aufnahme sollte man auf die leicht sattelförmige Konkavität der oberen Gelenkfläche des Sprungbeins achten, die einer ähnlichen konvexen Ausbiegung der unteren Schienbeingelenkfläche entspricht. Stehen diese sattelförmigen Oberflächen aufeinander, dann kann man voraussagen, daß das Hauptgelenk eingerichtet ist, unabhängig von der Stellung des inneren Knöchels.

Anlaß zu häufigem Mißtrauen und zu Besorgnis ist eine sichtbare Diastase des Tibio-Fibular-Gelenkes. Ist sie so gering, daß man an ihrem Bestehen zweifeln könnte, ist sie unwichtig, **vorausgesetzt, daß Sprungbein und innerer Knöchel normalen Kontakt zueinander haben.** Die scheinbare Erweiterung der Tibiofibularverbindung kann die Folge einer Schwellung und eines Ödems des geschädigten Tibiofibularligamentes sein, und alle Versuche, eine so geringe Diastase einzurichten, müssen fehlschlagen, wenn der innere Knöchel bereits in normaler Stellung steht. In solchen Fällen bin ich sicher, daß der Knöchel sich in der Regel zurechtrückt, wenn das geschwollene Band sich zusammenzieht und heilt.

2. Das Seitenbild

In einem vorangegangenen Abschnitt wurde behauptet, daß der Arzt mit einigem Geschick und Wissen fähig sein sollte, bei den meisten frischen Fußgelenkfrakturen eine tadellose Einrichtung durch geschlossene Methoden vorzunehmen. Dies trifft mit zwei Ausnahmen zu: 1. bei einem erheblichen Abreißen des inneren Knöchels und 2. bei einer Aufwärtsverschiebung des hinteren Randfragments. Beide Komplikationen können eine offene Einrichtung nötig machen.

Es ist eher eine Ausnahme als die Regel, die Aufwärtsverschiebung eines hinteren Randbruchstückes geschlossen einzurichten, und man muß beurteilen können, wie bedeutsam unter Umständen eine bleibende derartige Dislokalisation ist.

Das Wichtigste bei dem Abbruch des hinteren Dreiecks ist nicht die Ausdehnung der Verschiebung, sondern die Größe des verschobenen Bruchstückes. Dieses kann sich nämlich geradezu verhängnisvoll auswirken, da es eine Wiederverrenkung des Sprungbeines veranlassen kann, wenn es mehr als $1/3$ des sagittalen Durchmessers der Gelenkfläche umfaßt. **Läßt sich das Sprungbein vollständig in den vorderen Teil der Tibiagelenkfläche einpassen, wird das Fußgelenk aller Wahrscheinlichkeit nach funktionell**

ausgezeichnet sein, selbst wenn das hintere Dreieck verschoben ist. Dies ist nicht so überraschend, wie es im ersten Augenblick scheinen könnte, wenn man bedenkt, daß das seitliche Röntgenbild des Fußgelenkes im allgemeinen nicht den wahren Zustand der unteren Gelenkfläche des Schienbeins zeigt. Das hintere Dreieck wird niemals durch eine quere Bruchlinie abgetrennt. Die Bruchlinie verläuft stets schräg, und das Randdreieck stellt nur die abgelöste hintere seitliche *Ecke* der Gelenkfläche dar (Abb. 204). Gewöhnlich ist die Gelenkfläche der Tibia an der hinteren inneren Ausdehnung noch groß genug, um das Sprungbein stabil zu halten. Der tatsächliche Zustand ist nicht so schlimm, wie das Röntgenbild es auf den ersten Blick vermuten läßt. Eine sichtbare Stufe auf der Gelenkfläche der Tibia wird keine Erhebung gegenüber dem Sprungbein belassen, weil sich die Stufe mit Faserknorpel ausfüllen und das Sprungbein sich auch dann noch gegen eine glatte Oberfläche bewegen wird. Läßt man jedoch das Sprungbein auch nur 1 mm nach hinten gleiten, so ist der Zustand ernster als bei dem bloßen Verlust eines Stückes der Gelenkfläche des verschobenen hinteren Dreiecks. *Wenn die Oberfläche des Sprungbeins nicht bündig mit der vorderen Oberfläche der intakten Tibia liegt, wird sie unter voller Körperbelastung gegen die hintere Ecke dieser Gelenkfläche drücken,* und damit beginnt die Osteoarthrose.

Dieses Beispiel zeigt einen wichtigen mechanischen Grundsatz: **Die vollständige Bündigkeit der unverletzten Gelenkteile ist wichtiger als**

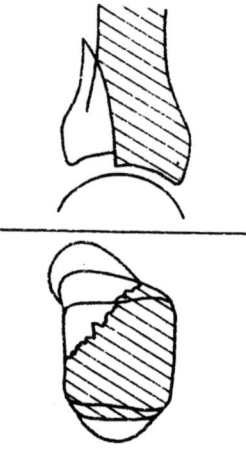

Abb. 204. Die Form im seitlichen Röntgenbild (s. auch Abb. 198B) ist nicht unvereinbar mit einem guten funktionellen Ergebnis, da der Bruchspalt nicht quer verläuft und der Defekt an der Gelenkoberfläche nur eine Ecke betrifft. Vorausgesetzt, das Sprungbein liegt bündig mit dem Tibiaschaft (s. Abb. 205C), so ist ein gutes Resultat selbst dann wahrscheinlich, wenn das hintere Dreieck beträchtlich verschoben ist

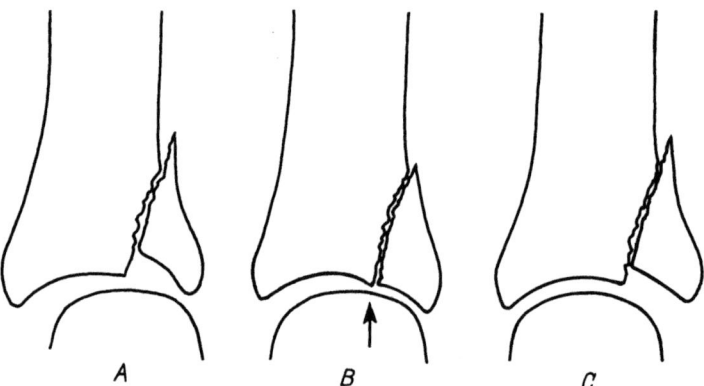

Abb. 205 A—C. Es ist besser, das hintere Dreieck verschoben zu lassen — vorausgesetzt, daß der Hauptteil des Schienbein-Sprungbeingelenkes bündig steht (C) — als die Lage des verschobenen Bruchstückes „zu verbessern" und das Hauptgelenk leicht subluxiert zu lassen (B). Man beachte den Druckpunkt zwischen Talus und Tibia in B

die richtige Lagerung der verschobenen Bruchstücke, wenn man dabei den Hauptteil des Gelenkes leicht subluxiert läßt (Abb. 205).

Der Dreipunkt-Gipsverband

Die Einrichtung und Fixation der Luxationsfraktur im Fußgelenk ist ein ausgezeichnetes Beispiel für die Dreipunktwirkung eines Gipses, dessen wesentliche Eigenschaften in Abb. 48, Seite 50 erläutert wurden.

Die Behandlung nach dem Einrichten

Bei einer Fraktur, bei der eine Verschiebung des Sprungbeins bestanden hatte, ist es nicht richtig, auf einer frühen Belastung zu bestehen. Da die Artikularebene der Tibia horizontal liegt, dürfte es theoretisch keine Kraft geben, die in seitlicher Richtung eine erneute Verschiebung des Sprungbeins veranlassen könnte. Das Fußgelenk trägt das ganze Körpergewicht, und wenn bei Brüchen im Hüft- oder Kniegelenk 8 Wochen lang keine Belastung erlaubt wird, besteht kein Grund dafür, daß man beim Fußgelenk eine Ausnahme machen sollte. Ein schwerer Verrenkungsbruch des Fußgelenkes muß 3 Monate lang im Gips fixiert werden. In den ersten 2 Monaten läßt man gar nicht und im letzten Monat dafür voll belasten. Bei weniger schweren Brüchen kann der Zeitabschnitt des Nichtbelastens auf 1 Monat verkürzt werden. Brüche ohne Verschiebung läßt man von Anfang an belasten.

Die Gesamtdauer der Gipsfixation läßt sich aus einem wichtigen Detail ermessen, das schon vorher bei ambulanter Behandlung hinsichtlich der Heilung jeder Fraktur im Gips erwähnt wurde: Es ist sinnlos, einen Gipsverband zu einem vorher bestimmten Zeitpunkt abzunehmen, wenn der Patient noch nicht tadellos in diesem Gips, und zwar ohne Stock, läuft. Wenn der Patient nicht vor dem Ende von 3 Monaten flott geht, dann hat man sich nicht genug um ihn gekümmert und ihn nicht ermutigt (und daraus entstehen seelische Hemmungen). Irgendeine Komplikation ist eingetreten, etwa ein Sudeck, oder der Gipsverband ist schlecht und unbequem. Nimmt man den Gips ab, ehe der Patient gut laufen kann, dann wird er schlecht oder möglicherweise überhaupt nicht gehen können.

Knochenzug bei der Luxationsfraktur des Fußgelenkes

Einige Ärzte nehmen bei schwierigen Luxationsfrakturen Zuflucht zur Extension am Fersenbein und zur Lagerung des Beines auf einer Braunschen Schiene.

Besitzt man Geschicklichkeit beim Einrichten und bei der Fixierung dieses Bruches, so wird die Zahl der Fälle, die einen Knochenzug brauchen, sehr gering sein. Nach meinen Erfahrungen waren die Ergebnisse des Knochenzuges selten den obigen Einrichtungsmethoden so überlegen, daß sie die längere Verweildauer im Krankenhaus bei dieser Methode gerechtfertigt hätten.

Die Gefahr, das Sprungbein aus dem Kontakt mit der Tibia herauszuziehen, ist selbst bei leichtem Gewichtszug in den Fällen beträchtlich, bei denen die Bänder Schaden erlitten haben.

Kritik der operativen Behandlung

Es besteht eine wachsende Neigung, die offene Einrichtung und innere Fixation bei verschobenen Frakturen des inneren Knöchels deshalb zu empfehlen, weil die Stabilität des medialen malleolus der „Schlüssel" für das Gelingen der ganzen Einrichtung ist. Wenn auch vieles für dieses Verfahren spricht, so ist sein routinemäßiger Gebrauch unnötig, da viele Verrenkungsbrüche ausgezeichnet durch geschlossene Methoden gehalten werden können.

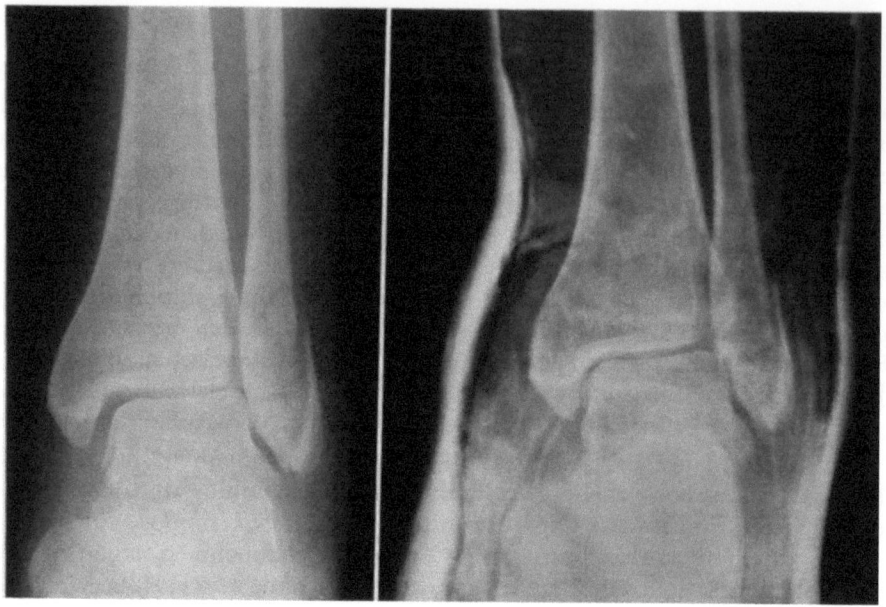

Abb. 206. Knöcheldiastase mit tiefsitzendem Bruch des äußeren Knöchels. Ein geschickt angelegter Gips sollte Erfolg haben. Ein Verschrauben dieser tiefen Knöchelfraktur könnte dem Fußgelenk schaden

Man bedenke, daß dabei eine Schraube in den Fasern des medialen Seitenbandes fast genau in seinem Bewegungsmittelpunkt liegt.

Ein alltägliches Beispiel einer Diastase des Fußgelenkes, die mit einer Fraktur des äußeren Knöchels verbunden ist (Abb. 206), zeigt die Wichtigkeit, die Technik der geschlossenen Einrichtung zu beherrschen und sie der Operation vorzuziehen. Eine Schraube bei einer Fraktur des äußeren Knöchels so niedrig wie in diesem Fall anzubringen, würde schwer möglich sein ohne eine Gefährdung der Gelenkflächen. Indem man den Gips ober- und unterhalb der Gelenkhöhe formt, kann man die Diastase eingerichtet halten.

Ich selbst sah mich niemals genötigt, eine innere Fixation des äußeren Knöchels etwa durch eine Drahtumschlingung zu versuchen und habe ihre nachteilige biologische Wirkung erwähnt, wenn sie bei Frakturen der Rindenknochen angewandt wurde (S. 25).

Eine der besonderen Gefahren bei der operativen Behandlung der Knöchelfrakturen besteht darin, daß ein Fragment leicht *in einer falschen* Stellung fixiert wird, in der es schädlich wirkt. Die Sicherheit der konservativen

Methode liegt darin, daß bei bündigem Schluß der Hauptgelenkflächen von Sprungbein und Tibia verschobene und unvollständig eingerichtete Bruchstücke gern außerhalb der Lauffläche liegen und nicht auf die Hauptgelenkverbindungen durch schädlichen Druck einwirken. So wurde in Abb. 207 der mediale Knöchel zu weit nach innen fixiert und dürfte dadurch schädlicher

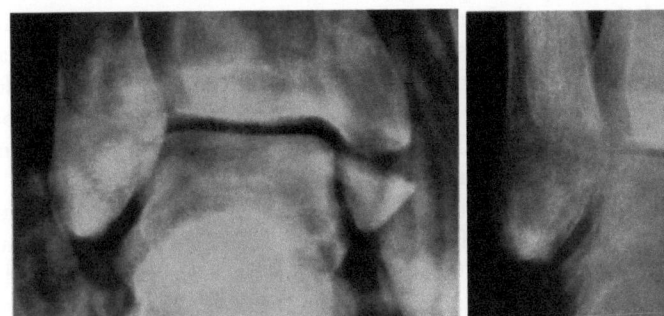

Abb. 207. Spitzenabbruch des inneren Knöchels. Die Stellung nach der Operation ist schlechter als sie bei einer bindegewebigen Heilung in der ursprünglichen Stellung sein würde. Man beachte, daß der Kopf der fast senkrecht verlaufenden Schraube vollständig innerhalb der Bewegungsachse des Deltabandes liegt. Werden Schrauben bei größeren Bruchstücken weniger vertikal eingeführt, liegen sie nicht mehr in der wichtigen Drehachse des Bandes. Eine Catgut-Naht wäre ausreichend und besser gewesen

sein, als wenn man ihn unvereinigt in einer gewissen Entfernung vom Sprungbein belassen hätte. In Abb. 208 war der Operateur befriedigt von dem Verschrauben dieser Tibio-Fibulardiastase, bemerkte aber nicht, daß die Knöchelgabel zu stark geschlossen war und daß das Sprungbein von der Tibiagelenkfläche entfernt gehalten wurde. Das Endergebnis, selbst nach Entfernen der

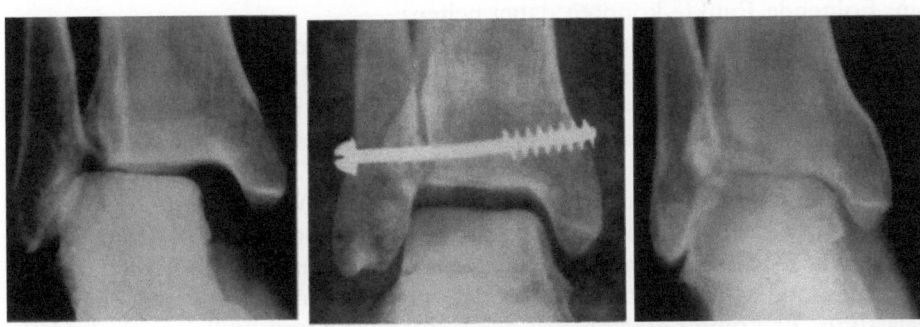

Abb. 208. Übertriebener Verschluß der Knöchelgabel bei einer Diastase. Das Sprungbein erreicht nicht die Gelenkfläche der Tibia. Schnell einsetzende traumatische Arthrose, selbst nach Entfernen der Schraube

Schraube, war die Entwicklung einer traumatischen Arthrose nach 2 Jahren. Es ist schwer zu sagen, wie weit die Knöchelgabel geschlossen werden sollte; wird sie nicht genügend geschlossen, dann war die Operation unnötig, wird sie zu stark geschlossen, treten Beschwerden auf. *Das Sprungbein liegt der Knöchelgabel nur bei voller Dorsalflexion an, so daß es sich in einem großen Teil seines normalen Bewegungsausmaßes, wie z. B. beim Hüpfen auf den Zehen, in einer Knöchelgabel bewegt, die anatomisch locker auf dem Sprungbein steht.*

Wenn das verschobene Bruchstück des inneren Knöchels klein ist, sollte man keine Schraube benutzen. Frakturen der Spitze des inneren Knöchels können verschoben bleiben, selbst wenn sie nicht knöchern heilen. Die Schraube kann die Knöchelspitze sprengen und eine Pseudarthrose verursachen. Sie muß möglichst vertikal angebracht werden, wenn sie nicht in das Gelenk eindringen soll. Technisch ist das oft schwierig, und in jedem Fall bringt die fast vertikale Lage den Schraubenkopf in den wichtigsten Teil des Deltabandes, in dem jede Bewegung stattfindet. Kann man die Schraube bei großen Bruchstücken weniger vertikal eindrehen, liegt sie nicht so dicht neben der Bewegungsachse innerhalb des Bandes.

Die einzige Anzeige für die operative Behandlung einer Luxationsfraktur des Fußgelenkes ist die „Haarlinien"-Einrichtung der Bruchstücke mit Schrauben, die ganz außerhalb der Gelenkflächen liegen. Gelingt sie nicht, sind die Ergebnisse wahrscheinlich schlechter als bei geringen Fehlern in einer konservativen Behandlung, für die die Natur ausgleichende Mechanismen besitzt. Diejenigen, die die Laufbahn eines Unfallchirurgen beginnen, erkennen nicht genügend, wie äußerst schwierig die operative Behandlung einer Knöchelfraktur sein kann, wenn sie aus mehr als der einfachen Fixation des inneren Knöchels besteht. Sogar unter Röntgenkontrolle und bei 1 oder 2 Std lang freigelegtem Fußgelenk kann der Operateur immer noch mit dem Ergebnis unzufrieden sein, da die Schwierigkeit, eine Fußgelenkfraktur zu operieren, außerordentlich groß sein kann.

Das Abgleiten aus der eingerichteten Stellung

Es wäre nützlich, Kennzeichen für die Fälle zu finden, die man konservativ behandeln könnte, und für jene, die ohne Aufschub operiert werden sollten. Folgende Punkte könnten dabei helfen:

1. Das Abgleiten einer Luxationsfraktur beginnt gewöhnlich innerhalb einer Woche nach dem Einrichten und wahrscheinlich schon nach 3 oder 4 Tagen. Ein spontanes Verschieben des Sprungbeins nach dem Einrichten in seitlicher Richtung ist häufig durch Weichteile bedingt, die zwischen dem inneren Knöchel und der Tibia eingeklemmt sind. Zum Zeitpunkt der ersten Röntgenaufnahme sind nach dem Einrichten diese Weichteile (einschließlich der Sehne des Tibialis posterior) zusammengepreßt. 3 oder 4 Tage danach können die Weichteile schwellen oder aber ihre natürliche Elastizität wiedergewinnen und so das Sprungbein seitlich wegdrücken — selbst im Gips ohne Belastung. Es kommt oft vor, daß das Röntgenbild unmittelbar nach der Einrichtung befriedigend ist. Wenn die zweite Aufnahme dann erst 2 oder 3 Wochen später angefertigt wird und eine Verschiebung eingetreten ist, wird der Knöchel während dieser Zeit meistens schon in unbefriedigender Stellung gestanden haben. *Entscheidend ist das Röntgenbild nach geschlossener Einrichtung am Ende der ersten Woche, weil es dann noch nicht zu spät ist, ein gutes Resultat durch eine sofortige Operation am inneren Knöchel zu erhalten.*

2. Eine Luxationsfraktur, die sich wahrscheinlich gut mit geschlossener Behandlung halten läßt, sollte niemals mit Kraftaufwand eingerichtet werden.

Kraftaufwand deutet darauf hin, daß Weichteile zusammengepreßt und in eine unnatürliche Lage gezwungen worden sind, so daß sie später das Sprungbein aus der Knöchelgabel herausdrängen. Wenn die Einrichtung nicht unter der Schwerkraft allein in einer Stellung (wie in Abb. 195 beschrieben) gehalten werden kann, sollte man eine geschlossene Einrichtung nicht erzwingen, und der innere Knöchel sollte sofort freigelegt werden, um die interponierten Weichteile zu entfernen.

3. Eine unvollständige Einrichtung des inneren Knöchels (aber eine, die annehmbar sein würde, wenn sie nicht die Neigung zur Verschlechterung hätte) weist darauf hin, daß Weichteile im Frakturspalt eingeklemmt sein könnten, und das sollte mit Argwohn betrachtet werden. Auf andere Weise wiederhole ich vielleicht damit dasselbe wie in (2), daß nämlich diese Unvollkommenheit durch eine große Kraftanwendung während des Einrichtens maskiert gewesen sein könnte. Im Gegensatz dazu deutet eine vollständige und leicht erreichte Einrichtung des inneren Knöchels darauf hin, daß Weichteile nicht eingeklemmt worden sind und daß die konservative Behandlung vertrauensvoll fortgesetzt werden kann.

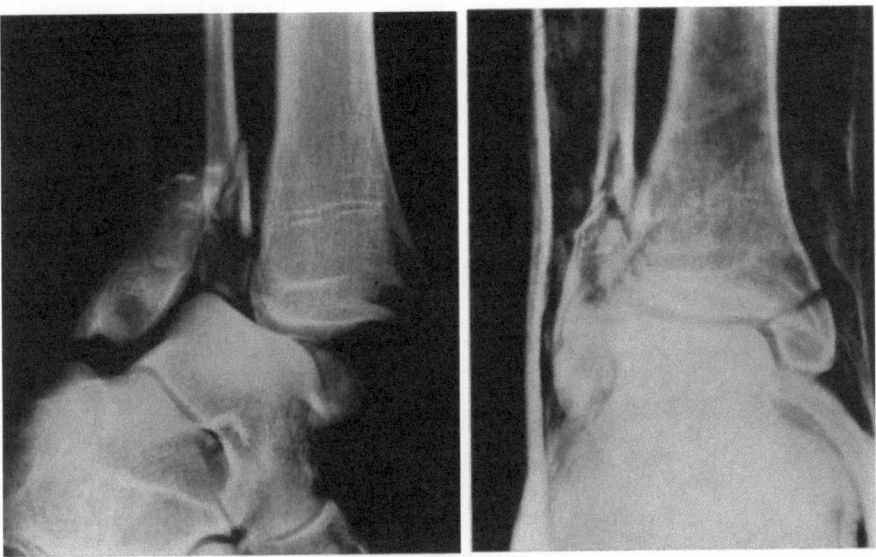

Abb. 209. Große Anfangsverschiebung einer Luxationsfraktur des Fußgelenkes begünstigt das Einklemmen von Weichteilen. Die vollständige Einrichtung wie hier, die leicht durch die Schwerkraft und ohne große Kraftanwendung erreicht wurde, zeigt an, daß sie konservativ gehalten werden kann; aber bei dieser starken Anfangsverschiebung wäre es sicherer gewesen, den inneren Knöchel zu verschrauben

4. Bei Fällen mit großer Anfangsverschiebung klemmen sich Weichteile sehr viel häufiger in den Frakturspalt des inneren Knöchels ein als bei geringer Verschiebung (Abb. 209). Die Fixation des inneren Knöchels ist daher angebracht, wenn die Anfangsverschiebung sehr groß war.

5. Die Körperbelastung sollte bei schwer verschobenen Frakturen nicht vor 6—8 Wochen erlaubt werden. Vorher muß der Gipsverband gegen einen hautengen Gehgips ausgewechselt werden.

Schlußwort des Übersetzers

Infolge gewisser Nachteile der konservativen Methoden hat sich die operative Bruchbehandlung in der heutigen Form entwickelt. Hierzu gehört auch die Osteosynthese vieler Verrenkungsbrüche im Fußgelenk, zu deren erfolgreicher Anwendung oft nicht so großes manuelles Geschick und zu deren postoperativer Überwachung nicht so viel Erfahrung erforderlich sind wie bei der eben beschriebenen konservativen Therapie, die wohl in Zukunft Sonderfällen vorbehalten bleiben wird. Wegen des meist leichten Zuganges zu den Frakturstellen sind am Fußgelenk die postoperativen Gefahren relativ gering. Jedoch hat es sich gezeigt, daß die operative Behandlung vieler anderer Frakturen auch Schäden zur Folge haben kann, die man nicht unterschätzen darf.

Die kritische Auseinandersetzung von Charnley mit den Vor- und Nachteilen der konservativen Behandlungsmethoden gipfelt in der Forderung nach Verminderung der Immobilisationsfolgen. Sie bildet damit die Grundlage für die heute sich entwickelnde „frühfunktionelle Knochenbruchbehandlung" ohne Operation, d. h. also, daß die der Fraktur benachbarten Gelenke so zeitig wie möglich bewegt werden sollen, wodurch ein wesentlicher Nachteil der konservativen Therapie von vornherein vermieden wird.

Indikationsverzeichnis
(Obere Extremität)   Seite

	Einrichtung in örtlicher Betäubung, Kragen-Handgelenkschlinge, U-Gipsschiene	97—101
	Längszug in Ellenbogen-Streckung, Beugung mit „einrichtender Hand", Kragen und Schlinge	107—109
	Aktive Streckübung vom dritten Tage an	74—76
	Möglichst Osteosynthese, sonst Aufhängen mit vertikaler Einrichtung, Rundgips mit „quetschendem Griff"	113—120
	Einschluß des Daumens im Gipsverband nach der Einrichtung	117
	Gebogener Drei-Punkt-Gips, entgegengerichtet der ursprünglichen Verformung	120—122
	Vollnarkose, Einrichtung durch Zug nach Verstärken der Abwinkelung. Radiale Drei-Punkt-Gipsschiene in Pronation, leichter palmarer Flexion und ulnarer Deviation	126—130
	Einrichtung, Drei-Punkt-Gips in maximaler Supination mit Einschluß des Ellenbogens	136—138
	Örtliche Betäubung, manueller Zug, Druck auf Metakarpale I Volarseite distal und Dorsalseite proximal, Rundgips	141—144
	Einrichtung durch manuellen Zug nach Verstärken der anfänglichen Abwinkelung, Drei-Punkt-Gipsschiene mit anliegendem gesunden Finger	145—149

Indikationsverzeichnis

(Untere Extremität)   Seite

Russel-Extension mit Gips-Zug-Einheit des Unterschenkels für 12 Wochen	155—157 173
Im mittleren Drittel die Küntscher-Nagelung	159
Thomasmethode nach Einrichtung	166—173
Verschraubung oder Thomasschiene	192—195
Thomasschiene, Bewegung nach klinischer Festigung	191—195
Gipsverband oder intramedulläre Fixation ggf. mit Spongiosa-Früh-Transplantation	199—201 230—236
Gipsverband, Spongiosa-Transplantation nach 3 Monaten	210—212 230—236
Einrichtung durch Schwerkraft in Außendrehung mit Unterstützung der Hacke. Richtig gepolsterter Gipsverband oder Osteosynthese	239—243
Elastischer Kompressions-Verband, frühzeitige Bewegung schon nach wenigen Tagen ohne jede Reposition. Belastung nach 8 Wochen	73—74
Fersengang ohne Gipsverband	81

Namen- und Sachverzeichnis

Abwinklung, späte 120
Äußerer Knöchel 252
Albee-Technik 231
Amputationsstumpf 27, 197
Anfängliche Verschiebung 30, 204
APLAY (1956) 191
Armtragetuch oder Kragen mit Handgelenkschlinge 98
Aufeinanderstellen der Fragmente 205
Aufeinanderstellen der Knochenzacken, genaues 205
Aufeinanderstellen in vollem Schaftumfang 205
Aufgeschobene Einrichtung 136
Aufgeschobene Formung 187
Aufgeschobene Operation 40

BAKER, S. L. 3
„Beanspruchte Hülle"-Konstruktionsprinzip 18
Beinverlängernde Operation 33
Bennettsche Fraktur 51, 139
Beweglichkeit, Knie 64
Bewegung, Knie 180
Bewegung, Scharnier- 37
Bleirohr-Verformung 52, 187
BLOUNT, W. P. (Fracture in Children, 1954) 114
Blutleerer Knochen 28, 38
Blutreiches Periost 36
Blutzufuhr 36
BÖHLER, L. 59, 61
Braunsche Schiene 163, 175
Bruch, lösen 126
  Doppel- 210
  des Marknagels 25
Bruchspalt, überbrücken 12, 19, 26, 33
  überspringen 19, 21

Callus, den Bruchspalt überbrückend 12, 19, 26, 133
  Bahnen 19, 32
  Hemmung der Callusbildung 21
  Leitweg 31, 34, 36
  Periost 15
  provisorischer 3
  überreichlicher 15, 67
  umhüllender 18, 231

ungesunder 180
CAPENER, N. 102
Circlage 25

Darrachsche Operation 131
Demarkationslinie 28
Denham-Stift 156
Diastase 252
Distraktion 32
  übermäßige 99, 158
Doppelfrakturen 26, 210
Drahtumschlingung 23
Drei-Punkt-Gips 48, 49, 50, 53, 251
Drei Phasen 92
Druck bei der Frakturbehandlung 29, 30
Druckverband 85
DUNN, NAUGHTON 231

EASTWOOD 68
EGGERS 30
Einrichtung, aufgeschobene 136
  vollständige 127
Einwandfreie Einrichtung 37
Elle 39, 113
  Resektion des unteren Endes 131
Ellenbogengelenk 68, 76
ELMSTIE, R. C. 232
Extension 32, 46
  RUSSEL- 154, 164
  s. Knochenzug

Fähigkeit zur Knochenbildung 21
FAIRBANK (1954) 191
Femur s. Oberschenkel
Femurepiphyse, untere 45
Fersenbein, Knochenzug am 187
Fibröses Narbengewebe 67
Fibula, intakte 30, 207
Fibularislähmung s. Peronaeuslähmung 155
Fisk 164
Fixation, Aufgabe 18
  intramedulläre 206, 220
  starre 36
Fixierter Knochenzug 171
Fixierung, stabile 20
  unstabile 15
Formung, aufgeschobene 187

Fraktur, Bennettsche 51, 139
   Doppel- 26, 210
   Ellenbogen 68
   Ellenschaft 39, 113
   Fersenbein 73
   Finger 145
   Fußgelenk 30, 50, 238, 251
   Gelenk 67
   Grünholz- 30, 52, 120
   Heilung 2, 18, 26, 29, 36
   Hüfte 70
   Mehrfach- 26
   „nichtverschobene" 31
   Oberarm 97
   Oberschenkelschaft 159
   pertrochantäre 154
   Schulter 70
   Speichenbasis 7, 51, 122, 124, 154
   Speichenkopf 74
   Spiral- 23
   „Stabiler Block" 19
   suprakondyläre 103
   Tibia, Doppel- 210
      offene 220
      Schaft 196
      Schrägfraktur der 22, 207
   umgekehrte Speichenbasis 136
   Unterarm 39, 113
   Zusammensinken 158, 188
FRIEDENBERG und FRENCH 30
Frühzeitige Gelenkbewegung 58
Funktion, Gelenk 58
   im Gipsverband 94
Funktionelle Bedeutung des Periostes 14

Geflechtknochen 3
Gehschiene 181
Gelenk, frühes Bewegen 58
Gelenkbeweglichkeit 58, 65
Gelenkbewegung, frühzeitige 58
Gelenkfunktion 58
Genaues Aufeinanderstellen der Knochenzacken 205
Geschwollener Oberschenkel 47
Gesetz der geschlossenen Behandlung 67
Gewichtsausgleich 170
Gips, Drei-Punkt- 48, 49, 50, 53, 251
   keilförmiges Spalten 218
Gipsverband, gebogener 48
   gefensterter 95
   gepolsterter 51, 87
   ungepolsterter 51
   Technik 86
Grünholzfraktur 30, 52, 120

Handgelenkschlinge 98
Hanging cast 99

Hauptschlinge 171
Haut, wie ein Handschuh abgestreift 226
Haverssches System 28, 29
Haverssche Zirkulation 10
Heilung, unvollkommen knöcherne 9
Hell's Gate-Brückenvergleich 10
HEY GROVES 222
Hüftverrenkung 70
HUNTER, JOHN 29
Hydraulischer Widerstand 46
Hypothese der Gelenkbeweglichkeit 65

Innerer Knöchel 252
Innerer Stabilisator 206
Intakte Fibula 30, 207
Intercellularstoffwechsel 59
Intramedulläre Fixation 206, 220
Ischämie 21, 37

JONES, SIR ROBERT 61, 85

Keilförmiges Spalten des Gipses 218
Kernteilungsfiguren 11
Kirschner-Draht 185
Klinische Festigkeit 13
Knie, Beweglichkeit 64
   Bewegung 180
   Gipshülse 193
   Mobilisierung 189
   Versteifung 62
Kniescheibenfraktur, artifizielle 63
Knochen, Blutleere 28, 38, 199
   Ischämie 21, 37, 205, 206
   Rinden 231
   Röhren 29
   spongiöser 29, 37, 231
Knochenbruchheilung 18, 26, 29
Knochenbildung, Fähigkeit 21
Knochendystrophie 94
Knochenheilung, verzögerte 26, 30, 32
Knochenhülle 27
Knochenverpflanzung 19, 22, 35
   Beckenkamm 35
   frühe 200
   Hüftknochen 35
   primäre 35
   Rinden 230
   spongiöse 36
   vorbeugende 200
Knochenzug 155, 171, 172, 177, 222
   am Fersenbein 187
   fixierter 171
   Fußgelenksbruch 251
   nach RUSSEL 154, 164
   suprakondylärer 177
Knöchel, äußerer 252
   innerer 252

Knöcherne Heilung, Schnelligkeit 20, 63
Körpereigener Beckenkamm-Knochen 19, 22, 36, 199
Kompression 29, 30
Kontakt 9, 30
Kontrollierter Knochenkollaps 188
Kontrolliertes Zusammensinken 134, 188
Kosmetische Gründe 114, 132, 212
Kragen mit Handgelenkschlinge 98
Kronensequester 27
Künstlich umhüllender Callus 231

Lamellärer Knochen 3
Langsam trocknender Gips 91
Leitweg, Callus 31, 34, 36
Lösen des Bruches 126

Malleolengabel, Zusammendrücken 245
Marknagel 20, 161, 204
Marknagel, Bruch 35
Markstift nach RUSH 220
Mastisol 186
McKee-Methode 222
Mehrfachbrüche 26
Membrana interossea 32, 34
Metall-Ermüdung 1
MOOR, BEVERIDGE 47
Mosaikpuzzle 43

Nagel, Mark- 20, 161, 204
Narbengewebe, fibröses 67
Nichtheilung 30
„Nichtverschobene" Fraktur 31

Oberarm 97, 103
   -fraktur 97
Oberer toter Punkt 140
Oberschenkel, geschwollener 47
   Kondylen 188
   Schaftbrüche 159
   verplattende Operation 63
Operation, aufgeschobene 40
   plastische 63
Osteocyten 4
   absterbende 9

Parallelausrichtung im Röntgenbild 213
Parham-Band 23
PATRICK 119
Pearson-Knieansatz 163
Periostcallus 14, 15
Periost, blutreicher 36
   funktionelle Bedeutung 14
   Wundinfektion 27
   Zerstörung 16
PERKINS 164

Peronaeuslähmung 155
Pertrochantäre Brüche 7, 154
PHEMISTER, D. B. 40, 199, 232
Physiologischer Spalt 36
Plastische Operation 63
Primäre Knochenverpflanzung 35
Pronation 121, 127
Provisorischer Callus 3
Pseudarthrose 16, 26, 200

Quadriceps 63
Querschraube 22, 208
Quetschender Griff 116

Radialislähmung 102
Refraktur, spontane 180
Reglerschlinge 174
Resektion des unteren Ellenendes 131
Ringsequester 27
Röhrenförmiger Sequester 197
Röhrenknochen 30
   Heilung 29
Röntgenbild, Parallelausrichtung 213
Rück- und Vorwärts-Rhythmus 91
Rush-pin 220

SCAGLIETTI und CASUCCIO 60
Scharnierbewegung 37
Schenkelhals, pertrochantärer 7, 154
Schiene, Brian Thomas 102, 138
   Stader 221 (Stader-splint)
   Thomas 162, 164
Schlinge 174
   Handgelenk 98
   Haupt- 171
   Regler- 174
Schmetterling-Bruchstück 206
Schnell trocknender Gips 91
Schraube, quere 22, 208
Schwerkraft 164, 239, 242
Seelische Fehlhaltung 94
Sequester 27
   röhrenförmiger 197
SMITH, J. F. M. 40
SMITH und SAGE 40
Spalt, physiologischer 36
Spät-Beeinflussung des Ellenbogengelenkes 76
Späte Verformung 54
Spätere Korrektur der Verformung 122
Speichenbasisbruch 51, 122, 124
   umgekehrter 136
Speichenbasis-Trümmerbruch 7
Speichenkopf 74
Spiralbruch 23
Spongiöser Knochen 29, 37, 231

Spontane Refraktur 180
　Verschiebung 32
Stabile Fixation 20
„Stabiler Block"-Fixation 19
Stabilisator, innerer 206
„Stader-splint" 221
Starre Fixation 36
STIFT, DENHAM 156
　STEINMANN 156, 186
Stoffwechsel, Intercellular- 59
Subcorticales Verfahren 234
Suprakondylärer Knochenzug 177
Suprakondyläre Oberarmfraktur 103

Tibiaschaftfraktur 196
Tibia, Verplattung 35, 197
THOMAS, F. BRIAN 102, 138
Thomas-Schiene 162, 164
THOMPSON, T. C. 63
Trümmerbruch an der Speichenbasis 7
Trueta 60
T-Frakturen 188

Überkorrigieren 45, 112, 247
Übermäßige Distraktion 99, 158
Ulna s. Elle
Umformung 111
　spätere 122
Umgekehrter Speichenbasisbruch 136
Ungepolsterter Gipsverband 51
Unstabile Fixierung 15
Unterarmfraktur 39, 113
Unvollkommene knöcherne Heilung 9

URIST und JOHNSON 10
URIST, MAZET und MCLEAN 38

Varusverformung 162
Venenstauung 201
Venöser Rückfluß 201
Verband, Druck- 85
Verformung, späte 54
Verplattung der Tibia 35, 197
　des Oberschenkels 63
Verrenkung der Hüfte 70
Verschiebung, anfängliche 30, 204
　spontane 32
Versteifung, Knie 62
Verzögerte Knochenheilung 30, 32
Volkmannsche Kontraktur 110, 120
Vollständige Einrichtung 127
Vorbeugende Knochenverpflanzung 200

Weichteile 31, 43, 105, 125
Weichteilzügel 43, 44, 48, 201, 212
Widerstand, hydraulischer 47
Wolffsches Transformationsgesetz 5
Wundinfektion und Periost 27
Y-Fraktur 68

Zerstörung des Periostes 16
Zügel, Weichteil- 44, 201
Zug, Russel- 154, 164
Zusammendrücken der Malleolengabel 245
Zusammensinken der Fraktur 158
　kontrolliertes 134, 188
Zwischenknochenseptum 32, 34

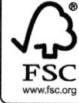

If you have any concerns about our products,
you can contact us on
ProductSafety@springernature.com

In case Publisher is established outside the EU,
the EU authorized representative is:
**Springer Nature Customer Service Center GmbH
Europaplatz 3, 69115 Heidelberg, Germany**

Printed by Libri Plureos GmbH
in Hamburg, Germany